水の微生物リスク
と
その評価

QUANTITATIVE MICROBIAL
RISK ASSESSMENT

CHARLES N. HAAS
JOAN B. ROSE　著
CHARLES P. GERBA

金子光美 監訳

技報堂出版

QUANTITATIVE MICROBIAL RISK ASSESSMENT

CHARLES N. HAAS
JOAN B. ROSE
CHARLES P. GERBA

JOHN WILEY & SONS, INC.
New York / Chichester / Weinheim / Brisbane / Singapore / Toronto

This book is printed on acid-free paper. ♾

Published simultaneously in Canada.

Library of Congress Cataloging in Publication Data:

Haas, Charles N.
Quantitative microbial risk assessment / Charles N. Haas, Joan B. Rose, Charles P. Gerba.
p. cm.
Includes index.
ISBN 0-471-18397-0 (cloth : alk. paper)
1. Communicable diseases—Epidemiology—Methodology. 2. Health risk assessment. 3. Infection—Mathematical models.
4. Environmental health—Mathematical models. I. Rose, Joan B.
II. Gerba, Charles P., 1945– III. Title.
RA643.H22 1999
615.9′02—DC21 98-45800

Printed in the United States of America

刊行にあたって

Cryptosporidium（クリプトスポリジウム）や *Escherichia coli* O 157：H 7のような薬剤耐性病原体が広く知られるようになり，汚染された食品，水，土壌および空気からの感染因子の伝播についてよく理解することが必要になってきた．化学物質に対する環境汚染防止の分野では，リスク評価手法がよく活用されるようになった．本書は，感染性微生物に適用できるようなリスク評価手法を説明するものである．類似した内容の部分も多くあるが，異なった内容の記載も豊富である．

筆者らは，ここで網羅する分野を20年近く研究している．定量的リスク評価は，感染の危険性について考える場合の1つの手段であるが，これからも進展し続けると考えられる．本書は，この分野の実務家向けの参考書，また環境科学，環境工学，公衆衛生，微生物学の専門課程学生の教科書に適しているものと考えている．この題材に踏み入るのに前もって統計学的素養を持ち合わせていることに越したことはないが，特にその必要があるわけではない．リスク評価を行う人に要求されることは，数学の理論構成と概念に恐れを抱かないことである．

本書を出版するにあたってはひとつの危険があり，そのことを筆者ら3人は知っている．というのは，物事を率先して行うということは，問題を提起し，立ち向かう目標を設定するということになるのである．それにもかかわらず，筆者らは，本書を刊行することで基礎となる科学と実践を推し進めたいと思っている．

本書は，筆者らの長年の研究を通した多くの同僚の専門家や学生との交流がなくしては完成できなかった．また，多くの団体および公共団体，特に米国水道協会研究基金（American Water Works Association Reseach Foundation：AWWARF）と国際生命科学研究所（International Life Sciences Institute：ILSI）から基金を受けたことに謝意を表する．

終わりに，質の良いリスク評価を行うことは，様々な技能と考えを持つ人から構成されるチームスポーツと似ている．このことは長年の経験から筆者自身が直接会得している．定量的微生物リスク評価を行う方々には，その技術を完遂するために同僚と協力者を広く集めることを勧める．

筆者らは本書を利用した方々からのコメントを歓迎し，それをフィードバックするとともに，これからの進展を目の当りにし参加できることを楽しみにしている．

1999 年 1 月

CHARLES N. HAAS, *Philadelphia, PA*
JOAN B. ROSE, *St. Petersburg, FL*
CHARLES P. GERBA, *Tucson, AZ*

刊行にあたって

Cryptosporidium（クリプトスポリジウム）や *Escherichia coli* O 157：H 7のような薬剤耐性病原体が広く知られるようになり，汚染された食品，水，土壌および空気からの感染因子の伝播についてよく理解することが必要になってきた．化学物質に対する環境汚染防止の分野では，リスク評価手法がよく活用されるようになった．本書は，感染性微生物に適用できるようなリスク評価手法を説明するものである．類似した内容の部分も多くあるが，異なった内容の記載も豊富である．

筆者らは，ここで網羅する分野を20年近く研究している．定量的リスク評価は，感染の危険性について考える場合の1つの手段であるが，これからも進展し続けると考えられる．本書は，この分野の実務家向けの参考書，また環境科学，環境工学，公衆衛生，微生物学の専門課程学生の教科書に適しているものと考えている．この題材に踏み入るのに前もって統計学的素養を持ち合わせていることに越したことはないが，特にその必要があるわけではない．リスク評価を行う人に要求されることは，数学の理論構成と概念に恐れを抱かないことである．

本書を出版するにあたってはひとつの危険があり，そのことを筆者ら3人は知っている．というのは，物事を率先して行うということは，問題を提起し，立ち向かう目標を設定するということになるのである．それにもかかわらず，筆者らは，本書を刊行することで基礎となる科学と実践を推し進めたいと思っている．

本書は，筆者らの長年の研究を通した多くの同僚の専門家や学生との交流がなくしては完成できなかった．また，多くの団体および公共団体，特に米国水道協会研究基金（American Water Works Association Reseach Foundation：AWWARF）と国際生命科学研究所（International Life Sciences Institute：ILSI）から基金を受けたことに謝意を表する．

終わりに，質の良いリスク評価を行うことは，様々な技能と考えを持つ人から構成されるチームスポーツと似ている．このことは長年の経験から筆者自身が直接会得している．定量的微生物リスク評価を行う方々には，その技術を完遂するために同僚と協力者を広く集めることを勧める．

筆者らは本書を利用した方々からのコメントを歓迎し，それをフィードバックするとともに，これからの進展を目の当りにし参加できることを楽しみにしている．

1999 年 1 月

CHARLES N. HAAS, *Philadelphia, PA*
JOAN B. ROSE, *St. Petersburg, FL*
CHARLES P. GERBA, *Tucson, AZ*

翻訳にあたって

近年，我が国では，水の摂取あるいはリクレーションにおける水利用の際に水起因による感染症に罹るというリスクは，あまり関心を持たれていなかった．それだけ環境が良くなり，水処理技術が向上してきた結果である．しかし，水系感染症の流行が全くなくなったわけではなく，小規模の散発的な流行はあった．また，世界を見渡すと，発展途上国では，健康被害の最大原因は水系感染症であり，先進国でも，1992 年の米国ミルウォーキー市で原虫 *Cryptosporidium*（クリプトスポリジウム）による 40 万人以上の下痢症患者が発生したように，水系感染症は過去のものになったわけではない．ミルウォーキー市の事件の前後から国際的に *Cryptosporidium* 対策が議論されていたが，我が国では対岸の火事と思われていた．1994 年に神奈川県平塚市の雑居ビルで 500 人弱のクリプトスポリジウム症患者が出た事件があったが，ビル管理の問題として片付けられた．しかし，1996 年に埼玉県越生町で 9 000 人弱のクリプトスポリジウム症患者が出る水系感染症の大流行があった．それを契機に，水関係者の間で微生物リスクに関する関心が一挙に高まった．水道では *Cryptosporidium* 暫定対策指針が出され，全国の水道事業体が今までの水処理工程の見直しを行った．結果的に我が国の水道水の微生物的安全性が一段と高まったのは確かである．

微生物問題を見直しリスク回避に努力する場合に，微生物リスクそのものに対する理解が必要である．処理の目標となる法的基準も微生物リスクに対応するものである必要がある．そのためには，被害の実態，対象微生物，曝露量と感染-発病の関係（用量-反応関係），許容リスク，測定方法，測定頻度，定量結果の統計解析などといったものについての把握の度合いが基準の合理性を左右する．

越生町の事件で微生物リスクへの関心が高まったが，それまで我が国では微生物問題はあまり関心事ではなかったので，微生物リスクを総合的に把握するという研究は少なかったし，考えを整理するのに役立つ総合的参考文献もなかった．そのような時に本書が米国で出版された．本書の著者は微生物リスクに関する世界を代表する学者である．著者のひとりであるRose博士から，出版直後にこの本を御恵与いただいた．目を通してこれこそ望んでいたものであるとその内容に感じ入り，直ちに訳すことを決め，彼女に打診し，了解が得られた．技報堂出版にお願いするとともに我が国でこの方面で活躍している方々に集まってもらって翻訳を開始した．既に一派をなしている方々でなくて，次の時代を背負うであろう働き盛りの面々にお願いすることにした．内容が豊富であることと各人が多忙なため予定よりかなり遅れてしまったが，その目次構成と各章の内容がすばらしく，時間が過ぎたら価値が低下するという本ではない．

本書は水の安全性に興味がある方々にとっては座右の書となりうる本の一つである．微生物リスクに関するものであるが，対象物に関係なくリスク評価の基本に関する部分もあり，また微生物リスクにも関心を持ってもらうためにも，水に関わる方々，水に興味を持つ方々およびこれから水について勉強する学生に自信を持ってお薦めできる本である．リスク評価には数学的扱いが必要である．そのため数理統計，回帰分析などにある程度の知識を持たれない方々には，難解な部分も多い．そこを避けて読んでもいいし，これから勉強する学生には何を勉強したらよいかの道標になる．

最後に，翻訳にご協力いただいた方々，本書の刊行を引き受けて下さった技報堂出版，特に終始多大な労をとられた小巻慎，飯田三恵子両氏に深く感謝申し上げる．

2001年10月

金子　光美

「水の微生物リスクとその評価」翻訳者一覧(五十音順，2001年10月現在)

監訳者

金子　光美　摂南大学 工学部 経営工学科

翻訳者

遠藤　卓郎　厚生労働省国立感染症研究所 寄生動物部(**第 3 章**)

大瀧　雅寛　お茶の水女子大学 大学院人間文化研究科人間環境科学専攻(**第 8 章**)

片山　浩之　東京大学 大学院工学系研究科都市工学専攻(**第 6 章**)

金子　光美　摂南大学 工学部 経営工学科(**まえがき，第 1 章**)

神子　直之　茨城大学 工学部 都市システム工学科(**第 8 章**)

田中　宏明　独立行政法人土木研究所 水循環研究グループ(**第 7 章**)

土佐　光司　金沢工業大学 環境系環境質保全コア(**第 6 章**)

長岡　裕　武蔵工業大学 工学部 土木工学科(**9章**)

中島　淳　立命館大学 理工学部 環境システム工学科(**第5章**)

保坂　三継　東京都衛生研究所 環境保健部 水質研究科(**第 2 章，第 4 章**)

矢野　一好　東京都衛生研究所 多摩支所 微生物研究科(**第 2 章，第 4 章**)

目　　次

まえがき

汚染された食品，水，土壌そして空気によってヒトが感染症に罹らないようにすることは，今でも環境および公衆衛生の専門家の重要課題である．実際，ヒトの病原体の毒力の性質は，病原体と宿主であるヒトとの進化的過程のものであり，それ故，常に関心を払わなければならないという人もいる[21]．本書の目的は，いろいろな媒体を経由して伝播される感染因子によるリスクを評価(assessment)する方法を，標準的案[24]として示されている他のリスク評価(例えば，化学物質に対するもの)のフレームワークと矛盾しない枠内で取り上げながら，わかりやすく述べることである．微生物用フレームワークは，連邦政府による近年の提案とともに進展してきた．まだ連邦政府で意見の一致はみていないが，他の科学専門家集団がコンセンサスを得ようと努力している[17]．ここでは，食品，水，空気の微生物的安全性を評価する以前の方法に基づいた過去の経緯とともに，広い範疇の感染症の発生に関する情報を示す．

感染症の流行

感染症の水系流行の発生は依然としては起きているが，すべての場合で感染因子がわかっているわけではない．例えば，1991年にアイルランドでは，下水による水道汚染で起きた水系感染症流行で5 000人が感染した．しかし，この時の感染因子はわからなかった[11]．

米国では，感染性微生物に汚染された水道により，典型的な水系感染症流行が1年に2～5回くらい起きていて，1万人ほどの患者が出ている．1993年に40万人以上患者を出したミルウォーキーの *Cryptosporidium*（クリプトスポリジウム）感染事件[7,22]は，これらの統計からみて非常に異常なものであった(**表1**)．1993～94年報告以前は，原因不明生物による患者が最も多かった．

報告されている食物起因の感染症の流行と患者数が実際に多い．**表2**は米国の食

表1　上水道における主要な感染症報告事例の要約

因子	1989～90年		1991～92年		1993～94年		年平均	
	患者数	流行数	患者数	流行数	患者数	流行数	患者数	流行数
AGI†	894	4	10 077	3	0	0	1 829	1.17
Giardia	503	4	95	2	385	5	164	1.83
肝炎	3	1					0.5	0.17
E.coli O 157:H 7	243	1					41	0.17
Cryptosporidium			3 000	2	403 237	3	67 706	0.83
Campylobacter					172	1	28.7	0.17
Vibrio					11	1	1.83	0.17

† AGIは病因不明の急性胃腸炎のこと．
出典：参考文献15，16，19，20，23のデータより

表2　食品起因の流行における主要な感染症報告事例の要約

因子	1988年		1989年		1990年		1991年		1990年		年平均	
	患者数	流行数	患者数	流行数	患者数	流行数	患者数	流行数	患者数	流行数	患者数	流行数
Campylobacter	134	4	61	3	72	3	93	6	138	6	99.6	4.4
E.coli	109	2	3	1	80	2	33	3	19	3	48.8	2.2
Salmonella	2 987	94	4 920	117	6 290	136	4 146	122	2 834	80	4 235.4	109.8
Shigella	3 581	6	257	6	834	8	112	4	4	1	957.6	5
Staphyloccus aureus	245	8	524	12	372	12	331	9	206	6	335.6	9.4
肝炎	795	12	329	7	452	9	114	7	419	8	421.8	8.6
Listeria monocytogenes			2	1							0.4	0.2
Giardia			21	1	129	3	32	2	2	1	36.8	1.4
ノーウォーク因子			42	1					250	1	58.4	0.4
Vibrio（全種）					49	6	6	2	2	1	11.4	1.8

出典：参考文献2

品起因の微生物による感染症の患者数報告の概要である．1年間で平均的にみて，120の流行があり，およそ7 000人の患者が出ている．*Salmonella*（サルモネラ）が最も顕著な原因微生物であった．食品起因のケースのうち全因子（報告されている流行のうち）が確認されているものと水系感染症流行と比較するのも興味がある．

水系感染でも食品起因でも，生じた感染症で報告された事例は，罹った人口のほんの一部であるということは，一般的にわかっている．しかし，特に米国では，自発的申告制度と中度の発症（治療は求めないが，病気に罹ったことは明らかな場合）が全発症者数の推定を困難にしている．

英国において，感染症流行の際確認された患者数と検査室で確認された全疾病数（イングランドとウエールズで起きたもの）とを比較している（**表3**）．**表3**によれば，治療を求めるかもしれない者の数と報告された感染流行時患者数の比率は，原因病原体の種類にもよるが，10～500：1である．

表3　イングランドとウエールズにおける検査室で確認された患者数と感染症流行時患者数の比較（1992～94年）

因子	検査により報告された全数	確認された流行時患者数	比
Campylobacter	122 250	240	509.4
ロタウイルス	47 463	127	373.7
Shigella sonnei	29 080	847	34.3
Salmonella	92 416	5 960	15.5
Cryptosporidium	14 454	1 066	13.6
E.coli O 157	1 266	128	9.9

出典：参考文献31を改変

Bennettら[3]は，1985年の米国における全感染症患者数を推定している（**表4**）．**表4**の常在患者推定数は，米国ではすべての原因からの下痢症患者が6 870万～2億7 500万人／年と見積もられることからも妥当なものである[1]．食品や水にとって今や非常に重要と思われている数種の病原因子が10年前には確認されていなかったことは注目に値する．例えば，*Cryptosporidium*[28]がそうであり，腸管出血性大腸菌（enterohemorrhagic *E.coli*）[18]がそうである．しかしさらに顕著なのは，推定患者数と食品あるいは水を原因とする流行時の患者数の比である（**表1,2**）．

例えば，米国では1年間に食品によって約4 200人のサルモネラ患者が出る（**表2**）．**表4**の患者数から常在発病率を推定すると，常在患者数と流行時患者数の比は

表 4　1985 年の米国における種々の感染性因子による全疾病の発生推定値†1

因子	患者数	死亡数	寄与率(パーセント)比†2	
			食品	水
Campylobacter	2 100 000	2 100	100	15
E.coli	200 000	400	25	75
Salmonella(チフス菌を除く)	2 000 000	2 000	96	3
Shigella	300 000	600	30	10
Vibrio(コレラ菌を除く)	10 000	400	90	10
Cryptosporidium	50	25	NI	NI
Giardia	120 000	0	NI	60
A 型肝炎	48 000	144	10	NI
ロタウイルス	8 000 000	800	NI	NI
ノーウォークおよび関連因子	6 000 000	6	NI	NI

†1　水道水，水道水以外のもの，およびリクレーション水を含む．
†2　合計が 100 %以上になるのはオリジナルの出典による．NI は指示していなかったことを示す．
出典：参考文献 3 を改変

500：1 であることがわかる．この比は，英国で得られた検査により確認された患者数と流行時患者数との比(15.5)より相当大きい(**表 3**)．

今までの手法

食品，水，その他の環境媒体の微生物的品質に対する関心は以前からあった．20 世紀前半に，そのような媒体の衛生的品質の制御と評価ならびに消毒，殺菌プロセスの適否の判定に指標微生物が用いられるようになってきた．たぶん大腸菌群がこの目的に採用された最初の生物群である[13,26,29]．さらに，ミルクにおける一般細菌数などのような指標が食品工業でも有効であることがわかってきた．腸球菌[5,6,10]，抗酸菌[8]，バクテリオファージ[12,14,25]，*Clostridium*(クロストリジウム)の芽胞[4,25,27]のようなものも，食品，水，その他の環境媒体の指標として試みられている．

指標生物の使用は，病原体を計数することが難しいために容認されてきた経緯がある．しかし，直接に病原体を検出する新しい微生物的手法が利用可能になる(例えば，polymerase chain reaction(PCR)，免疫的手法など)に従って，指標微生物使用の正当性は薄らいできた．さらに，指標微生物使用による結果を健康関連基準に導入するためには，大規模な疫学的調査が必要な場合がある．疫学の利用には検知限界(悪影響に対して)に問題があり，また費用が相当に掛かる．また，多くの病原体が指標微生物より公共用水域あるいは水源における減衰抵抗性が高く，また処理プロセスによる除去にも指標微生物より強い抵抗性を示す[8,9,14,25]ことなどから，指標微生物を用いることの限界がある．指標微生物が存在しないことが病原体が存在しない，ということの保証にはならないのである．

定量的微生物リスク評価を行えば，病原体の直接的測定を可能にし，微生物のヒトへの曝露源である食品，水，その他の媒体に対する許容-拒否ガイドラインを明瞭にするのに役立つと考えられる．本書の目的は，このような方法をシステマティックかつ統一的に紹介するためのものである．

第1章　適用範囲

定量的微生物リスク評価(quantitative microbiological risk assessment：QMRA)とは，感染性微生物の計画上あるいは実際の曝露の結果を評価するためにリスク評価の原理を適用することである．QMRA を行う者は，あり得る微生物曝露の効果がどのようなものかを理解するうえで役立つ最も有効な情報を入手しようと努める．情報(用量-反応関係，曝露量など)はいつも不完全であるから，リスク評価に含まれる誤差がどのぐらいであるかを明確にする必要もある．そのような情報をもとに，当該曝露を軽減，制御あるいは防御するに必要な方法を展開することができる．

リスク評価を実施するにあたって課題を明確にしなくてはならない．この課題が解析の目標と着手するに必要な基本点を示唆する．二次感染，個人リスクと集団リスクの関係，因子あるいは検査すべき因子，感染経路，それに事件のシナリオのような項目を明記する必要がある．しかし，リスク管理者や他の関連する人々から提供される情報に応じて，この課題の捉え方はQMRA の過程で変更される．

1.1　QMRA の可能な目標

QMRA の目標には様々ある．これら目標には，用いる方法の他に評価の実行に対する理論的解釈が関係する．様々な目標は，リスク評価を行う規模によって異なる．問題を明確化する段階がリスク評価に非常に重要である[13]．問題は，意思決定者の要望に直接答えられるように明確な形で表されていなければならないし，重要関連事項を当該住民に示せるようなものでなくてはならない．一般に，課せられた問題にはいくつかのタイプがある．

1.1.1 地域特異的評価

実施されるQMRAの最も単純なタイプは，1つの場所，あるいは1つの曝露シナリオのものである．よく聞く質問に次のようなものがある．

① 浄水場がある方法(一定の病原体除去能力を持つ)で設計されるとして，給水人口に対するリスクはどのぐらいか？

② 短時間の接触と思われる水浴(リクレーションに利用されている湖において)によって感染症流行が起きた場合，観察された罹病率をもたらす病原体レベルはどれほどか？

③ 検査の結果，摂取する食品に病原体が見つかった．この食品を食べる消費者にはどれほどのリスクがあるか？

リスク評価の担っている目標を次のようにも対照的に表すことができる．上記の質問①と③の場合は，事象が生じる前に計算結果が得られることが望ましいが，質問②では，事象の後の計算結果が必要である(罹病の事実が起きている)．また，質問①と③の場合は，病原体のレベルはわかる(あるいは推定できる)が，質問②の場合は，観察された罹病率から逆に算出する必要がある．

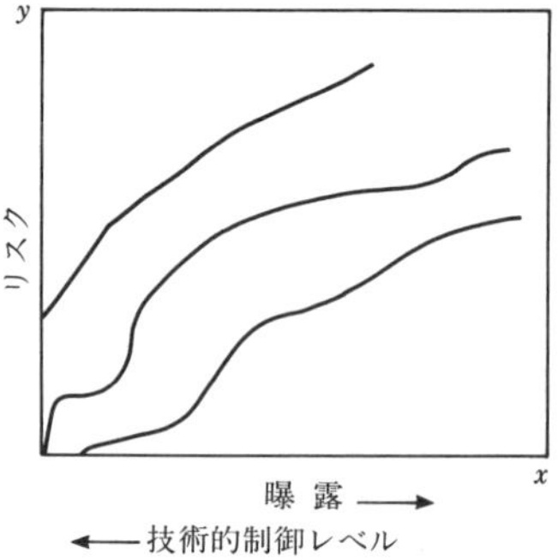

図 1-1 曝露，技術的制御レベルと微生物リスクとの関係．真中の曲線が最適予測を示し，上，下の曲線は上限，下限の信頼域を示す

このようなリスク評価をする場合は，基本的には，ある曝露あるいは技術的測定値と1つのリスク値との関係，すなわち応答関係からある特定値が得られるようになっていなければならない(**図 1-1**)．質問①，③では，ある既知(あるいは推定)の曝露量(x 軸上)に対して y 軸から対応するリスクの程度が求まる．質問②では，既知(あるいは推定)のリスク(y 軸上)に対して，対応する曝露の程度を限定できる(x 軸上)．

1.1.2　各地域と全体

一連の事件あるいは場所に対するリスクを評価しなければならない場合は，いささか状況が複雑になる．この場合，基本的には評価に，場所と場所との関係に結び付く要因を考慮する必要がある．その例として次のようなものがある．

① 複数の浄水場から供給を受けているある地域の住民に対してあるレベル(あるいはそれ以下)のリスクに保とうとする場合，どのような判定条件(クライテリア：criteria)を採用したらよいか？

② 病原体に汚染されやすい加工食品に対して，微生物的に満足いくようにするにはどのような処理，処置(例えば，加熱時間，賞味期間)を施したらよいであろうか？

③ リクレーションのための水浴水の水質基準を設定しようとし，もし単一の(国の)基準を作ろうとする場合，疾病対象群を大きくとってそのリスクを低く保持しようとする場合，どのような基準が平均リスクを許容内に維持できるか？

表 1-1　施策の選択肢の違いがコミュニティ間のリスク分布に及ぼす影響(地域全体のリスクを一定として)

コミュニティ	曝露人口	選択肢 A		選択肢 B		選択肢 C	
		患者数	発生比(数/10 000 人)	患者数	発生比(数/10 000 人)	患者数	発生比(数/10 000 人)
A	100 000	20	2	6	0.6	24	2.4
B	50 000	10	2	18	3.6	7	1.4
C	10 000	2	2	8	8	1	1
合計	160 000	32	2	32	2	32	2

総合的平均リスクを求めるのに加えて，全体のうちの一部が非現実的に極端でないことが望ましい．例えば**表 1-1** に示すような 3 つのコミュニティの疾病コントロールの 3 つの選択肢の評価を見てみよう．本表は 3 つのコミュニティの患者数と発生比を示している. 3 つの施策選択肢では, 同数の患者発生が見込まれている. しかし，大きさが異なるコミュニティの間で，リスクが異なるように割り当ててある．選択肢 A では，すべてのコミュニティでリスクが同一になるようにしてある．選択肢 B では，コミュニティの大きさが小さくなるに従ってリスクは大きくなる．選択

肢Cでは，コミュニティの大きさが大きくなるに従ってリスクは大きくなる．対象となる集団全体の中の影響を受ける部分集合のリスクの分布は，リスクの公平性(risk equity)といってもいい別の角度からの重要な点をリスク管理者に考えさせる．

1.2 二次感染

微生物による感染症は，集団に対するリスクに関する見地から化学物質と異なる．感染症の場合は，感染したヒトが発病するしないにかかわらず，さらに別のヒトを感染することができるからである．この二次感染者(三次感染者など)は，最初の曝露媒介物とは直接接触していないかもしれない．しかし，公衆衛生への影響を考慮すると，二次感染者への配慮は欠かせない．

二次感染者が発生する機構はいろいろある．特に密接に関係する家族構成員の家

表 1-2 感染流行時の二次感染データの要約†1

微生物	二次感染率†2	家族内流行率†3	備考	参考文献
Cryptosporidium parvum	0.33	0.33	汚染されたリンゴ酒のよる流行	10
	NA	0.042	水道水による流行(ミルウォーキー)	9
Shigella	0.28	0.26	託児所の子供での流行	12
ロタウイルス	0.42	0.15	託児所の子供での流行	12
Giardia lamblia	1.33	0.17	託児所の子供での流行	12
ウイルス性胃腸炎	0.22	0.11 †4	水道水による流行	11
	0.56	NA	水道水による流行(デンマーク)	8
ノーウォークウイルス	0.5〜1.0	0.19	水泳による流行	1
	1.1	0.29	水泳による子供での流行	7
	NA	0.44	食品による子供と教師での流行	6
	0.4	NA	食品による流行	15
Escherichia coli O 157:H 7	NA	1.18 †4	託児所の子供での流行	14
未確認通院下痢症	1.38	0.09 †4		3

†1 データなし．

†2 一次感染者に対する二次感染者の割合．

†3 1人以上の一次感染者のいる家族のうち，1人以上の二次感染者のいる割合．

†4 二次感染者を出した1人以上の一次感染者と接触した者の割合．

族二次感染者は直接あるいは間接的(例えば，表面汚染)接触によって発生しやすい．特に，初発患者あるいは家族二次感染が子供である時に起きやすい[5,6,9]．**表 1-2** は，多くの流行から得られた二次感染者の統計を示したものである．

たぶん，二次感染者は無症状者(保菌者状態)と密接に接触することによっても生じると考えられる．これは非常に急性で今や珍しくなった疾病(腸チフスのような)でよく知られている．ノーウォークウイルス(Norwalk virus)は，快癒の後も 48 時間にわたって排出することが報告されている[15]．

1.3　感染流行と風土病

「まえがき」で述べたように，ある地域において流行時に報告された患者数と全発病者数には相当な開きがあるものである．公衆衛生当局によって疾病と認知されるには，次のような特定な連続的段階を踏む必要がある[4]．

① 患者が医療を求めること．
② 医師が適切な臨床テスト(例えば，血液，糞便について)を求めること．
③ 患者が試料提供に同意すること．
④ 検査室が関連する病原体を検出する能力を有すること．
⑤ 臨床テストが陽性であること．
⑥ 検査結果を適時に衛生当局に報告すること．

もしこの逐次的手続きが切れた場合は，患者は衛生当局の報告書に記録されない．例えば，医療による治癒行為が広がると，軽度の患者からの糞便は得られにくくなる．微生物によっては稀にしか存在しないし，糞便や血液から検出するのが難しいものもある．患者も軽度の場合は医療を求めようとしない．さらに，特に米国では，環境起因の疾病のサーベイランスに対しては消極的である．故に，実際に統計的に集計される患者集団数は，実際に生じた患者集団のほんの一部にすぎない．

より本質的にみて，疾病の流行は通常よりも，あるいは予想よりも大きい疾病の発生であると一般に言われている．この定義において，通常の状態下で存在する疾病レベル(風土病的：endemic)があるということになる．流行の検知には特別な努力が必要である．**図 1-2** はそれを概念的に示したものである．

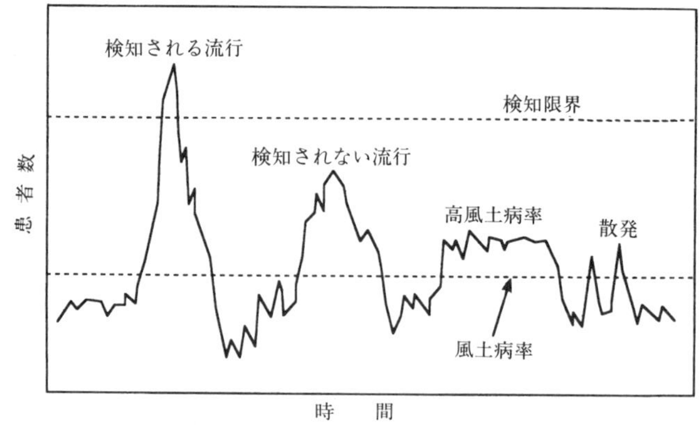

図 1-2　仮想コミュニティにおける疾病発生の様子(参考文献 4 を改変)

さらに複雑さを高めるものに，あるコミュニティにおける疾病に，一時的傾向と同様，一定の周期性があるというような，いろいろなパターンがあることがあげられる．検査室の検査と患者が治療を求めるまでに時間が掛かるため報告が延びることも複雑さを増すことになる．**図 1-3** にイングランドとウエールズにおける 6 つの病原体を例にしたいろいろな疾病パターンを示す．

水および食品が原因となる疾病の場合，上記のような風土病的疾病のレベルが感染流行が起きている期間中の報告疾病レベルよりかなり大きいということは十分ありそうなことである(流行が確認されない理由)．その結果，環境起因(水，空気，食品)で感染しても確認されない患者が大勢いる．その 1 つの例が**「まえがき」**で述べた *Campylobacter*（カンピロバクター）である．この病原体による流行では，水と食品起因で 1 年間約 200 患者が平均的値となっているが，計算からは 1 年間約 210 万人の発病者があると見積もられる(すなわち，検知可能な流行時患者 1 人当り約 1 万人)．故に，感染流行の確認に影響する因子を調べることは重要である．これらの課題は次章で引き続き検討する．

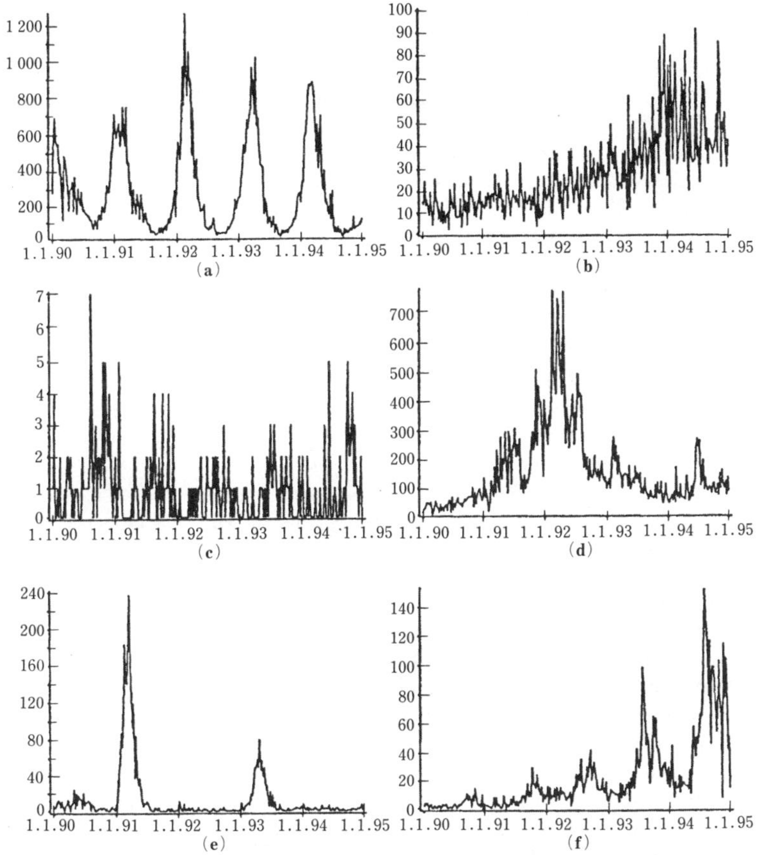

図 1-3　イングランドとウエールズにおける週ごとに報告された微生物分離数
(a) ロタウイルス，(b) ***Clostridium difficile***，(c) ***Salmonella derby***，(d) ***Shigella sonnei***，(e) ***influenza B***，(f) ***Salmonella typhimurium*** **DT104**（参考文献 2 より）(1996)．

参考文献

1. Baron, R. C., F. D. Murphy, H. B. Greenberg, C. E. Davis, D. J. Bregman, G. W. Gary, J. M. Hughes, and L. B. Schonberger. 1982. Norwalk gastrointestinal illness: an outbreak associated with swimming in a recreational lake and secondary person to person transmission. Am. J. Epidemiol. 115(2):163–172.

2. Farrington, C. P., N. J. Andrews, A. D. Beale, and M. A. Catchpole. 1996. A statistical algorithm for the early detection of outbreaks of infectious disease. J. R. Stat. Soc. A 159(3):547–563.
3. Ferguson, J. K., L. R. Jorm, C. D. Allen, P. K. Whitehead, and G. L. Gilbert. 1995. Prospective study of diarrhoeal outbreaks in child long daycare centres in Western Sydney. Med. J. Aust. 163(August 7): 137–140.
4. Frost, F. J., G. F. Craun, and R. L. Calderon. 1996. Waterborne disease surveillance. J. Am. Water Works Assoc. 88(9):66–75.
5. Griffin, P. M., and R. V. Tauxe. 1991. The epidemiology of infections caused by *Escherichia coli* O157:H7, other enterohemorrhagic *E. coli* and the associated hemolytic uremic syndrome. Epidemiol. Rev. 13:60–98.
6. Heun, E. M., R. L. Vogt, P. J. Hudson, S. Parren, and G. W. Gary. 1987. Risk factors for secondary transmission in households after a common source outbreak of Norwalk gastroenteritis. Am. J. Epidemiol. 126(6):1181–1186.
7. Kappus, K. D., J. S. Marks, R. C. Holman, J. K. Bryant, C. Baker, G. W. Gary, and H. B. Greenberg. 1982. An outbreak of Norwalk gastroenteritis associated with swimming in a pool and secondary person to person transmission. Am. J. Epidemiol. 116(5):834–839.
8. Laursen, E., O. Mygind, B. Rasmussen, and T. Ronne. 1994. Gastroenteritis: a waterborne outbreak affecting 1600 people in a small Danish town. J. Epidemiol. Community Health 48:453–8.
9. MacKenzie, W. R., W. L. Schell, B. A. Blair, D. G. Addiss, D. E. Peterson, N. J. Hozie, J. J. Kazmierczak, and J. P. Davis. 1995. Massive outbreak of waterborne *Cryptosporidiam* infection in Milwaukee, Wisconsin: recurrence of illness and risk of secondary transmission. Clin. Infect. Dis. 21:57–62.
10. Millard, P., K. Gensheimer, D. G. Addiss, D. M. Sosin, G. A. Beckett, A. Houck-Jankoski, and A. Hudson. 1994. An outbreak of cryptosporidiosis from fresh-pressed apple cider. J. Am. Med. Assoc. 272(20):1592–1596.
11. Morens, D. M., R. M. Zweighaft, T. M. Vernon, G. W. Gary, J. J. Eslien, B. T. Wood, R. C. Holman, and R. Dolin. 1979. A waterborne outbreak of gastroenteritis with secondary person to person spread. Lancet (May 5):964–966.
12. Pickering, L. K., D. G. Evans, H. L. DuPont, J. J. Vollet, and D. J. Evans, Jr. 1981. Diarrhea caused by *Shigella,* rotavirus and *Giardia* in day care centers: prospective study. J. Pediatr. 99(1):51–56.
13. Presidential/Congressional Commission on Risk Assessment and Management. 1997. Framework for environmental health risk management. U.S. Government Printing Office, Washington, DC.
14. Spika, J. S., J. E. Parsons, and D. Nordenberg. 1986. Hemolytic uremic syndrome and diarrhea associated with *Escherichia coli* O157:H7 in a day care center. J. Pediatr. 109:287–291.
15. White, K. E., M. T. Osterbolm, J. A. Mariotti, J. A. Korlath, D. H. Lawrence, T. L. Ristinen, and H. B. Greenberg. 1986. A foodborne outbreak of Norwalk virus gastroenteritis. Am. J. Epidemiol. 124(1):120–126.

第2章　微生物とその伝播

2.1　微生物の分類学

すべての生物学者に受け入れられるような微生物の分類体系はまだない.「原生生物」という生物界の名称が微生物を表す用語として一般に用いられている.微生物は細胞核を有する真核生物と明瞭な核を持たない原核生物とに分けられる. 原核の微生物には細菌類, 藍藻類(シアノバクテリアともいう)およびリケッチアが含まれる(**図 2-1**). 真核の微生物には蠕虫(ぜんちゅう)類, 原生動物(原虫類), 真菌類および藻類が含まれる(**図 2-2**). 完全な細胞内寄生生物であるウイルスは, このどちらにも属さない一群である.ウイルスは通常, 核酸とそれを囲むタンパク質の外殻で構成されている.真核微生物は, 原核微生物に比べてその構造と栄養要求がより複雑であり, 原核微生物は, 単純な2分裂で増殖するが, 真核微生物は, 有糸分裂と呼ばれるより複雑な経過を経て分裂する.

2.1.1　真核微生物

真菌類には, 多細胞の生物(キノコの類)と単細胞の生物(*Penicillium* など)がある. 真菌類は, もっぱら死んだ他の生物から有機物を吸収することで栄養を得ている. 生きた生物組織に侵入することがあるとしても, 細胞を殺してその栄養を得る栄養形式が典型的である. 真菌類は, 菌糸(hyphae)と呼ばれる長い糸状体を形成

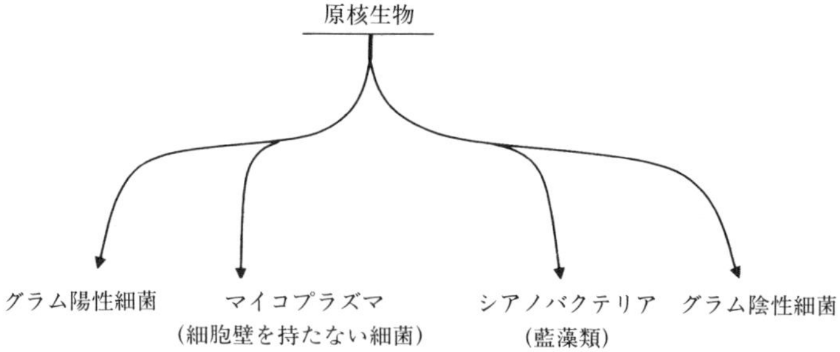

図 2-1　原核生物

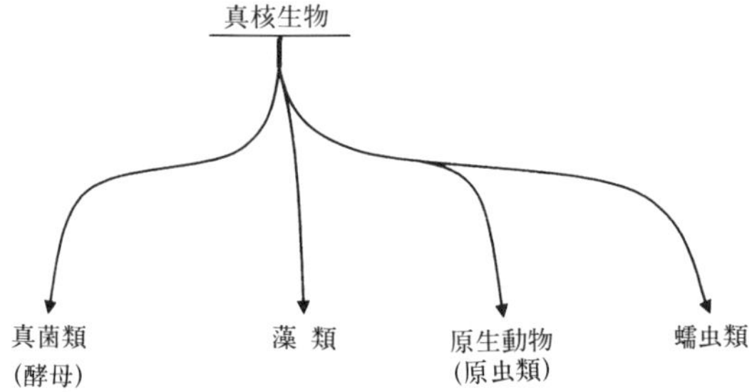

図 2-2　真核生物

し，菌糸体(mycelium)と呼ばれる塊を形成する．ほとんどの真菌類で，菌糸は隔壁でおのおのの細胞に分割され，それぞれに核がある．いくつかの種類では，環境耐性のある胞子を形成し，それによって不利な環境条件，例えば低温や凍結などのもとでも生残することができる．ほとんどの真菌類は，好気性であるが，いくつかのものは，通性嫌気性である．植物や動物に病原性を示すものは，いくつかの種類に限られている．真菌類が原因となるヒトの疾病は，真菌症(mycosis)と呼ばれる．空気伝播する真菌類の胞子は，ヒトのアレルギーの原因となる．酵母は，真菌類に分類されており，いくつかの種類はヒトの病原体である(*Candida albicans* など)．ある種の真菌類は，食物中で増殖して，動物に発癌性や変異原性を示す毒素(例えば，アフラトキシンなど)を産生する．水や食物は，ヒトへの病原性真菌の伝播経路として重要とは考えられない．しかし，吸入は，アスペルギルス症(Aspergillosis)，分芽菌症(Blastomycosis)，コクシジオイデス症(Coccidiodomycosis)およびヒストプラズマ症(Histoplasmosis)のようないくつかの真菌性疾患の曝露形態として重要である．これらの真菌類は，動物の糞，土壌，あるいは腐朽した有機物(例えば，コンポストや堆肥)上に繁殖しており，風が吹けばそこから舞い上がって空気伝播していく．いくつかの真菌類は，皮膚の直接接触によって広がっていく．

原虫類は，単細胞の生物で，細胞の周りは，細胞膜で取り囲まれ，細胞膜は，さらに外皮(pellicle)と呼ばれる構造で保護されている．ほとんどの原虫は，自由生活性である．原虫のいくつかの種類は，疾病の原因となり，また完全に寄生性の種類もある．原虫は，その生物の生活環の一部でシスト(cyst)，オーシスト(oocyst)あるいは胞子(spore)を形成し，これらは，乾燥や栄養欠乏，高温，あるいは消毒といった不利な環境条件に対する耐性が非常に強い．いくつかの病原性原虫は，土壌や水に自然に分布しており，例えば，土壌では *Naegleria*(ネグレリア)が，水では *Acanthamoeba*(アカントアメーバ)がよく知られている．*Giardia*(ジアルジア)や *Cryptosporidium*(クリプトスポリジウム)のように温血動物の消化管が本来の生息場所である種類は，ヒトや動物の両方に疾病を引き起こす．一方，*Entamoeba histolytica*(赤痢アメーバ)のような種類は，ヒトにだけ疾病を引き起こす．

ヒトに病原性があり，食物や水を通じて伝播する可能性がある種類の原虫を含んでいるのは，以下の5つのグループである．

① アメーバ類(Rhizopoda)
② 鞭毛虫類(Mastigophora)
③ 繊毛虫類(Ciliata)
④ 胞子虫類(Sporozoa)
⑤ 微胞子虫類(Microsporidia)

病原性の腸管感染性原虫は通常，糞便あるいは尿中に排泄され，糞便で汚染された食物や水によって伝播する．空気感染するもの(例えば，*Acanthamoeba* sp.)や生物以外の媒介物から感染するものもある．**表 2-1** に環境中から感染する重要な原虫類をあげてある．

臨床的に重要な腸管系原虫は，分類上，アメーバ類(例えば，*Entamoeba* sp.)，鞭毛虫類(例えば，*Giardia*)および「球形」という意味の言葉に由来するコクシジウム(例えば，*Cryptosporidium* や *Cyclospora*)に分けられる．これらは，単細胞の顕微鏡的動物であり，宿主の消化管内で増殖し，前記のように生活環の一つとして環境耐性のある世代(シスト，オーシスト，あるいは胞子)を糞便中に排泄する．

表 2-1 医学的に重要な環境由来の原虫類

原虫名		環境耐性のある生活相(大きさ：μm)	感染症状
アメーバ類	*Entamoeba histolytica*	シスト(10〜20)	下痢，消化管組織(例えば，肝臓)の膿瘍
	Naegleria fowleri	シスト	原発性脳膜髄炎
	Acanthamoeba	シスト	脳膜髄炎，目，呼吸器および皮膚の障害
鞭毛虫類	*Giardia lamblia*	シスト(8〜15)	下痢
繊毛虫類	*Balantidium coli*	シスト(45〜65)	下痢
胞子虫類	*Isospora* spp.	オーシスト(10〜33)	下痢
	Cryptosporidium parvum	オーシスト(3〜8)	下痢
	Toxoplasma gondii	オーシスト(10〜12)	子宮内で発症する先天性感染，発熱，脳炎症状
	Cyclospora	オーシスト(8〜10)	下痢
微胞子虫類	*Enterocytozoon bieneusi*	胞子(1〜3)	下痢
	Encephalitozoon cuniculi *E. intestinalis*	胞子	肺と肝臓の多発性疾患

これらは完全な寄生生活を行い(すなわち，宿主内でのみ増殖し)，卵のような構造をした感染性のあるシストあるいはオーシストによって糞-口経路で伝播する．これらの生物の生活環は，類似しており，感染の最初のステージは，シストやオーシストの経口摂取である．体温のもとで胃を経ることでシストやオーシストは開口し，脱嚢と呼ばれるプロセスが始まる．脱嚢は，試験管内でもトリプシンや胆汁酸塩を用い，37℃の温度のもとで起こさせることができる．この方法によってシストやオーシストの生育活性，つまり生きているかどうかを判断することができる．

Giardia のシストは，キチン様の物質を含んでおり，これがシストの環境耐性を高めている．シストは，2個の栄養型を内包しており，これが消化管に吸着して無性生殖によって増殖する．栄養型が消化管の内面を覆うことにより，下痢が始まる(**図 2-3**)．やがて消化管から離れた栄養型は，腸管を下るにつれてそれらの一部がシストとなる．

Cryptosporidium や *Cyclospora*(サイクロスポラ)は，オーシストを形成する．*Cyclospora* の生活環は，十分には明らかになっていないが，他のコクシジウム類と同様と考えられる．オーシストは，複雑な炭水化物や脂質を含み，そのため抗酸性(微生物を分別する染色法の1つ)を示す．この特徴は，臨床検査室で糞便中のオーシストを検出するための染色法として用いられる．*Cryptosporidium* のオーシストは，直

感染経路
水，食物
水，水泳，ヒトからヒトへの感染なし
水，エアロゾル，ヒトからヒトへの感染なし
水，食物
水
水？
水，食物，非生物媒介物
水，食物，非生物媒介物
水，食物
水？
水？

径約5 μmで，4個のスポロゾイトを内包している．スポロゾイトは，消化管の細胞に侵入し，感染プロセスを開始する(**図 2-4**)．細胞内で *Cryptosporidium* は，多くのステージを経て生活環を進行させ，このプロセスには18時間を要する．ある一つのステージ(メロゾイト：merozoite)は，自家再感染によって他の細胞に感染を広げる．より多くの細胞に感染が広がるにつれて，症状が出るようになり，高濃度(糞便1 g当り10万個)のオーシストを排泄するようになる．オーシストは有性生殖によって形成される．*Cyclospora* のオーシストは，直径10 μmで，楕円形をした2個のスポロシスト(sporocyste)を内包しており，この中にスポロゾイト(sporozoite)が内包されている．スポロシストは，オーシストが環境中で成熟するまで形成されない．オーシストは，成熟して初めて感染性を持つようになる．オーシストが宿主に取り込まれ，脱嚢した後の生活環は，*Cryptosporidium* のそれと同様である．

蠕虫は，小さな多細胞の動物で，ヒトや動物に寄生する．蠕虫には，吸虫，条虫(いわゆる，サナダムシ)，回虫(*Ascaris lumbricoides*)などがある．虫卵は，感染動物やヒトの糞便中に排泄され，排水，土壌あるいは食物などにより伝播する．環境中で伝播するいくつかの主要な蠕虫類を**表 2-2** に示す．

表 2-2 主要な寄生性蠕虫類

蠕虫名		感染症(感染部位)
線虫類(回虫類)	*Ascaris lumbricoides*(回虫)	回虫症，子供の腸障害(小腸)
	Trichuris trichiura(鞭虫)	鞭虫症(腸管)
鉤虫(十二指腸虫)	*Necator americanus*(アメリカ鉤虫)	鉤虫症(胃腸)
	Ancylostoma duodenale(ズビニ鉤虫)	鉤虫症(胃腸)
条虫類(サナダムシ類)	*Taenia saginata*(無鉤条虫，beef tapeworm) *T. solium*(有鉤条虫，pork tapeworm)	腹部不快感，空腹時の腹痛，慢性の消化不良(胃腸)
吸虫類	*Schistosoma mansoni*(マンソン住血吸虫)	住血吸虫症[肝臓(肝硬変)，膀胱および大腸での併発]

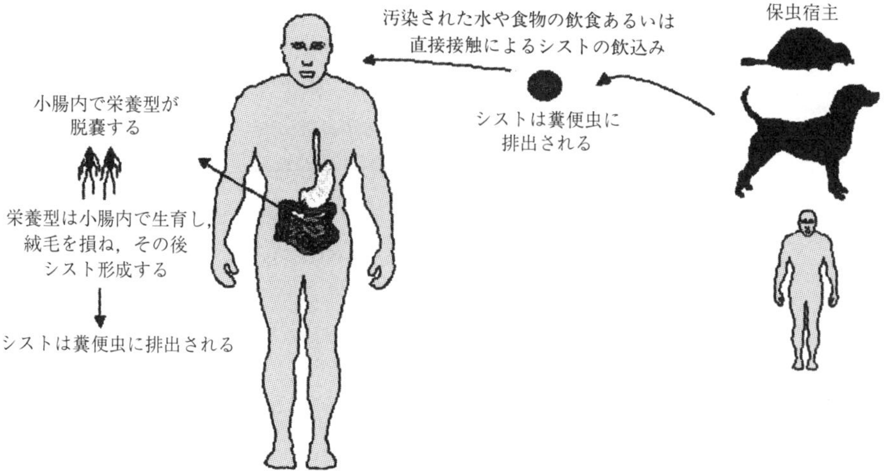

図 2-3 ***Giardia lamblia*** **の生活環**

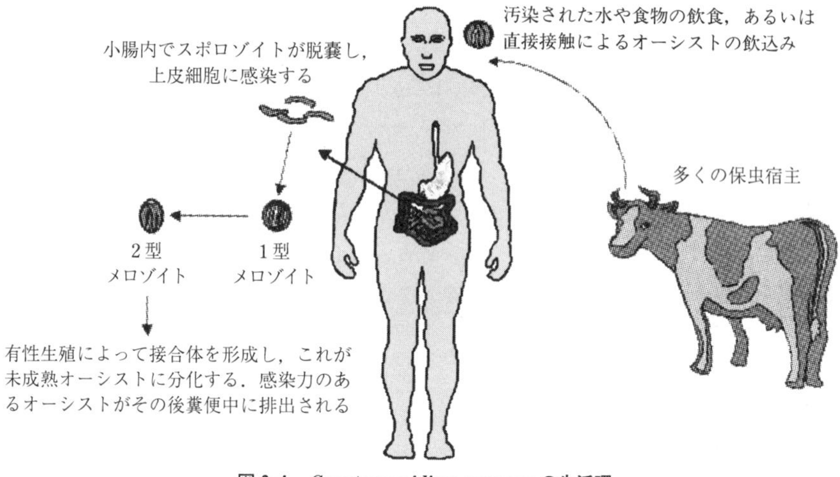

図 2-4 ***Cryptosporidium parvum*** **の生活環**

藻類は，生育に必要なエネルギーを光合成によって得ることができる．すべての藻類は，クロロフィルを持っている．大部分は単細胞であるが，いくつかのものは，群体を形成する．藻類は，ほとんどの水環境における一次生産者であり，植物プランクトンと呼ばれる．飲料水との関係では，異臭味問題と関わっている．渦鞭毛藻のように神経毒を産生する種類もあり，魚類の斃死や，魚介類の摂食によるヒトの死亡事故の原因となることもある．しかし，動物の組織に侵入して疾病を引き起こすことはない．

2.1.2 原核微生物

細菌類は，基本的に球状(球菌)，桿状(桿菌)，およびコルク抜きのような螺旋状(螺旋菌)の3つの形態を示し，大きさは0.3～2 μmである．グラム染色は，細菌を分類するための最初のクライテリアとして用いられる．グラム染色法によりグラム陽性菌は紫色に染まり，グラム陰性菌はピンク色に染まる．グラム陰性菌は，その細胞壁にリポポリサッカライドを含んでおり，これは多くの動物で発熱因子として作用する．多くの病原細菌は，幅広い種類の毒素を産生し，病原細菌による疾病に伴う症状の発現にこれらの毒素が関わっている．細菌による疾病は，これらが直接細胞を殺すこと，あるいは毒素を産生することによって引き起こされる．ある種類の細菌(*Bacillus* や *Clostridium*)は，芽胞を形成する．芽胞は，熱耐性が著しく，環境中で長期間(例えば，数年間)生残することができる．環境中で伝播するいくつかの主要な細菌類を**表 2-3** に示す．

多くのヒトの病原細菌は，動物にもまた感染し，宿主動物の外の環境中でも増殖が可能である．そうした例は，ニワトリやウシ，ヒトなどに下痢を起こす *Salmonella*(サルモネラ)のような腸管系細菌(通常，消化管に感染する細菌)に一般に見られ，汚染された食品(例えば，肉や卵)の中でも大量に増殖することができる．対照的に，いくつかのヒトの病原細菌[例えば，*Shigella*(シゲラ：赤痢菌属)]は，ヒトにのみ感染する．細菌種のある特定の株だけが疾病を引き起こすこともある．*Escherichia coli*(大腸菌)は，すべての温血動物の常在菌だが，ある特定の株(例えば，O157：H7)は，ヒトに疾病をもたらす．

ほとんどのヒトの腸管系病原細菌は，水環境中や土壌中では長期間生残できない．*Vibrio cholerae*(コレラ菌)などは例外であり，海洋環境を自然生息域としてい

表 2-3 医学的に重要な

科，属，種		
Spirochetes グラム陰性螺旋菌	Leptospira 科	*Leptospira interrogans*
グラム陰性好気性／微好気性螺旋菌		*Campylobacter jejuni*
グラム陰性好気性桿菌および球菌	Pseudomonas 科	*Pseudomonas aeruginosa*
	Legionella 科	*Legionella pneumophila*
その他の属		*Brucella abortus*
		B. melitensis
		B. suis
		Bordetella pertussis
		Francisella tularensis
通性嫌気性グラム陰性桿菌	腸内細菌科	*Escherichia coli*
		Enterobacter aerogenes
		Shigella dysenteriae
		Salmonella typhi
		Klebsiella pneumoniae
		Proteus mirabilis
		Serratia marcescens
		Yersinia enterocolitica
	ビブリオ科	*Vibrio cholerae*
		V. parahaemolyticus
	パスツレラ科	*Haemophilus influenzae*
グラム陰性リケッチアおよびクラミジア		*Coxiella burnetti*
		Chlamydia psittaci
		マイコプラズマ(細胞壁を持たない細菌) *Mycoplasma pneumoniae*
グラム陽性球菌	Micrococcus 科	*Staphylococcus aureus*
その他の属		*Streptococcus pyogenes*
		S. faecalis
芽胞形成グラム陽性桿菌および球菌		*Bacillus anthracis*
		Clostridium botulinum
		Cl. perfringens
		Cl. difficile
定型の芽胞非形成グラム陽性桿菌		*Listeria monocytogenes*
非定型芽胞非形成グラム陰性桿菌		*Corynebacterium diphtheriae*
		Actinomycetes israelli
	マイコバクテリア(抗酸菌)	*Mycobacterium tuberculosis*
		M. avium

環境由来の細菌類

感染症状	感染経路(感染源)
レプトスピラ症	水(尿)
胃腸炎	水，食品
外傷，火傷，尿路感染症	水，食品，空気
肺炎(レジオネラ症)	空気
ブルセラ症	食品，空気
ブルセラ症	食品，空気
ブルセラ症	空気
百日咳	空気
野兎病	食品，水，直接接触，昆虫
日和見感染，下痢症(特定の株が原因)	水，食品
日和見感染	
赤痢	水，食品
腸チフス	
肺炎	
尿路感染症	不明
日和見感染	
胃腸炎	水，食品
コレラ	水，食品
海産物を原因とした胃腸炎	
髄膜炎，その他の小児疾患	不明
Q 熱	空気，食品
オウム病	空気
原発性の非典型的肺炎	空気
食中毒	食品
皮膚感染	直接接触
咽頭炎，皮膚感染	直接接触
日和見感染	不明
炭疽	空気，水，食品，土壌
ボツリヌス中毒	土壌
食中毒	食品
ガス壊疽，食中毒	食品，土壌
胃腸炎，大腸炎	不明
髄膜炎	食品，空気
ジフテリア	空気？
放線菌症	空気，土壌？
結核	食品，空気，水
肺疾患，免疫不全患者に広く見られる感染症	

る．この菌は，海産物を通じてヒトにもたらされ，劣悪な衛生状態のもとで水を媒介として容易に伝播する．

リケッチアとクラミジアは，完全な細胞内寄生生活をする細菌である．その多くがヒトに対して病原性を示し，しばしば各種の動物と節足動物（ダニやシラミ）の両方に感染する．ヒトに対してはダニや他の節足動物，あるいは感染したウシからの牛乳などの食品を通して伝播する．これらは，Q熱やロッキー山斑点熱などの疾病と関係している．

マイコプラズマ（*Mycoplasma*）は，小型（0.3〜0.8 μm）の細菌であり，多形性を示し，ほとんどの細菌と同様，細胞壁を欠いている．マイコプラズマは，寒天培地上で増殖し，“フライドエッグ”のような形状のコロニーを形成する．植物や動物の病原体となるものもあるが有機物上で生育するものもある．*Mycoplasma pneumoniae* は，学生の間に広がる肺炎の主な原因であり，軍隊の新兵の間にも一般的に見られる．この疾病の症状は，一般的なものであり，診断が難しいため，「歩く肺炎」とも呼ばれる．感染の広がりは速いものではなく，基本的な感染源は，くしゃみや咳によって発生する飛沫との接触である[92]．

藍藻は，緑藻などと異なり核を持たないため，シアノバクテリアとして細菌の中に分類されている．藍藻は，クロロフィルを含み，光合成を行う．藍藻は，厳しい環境下でも生きることができ，温泉でも増殖することができる．また湖沼などで発生する水の華の原因となる．藍藻のある種類（*Microcystis*：ミクロキスティス）は，神経毒で潜在的な発癌性物質を産生*1し，飲料水の異臭味の原因となる．藍藻が動物に感染することはない．

日和見病原体（opportunistic pathogen）は，健康なヒトの通常の生息部位に存在するうちは疾病を引き起こすことはない．これらは，例えば，損傷した皮膚や粘膜に付着した場合に日和見感染を起こす．しかしながら，日和見感染は，抵抗力の弱った人々（例えば，重い火傷，糖尿病，嚢胞性線維症，病原体による基礎疾患のある人々）や免疫不全の人々にとっては重大な問題である．また，病院には既存疾患により体力の弱った患者が多くおり，生命に危険を及ぼす重大な疾病リスクがあるため，日和見感染は，院内感染として問題である．我々の生活環境中の多くの微生物が特に著しく衰弱した患者に対して日和見感染を起こす可能性がある．しかしながら，病

*1 *Microcystis* の毒の主体は，肝臓毒であり，発癌に関してはプロモーターとして作用する．

院内では *E. coli*, *Pseudomonas* spp.(シュードモナス), *Staphylococcus aureus*(黄色ブドウ球菌)などが日和見感染の一般的な原因である[134]. 日和見病原体の感染源は，患者との接触，医療器具，水，および食品などである. 病院のスタッフや医療器具が日和見病原体(例えば，黄色ブドウ球菌)の感染源であることはよく知られているが，水や食品の役割については十分解明されていない. 多くの日和見病原体が飲料水中に見出され，これらに疑いがもたれているが，それらの関係を証明する証拠はほとんど得られていない[234]. 飲料水に関係する日和見感染微生物は，*Mycobacterium avium*(トリ結核菌)と *Legionella pneumophila*(レジオネラ)である[234].

2.1.3　ウイルス(Virus)

ウイルスは，通常 200 nm 以下の大きさで，光学顕微鏡では観察することができない. 生きている細胞でもなく，餌も必要とせず，独立した代謝機構もない. ウイルスは，絶対従属栄養性の細胞内寄生生物であり，宿主細胞内でのみ複製あるいは増殖できる. ウイルスは，いくつかの重要な点で生細胞と異なる. 細胞には，RNA と DNA の両者が含まれており，両方とも成長し分裂するが，ウイルスには，RNA か DNA どちらか一方しか含まれておらず，成長することも分裂することもない. ウイルスは，細胞内でウイルスの構成要素を合成することによって増殖できる. 宿主細胞の中にいなければ，ウイルスは，不活性な巨大分子(すなわち，核酸とタンパク質)である. ウイルスの主要な構成因子は，コアを形成する核酸とタンパク質の被膜またはカプシド(capsid)である. ある種のウイルスは，酵素を持っており，そのうちのいくつかは脂質被膜を持つ. ウイルスは，構成するタンパク質，核酸または脂質エンベロープの損傷によって死滅もしくは不活化する(すなわち，宿主細胞で複製できなくなる)(図 2-5, 2-6). 完全なウイルス粒子は，脂質エンベロープを持つ場合はそれも含めて，ビリオン(virion)と呼ぶ.

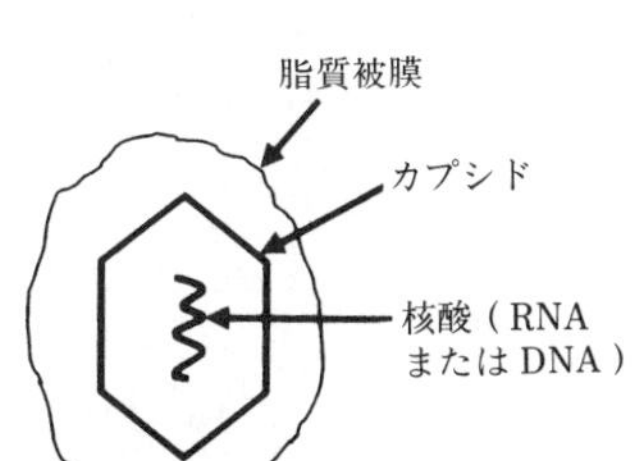

図 2-5　動物ウイルスの構造

動物ウイルスの一般的な分類基準は，以下に示した 4 種の特徴に基づいている.

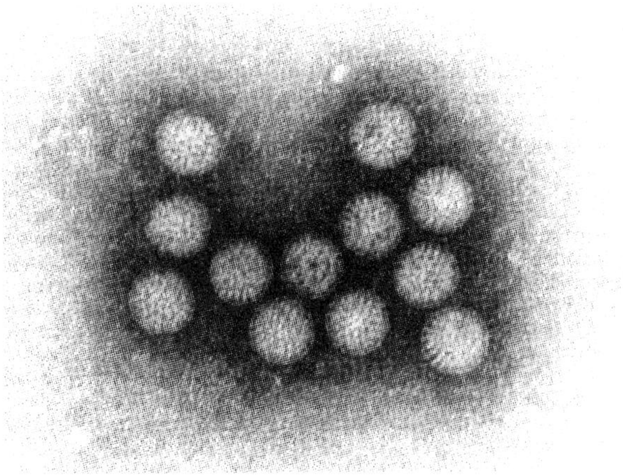

図 2-6　ロタウイルスの電子顕微鏡像　(写真提供：Robert Alan, Perrie Payment, Armand-Frappier 研究所ウイルス研究センター, Montreal, Quebec, カナダ)

表 2-4　動物ウイルスの分類

分類		核酸の種類	エンベロープ	形状	大きさ(nm)
RNA ウイルス	I a	＋鎖，1本鎖 RNA	無	多面体	30
	I b	＋鎖，1本鎖 RNA	有	多面体	40～70
	II	－鎖，1本鎖 RNA	有	螺旋型	12～15×150～300
					70～85×130×380
	III	－鎖，分節，1本鎖 RNA	有	螺旋型	90～120
					50～300
	IV	分節，2本鎖 RNA	無	多面体	60～80
	V	＋鎖，1本鎖 RNA，2倍体	有	螺旋型	80～130
DNA ウイルス	I a	2本鎖線状 DNA	無	多面体	70～90
	I b	2本鎖線状 DNA	有	多面体	150～200
	I c	2本鎖線状 DNA	有	複雑な形状	160～260×250～450
	II	2本鎖環状 DNA	無	多面体	45～55
	III	1本鎖線状 DNA	無	多面体	18～26

① 核酸の種類：DNA か RNA か，1 本鎖か 2 本鎖か.
② 構造：球形(多面体)，円筒状(桿状)，または複合型.
③ ウイルスエンベロープの有無.
④ ウイルス粒子のサイズ.

これらの物理的特性以外にも，免疫学的分類や宿主細胞に対する感受性なども分類基準となる．これらの基準に基づいて動物ウイルスがいくつかの科に分類されており，科名の終わりに“-viridae”という語尾が付いている．例えば，ピコルナウイルス科(Picornaviridae)などである．それぞれの科には，多くの属と種があり，語尾が“-virus”で終わる．例えば，ロタウイルス(Rotavirus)などである．種名は，しばしば，そのウイルスが引き起こす疾病名であり，属名と種名で示す細菌の命名法とは，この点で対照的である．動物ウイルスの主なものを**表 2-4** に示す．

ウイルスは，顕著な宿主特異性があり，例えば，多くのウイルスでは，ヒトおよび霊長類が唯一の宿主である(例えば，ノーウォークウイルス)．口蹄疫ウイルスのようなウイルスは，家畜とヒトの両者に感染する．一部のトガウイルスは，節足動物に感染し，その節足動物がヒトに噛みつき，デング熱や黄熱病のような脳炎ならびに熱帯の熱性疾患を伝播させることになる．これらのウイルスは，昆虫の中で複製するが，昆虫類を発病させることはない．同じウイルス属のウイルスで動物とヒトの両者に感染する場合があるが，動物の種を越えて感染することはあまりない．例えば，ロタウイルスは，ヒトを含むほぼすべての幼若動物に感染して下痢を引き起こす共通因子である．しかし，動物に感染するロタウイルスは，自然環境ではヒトに感染しない．このような感染が稀にあるかも知れないが，このことはウイルスがある動物種から別の動物種に感染するために進化するという現象を説明でき

主なウイルス	疾病
ピコルナウイルス	麻痺，風邪症状，心筋炎
トガウイルス	脳炎，黄熱
パラミクソウイルス	麻疹，流行性耳下腺炎，狂犬病
ラブドウイルス	
オルソミクソウイルス	インフルエンザ，出血熱
アレナウイルス	
ロタウイルス	呼吸器および胃腸疾患
レトロウイルス	白血病，腫瘍，AIDS
アデノウイルス	呼吸器疾患，胃腸炎
ヘルペスウイルス	口唇および性器ヘルペス，水痘，帯状疱疹，単核症
ポックスウイルス	痘瘡，牛痘
パポーバウイルス	疣
パルボウイルス	小児薔薇疹，悪性鎌状赤血球，貧血

るものであろう．レオウイルスのようなウイルスは，ある動物種(例えば，ニワトリ)に重篤な疾患を生じさせるが，ヒトに対しては明確で再現性のある疾病を生じさせることなく感染する場合がある．このウイルスは，宿主に感染はするが，明確な疾病を起こすことがない．

植物，真菌，藻類および細菌に感染するウイルスは，動物ウイルスの場合と同じ方法で分類されている．これらのグループあるいは生物に感染するウイルスは，動物には感染しない．細菌に感染するウイルスは，バクテリオファージ(bacteriophages)または，簡単にファージ(phages)として知られている．ほぼすべての群の細菌がファージを持っている．大腸菌群(coliform bacteria)に感染するファージを大腸菌ファージ(coliphage)と呼ぶ．大腸菌ファージは，環境中でのウイルスの挙動とヒトウイルスの研究モデルとして広く用いられてきた．動物ウイルスと比較して，増殖と分析に掛かる費用が安価であるからである．また，種類も多く，ヒトに感染しない．

環境中で最も重要なウイルスは，糞-口感染する腸管系ウイルスと，汚染した媒介物のエアロゾルあるいは水滴によって感染する呼吸器系ウイルスである．腸管系ウ

表 2-5　主な腸管系ウイルス

<table>
<tr><th colspan="3">ウイルスの種類</th><th>血清型数</th><th>主な疾患</th></tr>
<tr><td rowspan="10">エンテロウイルス</td><td colspan="2">ポリオウイルス</td><td>3</td><td>麻痺，無菌性髄膜炎</td></tr>
<tr><td rowspan="2">コクサッキーウイルス</td><td>A 群</td><td>23</td><td>ヘルパンギーナ，無菌性髄膜炎，呼吸器疾患，麻痺，発熱</td></tr>
<tr><td>B 群</td><td>6</td><td>胸痛，無菌性髄膜炎，心膜炎，心筋炎，先天性心疾患，奇形，腎炎，発熱</td></tr>
<tr><td colspan="2">エコーウイルス</td><td>34</td><td>呼吸器疾患，無菌性髄膜炎，下痢，心膜炎，心筋炎，発熱，発疹</td></tr>
<tr><td colspan="2">エンテロウイルス[68～71]</td><td>4</td><td>髄膜炎，呼吸器疾患</td></tr>
<tr><td colspan="2">A，E 型肝炎ウイルス</td><td></td><td>感染性肝炎</td></tr>
<tr><td colspan="2">レオウイルス</td><td>3</td><td>呼吸器疾患</td></tr>
<tr><td colspan="2">ロタウイルス</td><td>4</td><td>胃腸炎</td></tr>
<tr><td colspan="2">アデノウイルス</td><td>49</td><td>呼吸器疾患，急性感染性結膜炎，胃腸炎</td></tr>
<tr><td colspan="2"></td><td></td><td></td></tr>
<tr><td colspan="3">ノーウォークウイルス
(カリシウイルス)</td><td>1</td><td>胃腸炎</td></tr>
<tr><td colspan="3">アストロウイルス</td><td>5</td><td>胃腸炎</td></tr>
<tr><td colspan="3">カリシウイルス</td><td>?</td><td>胃腸炎</td></tr>
<tr><td colspan="3">コロナウイルス</td><td>?</td><td>胃腸炎</td></tr>
</table>

表 2-6 主な呼吸器系ウイルス

ウイルスの種類	血清型数	主な疾患
ライノウイルス	100 以上	普通感冒
パラインフルエンザ	4	インフルエンザ様の疾患
インフルエンザ	4	インフルエンザ
RS ウイルス	1	呼吸器系疾患
コロナウイルス	?	小児の疾患
アデノウイルス	41	鼻，咽喉，眼疾患

イルスは，120 種類以上もあり，多様な疾病を引き起こす(**表 2-5**)．糞便もしくはエアロゾルの両者によって伝播されるウイルスもある(例えば，コクサッキーウイルス B 3)．呼吸器系ウイルスも多数存在していることが知られている(**表 2-6**)．

2.1.4 プリオン*2

プリオン(prion)として知られている非常に小さな感染因子群がヒトと動物の神経系疾患の原因となっている[222]．プリオンは，DNA でも RNA でもなく，核酸を持たない感染性タンパク質であると考えられている．この因子は，核酸を分解する酵素や，調理，および通常のオートクレーブ滅菌に対して抵抗性がある．少なくとも，9 種類の動物の疾患がこの範疇に入るものであり，この中には，1987 年以来英国に蔓延している狂牛病が含まれる．この疾病は，海綿状脳症(spongiform encephalopathies)と呼ばれる神経系疾患である．脳の中に大きな空胞が形成されるからである．クールー(kuru)，クロイツフェルト-ヤコブ病(Creutzfeldt-Jakob disease：CJD)，ゲルストマン-シュトロイスラー-シャインカー症候群ならびに致死的不眠症がある．これは感染した動物を食することで伝播すると考えられている．クールーは，ニューギニアにおける食人習慣の中で伝播したことがわかっている．CJD は，ある種の食物(例えば，ヒツジ，雄ウシ，ブタの脳)の摂取との関連性が認められている．ウシ海綿状脳症(bovine spongiform encephelopath：BSE)，狂

*2 プリオンが原因とされる疾病として，1989 年以降英国で 18 万頭の狂牛病，ヒトの「新変異型クロイツフェルト-ヤコブ病」患者が 2 人発生している．フランス，ドイツ，アイルランド，その他のヨーロッパでも発生している．一時は沈静化したが，2000 年秋，フランスの食肉仲介業者が納入した牛の中に、狂牛病感染の恐れのある大量の牛が含まれていることがわかってから，騒ぎが再燃し，ヨーロッパの食卓から牛肉が減るまでに至った．本書が刊行される時点でも，その傾向は尾を引いていると思われる．日本では，牛肉，牛の内臓，それらを原料とする加工品の輸入禁止，などの水際での防疫措置によって狂牛病の騒ぎは波及していなかったが，2001 年 9 月突然千葉県で狂牛病に感染している疑いのある牛が見つかったとの農林水産省の発表があった．それ以後日本でも狂牛病騒動が勃発し，9 月 22 日に農林水産省が狂牛病発生を公式に発表した．

牛病の流行は，スクラピー(プリオン感染症の一種)に感染したヒツジの肉をウシの餌として与えたことから生じた．ヨーロッパで行われた最近の研究で，ヒトのCJDの新しい変種は，BSEに感染した牛肉を摂取したことが原因であると強く示唆されている．最近のある研究では，水を介したBSEの伝播の危険性について議論している[98]．これらの疾病は進行性の痴呆で特徴付けられ，最終的には死に至る．臨床的徴候が生じるまでには数年あるいは数十年掛かる．

2.2　臨床的特徴

ヒトは，環境中で非常に多数の微生物にさらされているが，宿主に感染や疾病を生じさせることが可能な微生物はほんの一部である．感染(infection)とは，微生物宿主内部あるいは外表面で分裂あるいは増殖する過程である．感染したからといって必ず疾病を引き起こすわけではない．ほとんどの腸管感染の場合，通常は感染者の半数しか疾病の臨床徴候を示さない．麻疹の場合には，感染者のほぼ100％が発症する．感染したが疾病の臨床的徴候を示さないことを不顕性感染(asymptomatic)という(**図2-7**)．発病はしていないが，このようなヒトは，多数の病原体を環境中にまき散らすことになる．ある微生物が顕性感染(symptomatic)(臨床疾患：clinical illness)を起こす能力には多くの因子が関与しており，一般的には，微生物のタイプならびに株および宿主の年齢と関係している．例えば，A型肝炎の感染は，小児では一般的に不顕性感染(＜10％が顕性感染)であるが，成人では75％以上が顕性感染の経過をたどる．

発病には，通常は感染が先行するが，一部の微生物では毒素を作り出すことができ，ヒトが飲込みやその他の経路で毒素に曝露されることにより疾病が生じ得る．この例としては，*Clostridium perfringens*(ウェルシュ菌)あるいは*Staphylococcus aureus*があり，これらは，食

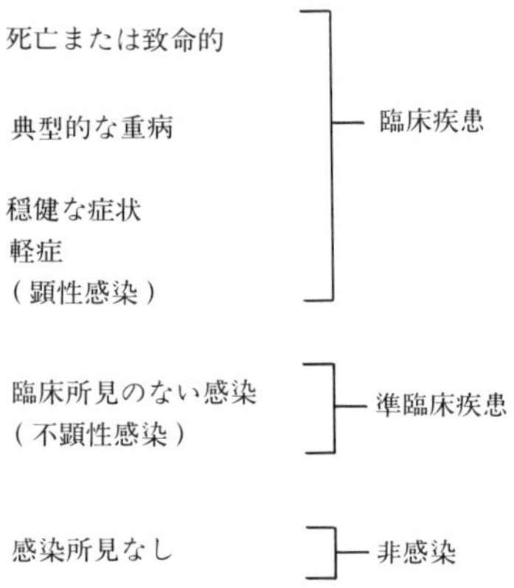

図2-7　微生物感染症の臨床区分

物中で増殖して毒素を産生する．このような食物を摂取すると食物中に存在する毒素により胃腸炎を起こす．宿主中で微生物が増殖することによるものではない．

微生物が疾病を生じさせる能力は，感染している微生物が有している様々な毒力因子をどの程度産生するかで決定される．毒力(virulence)とは，病原体が作り出す疾病の強さの程度である．毒力を決定する因子としては，微生物が生体内のある細胞に吸着する能力，毒素産生能力，生きた細胞に侵入する能力，宿主の免疫系の攻撃を回避する物質を産生する能力，微生物が組織を通じて拡散するのを助ける酵素を産生する能力がある．毒力因子は，遺伝的性質によって制御されるので，微生物のタイプや株によって異なる．したがって，インフルエンザの毒力は，毒力を制御する遺伝的特性により流行シーズンごとに変化する．いくつかの宿主側の因子も感染の予後と疾病の重篤度に影響を及ぼす場合がある．それらの因子を**表 2-7** に記載した．一般的には，高齢者，幼若者，免疫不全患者および栄養不良者で感染症がより重篤になる．

表 2-7 疾患の重篤度と感受性に影響する宿主側の要因

- 年齢(小児，および高齢者が最も危険)
- アルコール中毒症
- 持病(例えば，糖尿病)
- 重複感染(すなわち，複数種の病原体に重複して感染すること)
- 免疫獲得状況
- 栄養状態(栄養不良による重篤化)
- 病原体が標的細胞に吸着，または，侵入する際の受容体の有無

顕性病原体(frank pathogen)は，健常者および抵抗力の低下した患者の両方に疾病を起こす能力がある微生物である．日和見病原体は，一般的には，抵抗力の低下した患者(例えば，火傷患者，抗生物質使用患者，免疫系に障害がある患者)にのみ感染する能力がある．日和見病原体は，しばしば環境中に広く存在しており，ヒトの腸管や皮膚にも存在しているが，通常は疾病を引き起こさない．

疾病を引き起こすには，病原体が宿主の中でまず増殖しなければならない．感染した時点と臨床的な徴候ならびに症状(下痢，発熱，発疹など)が出現するまでの期間が潜伏期間(incubation time)である(**表 2-8**)．この潜伏期間は，ノーウォークウイルスによる胃腸炎の場合のように6～12時間という短いものから，A型肝炎ウイルス(Hepatitis A virus：HAV)の場合のように30～60日と長いものまである．感染したどの時点でも，病原体は，宿主の糞便，尿，呼吸器排出物などを介して環境

表 2-8 腸管系病原体の潜伏期間

病原体		潜伏期間	感染経路	有症病日
アデノウイルス		8～10日間	不特定	8日間
Aeromonas 属		不明確	食品	1～7日間
Campylobacter jejuni		3～5日間	食品，直接接触	2～10日間
Cryptosporidium		2～14日間	食品／水系，直接および間接接触	週ないし月単位(免疫状況による)
Entamoeba histolytica		7～14日間	食品／水系，直接および間接接触	不定(週ないし月単位)
Escherichia coli	ETEC	16～72時間	食品／水系	3～5日間
	EPEC	16～48時間	食品／水系，直接および間接接触	5～15日間
	EIEC	16～48時間	食品／水系？	2～7日間
	EHEC	72～120時間	食品／水系，直接および間接接触？	2～12日間
Giardia lamblia		7～14日間	食品／水系，直接および間接接触	週ないし月単位
HAV		30～60日間	肝炎	2～4週間
Listeria monocytogenes		3～70日間	食品／水系，直接および間接接触？	不定
ノーウォークウイルス		24～48時間	食品／水系，直接および間接接触，エアロゾル？	1～2日間
ロタウイルス		24～72時間	直接および間接接触，エアロゾル？	4～6日間
Salmonella		16～72時間	食品，直接および間接接触	2～7日間
Shigella		16～72時間	食品／水系，直接および間接接触	2～7日間
Yersinia enterocolitica		3～7日間	食品，直接接触	1～3週間

表 2-9 糞便中の腸管系病原体濃度

病原体の種類		濃度／糞便1g
寄生原虫類		10^6～10^7
腸管系ウイルス	エンテロウイルス	10^3～10^7 †1
	ロタウイルス	10^{10} †2
	アデノウイルス	10^{12} †2
腸内細菌	*Salmonella* spp.	10^4～10^{11}
	Shigella	10^5～10^9
Ascaris(回虫)		10^4～10^5(卵)
指標菌	大腸菌群	10^7～10^9
	糞便性大腸菌	10^6～10^9

†1 細胞培養法による定量
†2 電子顕微鏡による計測
出典：参考文献85

中に排出される可能性がある．臨床症状が最高潮に達した時期に排出量が最大になるであろうが，臨床症状の初期徴候よりも先行する場合もある．HAVの場合には，糞便中への排出量が最大量となるのは，臨床徴候が始まるよりも前である．環境中に排出された微生物の濃度は，微生物のタイプや伝播経路によって異なる．胃腸炎が生じている間に排出される腸管系ウイルスの濃度は，糞便1g中10^{10}～10^{12}個にもなる(**表 2-9**)．

疾病は，徴候と症状で記述されることが多い．徴候(sign)とは，患者の診察時に観察される特性である．症状(symptom)とは，患者のみが観察あるいは感じることのできる疾病の特性である．疾病の徴候には，腫脹，発赤，咳，鼻水，下痢ならびに発熱がある．症状には，疼痛，悪心ならびに倦怠感がある．疾病から回復したように見えても，後遺症(sequelae)と呼ばれる波及効果が生じる場合がある．急性疾患(acute disease)は，急に発症し，疾病経過が迅速に推移する．胃腸炎や風邪が急性疾患の例である．慢性疾患(chronic disease)は，より緩慢に発症し，長期間持続する．結核が慢性疾患の例である．

2.3　重要ないくつかの微生物

2.3.1　ウイルス

(1)　ピコルナウイルス(Picornavirus)

ピコルナウイルス科には，空気，食物および水が媒介して伝播するいくつかのウイルスが含まれている．エンテロウイルス(Enterovirus)，HAV および家畜の口蹄疫ウイルスがこれらの範疇に入る．エンテロウイルスは，引き起こす疾病の多様性という点では，おそらく最も多様性に富むものであろう．エンテロウイルスによって起こる疾患には，重篤な麻痺(麻痺性灰白随炎)から無菌性髄膜炎，肝炎，心筋炎，皮膚発疹および感冒に至るまで多様である．エンテロウイルスが増殖する最初の部位は，通常は腸管であるが，直ちに他の臓器，特に神経組織に波及する場合がある．これは，これらすべてのウイルスが水を介して伝播するからであり，冒される臓器の点と予後の重篤さの点で，おそらくこのウイルス群が最も重篤な疾患をもたらすものと思われる．幸いなことに，重篤な予後となるのは感染全体のうちでごくわずかである．この群で最もよく知られているウイルスは，ポリオウイルス(Poliovirus)である．1950 年代にワクチンが開発されるまでは，灰白随炎が肢体不自由となる疾患であり，公衆衛生上の大きな問題であると考えられていた．ワクチンが広く使用されるようになって，ポリオは世界のほとんどの地域から根絶された．

エンテロウイルス(Enterovirus：ポリオ，エコー，コクサッキー)は，ヒトに多様な疾患を引き起こす[194]．かつて米国では，一般的な肢体不自由となる疾患であった灰白髄炎は，ポリオワクチンが1950年代に開発されたため，世界各地で根絶された．エンテロウイルスは，培養細胞で容易に培養できた最初のヒトウイルスであったので疫学調査に大いに役立った．感染症は小児に多い．夏季にはエコーウイルス(Echovirus)とコクサッキーウイルス(Coxsackievirus)が小児の便の8～10％から検出される[89]．糞便-経口ルートが主な感染経路であると考えられている．しかし，呼吸器伝播も一部のタイプでは重要であると思われている[205]．ほぼすべてのエンテロウイルス(眼疾患を引き起こすエンテロウイルス70型を除く)は，糞便-経口ルートで伝播される．しかし，呼吸器ルートで感染する比率については不明である[205]．家庭内での二次感染率は，非常に高く，90％を超える場合もあるが，典型的なものはこれよりも低く(18～75％)，しばしばウイルスの型と系統および衛生状態に依存する[205]．潜伏期間は，ウイルスの型によって大きく異なり，コクサッキーウイルスA24型による眼疾患の12時間という短いものから，ポリオウイルスの35日まで多様である．発症もウイルスの型と宿主細胞に強く依存している．感染の中には，何ら疾病が顕著に認められずに地域社会を通過してしまうものがある[89]．エコーウイルス感染は通常，コクサッキーウイルスによる疾病よりも軽症の経過をたどる．エンテロウイルス疾患と認められるものの中での症例対死亡例の比は，0.01～0.94％と報告されている[9]．

最初に分離されたニューヨーク州のCoxsackieにちなんで命名されたコクサッキーウイルスは，汚水に汚染された水から最も多く分離される腸管系ウイルスである．リクレーション水による感染事例や無数の共通因子と関連する感染事例がある(**表2-10**)．コクサッキーウイルスによる感染症のほとんどは，顕性感染である．Cherry[45]によれば，コクサッキーウイルスA群感染の50％およびB群感染の80％が宿主に症状を発症させる．しかし，不顕性感染で経過する急性疾患がほとんどあるいは全くない流行も生じうる．**表2-11**にエンテロウイルスによる様々な疾患を列記した．この期間に報告されたコクサッキーウイルス関連の最も一般的な疾患は，心血管系疾患，呼吸器疾患，胃腸炎および中枢神経系疾患である．コクサッキーウイルスは，水系感染因子のうちで最も多様な疾患を引き起こす(**図2-8**)．

コクサッキーウイルスB群は，心疾患に関連した最も多いウイルス群であると認められており[26,40,87,136]，全症例の50％以上の原因を占めている[240](**表2-12**)．心臓のコクサッキーウイルス感染症から持続性あるいは慢性の心障害が生じ

表 2-10 コクサッキーウイルスによる無菌性髄膜炎事例の共通感染因子

ウイルス型	場所	感染経路	総患者数	罹病率(%)	入院数(%)	参考文献
B2	アラバマ州	ボトル水回し飲み	81	25(全校生徒) 53(フットボールチーム)	データなし	3
B4	ミズーリ州	カップ水回し飲み	21	23(フットボールチーム)	24	203
B4，B5	バーモント州	湖での水浴	21	64(キャンパー，指導員)	1	126
B5	ノースカロライナ州	接触，ボトル水回し飲み	49	2(全校生徒) 16(フットボールチーム)	10(全校生徒) 33(フットボールチーム)	203

表 2-11 エンテロウイルス関連疾患(WHO，1975～83 年)(%)

疾患	総数	コクサッキーA群	コクサッキーB群	エコー
呼吸器系疾患	14.0	9.0	34.9	56.0
中枢神経障害	38.4	7.2	19.2	73.5
心臓血管障害	1.6	6.2	64.8	28.9
胃腸炎	16.4	8.5	25.0	66.4
皮膚疾患	4.4	48.5	13.9	37.5
その他	21.8	8.6	29.8	61.5

出典：参考文献 110

ることが報告されている．生後 3 箇月未満の乳児がコクサッキーウイルス感染症により心筋炎を発症するとしばしば死に至る．

すべての無菌性髄膜炎の約 70 %がエンテロウイルス，特に，コクサッキーウイルス A 群 7 型，A 群 9 型および B 群 2～5 型によるものである[199]．無菌性髄膜炎の集団感染事例として記録されているものには，水遊びや，コップを共有して飲用する学校のグループと関連したものがある(**表 2-10**)．フットボールチームに起こった事例では，罹病率が 16 %で，入院率が 33 %であった[203]．

エンテロウイルス感染症は，新生児に多い[99,151,153,154]．新生児の感染症は，胎盤経由あるいは出生後の接触によって起こる．症状の範囲は，不顕性のものから重篤なもの，あるいは致死的なものまである．記録されている致死症例 41 例の母親の中で，出産前に感染兆候があった事例は半数しかなく，ほとんどが軽症のものであった．胎児の出生異常にエンテロウイルスが一定の関与をしている可能性がある

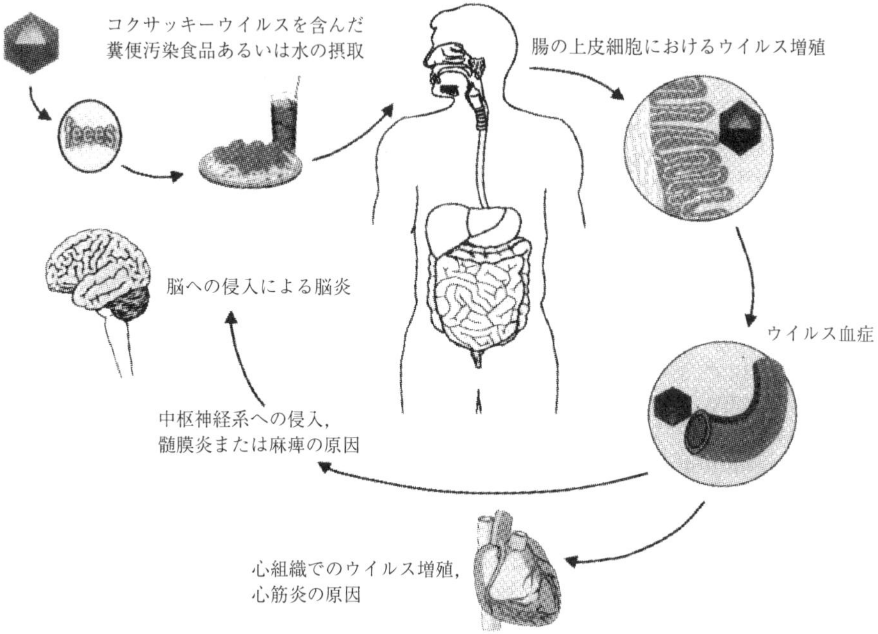

図 2-8　コクサッキーウイルスの感染様相

表 2-12　コクサッキーウイルスによる疾病と予後

ウイルス型	疾病／予後
A	普通感冒，発熱，ヘルパンギーナ，麻痺，無菌性髄膜炎
A10	手足口病(HFMD)　[147]
A21	呼吸器系疾患
B	心筋炎，胸膜痛，髄膜炎，筋痛症，睾丸炎，発熱
B	小児の全身症状，発熱，麻痺，無菌性髄膜炎，側胸痛　[183]
B	心筋症
B	新生児心筋症
B	脳炎，心筋症，新生児急性疾患，無菌性髄膜炎，心筋症，糖尿病，筋痛症，呼吸器疾患
B	自然流産，死産　[96]
B	心筋心膜炎
B	流産
B1～5	心筋症
B1～5	脳炎，麻痺，無菌性髄膜炎，心疾患
B	糖尿病

出典：参考文献 204，231

ことも，いくつかの研究で明らかにされている[205].

インスリン依存型糖尿病に及ぼすコクサッキーウイルスの役割に関する多くの疫学的研究ならびに動物実験がある[13,39,62,97,195,273].コクサッキーウイルスを感染させたマウスに糖尿病を発症させることができるので，いくつかの血清学的研究で糖尿病とコクサッキーウイルス感染症の関連性が指摘されている．最近の研究では，コクサッキーウイルス感染症は，ウイルスの感染時期に関係しており，感染から 1〜2 年経過して糖尿病が発症することが示唆されている[256].

エンテロウイルスは，呼吸器疾患[22]や発熱にも若干の関与をしており，少なくともいくつかの型のウイルスが眼疾患あるいは結膜炎を引き起こす[120]．胃腸炎は,エンテロウイルス感染によってのみ生じるものであると思われている.しかし,胃腸炎の 1 事例に,水泳プール水中のエコーウイルス 30 型によって起こったと思われるものがある[159]．胸部に強い痛みを起こす胸膜痛は，共通因子として水とコップの共用が関連していたこともある一般的なコクサッキーウイルス感染症である[145].

A 型肝炎ウイルス(HAV)あるいは感染性肝炎(血清肝炎もしくは B 型肝炎と区別するため)は，1970 年代初期に確認された．しかし，その存在は疫学的証拠によって古くから知られていた[169]．A 型肝炎は，世界中に多い感染症であり，それは社会的経済的条件と関連している．発展途上国では，成人の抗体保有率が 90 %を超えているが，先進国では 10〜50 %である[157]．このウイルスは，糞便-経口ルートでのみ伝播し，ヒトならびに霊長類がこれまでに判明している宿主であり，潜伏期間は平均 30 日である.水および食物(特に貝類)による伝播については詳細に記述されている[59,127].急性肝炎が起こった家族からの家庭内二次感染は 10〜20 %である[169,263]．学校の教室，職場，工場あるいは病院で A 型肝炎患者と接触することによって HAV が伝播することは稀である[37]．米国では，最も罹患率が高いのは小児と若年成人である．臨床症状を引き起こすかどうかは，年齢的要因に強く依存している．5 歳以下では 5 %しか発症しないが，成人では 75 %にもなる[157]．先進国では劇症肝炎症例の 1.5〜27 %が A 型肝炎である[187]．肝炎サーベイランスの結果から，報告症例の致命率は年齢依存的であることが示唆されている．最も致命率が高いのは，5 歳未満の幼児(0.015 %)と 40 歳以上の成人(0.27 %)である．米国での全体的に見た死亡率は 0.3 %である[42]．HAV が慢性肝炎になるということを示す証拠はない．しかし，感染性ウイルスの産生を伴う再発が発病者の 15〜20 %で報告されている．成人での感染症は，倦怠感，悪心，食欲不振ならびに黄疸で特徴付けられる．A 型肝炎事例における療養費は，深刻になる可能性があり，軽症例の1 882 ドルから，入院症例の8万6 894 ドル(平均7 899 ドル)の範囲である[69]．

ライノウイルス(Rhinovirus)は，鼻づまり，くしゃみ，咽頭不快感ならびに咳で特徴付けられる典型的な普通感冒を生じさせる．若年成人での平均感染期間は，約7日間であり，症状のピークは第2病日と第3病日である．症状は，最長2週間続き，1箇月に及ぶ症例も一部にはある．ライノウイルス感染症は，インフルエンザよりも軽く死に至ることはない．100種類以上のライノウイルスの血清型が知られている．小児における感染が多い．1歳未満の小児では，1年当りの感染回数が1.2回であり，2～9歳の小児では0.54回，成人では0.2回である[111]．温帯性気候では，ライノウイルス感染症は，9月と初秋に感染のピークがある．熱帯地域での感染シーズンは，雨季と一致している．ライノウイルス感染症のほとんどは，顕性の呼吸器疾患を伴う．臨床症状を伴うライノウイルス感染症の生じる割合は，家族での63％から，集団訓練生ならびに医学生における74～88％である[148,160]．再感染率は，獲得抗体価と関係しており，21～70％であると報告されている[111]．感染から2，3日後にウイルスの排出量が最大になる．ウイルスの伝播は，鼻汁に直接接触することで生じるものであり，吸入によるものではないことが示唆されている[129]．鼻咽頭洗浄水についての研究事例では，第3病日にウイルス濃度が832 $TCID_{50}$(50％組織培養感染単位)に達する(1件の研究)．

(2) カリシウイルス(Calicivirus)

カリシウイルス科の中には，ノーウォークウイルスと一連の胃腸炎を引き起こす関連ウイルスがある．E 型肝炎も現在ではカリシウイルス科の1つであると考えられている．これらのウイルスは，しばしば先進国における水系ならびに食品媒介性の感染事例に関与している．ノーウォークウイルスは，しばしば米国での水系ならびに食品媒介性の感染事例に関係している．米国では，非細菌性胃腸炎事例の33～65％がノーウォークウイルスあるいは関連ウイルスによるものであると最近では推定されている[109,152]．英国では，カリシウイルスは，胃腸炎患者から検出されたウイルスのうち3番目に多いウイルスであり，通常，貝類の摂食に伴って取り込まれる[73]．米国でのいくつかの水系ならびに食品媒介性の感染事例では，スノーマウンテン因子が検出されている[181]．HAV の場合と同様，E 型肝炎ウイルス(Hepatitis E virus：HEV)も糞便-経口ルートで伝播し，発展途上国では大規模な水系感染事例を起こしている．しかし，先進国では，水系感染事例がなく，血清学的な調査結果からあまり一般的な感染症ではないことが示唆されている．疫学的研究結果からも，食品媒介性の感染と推定されている．

ノーウォークウイルスは，オハイオ州 Norwalk で 1972 年に発生した胃腸炎事例の際に初めて検出された．ノーウォークウイルスは，軽症ないし中程度の下痢を生じ，18～36 時間持続する．下痢にしばしば嘔吐を伴っている．吐瀉物の中にウイルスが存在しており，疫学的調査によって嘔吐により生じるエアロゾルを介してウイルスが伝播すると推測されている．しかし，患者の鼻咽頭洗浄水からウイルスが検出されたことがない．加えて，ノーウォークウイルス感染患者の多くが頭痛と倦怠感も経験している．症状は，通常 72 時間以上持続することはない．慢性感染症や胃腸炎の再発事例は報告されていない．ボランティアを使った研究結果から，ノーウォークウイルスの再感染が生じることが示唆されており，顕性の再感染に対する長期間にわたる防御効果がないことを示している．AIDS 患者でノーウォークウイルス感染症が観察されているが，生命に危険のある疾患に至ることはないようである．一般的にも，ノーウォークウイルスによる死亡例はないようである．しかし，2 例の死亡例がある養護ホームの事例で報告されており，高齢者では，重篤な症状と死亡のリスクが高いことが示唆されている[152]．

HEV 感染症は，妊娠女性で死亡率が高いという特徴を有している(**表 2-13**)．妊娠女性での死亡率は，17～33％であるが，妊娠していない女性での死亡率は，男性と異なるものではない．妊娠 20～32 週では，劇症肝炎の発生率と死亡率が最も高く，分娩中も高い．妊娠中の激症 E 型肝炎での死亡では，出血が最も多い原因である．妊娠していない集団での死亡率も高く，2～3％である．ヒトからヒトへの伝播が症例研究として示されており，二次感染は家庭内で 0.7～8.0％に見られる[209, 262]．不顕性感染の比率は，現時点ではわかっていない．感染症流行中に成人は罹りやすいので，小児での感染のほとんどは不顕性感染であると考えられている．成人で罹患率が高いのは，衛生状態が悪い発展途上国で，幼若時に獲得した免疫力が失われることによるものと推測されている．HEV は，ブタにも感染することが示されており，ブタがこのウイルス感染の媒介動物であると思われている[50]．

表 2-13 E型肝炎の水系感染事例と妊婦における死亡率

発生場所	発生年月	患者数	主要年齢層(歳)	妊婦での死亡率(%)
インド ニューデリー	1955年12月～1956年1月	29 000	15～39	10.5
インド Ahmedabad City	1975年12月～1976年1月	2 572	16～30	高率
ミャンマー Mandalay	1976年6月～1977年8月	20 000	20～29	18
ミャンマー Rangoon	1982～83年	399	20～40	12
アルジェリア	1980年10月～1981年1月	788	青年	100
東スーダン	1985年8～9月	2 012	青年	不明
ソマリア Tog Wajale	1985～86年	不明	青年	17
メキシコ Huitzililla	1986年6～10月	94	15～45	0
USSR Kirghiz Republic	1955～56年	10 812	不明	18
パキスタン Islamabad	1993年	3 827	11～30	10.9

出典：参考文献 27，223 のデータより

(3) アデノウイルス(Adenovirus)

アデノウイルスは，ヒトに眼疾患から下痢まで多様な疾患を引き起こす(**表 2-14**)．現時点では，49種のヒトに感染する血清型が知られている．

表 2-14 アデノウイルス関連の疾病と血清型

疾病	血清型
急性呼吸器疾患	1～7，14，21
咽頭結膜熱	3，7，14
急性熱性咽頭炎	1～3，5～7
肺炎	1～4，7
角結膜炎	8，11，19，37
急性出血性膀胱炎	11，21
泌尿器系合併症	34，35
胃腸炎	31，40，41

出典：参考文献 140，150

小児における胃腸炎の病原体としての重要性では，ロタウイルスに次ぐものである[2,28,68,125,130,143]．49種の血清型のうち約1/3が病原性を持っており[139]，31，40ならびに41型は，腸疾患の原因になる．

アデノウイルス各血清型の流行状況を明らかにするために，いくつかの疫学調査が行われている．米国で実施された研究によると，小児の40～60％が1，2，5型の抗体を保有しているものと推定されている[29,142,149]．ノルウェーで行われた成人集団を対象にした研究では，アデノウイルス(血清型は示されていない)に対する抗体は，検出できた抗体のうちで2番目に多いものであったと報告されている[212]．後者の研究では，年齢，喫煙およびガスもしくは粉塵に対する職業的曝露などの危険因子がこの成人集団における呼吸器系ウイルスに対する抗体保有状況と有意な関連性があると報告している．

小児における下気道疾患の約2～7％がアデノウイルスによるものである[29]．発

熱，悪寒，頭痛，倦怠感ならびに筋肉痛などの症状がアデノウイルス感染症に多く認められている．小児気管支炎の 10 %がアデノウイルス感染であると推定されている[184]．アデノウイルス 7 型が重篤な呼吸器感染症の原因となり，死に至らしめるものであることが示唆されている[70,140,208]．これらの研究のうちのある研究では，アデノウイルス 7 型感染症の小児症例(5 歳未満)29 例のうち 10 例が肺炎および壊死性細気管支炎を併発して死亡している[208]．

アデノウイルスの感染により胃腸炎を生じる場合があり，小児では重大であることが指摘されている[30,200,259,272]．ロタウイルスほどに多くはないが，子供のデイケアセンターや孤児院での胃腸炎感染事例が詳細に報告されている[47,173]．アデノウイルスは，糞便中(ならびに呼吸器排出物中)に長期間排出され[259]，小児では，糞便 1 g 当り 10^{11} 粒子にまで及ぶことが報告されている[264]．ヒューストンのデイケアセンターで発生した感染事例では，38 %の小児(94/249)が腸管アデノウイルス 40 および 41 型に感染していた[260]．しかし，94 症例中 43 例(46 %)は，不顕性感染であった．

軍関係者[51,72,193]，病院[31,51,191]ならびに小児施設(デイケアセンター，学校)[191,218,260]で，アデノウイルスによる多くの感染事例があった．ほとんどの事例における臨床症状は，急性呼吸器症状，角結膜炎および結膜炎であった．これらの症例による経済的損益は，1995 年には 1 症例当り 2 134 ドルと推定されている[141]．

アデノウイルスによる胃腸炎事例における幼児での罹病率は，70 %にもなることが報告されている[232]．記録されている水系感染事例がいくつかあり，すべて汚染された水中で水泳をしたことが関係していた(**表 2-15**)．罹病率は，67 %に及び，二次感染率は，成人で 19 %，小児で 63 %であった[90,91]．

アデノウイルスによって起こる疾病の重篤度は，宿主の免疫系に依存しており，免疫不全宿主(AIDS 患者や臓器移植患者を含む)でのアデノウイルス感染症が詳細に記述されている[5,21,79,132,241,267,275]．この患者集団では，アデノウイルス 1，5，7 型および腸管アデノウイルスによる感染症が報告されている．アデノウイルス 43〜47 型，ならびに最近では 48，49 型が AIDS 患者で最初に検出されている[132,133,236]．免疫抑制を受けた患者では，アデノウイルス感染症が悪い結果を招く場合があり，それらの患者では，死亡率が 50〜60 %であると報告されている[241,275]．

表2-15　アデノウイルスの水系感染事例

血清型	感染源	集団	疾病	発症率(%)	参考文献
3	水泳プール	水泳チーム(8〜10歳)	咽頭結膜熱	67	91
		水泳チーム(10〜18歳)		65	
7	水泳プール	家族遊泳(年齢不詳)	結膜炎	33.3	35
4	水泳プール	水泳チーム(年齢不詳)	咽頭結膜熱	52.6	66
3	水泳プール	地域(1〜47歳)	結膜炎	32	186
3	池	キャンパー(7〜16歳) 指導員(17〜22歳)	咽頭結膜熱	52(計)	190
不明	飲料水	自治体，汚染された地下水	胃腸炎	25〜50(多数の因子)	166

(4)　パラミクソウイルス科(Paramyxoviridae)

ヒトパラインフルエンザウイルスは，小児における急性呼吸器疾患の主要な病因である．幼児での下気道疾患の重要な病因としては，RSウイルス(Respiratory Syncytial Virus：RSV)に次ぐものであり，年齢の高い小児および成人に多く再感染し，上気道疾患を起こす．パラインフルエンザウイルス(Parainfluenza virus)感染の疫学的ならびに臨床所見は多様である(**表2-16**)．パラインフルエンザウイルス1型は，小児における主要な病因であり，パラインフルエンザウイルス3型は，小児における肺炎ならびに細気管支炎の原因としてRSVに次ぐものである．死亡率に関するデータは少なく，散発的な症例報告[77]ならびに重篤な免疫不全患者での致死的肺炎の報告[93, 269]が見られる程度である．より多くの致死症例を確認できないのは，死亡例の検体ではこれらのウイルスが死滅しやすいことに関連していると思われる[105]．パラインフルエンザウイルス感染症による死亡例のほとんどは，幼児におけるパラインフルエンザウイルス3型と関連したものであろうと思われるが，この集団でも，死亡原因について，一般集団における死亡率の推定に役立つほどの十分な記載はない．

表2-16　子供集団でのパラインフルエンザによる下気道炎(%)

ウイルス型	発生率	肺炎	気管支炎
1	18〜21	3	1〜3
2	4〜8	1	1
3	9〜13	3〜13	5〜14
計	31〜42	7〜17	7〜18

出典：参考文献128

パラインフルエンザウイルスの伝播は，ヒトからヒトへの直接接触，もしくは大きな水滴によるものである．環境中でウイルスが長く生存することは知られていないが，パラインフルエンザウイルス1型は，感染患者の近傍から採取した空気試料から検出されており[189]，エアロゾル中のパラインフルエンザウイルス3型粒子の1～10％は，1時間後でも感染性を有していると思われる[196]．自然感染した既往歴のある成人ボランティアの上気道にウイルスを添加した鼻汁を接種する感染実験が行われた．ウイルスの吸入と汚染物への直接接触および侵入によりウイルス感染したと推測されている．潜伏期間は，3～6日間である．抗体を既に獲得している成人ボランティアは，1 500 $TCID_{50}$ のウイルス量で感染した[257]．ボランティアの半数以上が感染症の徴候と症状を呈した．ウイルスが排出される期間は，8～11日間であり，この点については，インフルエンザやRSVと同様である(**図2-9**)．再感染の場合には，排出期間がこれより少ないものと思われる(1～3日間)[128]．

流行性耳下腺炎ウイルスならびに麻疹ウイルスは，ヒトにのみ感染するパラミクソウイルスである．これらのウイルスに関しては，エアロゾルならびに唾液との直接接触が感染経路である．米国では，かつて重篤な症状や高い死亡率を引き起こしていたが，効果のあるワクチンが開発されたことによって重大な公衆衛生上の問題はほとんどなくなった．

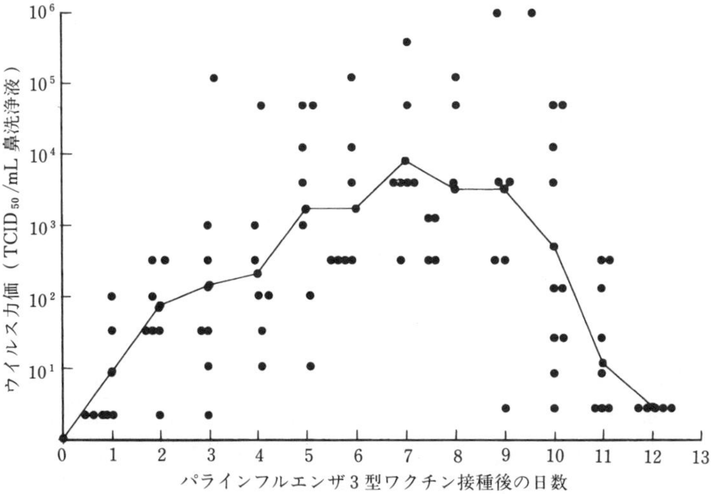

図2-9 パラインフルエンザ3型のウイルス量（$TCID_{50}$＝50％組織培養感染価）の変動[15]

(5) オルソミクソウイルス科(Orthomyxoviridae)

世界規模の呼吸器疾患として疫学上重要なウイルスは，インフルエンザウイルス(Influenza virus)である．これらのウイルスは，400年以上にわたって，1～3年おきに高熱の呼吸器疾患を繰り返し流行させている．10～20年おきにインフルエンザ関連疾患のパンデミック(世界規模での流行)が生じており，2100万人にも及ぶ死亡の原因であるとされている．高い死亡率に加えて，インフルエンザウイルスは，小児ならびに成人における重大な疾病原因であり，高齢者では重篤な合併症を起こすリスクが高い．これらの疾患により生じる損失は，年間数十億ドルにも及ぶ．

インフルエンザウイルスによる疾病は，不顕性感染から致死的な肺炎にまで及ぶ．疾病の重篤度は，以前に抗原的に関連性のある変種に感染したことがあるか否かに依存しているものと思われる．集団の多くに，局所免疫以上のものがある場合には，感染の約20％は，不顕性感染であり，約30％は，発熱のない上気道炎症状と徴候を示す[104]．インフルエンザ様の高熱を発する上気道炎症状(急に始まる発熱，悪寒，咽喉炎，筋肉痛，倦怠感，頭痛，短い空咳)が感染患者の約50％に生じる．約5％は，下気道疾患にまで進行し肺炎に至る可能性が高い．疾病は通常，2～7日間続く．インフルエンザ疾患では，二次的細菌感染症，肺炎，心筋炎，心外膜炎，髄膜炎，脳炎およびギラン-バレー症候群(Guillain-Barré syndrome：GBS)*3などの合併症を伴う．流行している期間中には，罹病者の11～14％が医療を受けるものと思われる[104]．米国における1980～81年の感染事例では，1万症例当り16.9例が入院した[11]．一部の患者集団では，インフルエンザによる死亡のリスクが高い．基礎疾患のある65歳以上の患者（**表2-17**）では，死亡リスクが高くなっている．65歳以上の典型的な患者における死亡率は，80～90％である．B型のインフルエンザ感染事例でも死亡率が高くなっている．C型インフルエンザでは，A型，B型と比較して症状の重篤度が低い傾向にある．小児は，C型インフルエンザに罹りやすい．

ヒトからヒトへのインフルエンザウイルスの伝播は，いくつかの機序で生じているものと考えられる．微細粒子のエアロゾルがヒトからヒトへ感染性ウイルスを伝播させる一因になっていると思われる[4,114,175]．これらのエアロゾルは，会話中，咳あるいはくしゃみによって生じる．インフルエンザウイルスは，低温，低湿

*3 上気道炎や胃腸炎などの前駆症状の後，急性に発症する四肢の弛緩性麻痺．

表 2-17 肺炎またはインフルエンザによる死亡リスクが高い患者区分 (1968〜69 年，および 1972〜73 年のインフルエンザ流行期)

リスクの区分		死亡数／住民 10 万人
心臓血管		104
肺		240
心臓血管系および糖尿病		1 040
心臓血管系および肺		920
45 歳以上	リスク該当なし	4
	リスク 1 項目該当	157
	リスク 2 項目以上該当	615
65 歳以上	リスク該当なし	9
	リスク 1 項目該当	217
	リスク 2 項目以上該当	797

出典：参考文献 11 を改変

度の場合に最も良く生存し，冬季がウイルス伝播の理想的な時期となっている．微細粒子のエアロゾルに加え，媒介物上の(インフルエンザウイルスの)乾燥分泌物もインフルエンザウイルスの伝播要因であると思われる．A 型，B 型インフルエンザウイルスは，硬くて滑らかな表面では最長 24 時間，多孔性の表面では最長 4〜6 時間，生存能力と感染能を保持することができる[14]．

ボランティアに実験的にインフルエンザを罹患させた場合，ウイルスを微細粒子のエアロゾルによって接種した方が大きな水滴を点鼻した場合よりも自然感染によく似た経過を生じさせた[4,175]．エアロゾルがおそらく伝播の主要経路であり，点鼻での $TCID_{50}$ 値は，エアロゾルルートで必要な量(0.6〜3.0 $TCID_{50}$)の 137〜300 倍高いことが報告されている[4,55,56]．

潜伏期間は，2〜3 日であり，通常は発症する前の 24 時間以内にウイルスが検出される．鼻汁洗浄液中のウイルス量が急激に高まり，3.0〜7.0 $\log_{10}$ $TCID_{50}$ に達し，24〜48 時間そのレベルが維持される[55]．通常，ウイルスの排出が 5〜10 日間続いた後に，インフルエンザウイルスが検出されなくなる[119]．ボランティアにインフルエンザを実験的に接種させた事例における疾病の重篤度は，ウイルス排出量と時間に相関関係がある[55]．このような相関関係が自然感染でもあてはまるか否かについては不明である．一部の重症患者では，少量のウイルスしか排出しない場合もあるからである．

(6) RSウイルス(Respiratory Syncytial Virus：RSV)

RSVは，小児の下気道疾患の主要な病因である[241,243]．したがって，生後数年以内にほとんどすべてのヒトがRSVに感染している．しかし，免疫付与は，完全でなく，年齢の高い小児ならびに成人で再感染が発生している．出生後から小児の追跡調査を行ったある研究では，生後1年までの感染率は，幼児100人につき68.8例であり，2年目には，半数以上が再感染した[109]．生命に危険を及ぼす感染症は，生後数年以内にのみ生じるが，乳児期に収縮性細気管支炎や下気道疾患に罹患することが後の慢性肺疾患の発症に関与している可能性があると危惧されている[116,221]．

平均潜伏期間は，2～8日間である．眼と鼻は，同程度に感受性がある侵入門戸であると思われ，口は，非常に高い侵入経路である[115]．RSV感染は，気道に限局しているのが通常である．小児におけるRSVが原因の臨床症候群は，発熱性の上気道炎，細気管支炎，肺炎および気管支炎である．RSVは，幼児の細気管支炎と肺炎の主要な病因である(**表2-18**)．中耳炎(耳の感染症)は，RSVにより爆発的に，あるいは二次的な細菌感染によって起こる．

表2-18 子供のRSウイルス感染による呼吸器系疾患の割合

症状	RSウイルスの感染率(%)
気管支梢炎	43～90
肺炎	5～40
気管気管支炎	10～30
偽膜性咽頭炎	3～10

出典：参考文献113を改変

RSVは，感染した呼吸器からの排出物で明確に感染拡大する．主な伝播様式は，エアロゾルの吸入ではなく，大きな水滴ならびに(もしくは)媒介物の汚染によるものであると思われる[115,118,119]．感染拡大には，感染した小児との密接な接触か，呼吸器排出物による手の汚染とそれに続く鼻粘膜あるいは結膜粘膜と指の接触のいずれかが必要である．

感染した幼児の看護を行っている7人の成人の中で5人が感染した[115]．感染した幼児によって汚染された表面に触れ，後に結膜粘膜もしくは鼻粘膜に自ら触れた10人の成人のうち4人は感染した．別の研究では，RSVに感染した幼児から6ft以上離れて座っていた14人の成人に感染例はなかった[118]．これらの研究は，成人へのRSV伝播が主に媒介物によって起こることを示唆している．カウンター表面からは最長6時間RSVが検出され，着衣やティッシュペーパーなど他の表面からは最長45分間，皮膚からは20分間検出された．このウイルスは，鼻咽頭中で複製し，乳児では鼻排出物1mL当り10^4～10^6 $TCID_{50}$のウイルス力価に達するのが通例であり[116,117]，成人ボランティアでは，これよりも幾分低い[197]．一部の小児では，感染から最長3週間ウイルスを排出する．ある研究では，疾病の重篤度とウイルス排出期間にある程度の相関関係が認められている．

RSVが原因の死亡例には，基礎疾患が伴っているのが通常である．悪性腫瘍の治療のために免疫抑制されたり，免疫不全症候群および先天性心疾患に罹患している小児は，重篤なRSV感染症に罹りやすい[202]．成人，高齢者，免疫不全患者および兵役者が最も重篤になる．米国およびカナダでの入院患者の死亡率は，0.3～1.0％である(**表2-19**)．

表2-19　生後12箇月未満の子供におけるRSウイルス感染による入院リスク

新生児1000人当りの割合／年	国(地域)
5.8～11.1	スウェーデン
9～38†1	英国(Newcastle)
2.8～9.2	米国(テキサス州 Houston)
12†2	米国(ウエストバージニア州 Huntington)
10†3	米国(ワシントンDC)

†1　都市部は農村部よりも大きい．
†2　都市部と農村部で差はない．
†3　気管支梢炎のみ．
出典：参考文献15

2.3.2　細　　菌

(1)　腸内細菌科の細菌(Enterobacteriaceae)

*Salmonella*には2000を超える血清型があることが知られており，米国における非チフス性サルモネラ症の患者は，年間200万人から500万人にのぼると推定されている[17]．サルモネラ症は，米国において原因の判明した胃腸炎の原因の第2位となっている[88]．この細菌群が示す病態とその重篤さは，おそらく他の微生物群よりも幅広く変化に富んでいるといえるだろう．*Salmonella*の集団感染に関するある研究では，発症した感染者数は，低くて6％から高くて80％の範囲に及ぶだろうと報告している[43]．症状のタイプでは，数日で治まるような軽い下痢から重い胃腸症状まで様々である．下痢は，通常3～7日で治まるが，長期化することもある．流行発生時における典型的患者の死亡率は，感染者数の0.1％である[217]．今日で

は，*Salmonella*感染が患者の2.3％で反応性関節炎(reactive arthritis)と，また，0.23％でライター症候群*4と関わっていることが証明されている[243]．Strearh と Roberts[250]は，*Salmonella*感染で毎年1万5 408人が入院していることを報告した．全患者の90％がおそらく食品由来の感染と思われるが，水系感染による流行も証明されている．最も有名な水系感染流行は，カリフォルニア州 Riverside で発生したもの[24]と，1976年のニューヨーク州 Suffolk で発生した流行[57]である．*Salmonella*感染に対する免疫は，部分的なものにすぎない．ボランティアによる実験では，最初の感染時に比べていくらか症状は軽かったが，同一株の再感染によって発症した[188]．

細菌性赤痢(Shigellosis)は，粘血便と腹痛を特徴とする急性の感染性下痢症であり，*Salmonella*や*Campylobacter*(カンピロバクター)の感染によるものよりもかなり重い症状となる．患者の死亡率は，約0.2％[17]，また入院率は，5.9％である．*Shigella dysenteriae*(赤痢菌)を含む*Shigella*属の細菌は，ヒトにのみ感染し，ヒトからヒトへの接触感染，食品，そして水によって容易に伝播する．通常，食品由来の感染には食品取扱者が関わっている．近年，*Shigella*が米国の湖沼や河川における水浴利用による水系感染の流行の一般的な原因であることがわかってきた[38]．*Shigella*は，他の腸管系細菌類よりも感染力が強く，児童における二次感染率が高い(**表2-20**)．赤痢の広がりは，この菌の伝播を媒介するイエバエの発生と関連している[172]．

E.coli(大腸菌)は，ヒトや他の温血動物の腸管内の常在菌である．しかし，少なくとも*E.coli*の4つの型がヒトに対して病原性を示す(**表2-21**)．それらは，腸管毒素原性大腸菌(enterotoxigenic：ETEC)，腸管出血性大腸菌(enterohemorrhagic：

表2-20 赤痢患者の家庭内接触による二次感染率

接触曝露された年齢	原因菌と二次感染率(％)	
	Shigella flexneri	*Shigella sonnei*
子供	42	42
成人	14	20

出典：参考文献121と255のデータより

*4 Reiter が1916年にドイツ陸軍で発見，記載した症候群で，非淋菌性尿道炎を主として関節炎，稀に心外膜炎，心筋炎を伴う．

表 2-21　病原大腸菌感染症の特徴

	EPEC	ETEC	EIEC	EHEC
感染の広がり	下痢症で入院した患者の 10～40 %	旅行者下痢症の一般的な原因．40～60 %	稀	開発途上国
流行の発生	保育室	旅行者，幼児	食品由来	食品および水由来
年齢	2 歳未満	成人，幼児	不明	成人，子供
症状	下痢，呼吸器症状	穏やかなコレラ類似	赤痢類似	出血性の下痢
発症期間	7 日	5 日	7 日	8 日
死亡率	幼若な子供で高く，平均 5～6 %，新生児 10～40 %	0.1 %以下	0.1 %以下	平均 0.2 %，手当てされなければ 10 %が溶血性尿毒症症候群に陥る

出典：参考文献 78 のデータより

EHEC) O157：H7，腸管病原性大腸菌 (enteropathogenic：EPEC) および腸管侵入性大腸菌 (enteroinvasive：EIEC) である．ETEC は，吐き気，腹痛および嘔吐とともに，おびただしい水様下痢を伴う胃腸炎を起こす．この細菌の伝播には水や食品が関係しており，メキシコにおける旅行者下痢症の一般的な原因となっている．水中に存在する *E.coli* のおよそ 2～8 %が ETEC であることが見出されている[171]．ETEC による疾患は，軽いコレラに似ており，通常 5 日ほどで治まり，死亡することは稀である．EPEC は，ETEC に類似しているが，*Shigella* の毒に似た毒素を持っている．EPEC は，成人にも症状を引き起こすが，この細菌による疾病は，主として新生児や幼児で発症する．年齢と発症の関係から免疫による感染防御が成立することが示唆される．1 歳未満の子供の約 25 %が明らかな症状を呈する[244]．症状は通常，約 1 週間で治まるが，長引くものや死亡する例も起きる[25]．EIEC は，赤痢と区別できない症状を起こす．赤痢と同様に，自己限定的な疾病であり，死亡することはあまりない．EHEC による症状は，水様下痢と腹痛から始まり，微熱か，あるいは発熱を伴わないおびただしい血便に進行する．最終的には溶血性尿毒症症候群に至るのが一般的である (**図 2-10**)．この最終的な症状は，小さな子供やお年寄りではより重症となり，死亡率も 10 %と高い．ウシがこの細菌の保菌動物であり，加熱の不十分な肉が流行発生と関わっている．EHEC は，水試料や飲料水から検出されており[100]，水のリクレーション利用による流行発生も明らかにされている．

Campyrobacter は，米国[88]とヨーロッパ[192]において胃腸炎の原因として今日最も一般的に同定され，死亡率は，0.1 %である．症状は通常，10 日ほどで治まる

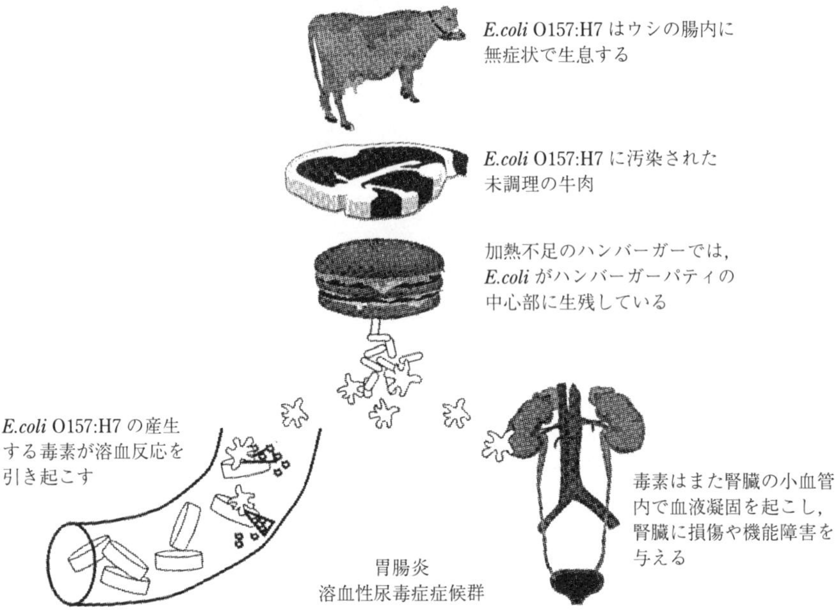
E.coli O157:H7 はウシの腸内に
無症状で生息する
E.coli O157:H7 に汚染された
未調理の牛肉
加熱不足のハンバーガーでは，
E.coli がハンバーガーパティの
中心部に生残している
E.coli O157:H7 の産生
する毒素が溶血反応を
引き起こす
毒素はまた腎臓の小血管
内で血液凝固を起こし，
腎臓に損傷や機能障害を
与える
胃腸炎
溶血性尿毒症症候群

図 2-10　腸管出血性大腸菌（EHEC）による感染に到る経過

が，病院の患者を対象に調べた研究では，約 20 %で高熱が持続し[20]，症状の長期化と重篤化が見られた．ノルウェーにおける感染事例の研究では，患者の 13 %が入院した[155]．この研究では，胎児期の伝播が観察された．

Campyrobacter の感染もまた，反応性関節炎とライター症候群と関わっている[243]．さらに，*Campyrobacter* は，急性の筋神経麻痺症状を示す GBS と関わっており，本症候群の患者の 20～40 %は，*Campyrobacter* の感染を受けていた．ある研究では，0.17 %の患者が GBS に陥っていた[198]．感染者数と患者数の比は，正確にはわからないが，ある大きな流行の例では感染を受けた人の 75 %に症状が現れた[221]．疫学調査によって，*Campyrobacter* の感染と家禽と生の牛乳の消費との間に強い相関があることが示された[122,270]．米国において家禽が *Campyrobacter* によって広く汚染されていることはよく知られている[56]．汚染された飲料水(特に無処理の表流水)の飲用や水浴などのリクレーションによる曝露もまた伝播経路であることが知られている[138]．ヒトからヒトへの伝播は，きわめて稀である．

(2) コレラ(*Cholera*)

Vibrio cholerae は，コレラの原因菌であり，数世紀にわたって人類を悩ませてきた．コレラは，下痢により脱水症状を引き起こす急性の流行性感染症である．コレラの症状は,突然に現れ,適切な処置が施されなければ感染者の約半数が死亡する．コレラは，おそらく穏やかな下痢のような，しかし時には汎流行するようなこともある不顕性状態で存在していると思われる．コレラは，その症状が突然に現れることから，最も急激に死に至る病気の1つである．健康なヒトであっても，もし何も手当が施されなければ，症状が現れてから3時間ないし4時間のうちに急激な水分の損失によって死亡するだろう．一般的にいえば，最初の水様下痢から4時間ないし12時間後にはショック症状まで病状は進行し，18時間後から数日後には死に至る．コレラの症状は，すべて急激な水分と塩分の喪失によってもたらされる．水分の急激な喪失は，*Vibrio cholerae* のエンテロトキシンによるものである．病状は，妊娠した女性においてより重く，第2三箇月期中に感染した妊婦では，50％もの胎児が死産となる．風土病的常在地域の成人において発症率が小さいことは，コレラへの免疫が重要であることを示唆している[162]．しかしながら，最初の感染から11～60箇月後に2度目の感染が証明された例もある[271]．感染時において水分の喪失を適切に補い，抗生剤を使用することで，死亡率は低くなる．

コレラの原因菌は，海洋細菌として自然に存在しており，不衛生な状況下で汚染された食品や水により急速に広まる．コレラは，インドから世界中に何度も流行しており，その最初の世界的流行は，1817年であった．近年そのインドでまた流行している．近年に起きた第7次の世界的流行は，1958年にインドネシアにその起源がある．これは，1965年までにヨーロッパとアフリカに広まり，1990年代になって南アメリカに達した．*Vibrio cholerae* は，海洋細菌として自然なものと考えられており，米国では海産物に起因して一定数の患者が常に発生している．この経路からの感染は，おそらくあるレベルで定常的であろうが，貧弱な衛生状態が存在する場合においては，重大な公衆衛生問題になる．開発途上国の家族内における二次感染率は，年齢によって3.5～44.4％と広い範囲に及ぶこと，そして子供でその率が高くなることが観察されている[16,162,253]．

(3) リステリア(*Listeria monocytogenes*)

Listeria monocytogenes の感染は，免疫不全の患者において最も頻繁に発生する

疾病の原因である．本菌による感染症は，非常に幼若な，あるいは非常に老齢な年齢層，さらには新生物形成症や臓器移植を受けた患者などに発生する．アルコール中毒や真性糖尿病もまたしばしば発症要因として関係する．感染症状は様々で，重症でしばしば致死的かつ広範囲に感染が起こる多臓器症は，子宮内感染を受けた新生児に見られる．成人では，頭痛や発熱，様々な程度の麻痺を伴う髄膜炎や亜急性脳炎と関係している．病巣感染は，皮膚，目，心臓，脊椎，関節などに見られる[8]．感染は，40歳以上の年齢の人により多く起こりやすい．米国とヨーロッパにおける発症率は，100万人に2～11人と見積もられている．米国での胎児期感染率は，人口統計ならびに人種あるいは民族構成などの背景によって6.8～51.4％と変動することが見出されている．

死亡率は，感染を受けた宿主のタイプによって大きく変動する．子宮内感染では，33～100％の死亡率が観察されている[23,108]．髄膜炎を発症した人では，12.5～43％の死亡率である[8]．全体では，19.1％の死亡率と見積もられており，年齢とともに死亡率は増加する[48]．牛乳やチーズ，コールスローサラダなどを含む食品由来の流行が知られている．この感染は，動物由来であると考えられており，下水や土壌を含む環境から原因菌が一般に分離される．疫学データからは，ヒトからヒトへの感染の広がりは，重要ではないことが示唆されている．

(4) レジオネラ（*Legionella*）

Legionella 属には，ヒトに病原性を示す種が1ダース以上も含まれている．これらの自然環境中での生息場所は，水中であるが，温室内で使用される植木鉢の培養土(potting mixtures)に関係した流行も起きている．本属の菌は，20℃あるいはそれ以上の温度で一定期間増殖した後にのみ発症力を発揮するようになる．この高い温度への増殖適応は，本属菌のヒトへの毒性を高める．したがって，流行発生は通常，高水温の水システムと関係している．それらは，空調用冷却塔，修景用噴水，加湿器，および温水栓などである．ヒトからヒトへの伝播は，知られておらず，環境中でのエアロゾルへの曝露が感染経路と信じられている．

このグループは，1976年に，フィラデルフィアのホテルで米国在郷軍人大会が開催された時に集団肺炎を引き起こしたことから初めて認められた．総計220人が肺炎と診断され，34人が死亡した．その当時，病原体は不明であり，この疾病は，在郷軍人病と呼ばれた．流行発生の原因を追跡した結果，*Legionella pneumophila* と名付けられた細菌が冷却塔内で増殖し，ホテルの空調システムを通じてこの菌がばらまかれたことが原因とされた．在郷軍人病は，肺炎，高熱，下痢，咳，頭痛，胸の痛み，患者の3％で臨時の透析が必要な穏やかな腎臓疾患あるいは腎不全などの症状を主徴とする[95]．*L. pneumophila* 感染症の穏やかなものは，ポンティアック熱と呼ばれ(**表 2-22**)，肺炎を伴わず，急性で，自己限定的なインフルエンザ様の疾病である[158]．これは，高熱，頭痛，筋痛症を主徴とする．症状は，2～7日続くが，すべての患者が完全に回復する．

表 2-22　在郷軍人病とポンティアック熱の臨床および疫学的特徴

特徴	在郷軍人病	ポンティアック熱
感染率	0.1～5％	46～100％
潜伏期間	2～10日	1～2日
症候	発熱，咳，筋痛症，悪寒，頭痛，胸の痛み，喀痰，下痢	発熱，悪寒，筋痛症，頭痛
肺	肺炎	肺炎なし
他の影響器官	腎臓，肝臓，胃腸管，中枢神経系	なし
死亡率	15～20％	0％

在郷軍人病と確定診断された患者の大部分は，中年から高年の成人である．発症のリスクは，年齢とともに増加し，おそらく医学的な条件(免疫抑制，喫煙，癌，糖尿病)の存在が関係していると思われる．癌の免疫抑制治療を受けている患者や臓器移植を受けた患者，その他の入院患者の間で数多くの流行が発生していることが知られている．旅行もまたホテルでの曝露と関係するため，重要なリスク要因である[251]．最近の研究では，散発的に発生する患者の40％が家庭内の給水栓からの曝露によるものであることを示している[252]．冷却塔からの曝露にさらされる発電所従業員の間には，発症者および血清抗体陽性者がより一般的に見られることが示されている[33,206]．ある集団内での感染の発生程度は，おそらくエアロゾルへの曝露程度に関係し，それは集団ごとに大きく異なっているだろう．集団内の疾病獲得に関する予測的研究において，在郷軍人病の発生率は，患者の1～15％であり，一方，入院患者における院内感染肺炎の発生は，1～40％であった[274]．治療を施さなければ，平均15～20％の死亡率であり，抗生物質を投与した場合は，5～10％である．患者によっては，虚弱と息切れが5箇月間も残ることがある．

2.3.3 原　虫

Giardia lamblia は，ジアルジア症の原因であり，突発的な下痢の始まり，悪臭のする便，急激な腹痛，むくみ，腹部膨満などの症状を特徴とする．患者は通常，不快な感覚，むかつき，硫黄臭いげっぷなどを訴える．他の疾病と区別できる最も重要な特徴の一つは，通常 2～4 週間にも及ぶ長期間の下痢である．患者では，体重の減少も一般的である．ほとんどの健康なヒトでは，感染は自己限定的であるが，30～50 %もの患者が数箇月にわたる下痢に耐えなければならない．下痢の期間は，便秘や腸の正常な運動の期間があると，そこで中断する．*Giardia* の感染を繰り返し受けることは，開発途上国ではしばしば見られるが，これによる栄養失調のため，子供たちの成長や発育が阻害される．潜伏期間は，1～2 週間である．*Giardia* シストを飲み込んだ 100 人のうち，5～15 %が無症状のままシスト(cyst)を排出し，25～50 %が急性の下痢症などの症状を示し，残りの 35～70 %が感染の兆候を示さなかった[135]．無症状のままシストを排出することは，託児施設の子供たちにも見られており，6 箇月もの間継続したことが知られている[220]．

Giardia lamblia の生活環は，2 つのステージからなっている．活発に増殖する栄養型と環境耐性のあるシストである．シストは，感染者の糞便中に排泄され，これが飲み込まれて胃に入り，胃の酸性環境が脱嚢の引き金となる．脱嚢した栄養型は，腸管の内側に腹部の吸盤でへばり付き，2 分裂によって膨大な数に増殖する．栄養型が結腸を通過するにつれてシストが形成される．

ジアルジア症は，世界的にヒトの腸管の原虫感染症として最も一般的である．温帯ならびに熱帯地域に広く発生し，先進工業国で 2～5 %，開発途上国で 20～30 %に感染が広がっている[95,156]．ジアルジア症の流行は，デイケアセンター，寄宿舎，学校などでよく見られ，それらにおける感染の広がりは 35 %に達するだろう[239]．最近の数年間において，*Giardia* は，米国において病因が判明した水系感染症で最も一般的に同定される病原体である[58,163]．水泳プールや食品に関係した流行も発生している[102,219]．ビーバーやジャコウネズミなどのげっ歯類は，ヒトに感染する *Giardia* の潜在的な汚染源であると信じられている．

Cryptosporidium がヒトの重要な病原体であると認識されたのは，わずか 15 年前である．*Cryptosporidium* は最初，実験用マウスから 20 世紀の初めに発見されたが，AIDS(エイズ)患者の重大な疾病であることが見出されるまで，その重要性につ

いては認識されていなかった．潜伏期間は，5～28日，平均7.2日である．コレラに似た特徴的な下痢が一般的な症状である．その他の症状としては，腹痛，嘔吐，むかつき，発熱，倦怠感などである．免疫力が健全な場合，感染は自己限定的であり，通常は10～14日で治る．しかしながら，免疫不全の患者では，感染は長期化し，症状も重くなる．2～3Lもの下痢が一般的であり，これによってはなはだしい脱水症状と栄養失調をきたし，体重減少が著しい．AIDS患者では慢性に推移し，ついには死に至る．水系感染による流行では，感染したAIDS患者の約半数が死亡した［163, 178］．

Cryptosporidium の感染は，オーシスト(oocyst)の飲込みから始まる．オーシストは，厚い壁に覆われ，環境耐性が大きい．オーシストは，宿主の小腸において形成され，消化管の上皮細胞に寄生する4個のスポロゾイト(sporozoite)を放出する．スポロゾイトは，上皮細胞に侵入し，トロホゾイト(trophozoite)となり，トロホゾイトは，さらに分裂してメロゾイト(merozoite)を形成する．この過程が有性的あるいは無性的な生殖であり，有性生殖の結果形成されたオーシストは，糞便中に排泄される．*Cryptosporidium* の多くの種が広い範囲の動物(爬虫類，鳥類，げっ歯類，哺乳類)に感染することが知られている．しかし，ヒトの感染と関わっているのは，*Cryptosporidium parvum* だけである．また，特にウシなどの反芻動物でも感染が広がっている．仔牛あるいは野生動物やペットの幼獣との接触が *Cryptosporidium* 感染の原因となる［170］．食品あるいは水を介した伝播もよく知られている［242,254］．流行発生の原因の多くがウシの糞便である．クリプトスポリジウム症の感染の広がりは，北米やヨーロッパでは1～3％と見積もられているが，開発途上国ではこれよりもかなり高く，アジアでの5％からアフリカの10％まで広がっていると見られている［60］．

Entamoeba histolytica によって引き起こされるアメーバ赤痢(アメーバ症：amebiasis)は，世界的な寄生虫感染による死亡の第3位を占めている［265］．この寄生虫の生活環は，単純で，環境中に排出されるシストと，消化管内に見出される栄養型で構成される．*E. histolytica* のシストは，*Giardia* のシストや *Cryptosporidium* のオーシストと比べれば，環境耐性や消毒耐性が大きくない．潜伏期間は，数日から4箇月までに及ぶ．*E. histolytica* は，消化管内に生息するアメーバの中では組織に侵入する点で特異的である．感染の様態は，無症状から広範な致死的症状まで様々である．臨床症状は，4つに大別される．無症状のシスト排泄者，急性大腸炎，激烈

な大腸炎，そしてアメーバ腫(ameboma)である[229]．感染者の90％が無症状の保虫者と見られている[265]. 急性アメーバ性大腸炎は通常，次第に強まる腹痛や，血液や粘液が混じる軟便や水様便がたびたび起こることから始まる．激烈な大腸炎は，頻繁には発症しないが，死亡率が60％[7]に達する合併症であり，妊婦，副腎皮質ホルモン被投与者，栄養失調者，そして非常に若い人[225]が罹りやすい．アメーバ性肝膿瘍は，最も一般的な侵入性アメーバ症の合併症である．大腸炎と同時に発症するが，しばしば *E. histolytica* に最近感染したことがなく，あるいはこれまで感染した証拠がないままに発症することもある．最も一般的な症候は，発熱ならびに痛みを伴った肝臓の肥大である．肝膿瘍と診断された患者の12～15％がいくつかの合併症を併発する[229]．アメーバ性膿瘍で合併症がなくて死亡する割合は，1％未満であるが，ヘルニアが起きると，死亡率は6～30％となる．

世界の人口の10％以上が *E. histolytica* に感染し，これにより年間10万人以上が死亡していると見積もられている[265]．開発途上国の一部では，感染率は50％に達すると思われる．米国における感染率は，およそ4％である[229]．*E. histolytica* の感染源は，ヒトのみであり，水系感染や食物感染も一般的な伝播経路であるが，現在の米国では流行発生は稀である．

Cyclospora cayetanensis は，胞子虫類に属する寄生虫であり，*Cryptosporidium* と同じくヒトに胃腸炎を起こす．サイクロスポラ症は，吐き気，腹痛，そして水様の下痢を主徴とする疾病である．これらの症状は，穏やかなものから激しいものまであり，平均で7週間も継続する[214]．成人のほとんどは，5～10％の体重減少を訴える．AIDSの患者では感染の継続は，4箇月にも及ぶ[124]が，薬物治療が可能である．本症の診断方法は，十分確立しておらず，開発途上国で流行していることは明らかであるものの，感染の広がり状況はよくわかっていない．また，この生物の宿主として今まで明らかになっているのはヒトだけである．いくつかの水系感染および食物感染による流行発生に *Cyclospora* が関係しており，特に輸入された果実や野菜からの感染例が多い[41,137,214]．

微胞子虫類(Microsporidia)という名称は，特定の分類群名ではなく，微胞子虫門(Microspora)微胞子虫目(Microsporida)の中の複数の生物をいう際に用いられるものである．この門は，100を超える属と1 000を超える種を含み，これらは自然界の至る所に存在し，広い範囲の脊椎動物や無脊椎動物を宿主として感染する．最近まで，これらの生物がヒトの病原体として重要であるとの認識がなかった．1985年の最初の患者発生以来，*Encephalitozoon*，*Enterocytozoon*，*Septata*，*Pleistophora*，そして *Vittaforma* という5つの属が，ヒトの疾病と関係してきた．*Septata intestinalis* は，最近 *Encephalitozoon* 属に転属された[123]．哺乳類以外を宿主とする属でもヒトに感染することから，宿主特異性は，あまり強くないと考えられている．Microsporidium という名称は，微胞子虫類のうちで未同定の生物に対して便宜的に用いられる名称である．**表 2-23** にはヒトの疾病の原因として同定された微胞子虫類のいくつかをあげてある．

表 2-23　ヒトに感染する微胞子虫類

種	疾病	想定される伝播経路
Enterocytozoon bieneusi	慢性下痢，旅行者下痢	糞便
Encephalitozoon cuniculi	目，腎臓および尿路の感染，肝炎	糞便，尿
Encephalitozoon hellem	目，腎臓，前立腺および肺の感染	尿
Encephalitozoon(*Septata*) *intestinalis*	慢性下痢，腎不全，鼻および副鼻腔の感染	糞便，尿
Vittaforma corneae	目の感染	家庭用品

微胞子虫類の生活環は，3つのステージからなっている．環境耐性のある胞子期，メロゴニー(merogony)*5，そしてスポロゴニー(sporogony)*6 である．胞子は，宿主に取り込まれ，あるいはおそらく吸入される(確実な伝播経路は解明されていない)．体内に入ると，細胞に感染し，メロゴニーを経てスポロゴニーになり，さらに感染性のある胞子になる．胞子は尿や糞便などとともに体外に排泄される[268]．微胞子虫類感染は AIDS 患者で最も一般的であるが，最近の研究では，フランスおよびオランダの献血者の *Encephalitozoon* に対する抗体の調査[261]で，感染は一般的に起きているが，それとは認識されていないことが示唆された．微胞子虫類の生物は，AIDS 患者における原因不明の慢性下痢の糞便試料や腸管生検試料の 18～70 %から分離されている[185]．また旅行者の慢性下痢の原因としても報告されている[67]．

最も一般的な症状は，慢性の下痢，脱水症状，そして体重の 10 %以上の減少などである．AIDS 患者では 48 箇月に及ぶ長期の下痢が報告されている．そして，これ

*5　増員増殖により無性的にメロゾイトを生成する過程．
*6　スポロゾイトが生成する過程．

が常に単独の死亡原因ではないものの，感染患者の死亡率は，56％を超えている[32,224]．消化管以外の臓器へ感染が広がることは通常ないが，肺と副鼻腔に発見されており，気管支炎，肺炎，副鼻腔炎の原因となっている[237]．微胞子虫類は，おそらく糞便と尿の両方に排泄され，下水や表流水，地下水に見出されている．しかし，水系感染や食物由来の感染は，これまで知られていない[76,245]．

2.4　伝播経路

表 2-24 には，微生物の主な伝播経路を示してある．多くの生物が2つ以上の感染経路(例えば，空気と水)を持っている．病原体が広がる過程には，感染者からの病原体の排泄と，新たな被感染者に接触するまでの環境中の移動が通常含まれる．微生物が環境中を伝播するためには，宿主から排泄されて他の宿主にたどり着くまでの間，十分生残できなければならない．多くの微生物は，短期間しか生残できず，環境中を伝播することは困難である．その例が梅毒や淋病などの性病であり，これらの病原体が宿主外で生残できる時間は，短時間であり，ヒトからヒトへの直接接触が自然状態では唯一の感染経路である．他の微生物，例えばHAVなどでは，好適な状態では数箇月もの間水中で生残する．いくつかのエンテロウイルスが呼吸と摂食の両方で伝播するように，多くの微生物が2つ以上の伝播経路を持っている．他の微生物，例えば，*Legionella* は，大部分が吸入によって伝播する．ライノウイルスは，ウイルスの付着した指が目や鼻に触れることで伝播する．ある1つの微生物に感染する可能性は，感染の経路によって異なると考えられる[53]．しばしば呼吸器経路による感染では，摂食経路に比べて少ない微生物数で感染が成立する．

伝播の経路は，例えば *Legionella* を含むエアロゾルの直接吸入のように単純であったり，あるいは *Salmonella* に汚染された食品から *Salmonella* が調理場の器具などの表面や食品の取扱者の手指，そしてサラダに移り，最終的にはそのサラダを食べるヒトの口に達するというように，複雑なものもある(**図 2-11**)．

時間的，空間的に離れていても伝播が起こりうる．口蹄疫が100 km離れたデンマークとスウェーデンの間を伝播したことがあった[86]．腸管系ウイルスは，その排出源から少なくとも317 km下流まで流達することが観察されている[61]．1908

表 2-24 病原体の伝播経路

環境への排出	伝播経路	例	要因	侵入経路
呼吸器	鼻水，家庭用品	ライノウイルス	家庭内接触	呼吸器，目
	呼吸器系→大気，家庭用品	インフルエンザ	直接接触	呼吸器
	呼吸器系→大気，家庭用品	ペスト(肺炎)	肺炎患者	呼吸器
	呼吸器系→微細水滴	連鎖球菌症	接触，保菌者	呼吸器
	呼吸器系→微細水滴核	結核	家庭内接触，保菌者	呼吸器
皮膚からの剥離物	呼吸器，直接接触，家庭用品	日和見細菌感染	入院，手術	鼻，呼吸器，皮膚
	直接接触，家庭用品	ブドウ球菌あるいは連鎖球菌感染による膿痂疹	低い社会経済レベル，栄養	皮膚
	家庭用品，直接接触	パピロマウイルス，疣贅	浴室の床	皮膚
糞便-口	便→水，食品	コレラ	水，食品	口
	便→食品，水	サルモネラ症	食品，動物への接触	口
	便→水，家庭用品，食品，吐瀉物	ロタウイルス	デイケアセンター，水，食品	口
尿	水(水泳)	レプトスピラ症	感染した動物	皮膚
非生物的排出源	土壌，空気，食品	レジオネラ症	暖かさ，湿度，冷水機，空調機，飲料水供給	呼吸器
		アカンタメーバ症	水，水泳	目
		ネグレリア症	水泳	鼻

年，英国 Lancashire で天然痘が流行した際，ウイルスによって包皮あるいは殻が汚染された輸入原綿にまで原因が追跡できるのではないかとの疑いの声があがった[80]．最近の例では，中央アメリカから輸入された食品が *Cyclospora* による下痢症の流行の原因と関わっていた[214]．

病原体の伝播経路は，複雑で，2 つ以上の媒介物や経路が存在する場合もある．例えば，下水排水を通じて海水中に放出されたエンテロウイルスは，懸濁物に吸着し，次いで貝の摂餌行動によって貝に取り込まれる．そうした貝を餌として補食することでブルークラブ(北米大西洋に産する大型の食用ガニ)が汚染される(**図 2-12**)．

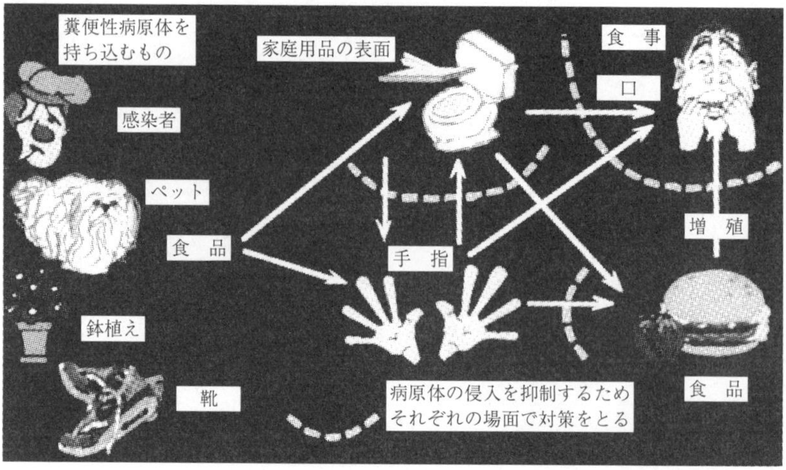

図 2-11 家庭内で糞便性病原体が口に入る経路

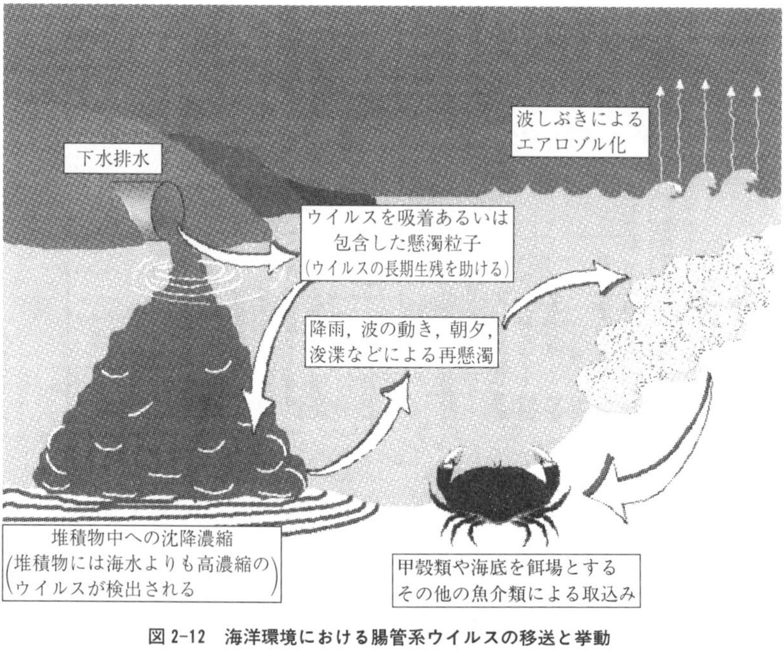

図 2-12 海洋環境における腸管系ウイルスの移送と挙動

2.4.1 吸　　入

病原体の空気伝播は，宿主から発生する微細水滴(例えば，咳)あるいは自然現象(海岸の波)や人為的な行為(冷却塔，シャワー)によるそれらの放出を通じて起きる．感受性のある宿主へそれらが到達するかどうかは，水滴の大きさ，空中へ放出される際の勢い，乾燥に対する病原体の抵抗力，温度，湿度，気流，紫外線，そして距離によって決まる．レジオネラ症や口蹄疫のようないくつかの感染症は，相当な距離を経て発生する．ウイルスの空気伝播は，直接的また間接的である．すなわち，宿主の感染は，病原体を含む微細水滴の吸入，あるいはそれらが付着した非生物体(家庭用品)への接触を通じて生じる．それらの表面に存在する病原体との手あるいは口の接触は，病原体を宿主への侵入口(すなわち，鼻，口，あるいは目)に運ぶことになる．呼吸器系感染症の発症あるいは呼吸器官における病原体の存在は，しばしば病原体がこの経路によって伝播されたことの証拠とされるが，実証による裏付けを欠くこともまたしばしばである．

エアロゾルによる疾病伝播の可能性を決定する最も重要な要因は，病原体がエアロゾル化した水滴あるいは粒子中で生残する能力である．生残を支配する最も重要な要素は，病原体が存在している媒質(粘液，水)の性状，気温，相対湿度，および太陽光線(紫外線は，多くの生物の生残に有害)である．例えば，いくつかのウイルスは，低い相対湿度において高い相対湿度よりも長期間生残する[235]．いくつかのウイルス性疾患発生の季節性がこれにより説明される．インフルエンザウイルスは，室内の相対湿度が暖房によって低下する冬季に急速に広がる．このウイルスは，相対湿度が低い時にエアロゾル中および家庭用品で最もよく生残する[246]．エンテロウイルスの生残は，米国では夏の終わりの相対湿度の高い時期に最も良く，これらによる疾病の発生のピークと一致する[89]．

水滴を生じるどのような行為も微生物を含むエアロゾルを発生させる可能性がある．感染原因となるエアロゾルを発生させる可能性のあることが指摘されている例を**表 2-25** に示す．多くの活動行為，自然活動や人為的行為のどちらもが微生物を含むエアロゾルを発生させる．これらの活動行為が病原体伝播に有意なものかどうかは，エアロゾル化する物質の量，その物質中の病原体の濃度，エアロゾル化した状態での病原体の生残，そして拡散程度(空気中での希釈)によって決まる．戸外の環境中ではエアロゾルはきわめて迅速に拡散する．しかし，紫外線によって病原体も

表 2-25　病原体を含むエアロゾルの発生源

下水処理場	水浴
コンポストを取り扱う作業	おしゃべり
家庭廃棄物運搬施設	給水栓
下水汚泥の投棄	水洗便所で水を流す
下水によるスプレー灌漑	加湿器
冷却塔	噴水
建設工事に伴う土砂の移動	シャワー
くしゃみ	海岸で砕ける波
咳	感染物の漏れ出し
歩行中における衣服や皮膚の細片の放出	医療器具(吸引装置，注射器)，歯科治療用具

また急速に死滅する．微生物は，空気-水界面に集積する傾向があるので，液体であるエアロゾル粒子の表面の微生物濃度は，内部よりも高くなることがある[13,19]．

エアロゾル粒子の大きさは，空中に止まっていられる時間や吸入されるかどうかを決定する要因として重要である．くしゃみや咳は，約1～20 μm以上までの様々な大きさのエアロゾル粒子を発生させる．エアロゾルの拡散は，空気の流動によっている．停滞している大気中では，直径100 μmの球形粒子が平均的な室内の高さ(3 m)を落下する時間は，10秒である．以下同様に，40 μmの球形粒子では1分，20 μmの球形粒子では4分，10 μmの球形粒子では17分掛かる[157]．このことは，10 μmより小さい粒子は，通常の室内では比較的長い間空中を循環することを意味する．通常，6 μmまたはこれより大きな粒子は，鼻で捕獲されるが，0.6～6 μmの粒子は，上気道あるいはそれ以後の呼吸器にまで到達する．

下水処理(活性汚泥処理)，排水や汚泥の土壌散布，コンポストの取扱い(真菌を含むエアロゾルの発生)[49]，生活排水の処理や再利用など，排水を大規模に扱うことによる感染性の微生物を含んだエアロゾルの発生については，作業員やその近隣の住民への曝露の可能性があるため，膨大な数の研究が行われてきた[18,207]．病原体を含むエアロゾルの監視は，費用と労力が掛かり，大量の空気を採取しなければならない．人々が曝露されるであろうと予想される微生物濃度を評価するために，微生物学的データと気象学的データを統合した拡散モデルが開発されており，これにより既知の発生源(例えば，活性汚泥処理工程やスプレー灌漑地点など)から下流側におけるエアロゾル化した微生物濃度を予測することができる[174,201]．モデルの要素のあるものは，その地点ごとに特異的であり，それぞれの場所で実験によって決める必要がある．これらには気象データ(風向や風速)，エアロゾル化している水の中の微生物濃度，流速(スプレー灌漑の場合)，そしてバックグラウンドのエアロゾル濃度などがある．地点ごとに特異的でない要素としては，エアロゾル化効率，微生物の死滅速度，そしてエアロゾル化する際の初期のショックにおける微生物の生残に関わる要素などがある．

人為的な活動によって発生するエアロゾルを介して多くの病原体が伝播する．例えば，病原真菌 *Histoplasma capsulatum* の胞子は，トリの糞が堆積している場所で建設工事などを行う際にエアロゾルとなって広がると考えられている[176]．汚泥の堆積作業もまた，*Aspergillus fumigatus* の胞子を大量に放出することとなり，これを吸入した作業員にアレルギーを引き起こす原因となる[49]．*Legionella pneumophila* や *Mycobacterium avium* のような水系微生物については，飲料水の配水系内で増殖する可能性があり，シャワーや給水栓の使用によって発生するエアロゾルによって広がると信じられている[18]．

エアロゾルで汚染された物質表面との接触と比較して，呼吸器系の感染にとって，吸入による曝露がどれほど重要であるのか，しばしば論議の対象となっている．風邪についてのいくつかの証拠では，エアロゾルの水滴で汚染された表面あるいは直接接触の方が吸入よりも重要であることを示唆している[129]．ある研究では，密閉された兵舎内のワイヤーメッシュで仕切られた患者と被験者の間でライノウイルスの空気伝播は起きなかったという[74]．他の研究では，エアロゾルを発生させるために歌ったり，その他様々な行為を感染患者にさせたが，同じ密閉室内の被験者にライノウイルスを移すことはできなかった[63]．ライノウイルスに感染したヒトにおいては，手や環境の汚染が一般的である．ライノウイルスは，風邪をひいた成人の手の 40 %ないし 90 %から，そして風邪をひいた患者のいる部屋にある品物の 6 %ないし 15 %から検出されている[64,112,228]．くしゃみや咳の中のウイルス粒子の数は，それぞれの研究ごとに用いられた方法に違いがあるため異なっている．ある研究では，くしゃみには 194 万個，咳には 90 万 765 個が含まれ，その比は 21.4：1 であった[103]．

微生物のエアロゾルは，吸引装置や集中治療室のカテーテル，あるいは透析室の血液製剤からも発生する．これらのエアロゾルには呼吸器系や腸管系の病原体だけでなく，B 型肝炎のような血液感染する病原体も含まれる．最後に，ハンタウイルスなどのウイルスは，げっ歯類の尿に排泄され，それを含む土壌から発生するエアロゾルによって広まると考えられている．

2.4.2　皮膚への曝露

皮膚は，ウイルスや細菌性病原体のもう1つの侵入場所であり，放出場所でもある．病原体の放出は，傷のない皮膚からも起こるであろうが，より起きやすいのは，皮膚の小水疱，傷，腫れ物，膿疱などである．皮膚の小さな切り傷や擦り傷が血液媒介の病原体の放出や血管への侵入の入り口となる．*Staphylococcus aureus*（黄色ブドウ球菌）の皮膚感染の伝播が衣服を含む家庭用品によって起きることが証明されている[131,247]．パポーバウイルス(Papovavirus)が関係している足底疣贅(ゆうぜい)は，一般に裸足で水泳場や体育館，兵舎，その他の公共施設を歩くことで罹る[83]．B型肝炎ウイルスは，皮膚に小さな傷を付けるような行為を通じて伝播することが示されている．ある流行では，取り扱う際に手に小さな傷を付けやすいコンピュータカードがその原因と追及されたことがあった[216]．

2.4.3　経口的曝露

糞-口経路で伝播する微生物は，胃腸に感染し，しばしば糞便中に大量に排泄されるので，腸管系病原体といわれる．これらは，水や食品の中で安定であり，細菌の場合は増殖することもできる．水系感染病原体(water-borne pathogens)とは，それらの病原体のうちでヒトや動物から排泄または排出されるものであり，水生病原体(water-based pathogens)とは，それらの病原体のうちで水環境が本来の生息場所であるか，あるいは水環境中で増殖できるものである．水生病原体の例は，*Legionella* と *Pseudomonas aeruginosa* である．*P. aeruginosa* は，適切な消毒がなされていなければ，温水槽の中でも大量に増殖し，皮膚や目に感染する．*Clostridium perfringens* や *Staphylococcus aureus* による疾病のあるものは，感染とはみなされない．それは，これらが食品中で増殖する際にある種の毒物質を作ることによって病気を引き起こすためであり，生きた菌を飲み込むことが必ずしも疾病を引き起こすために必要というわけではない．

環境中の腸管系病原体の由来は，様々であり，環境への糞便の直接排出，下水放流，腐敗槽，下水汚泥や排水の陸上処分，廃棄物の投棄，その他である．世界中のほとんどで，下水は放流前に処理されることなく，あるいはもし処理されたとしても，消毒は施されない．米国では，下水は消毒され，水系細菌病原体のリスクを大きく低減している．しかし，相当な濃度の腸管系ウイルスや原虫類は残存している．下水放流水が水環境に到達すれば，ヒトへの様々な伝播経路が可能である(**図 2-13**)．

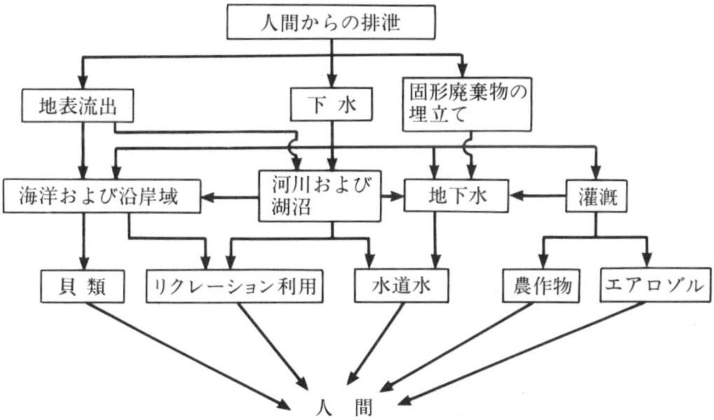

図 2-13 腸管系微生物の伝播経路

(1) 飲 料 水

汚染された飲料水は，世界中でヒトの健康に重大な影響を与えている．開発途上国における疾病は，無処理の，あるいは不十分にしか処理されていない水を飲用することが主な原因である．1980 年には，世界中で 1 日当り 2 万5 000 人が汚染された飲料水のために死亡した．すべての病院の病床の 1/4 が水の摂取による病気の患者で占められていた[83]．米国では，ほとんどの水系感染症の流行は，無処理あるいは不十分にしか処理されていない水(ろ過，あるいは消毒を行っていない)，あるいは配水系統での水の汚染によるものである[38, 57]．しかしながら，米国や英国における近年の *Cryptosporidium* の大規模な流行は，通常の浄水処理(フロック形成，ろ過，消毒)が水系感染病原体の伝播を防ぐうえで常に十分であるとはいえないことを示している[233]．*Cryptosporidium* のオーシストは，通常の消毒(例えば，塩素)に特別な耐性があり，これによって生きたオーシストが浄水の配水系統に侵入するのを許している．そのため，ろ過による除去がこの生物を配水系統から排除するための主な手段となっている．米国の表流水中に寄生性原虫の *Giardia* と *Cryptosporidium* が広く存在する[233]ということは，表流水から取水するすべての水道でリスクがあることを証明するものである．ヒトの腸管系ウイルスは，ヒトにのみ由来し，表流水に見出されることはそれほど多くはない．しかし，ウイルス粒子は小さいために，地下水を汚染する可能性はより高い．しかも，地下水は，しばしば消毒しないで給水される．最近の調査では，米国の飲料水用井戸のほぼ 40 %でヒト腸管系ウイルスが存在する証拠が見出されている[168]．

米国で表流水を水源にしている水道では，水処理においてすべき最小限必要なことは制度化されている．原水中の *Giardia* のシストを 99.9 %，腸管系ウイルスを 99.99 %除去できるろ過と消毒を行うことが求められている．この除去要求の目的は，水道水を飲むことによるこれらの微生物による感染リスクを年間 1 万人に 1 人にまで低下させることにある．この要求は，米国の汚染された表流水におけるこれらの微生物の平均濃度に基づいている[83,84,179,180,230]．より新しい規則が現在策定中である．これは，飲料水源として用いられている水におけるこれらの微生物の存在状況やデータの収集が可能となった後に，前記のような基準(*Cryptosporidium* に対するものも含む)を評価するために計画されたものである．ひどく汚染された水源から取水する事業体に対しては，追加的な処理が課せられるものと予想されている[84]．

(2) リクレーション活動

水泳，水上スキー，スキューバダイビング，サーフィンなどのリクレーション活動は，しばしば感染症の罹病と関係している[34,52]．こうした遊泳者に現れる症状には，呼吸器や胃腸，眼，皮膚の疾患ならびにアレルギーなどがある．リクレーション起因の流行発生には，腸管に感染する多くの水系病原体が関係しており，これには *Cryptosporidium*，*Giardia*，エコーウイルス，HAV，*Shigella* および *E.coli* O157：H7 などが含まれる[18,101,233]．眼や喉の感染は，アデノウイルスが関係している[81,257]．病原体への曝露は，直接飲込み，吸入，あるいは汚染した手指と口や眼との接触によって起きると考えられる．毎回の遊泳のたびに，頭を水中に入れて泳ぐ人の平均曝露水量は，約 100 mL と推定されている[210]．ある研究では，2 歳以下の子供で頭を水中に入れる時のリスクは，大人の場合の 3 倍になることが示されている[46]．おそらく水の摂取量がより多いためであろうと思われる．病原体の起源は，他の動物やヒトの廃棄物だけでなく，水浴する人々自身のこともある．水浴すること自体が大量の細菌を放出する行為であり，いくつかの *Cryptosporidium* の流行例は，幼児や小さな子供による不意の排便が原因とされている[6,233]．

(3) 食　品

食品は，ヒトの疾病のもう１つの大きな原因である．汚染された水を灌漑に使用したり，貝類(例えば，カキやハマグリなど)を汚染された水中で養殖するなどにより，食品は，その生産中に腸管系病原体に汚染される．さらにまた，収穫，加工，調理などの工程で，感染したヒトや汚染物との接触などにより汚染される可能性がある．汚染が最も早く進むのは，生野菜や貝類など伝統的に調理しないで食するものや中温で処理するものである．多くの流行は，腸管系病原体に感染した食品取扱者が食品の調理や盛付けに携わることで起きている．ウイルスや原虫類は，食品中で増殖することはないが，腸管系病原細菌は，食品中で増殖することがよくある．そのため，食品がわずかな量の *Salmonella* に汚染されても，好適な条件下では数時間のうちに急激にその数を増大させる結果となる．

その他の食品由来の病原体として，動物の成長過程でそれらの組織内に潜入する回虫や *Toxoplasma gondii* などのような寄生虫の卵やシストがある．これらは食肉を適切に加熱調理することで殺すことができる．

食品の汚染は，複雑で，食品の生産から消費までの間の様々な場面で起こりうる[71]．家庭の台所で食品を調理する場合を考えてみよう．今日のうちに家に持ち帰った鶏肉の多く(30～100％)は，*Salmonella* あるいは *Campylobacter* に汚染されている[56]．こうした鶏肉もきちんと調理すれば，病原体はすべて死滅する．しかしながら，食品がオーブンに入れられる直前までの多くの段階で，汚染が起こりうる(**図 2-11**)．まな板の上で鶏肉をさばけば，そのまな板は病原体で汚染され，もしそのまな板を生で食べるサラダの調理に使えば，そのサラダを通じて病原体を飲み込むことになる．調理人の手指が汚染されれば，その手指を介して台所のあちこちが汚染される結果となり，病原体に曝露される場所をたくさん作ることになってしまう．調理人自らも汚染した自分の手指から経口的に自家感染することとなる．

毒素による食品汚染は，疾病原因微生物が食品中で増殖する食品由来の感染と異なり，疾病の原因となる毒素が産生されることによって起こる．このタイプの原因微生物は，宿主内で増殖する必要や，また飲み込まれるまで食品中で生き残っている必要もない．こうした毒素産生細菌の例としては，*Staphylococcus aureus*，*Clostridium perfringens*，*C. botulinum*（ボツリヌス菌）などがある．

(4) 土壌および家庭用品

土壌の飲込み（異嗜症）や非生物（家庭用品）と口との直接接触，あるいは指の汚染などを介した間接的接触は，微生物の飲込みによる伝播のもう1つのルートである．土壌の飲込みによる病原体への曝露は，下水再生水によるリクレーション用地（例えば，フットボール，ゴルフなどグラウンド）の灌漑によって生じる．就学前の児童における腸管系病原体への曝露の一般的な経路の1つは，口にものを入れたり，指を介して間接的に口にしたりすることである．小さな子供は，3分に1回といわれるほど頻繁に指を口に入れる[248]．腸管系病原体は，家庭用品（例えば，おもちゃなど），デイケアセンター[161]，食品提供施設[36]そして家庭[89,238]などからも検出されている．ヒトの手についたロタウイルスは，指を口に入れること（なめるなど）で口に運ばれることが証明されている[266]．

家庭用品を介した伝播がどの程度起こるかは，例えば汚染された食品から家庭用品（台所の流しなど）へ，指へ，そして口へといった病原体の伝播経路も絡んで，複雑な要因がある．これをモデル化するためには，関係する様々な対象物の表面における数多くの微生物の生残や，それぞれの段階におけるそれらの微生物の伝播について理解する必要がある．多くの腸管系のウイルスや細菌は数時間から数日の間，家庭用品の表面で生残する[182]が，これには以下のような様々な要因が影響する．

- 湿度
- 微生物の存在する媒体
- 微生物の種類
- 温度
- 表面の種類
- 表面の湿潤さ

これらはまた，病原体が家庭用品から手に移る際にも，その時の押付け圧力やこすり付け動作などとともに，伝播の程度に影響する要因である[235]．

参考文献

1. Abad, F. X., R. M. Pinto, J. M. Diez, and A. Bosch. 1994. Disinfection of human enteric viruses in water by copper and silver in combination with low levels of chlorine. Appl. Environ. Microbiol. 60:2377–2383.
2. Albert, M. J. 1986. Enteric adenoviruses: brief review. Arch. Virol. 88:1–17.
3. Alexander, J. P., L. E. Chapman, M. A. Pallansch, W. T. Stephenson, T. J. Torok, and L. J. Anderson. 1993. Coxsackievirus B2 infection and aseptic meningitis: a local outbreak among members of a high school football team. J. Infect. Dis. 167:1201–1205.
4. Alford, R. H., J. A. Kasel, P. J. Gerone, and V. Knight. 1966. Human influenza resulting from aerosol inhalation. Proc. Soc. Exp. Biol. Med. 122:800–804.
5. Ambinder, R. F., W. Burns, M. Forman, P. Charache, R. Arthur, W. Beschorner, G. Santos and R. Saral. 1986. Hemorrhagic cystitis associated with adenovirus infection in bone marrow transplantation. Arch. Intern. Med. 146:1400–1401.
6. Anderson, M. A., M. Stewart, M. Yates, and C. P. Gerba. 1998. Modeling impact of body contact recreation on pathogen concentrations in a proposed drinking water reservoir. Water Res. 32:3293–3306.
7. Aristizabal, H., J. Acevedo, and M. Botero. 1991. Fulminant amebic colitis. World J. Surg. 15:216–221.
8. Armstrong, D. 1990. *Listeria monocytogenes, In:* Principles and practice of infectious diseases, 3rd ed., G. L. Mandell, R. G. Douglas, Jr., and J. E. Bennett, eds. pp. 1587–1592. Churchill Livingstone, New York.
9. Assaad, F., and I. Borecka. 1977. Nine-year study of WHO virus reports on fatal virus infections. Bull. WHO 55:445–453.
10. Axelsson, C., K. Bondestam, G. Frisk, S. Bergstron, and H. Diderholm. 1993. Coxsackie B virus infections in women with miscarriage. J. Med. Virol. 39:282–285.
11. Barker, W. H., and J. P. Mullooly. 1982. Pneumonia and influenza deaths during epidemics. Arch. Intern. Med. 142:85–89.
12. Barrett-Connor, E. 1985. Is insulin-dependent diabetes mellitus caused by Coxsackievirus B infection? A review of the epidemiologic evidence. Rev. Infect. Dis. 7:207–215.
13. Baylor, E. R., V. Peters, and M. B. Baylor. 1977. Water-to-air transfer of virus. Science 197:763–764.
14. Bean, B., B. M. Moore, B. Sterner, L. R. Peterson, D. N. Gerding, and H. H. Balfour. 1982. Survival of influenza viruses on environmental surfaces. J. Infect. Dis. 146:47–51.
15. Belshe, R. B., and M. A. Mufson. 1991. Respiratory syncytial virus, pp. 388–407. *In* R. B. Belshe, ed., Textbook of human virology, 2nd ed. Mosby, St. Louis, MO.
16. Beneson, A. S., W. H. Mosley, W. H. Fahimuddin, and R. O. Oseasohn. 1968. Cholera vaccine field trials in East Pakistan. 2. Effectiveness in the field. Bull. WHO 38:359–372.

17. Bennett, J. V., S. D. Holmberg, M. F. Rogers, and S. L. Solomon. 1987. Infectious and parasitic diseases. Am. J. Prev. Med. 55:102–114.
18. Bitton, G. 1994. Wastewater microbiology. Wiley-Liss, New York.
19. Blanchard, D. C., and L. Syzdek. 1970. Mechanism for the water-to-air transfer and concentration of bacteria. Science 170:626–628.
20. Blazer, M. J., L. B. Keller, N. W. Levchtefeld, and W. L. L. Wang. 1982. *Campylobacter* enteritis in Denver. West. J. Med. 136:287–290.
21. Blohme, I., G. Nyberg, S. Jeansson, and C. Svalander. 1992. Adenovirus infection in a renal transplant patient. Transplant. Proc. 24:295.
22. Bloom, H. H., K. M. Johnson, M. A. Mufson, and R. M. Chanock. 1962. Acute respiratory disease associated with Coxsackie A21 virus infection. J. Am. Med. Assoc. 179:120–125.
23. Bojsen-Moller, J. 1972. Human listeriosis: diagnostic, epidemiological and clinical studies. Acta Pathol. Microbiol. Scand. (Suppl.) 229:1–157.
24. Boring, J. R., W. T. Martin, and L. M. Elliott. 1971. Isolation of *Salmonella typhimurium* from municipal water, Riverside, CA, 1965. Am. J. Epidemiol. 93: 49–54.
25. Bower, J. R., B. L. Congeni, et al. 1989. *Escherichia coli* O114: nonmotile as a pathogen in an outbreak of severe diarrhea associated with a day-care center. J. Infect. Dis. 160:243–247.
26. Bowles, N. E., P. J. Richardson, E. G. J. Olsen, and L. C. Archard. 1986. Detection of Coxsackie-B-virus-specific RNA sequences in myocardial biopsy samples from patients with myocarditis and dilated cardiomyopathy. Lancet 1:1120–1122.
27. Bradley, D. W., K. Krawczynski, and M. A. Kane. 1991. Hepatitis E, pp. 781–790. *In* R. B. Belshe, ed., Textbook of human virology, 2nd ed. Mosby, St. Louis, MO.
28. Brandt, C. D., H. W. Kim, W. J. Rodriguez, J. O. Arrobio, B. C. Jeffries, E. P. Stallings, C. Lewis, A. J. Miles, M. K. Gardner, and R. H. Parrott. 1985. Adenovirus and pediatric gastroenteritis. J. Infect. Dis. 151:437–443.
29. Brandt, C. D., H. W. Kim, A. J. Vargosko, B. C. Jeffries, J. O. Arrobio, B. Ridge, R. H. Parrott, and R. M. Chanock. 1969. Infections in 18,000 infants and children in a controlled study of respiratory tract disease. I. Adenovirus pathogenicity in relation to serologic type and illness syndrome. Am. J. Epidemiol. 90:484–500.
30. Brandt, C. D., W. J. Rodriguez, H. W. Kim, J. O. Arrobio, B. C. Jeffries, and R. H. Parrott. 1984. Rapid presumptive recognition of diarrhea-associated adenoviruses. J. Clin. Microbiol. 20:1008–1009.
31. Brummet, C. F., J. M. Cherrington, D. A. Katzenstein, B. A. Juni, N. Van Drunen, C. Edelman, F. S. Rhame, and M. C. Jordan. 1988. Nosocomial adenovirus infections: molecular epidemiology of an outbreak due to adenovirus 3a. J. Infect. Dis. 158:423–432.
32. Bryan, R. T. 1995. *Microsporidia,* pp. 2513–2524. *In* C. Mandell, J. E. Bennett, and R. Dolin, eds., Principles and practice of infectious diseases, 4th ed., Churchill Livingstone, New York.
33. Buchler, J. W., R. K. Sikes, J. N. Kuritsky, J. N. Gorman, A. W. Hightower, and

C. V. Broome. 1985. Prevalence of antibodies to *Legionella pneumophila* among workers exposed to a contaminated cooling tower. Arch. Environ. Health. 40: 207–210.

34. Cabelli, V. J. 1989. Swimming-associated illness and recreational water quality criteria. Water Sci. Technol. 21:13–21.

35. Caldwell, G. G., N. J. Lindsey, H. Wulff, D. D. Donnelly, and F. N. Bohl. 1974. Epidemic of adenovirus type 7 acute conjunctivitis in swimmers. Am. J. Epidemiol. 99:230–234.

36. Candeias, J. A. N., D. DeAlmeida Christovao, and Z. L. G. Cotillio. 1969. Isolation of virus from drinking glasses in coffee shops and bars in the city of São Paulo. Abstr. Hyg. 44:930.

37. Centers for Disease Control. 1990. Protection against viral hepatitis: recommendation of the immunization practices advisory committee. Morb. Mortal. Wkly. Rep. 39 (RR-2):3.

38. Centers for Disease Control. 1990. Waterborne disease outbreaks. U.S. Department of Health and Human Services, Atlanta, GA. Morb. Mortal. Wkly. Rep. 39(SS-1):1–57.

39. Centers for Disease Control. 1993. Diabetes surveillance. U.S. Department of Health and Human Services, Public Health Service, Atlanta, GA.

40. Centers for Disease Control. 1994. Mortality from congestive heart failure: U.S., 1980–1990. Morb. Mortal. Wkly. Rep. 43:77–81.

41. Centers for Disease Control. 1996. Update: outbreaks *of Cyclospora cayetanensis* infection: United States and Canada. Morb. Mortal. Wkly. Rep. 45:611–612.

42. Centers for Disease Control. 1997. Prevention of hepatitis A through active or passive immunization: recommendations of the Advisory Committee on Immunization Practices. Morb. Mortal. Wkly. 45(RR15); 1–30.

43. Chalker, R. B., and M. J. Blaser. 1988. A review of human *salmonellosis.* III. Magnitude of *Salmonella* infection in the United States. Rev. Infect. Dis. 10: 111–124.

44. Cherry, J. D. 1981. pp. 1316–1365. *In* Textbook of pediatric infectious diseases. R. D. Feigin and J. D. Cherry, eds., W. B. Saunders, Philadelphia.

45. Cherry, J. D. 1992. Enteroviruses: poliovirus (poliomyelitis), Coxsackieviruses, echoviruses and enteroviruses, pp. 1705–1753. *In* R. D. Feigin, ed., Textbook of pediatric infectious diseases, 3rd ed., Vols. 1 and 2. W. B. Saunders, Philadelphia.

46. Cheung, W. H. S., K. C. K. Chang, and R. P. S. Hung. 1990. Health effects of beach water pollution in Hong Kong. Epidemiol. Infect. 105:139–162.

47. Chiba, S., I. Nakamura, S. Urasawa, S. Nakata, K. Taniguchi, K. Fujinaga, and T. Nakao. 1983. Outbreak of infantile gastroenteritis due to type 40 adenovirus. Lancet (October 22):954–957.

48. Ciesielski, C. A., A. W. Hightower, S. K. Parsons, and C. V. Broome. 1988. Listeriosis in the United States, 1980–1982. Arch. Intern. Med. 148:1416-1419.

49. Clark, C. S., H. S. Bjornson, J. Schwartz-Fulton, J. W. Holand, and P. S. Gartside. 1989. Biological health risks associated with the composting of wastewater treatment plant sludge. J. Water Pollut. Control Fed. 56:1269–1276.

50. Clayson, E. T., B. L. Innis, K. S. A. Myint, S. Narupiti, D. W. Vaughn, S. Giri,

P. Ranabhat, and M. P. Shrestha. 1995. Detection of hepatitis E virus infections among domestic sewage in the Kathmandu Valley of Nepal. Am. J. Trop. Med. Hyg. 53:228–232.

51. Colon, L. E. 1991. Keratoconjunctivitis due to adenovirus type 8: report on a large outbreak. Ann. Ophthalmol. 23:63–65.
52. Corbett, S. J., G. L. Rubin, G. K. Curry, D. G. Kleinbaum, and Sydney Beach Users Study, Advisory Group. 1993. The health effects of swimming at Sydney beaches. Am. J. Public Health 83:1701–1706.
53. Couch, R. B., T. R. Cate, R. G. Douglas, Jr., P. J. Gerone, and V. Knight. 1966. Effect of route of inoculation on experimental respiratory viral disease in volunteers and evidence for airborne transmission. Bacteriol. Rev. 30:517–529.
54. Couch, R. B., R. G. Douglas, D. S. Fedson, and J. A. Kasel. 1971. Correlated studies of a recombinant influenza virus vaccine. III. Protection against experimental influenza in man. J. Infect. Dis. 124:423–480.
55. Couch, R. B., J. A. Kasel, J. L. Gerin, J. L. Schulman, and E. D. Kibourne. 1974. Induction of partial immunity to influenza by a neuraminidase-specific vaccine. J. Infect. Dis. 129:411–420.
56. Council for Agricultural Science and Technology. 1994. Foodborne pathogens: risks and consequences. CAST, Ames, IA.
57. Craun, G. F. 1986. Waterborne diseases in the United States. CRC Press, Boca Raton, FL.
58. Craun, G. F. 1991. Cause of waterborne outbreaks in the United States. Water Sci. Technol. 24:17–20.
59. Cromeans, T., O. V. Nainan, H. A. Fields, M. O. Favorov, and H. S. Margolis. 1994. Hepatitis A and E viruses, pp. 1–56. *In* Y. H. Hui, J. R. Gorham, K. D. Murrell, and D. O. Oliver, eds. Foodborne disease handbook, Vol. 2. Marcel Dekker, New York.
60. Current, W. L. 1994. *Cryptosporidium parvumi* household transmission. Ann. Intern. Med. 120:518–519.
61. Dahling, D. R., and R. S. Safferman. 1979. Survival of viruses under natural conditions in a subarctic river. Appl. Environ. Microbiol. 38:1103–1110.
62. Dahlquist, G. 1991. Epidemiological studies of childhood insulin-dependent diabetes: Review article. Acta Paediatr. Scand. 80:583–589.
63. D'Alessio, D., C. R. Dick, and E. C. Dick. 1972. Transmission of rhinovirus type 55 in human volunteers, pp. 115–116. *In* J. L. Melnick, ed., International virology 2. S Karger, Basel.
64. D'Alessio, D. J., J. A. Peterson, C. R. Dick, and E. C. Dick. 1976. Transmission of experimental rhinovirus colds in volunteer married couples. J. Infect. Dis. 133: 28–36.
65. Dalldorf, G., and J. L. Melnick. 1965. Coxsackie viruses, pp. 474–512. *In* F. L. Horsfall and I. Tamm, eds., *Viral and rickettsial infections of man 4th ed.,* J. B. Lippincott, Philadelphia.
66. D'Angelo, L. J., J. C. Hierholzer, R. A. Keenlyside, L. J. Anderson, and W. J. Martone. 1979. Pharyngoconjunctival fever caused by adenovirus type 4: report of a swimming pool–related outbreak with recovery of virus from pool water. J.

Infect. Dis. 140:42–47.

67. Delbac, R. L., F. Debac, V. Broussolle, M. Rabodonirina, V. Girault, M. Wallon, G. Cozon, C. P. Vivres, and F. Peyron. 1998. Identification of *Encephalitozoon intestinalis* in travelers with chronic diarrhea by specific PCR amplification. J. Clin. Microbiol. 36:37–40.
68. deJong, J. C., R. Wigand, A. H. Kidd, G. Wadell, J. G. Kapsenberg, C. J. Muzerie, A. G. Wermenbol, and R.-G. Firtzlaff. 1983. Candidate adenoviruses 40 and 41: fastidious adenoviruses from human infant stool. J. Med. Virol. 11:215–231.
69. Demicheli, V., D. Rivetti, and T. O. Jefferson. 1996. Economic aspects of a small epidemic of hepatitis A in a religious community in northern Italy. J. Infect. 33: 87–90.
70. deSilva, L. M., P. Colditz, and G. Wadell. 1989. Adenovirus type 7 infections in children in New South Wales, Australia. J. Med. Virol. 29:28–32.
71. DeWit, J. C., G. Brockuizen, and E. H. Kampelmacher. 1979. Cross-contamination during the preparation of frozen chickens in the kitchen. J. Hyg. (Camb.) 83:27–32.
72. Dingle, J., and A. D. Langmuir. 1968. Epidemiology of acute respiratory disease in military recruits. Am. Rev. Respir. Dis. 97:1–65.
73. Djuretic, T., P. G. Wall, M. J. Ryan, H. S. Evans, G. K. Ajack, and J. M. Cowden. 1996. General outbreaks of infectious intestinal disease in England and Wales, 1992 to 1994. Communicable Dis. Rep. Rev. 6:R57–R63.
74. Douglas, R. G. 1970. Pathogenesis of rhinovirus common colds in human volunteers. Ann. Otol. Rhinol. Larynogol. 79:563–671.
75. Douglas, R. G., T. R. Cate, P. J. Gerone, and R. B. Couch. 1966. Quantitative rhinovirus shedding patterns in volunteers. Am. Rev. Respir. Dis. 94:159–167.
76. Dowd, S. E., C. P. Gerba, and I. L. Pepper. Confirmation of the human pathogenic microspiridia, *Enterocytozoon bieneusi, Encephalitozoon intestinalis,* and *Vittaforma corneae* in water. Appl. Environ. Microbiol. 64:3332–3335.
77. Downham, M. A., P. S. McQuillen, and P. S. Gardner. 1974. Diagnosis and clinical significance of parainfluenza virus infections in children. Arch. Dis. Child: 49:8–15.
78. DuPont, H. L., and J. J. Mathewson. 1991. *Escherichia coli* diarrhea, pp. 239–254. *In* A. S. Evans and P. S. Brachman, eds., Bacterial infections of humans. Plenum Press, New York.
79. Durepaire, N., S. Ranger-Rogez, J. A. Gandji, P. Wembreck, J. P. Rogez, and F. Denis. 1995. Enteric prevalence of adenovirus in human immunodeficiency virus seropositive patients. J. Med. Virol. 45:56–60.
80. England, B. L. 1982. Detection of viruses on fomites. *In* C. P. Gerba and S. M. Goyal, eds., Methods in environmental virology, Marcel Dekker, New York.
81. Enriquez, C. E., C. J. Hurst, and C. P. Gerba. 1995. Survival of the enteric adenoviruses 40 and 41 in tap, sea and wastewater. Water Res. 29:2548–2553.
82. Environmental Protection Agency. 1989. Health effects of drinking water treatment technologies. Lewis Publishers, Chelsea, MI.
83. Environmental Protection Agency. 1989. National primary drinking water regulations: filtration and disinfection turbidity: *Giardia lamblia;* viruses, *Legionella,*

and heterotrophic bacteria. Fed. Reg. 54:27486–27541.

84. Environmental Protection Agency. 1994. National primary drinking water regulations: Enhanced surface water treatment requirements; proposed rule. Fed. Reg. 59:38832–38858.

85. Feachem, R. G., D. J. Bradley, H. Garelick, and D. D. Mara. 1983. Sanitation and Disease. Wiley, NY.

86. Fenner, F., P. A. Bachmann, E. P. J. Gibbs, F. A. Murphy, M. J. Studdert, and D. O. White. 1987. Veterinary Virology. Academic Press, San Diego, CA.

87. Fletcher, E., and C. F. Brennan. 1957. Cardiac complications of Coxsackievirus infections. Lancet 1:913–915.

88. Food Safety and Inspection Service. 1997. FSIS/CDC/FDA site study: the establishment and implementation of an active surveillance system for bacterial foodborne diseases in the United States. Report to Congress. U.S. Department of Agricultural, Washington, DC.

89. Fox, J. P., and C. E. Hall. 1980. Viruses in families. PSG Publishing, Littleton, MA.

90. Foy, H. M. 1989. Adenoviruses, pp. 77–94. *In* A. S. Evans, ed., Viral Infections of humans: epidemiology and control, 3rd ed. Plenum Press, New York.

91. Foy, H. M., M. K. Cooney, and J. B. Hatlen. 1968. Adenovirus type 3 epidemic associated with intermittent chlorination of a swimming pool. Arch. Environ. Health. 17:795–802.

92. Foy, H. M., M. K. Cooney, R. McMahan, and J. T. Grayston. 1973. Viral and mycoplasmal pneumonia in a prepaid medical-care group during an eight-year period. Am. J. Epidemiol. 97:93–102.

93. Frank, J. A., R. W. Warren, J.A. Tucker, J. Zeller, and C. M. Wilfert. 1983. Disseminated parainfluenza infection in a child with severe combined immunodeficiency. Am. J. Dis. Child. 137:1172–1174.

94. Fraser, D. W. 1991. Legionellosis. In: Bacteria Infections of Humans, 2nd ed. A. S. Evans and P. S. Brachman. pp. 333–347. Plenum Press, New York.

95. Fraser, D. 1994. Epidemiology of *Giardia lamblia* and *Cryptosporidium* infections in childhood. Isr. J. Med. Sci. 30:356–361.

96. Frisk, G., and H. Diderholm. 1992. Increased frequency of Coxsackie B virus IgM in women with spontaneous abortion. J. Infect. 24:141–145.

97. Frisk, G., E. Nilsson, T. Tuvemo, G. Friman, and H. Diderholm. 1992. The possible role of Coxsackie A and echo viruses in the pathogenesis of type I diabetes mellitus studied by IgM analysis. J. Infect. 24:13–22.

98. Gale, P., C. Young, and D. Oakes. 1998. A review: development of a risk assessment for BSE in the aquatic environment. J. Appl. Microbiol. 84:467–470.

99. Gear, J. H. S., and V. Measroch. 1973. Coxsackie virus infections of the newborn. Prog. Med. Virol. 15:42–62.

100. Geldreich, E. E., K. R. Fox, J. A. Goodrich, E. W. Rice, R. M. Clark, and D. L. Swerdlow. 1992. Searching for a water supply connection in the Cabool, Missouri disease outbreak of *Escherichia coli* O157:H7. Water Res. 26:1127–1137.

101. Gerba, C. P., C. E. Enriquez, and P. Gerba. 1997. Virus-associated outbreaks in swimming pools. *In* R. Denkewicz, C. P. Gerba, and J. Q. Hales, eds., Water

chemistry and disinfection: swimming pools and spas. National Spa and Pool Institute, Alexandria, VA.

102. Gerba, C. P., and P. Gerba. 1995. Outbreaks caused by *Giardia* and *Cryptosporidium* associated with swimming pools. J. Swim. Pool Spa Ind. 1:9–18.

103. Gerone, P. J., R. B. Couch, G. V. Keefer, R. G. Douglas, E. B. Derrenbacher, and V. Knight. 1966. Assessment of experimental and natural viral aerosols. Bacteriol. Rev. 30:576–584.

104. Glezen, W. P., and R. B. Couch. 1997. Influenza viruses, pp. 473–505. *In* A. S. Evans and R. A. Kaslow, eds., Viral infections of humans, 4th ed. Plenum Press, New York.

105. Glezen, W. P., and F. W. Denny. 1997. Parainfluenza viruses. pp. 551–567. *In* A. S. Evans and R. A. Kaslow, eds., Viral infections of humans, 4th ed. Plenum Press, New York.

106. Glezen, W. P., L. H. Taber, L. H. Frank, and J. A. Kasel. 1986. Risk of primary infection and reinfection with respiratory syncytial virus. Am. J. Dis. Child. 140: 543–546.

107. Glikson, M., E. Galun, R. Oren, R. Tur-kaspa, and D. Shouval. 1992. Relapsing hepatitis. Medicine 7:14–23.

108. Gray, M. L., and A. H. Killinger. 1966. *Listeria monocytogenes and Listeria* infections. Bacteriol. Rev. 30:309–382.

109. Greenberg, H. B., R. G. Wyatt, R. Kalica, R. H. Yolken, R. Black, A. Z. Kapikian, and R. M. Chanock. 1981. New insights in viral gastroenteritis. Perspect. Virol. 11:163–187.

110. Grist, N. R., and D. Reid. 1988. General pathogenicity and epidemiology, pp. 221–239. *In* M. Bendinelli and H. Friedman, eds., Coxsackieviruses: A general update. Plenum Press, New York.

111. Gwaltney, J. M. 1997. Rhinovirus, pp. 815–838. *In* A. S. Evans and R. A. Kaslow, eds., Viral infections of humans, 4th ed. Plenum Press, New York.

112. Gwaltney, J. M., P. B. Moskalski, and J. O. Hendley. 1978. Hand-to-hand transmission of rhinovirus colds. Am. J. Intern. Med. 88:463–467.

113. Hall, C. B. 1990. Respiratory syncytial virus, pp. 1265–1279. *In* G. L. Mandell, R. G. Douglas, Jr., and J. E. Bennett, eds., Principles and practice of infectious diseases, 3rd ed. Churchill Livingstone, New York.

114. Hall, C. B., and R. G. Douglas. 1975. Nosocomial influenza infection as a cause of intercurrent fevers in infants. Pediatrics 55:673–677.

115. Hall, C. B., and R. G. Douglas. 1981. Modes of transmission of respiratory syncytial virus. J. Pediatr. 99:100–103.

116. Hall, C. B., R. G. Douglas, and J. M. Geiman. 1975. Quantitative shedding patterns of respiratory syncytial virus in infants. J. Infect. Dis. 132:151–156.

117. Hall, C. B., R. G. Douglas, and J. M. Geiman. 1976. Respiratory syncytial virus infections in infants: quantitation and duration of shedding. J. Pediatr. 89:11–15.

118. Hall, C. B., R. G. Douglas, and J. M. Geiman. 1980. Possible transmission by fomites of respiratory syncytial virus. J. Infect. Dis. 141:98–102.

119. Hall, C. B., R. G. Douglas, K. C. Schnbel, and J. M. Geiman. 1981. Infectivity of respiratory syncytial virus by various routes of inoculation. Infect. Immun. 33:

779–783.

120. Hara, J., S. Okamoto, Y. Minekawa, K. Yamazaki, and T. Kase. 1990. Survival and disinfection of adenovirus type 19 and enterovirus 70 in ophthalmic practice. Jpn. J. Ophthalmol. 34:421–427.

121. Hardy, A. V., and J. Watt. 1948. Studies of the acute diarrheal diseases. XVIII. Epidemiology. Public Health Rep. 63:363–378.

122. Harns, N. V., N. S. Weiss, and C. M. Nolan. 1986. The role of poultry and meats in the etiology of *Campylobacter jejuni/coli* enteritis. Am. J. Public Health. 76: 407–411.

123. Harskeeri, R. A., T. Van Gool, A. R. Schuitema, E. S. Didier, and W. J. Terpstra. 1995. Reclassification of the microsporidian *Septata intestinalis* to *Encephalitozoon intestinalis* on the basis of genetic and immunological characterization. Parasitology 110:277–285.

124. Hart, R. H., M. T. Soundarajan, C. S. Peters, A. L. Swiatlo, and F. E. Kocka. 1990. Novel organism with chronic diarrhea in AIDS. Lancet 335:169–170.

125. Hashimoto, S., N. Sakaibara, H. Kumai, M. Nakai, S. Sakuma, S. Chiba, and K. Fujinaga. 1991. Fastidious human adenovirus type 40 can propagate efficiently and produce plaques on a human cell line, A549, derived from lung carcinoma. J. Virol. 65:2429–2435.

126. Hawley, H. B., D. P. Morin, M. E. Geraghty, J. Tomkow, and A. Phillips. 1973. Coxsackievirus B epidemic at a boy's summer camp. J. Am. Med. Assoc. 226: 33–36.

127. Hejkal, T. W., B. Kewsick, R. L. LaBelle, C. P. Gerba, Y. Sanchez, G. Dreesman, B. Hafkin, and J. L. Melnick. 1982. Viruses in a community water supply associated with an outbreak of gastroenteritis and infectious hepatitis. J. Am. Water Works Assoc. 74:318–321.

128. Hendley, J. O. 1990. Para influenza viruses, pp. 1255–1260. *In* G. L. Mandell, R. G. Douglas, Jr., and J. E. Bennett, eds., Principles and practice of infectious diseases, 3rd ed. Churchill Livingston, New York.

129. Hendley, J. O., R. P. Wenzel, and J. M. Gwaltney. 1973. Transmission of rhinovirus colds by self-inoculation. N. Engl. J. Med. 288:1361–1364.

130. Herrmann, J. E., N. R. Blacklow, D. M. Perron-Henry, E. Clements, D. N. Taylor, and P. Echeverria. 1988. Incidence of enteric adenoviruses among children in Thailand and the significance of these viruses in gastroenteritis. J. Clin. Microbiol. 26:1783–1786.

131. Hieber, J. P., A. P. Nelson, and G. H. McCracken. 1977. Acute disseminated staphylococcal disease in childhood. Am. J. Dis. Child. 131:181–185.

132. Hierholzer, J. C. 1992. Adenoviruses in the immunocompromised host. Clin. Microbiol. Rev. 5:262–274.

133. Hierholzer, J. C., R. Wigand, L. J. Anderson, T. Adrian, and J. W. M. Gold. 1988. Adenoviruses from patients with AIDS: a plethora of serotypes and a description of five new serotypes of subgenus D (types 43–47). J. Infect. Dis. 158:804–813.

134. Hierholzer, W. J., Jr., and M. J. Zervos. 1991. Nosocomial bacterial infections. pp. 467–497. *In* A. S. Evans and P. S. Brachman, eds., Bacterial infections of

man, 2nd. ed. Plenum Press, New York.

135. Hill, D. R. 1990. *Giardia lamblia,* pp. 2110–2115. *In* G. L. Mandell, R. G. Douglas, Jr., and J. E. Bennett, eds., Principles and practice of infectious diseases. G. L. Mandell, R. G. Douglas and J. E. Bennett, eds. pp. 21 10-2115. Churchill Livingstone, New York.

136. Hirschman, S. Z., and G. S. Hammer. 1974. Coxsackie virus myopericarditis: a microbiological and clinical review. Am. J. Cardiol. 34:224–232.

137. Hoge, C. W., D. R. Shlim, R. Rajah, J. Triplett, M. Shear, J. G. Rabold, and P. Echeverria. 1993. Epidemiology of diarrhoeal illness associated with coccidian-like organism among travelers and foreign residents in Nepal. Lancet 341: 1175–1179.

138. Hopkins, R. S., R. N. Olmsted, and G. R. Istre. 1984. Endemic *Campylobacter jejuni* infection in Colorado: identified risk factors. Am. J. Public Health. 74: 249–250.

139. Horwitz, M. S. 1990. Adenoviruses, pp. 1723–1740. *In* B. N. Fields, ed. Fields virology, 2nd ed. Raven Press, New York.

140. Horwitz, M. S. 1996. Adenoviruses, pp. 2149–2171. *In* B. N. Fields, D. M. Knipe, P. M. Howley, et al., eds., Fields virology, 3rd ed. Lippincott-Raven, Philadelphia.

141. Howell, M. R., R. N. Nanag, C. A. Gaydos, and J. C. Gaydos. 1998. Prevention of adenoviral acute respiratory disease in army recruits: cost-effectiveness of a military vaccination policy. Am. J. Prev. Med. 14:168–175.

142. Huebner, R. J., W. P. Rowe, T. G. Ward, R. H. Parrott, and J. A. Bell. 1954. Adenoidalpharyngoconjunctival agents. N. Engl. J. Med. 251:1077–1086.

143. Hurst, C. J., K. A. McClellan, and W. H. Benton. 1988. Comparison of cytopathogenicity, immunofluorescence and in situ DNA hybridization as methods for the detection of adenoviruses. Water Res. 22:1547–1552.

144. Hyypia, T. 1993. Etiological diagnosis of viral heart disease. Scand. J. Infect. Dis. 88:25–31.

145. Ikeda, R. M., S. F. Kondracki, P. D. Drabkin, G. S. Birkhead, and D. L. Morse. 1993. Pleurodynia among football players at a high school: an outbreak associated with Coxsackie Dl. J. Am. Med. Assoc. 270:2205–2206.

146. Irving, L. G., and F. A. Smith. 1981. One-year survey of enteroviruses, adenoviruses, and reoviruses isolated from effluent at an activated-sludge purification plant. Appl. Environ. Microbiol. 41:51–59.

147. Itagaki, A., J. Ishihara, K. Mochida, Y. Ito, K. Saito, Y. Nishino, S. Koike, and T. Kurimura. 1983. A clustering outbreak of hand, foot, and mouth disease caused by Coxsackie virus A10. Microbiol. Immunol. 27:929–935.

148. Johnson, K. M., H. H. Bloom, B. R. Forsyth, and K. M. Chanook. 1965. Relationship of rhinovirus infection to mild upper respiratory disease. II. Epidemiologic observations in male military trainees. Am. J. Epidemiol. 81:131–139.

149. Jordan, W. S., Jr., G. F. Badger, C. Curtiss, J. H. Dingle, H. S. Ginsberg, and E. Gold. 1956. A study of illness in a group of Cleveland families. X. The occurrence of adenovirus infections. Am. J. Hyg. 64:336–348.

150. Kajon, A. E., C. Larranaga, M. Suarez, G. Wadell, and L. F. Avendano. 1994. Genome type analysis of Chilean adenovirus strains isolated in a children's hospital between 1988 and 1990. J. Med. Virol. 42:16–21.

151. Kapikian, A. Z., and R. G. Wyatt. 1992. Viral gastrointestinal infections, pp. 665–676. *In* R. D. Feigin and J. D. Cherry, eds., Textbook of pediatric infectious diseases, 3rd ed., Vol. 1. W. B. Saunders, Philadelphia.

152. Kaplan, J. E., G. Gary, R. C. Baron, N. Singh, L. B. Shonberger, L. B. Feldman, and H. B. Greenberg. 1982. Epidemiology of Norwalk gastroenteritis and the role of Norwalk virus in outbreaks of acute nonbacterial gastroenteritis. Ann. Intern. Med. 96:756–761.

153. Kaplan, M. H., 1988. Coxsackievirus infection under three months of age, pp. 241–251. *In* M. Bendinelli and H. Friedman, eds., Coxsackieviruses: a general update. Plenum Press, New York.

154. Kaplan, M. H., S. W. Klein, J. McPhee, and R. G. Harper. 1983. Group B Coxsackievirus infections in infants younger than three months of age: a serious childhood illness. Rev. Infect. Dis. 5:1019–1032.

155. Kapperud, G., J. Lassen, J. M. Ostroff, and S. Aaqsen. 1992. Clinical features of sporadic *Campylobacter* infections in Norway. Scand. J. Infect. Dis. 24:741–749.

156. Kappus, K. D., R. G. Lundgren, D. Juranek, J. M. Roberts, and H. C. Spener. 1994. Intestinal parasitism in the United States: update on a continuing problem. Am. J. Trop. Med. Hyg. 50:705–713.

157. Kaslow, R. A., and A. S. Evans. 1997. Epidemiologic concepts and methods, pp. 3–88. *In* A. S. Evans and R. A. Kaslow, eds., Viral infections of humans, 4th ed. Plenum Press, New York.

158. Kaufmann, A., J. McDade, J. E. Patton, C. M. Benett, P. Skality, J. C. Feeley, D. C. Anderson, M. E. Potter, V. F. Newhouse, M. B. Gregg, and P. S. Brachman. 1981. Pontiac fever: isolation of the etiologic agent (*Legionella pneumophila*) and demonstration of its mode of transmission. Am. J. Epidemiol. 114:337–347.

159. Kee, F., G. McElroy, D. Stewart, P. Coyle, and J. Watson. 1994. A community outbreak of echovirus infection associated with an outdoor swimming pool. J. Public Health Med. 16:145–148.

160. Kefler, A., C. E. Hall, J. P. Fox, L. Elreback, and M. K. Cooney. 1969. The virus watch program: a continuing surveillance of viral infections in metropolitan New York families. VII. Rhinovirus infections: observations of virus excretion, intrafamilial spread and clinical response. Am. J. Epidemiol. 90:244–254.

161. Kewsick, B. H., L. K. Pickering, H. L. DuPont, and W. E. Woodward. 1983. Survival and detection of rotaviruses on environmental surfaces in day-care centers. Appl. Environ. Microbiol. 46:813–816.

162. Khan, A. Q. 1967. Role of carriers in the intrafamilial spread of cholera. Lancet 1:245–246.

163. Kramer, M. H., B. L. Herwaldt, G. F. Craun, R. Calderon, and D. D. Juranek. 1996. Surveillance for waterborne disease outbreaks: United States, 1993–1994. Morb. Mortal. Wkly. Rep. 45(SS-1):1–15.

164. Krikelis, V., P. Markoulatos, N. Spyrou, and C. Serie. 1985. Detection of indig-

enous enteric viruses in raw sewage effluents of the city of Athens, Greece, during a two-year survey. Water Sci. Technol. 17:159–164.

165. Krikelis, V., N. Spyrou, P. Markoulatos, and C. Serie. 1984. Seasonal distribution of enteroviruses in domestic sewage. Can. J. Microbiol. 31:24–25.

166. Kukkula, M., P. Astila, M. L. Klossner, L. Maunula, C. H. Bonsdorff, and P. Vaatinen. 1997. Waterborne outbreak of viral gastroenteritis. Scand. J. Infect. Dis. 29:415–418.

167. Lansdown, A. B. G. 1978. Viral infections and diseases of the heart. Prog. Med. Virol. 24:70–113.

168. LeChevallier, M. W. 1997. What do studies of public water system groundwater sources tell us? pp. 56–73. *In* Under the microscope: examining microbes in groundwater. American Water Works Association, Denver, CO.

169. Lemon, S. M. 1985. Type A viral hepatitis: new developments in an old disease. N. Engl. J. Med. 313:1059–1067.

170. Lengerich, E. J., D. G. Addiss, J. J. Marx, B. L. P. Ungar, and D. D. Juranek. 1993. Increased exposure of *Cryptosporidia* among dairy farmers in Wisconsin. J. Infect. Dis. 167:1252–1255.

171. Levine, M. M. 1987. *Escherichia coli* that cause: enterotoxigenic, enteropathogenic, enterovisie, enterohemorrhagic and enteroadherent. J. Infect. Dis. 155: 377–389.

172. Levine, O. S., and M. M. Levine. 1991. Houseflies *(Musca domestica)* as mechanical vectors of shigellosis. Rev. Infect. Dis. 13:688–696.

173. Lew, J. F., C. L. Moe, S. S. Monroe, J. R. Allen, B. M. Harrison, B. D. Forrester, S. E. Stine, P. A. Woods, J. C. Hierholzer, J. E. Herrmann, et al. 1991. Astrovirus and adenovirus associated with diarrhea in children in day care settings. J. Infect. Dis. 164:673–678.

174. Lighthart, B., and A. J. Mohr. 1987, Estimating downwind concentrations of viable airborne microorganisms in dynamic atmospheric conditions. Appl. Environ. Microbiol. 53:1580–1583.

175. Little, J. W., R. G. Douglas, and W. J. Hall. 1979. Attenuated influenza produced by experimental intranasal inoculation. J. Med. Virol. 3:177–180.

176. Loyd, J. E., R. M. Des Prez, and R. A. Goodwin, Jr. 1990. *Histoplasma capsulatum,* pp. 1989–1999. *In* G. L. Mandell, R. G. Douglas, Jr., and J. E. Bennett, eds., Principles and practices of infectious diseases, 3rd ed. Churchill, Livingstone, New York.

177. Lucena, F., A. Bosch, J. Jofre, and L. Schwartzbord. 1985. Identification of viruses isolated from sewage, riverwater and coastal seawater in Barcelona. Water Res. 19:1237–1239.

178. MacKenzie, W., M. Neil, N. Hoxie, M. Proctor, M. Gradus, K. Blair, D. Peterson, J. Kazmierczak, D. Addiss, K. Fox, J. Rose, and J. Davis. 1994. A massive outbreak in Milwaukee of *Cryptosporidium* infection transmitted through the public water supply. N. Engl. J. Med. 331:161–167.

179. Macler, B. A. 1993. Acceptable risk and U.S. microbial drinking water standards, pp. 619–626. *In* G. F. Craun, ed., Safety of water disinfection. International Life Sciences Institute Press, Washington, DC.

180. Macler, B. A., and S. Regli. 1993. Use of microbial risk assessment in setting

United States drinking water standards. Int. J. Food Microbiol. 18:245–256.

181. Madore, H. P., J. J. Treanor, and R. Dolin. 1986. Characterization of Snow Mountain Agent of viral gastroenteritis. J. Virol. 58:487–492.

182. Mahl, M. C., and C. Sadler. 1975. Virus survival on inanimate surfaces. Can. J. Microbiol. 21:819–823.

183. Mahy, B. W. J. 1988. Classification and general properties, pp. 1–18. *In* M. Bendinelli and H. Friedman, eds., Coxsackieviruses: a general update. Plenum Press, New York.

184. Mallet, R., M. Riberre, F. Bonnenfant, B. Labrune, and L. Reyrole. 1969. Les pneumopathies graves adeno-virus. Arch. Fr. Pediatr. 23:1057–1073.

185. Marshall, M. M., D. Naumovitz, Y. Ortega, and C. R. Sterling. 1997. Waterborne protozoan parasites. Clin. Microbiol. Rev. 10:67–85.

186. Martone, W. J., J. C. Hierholzer, R. A. Keenlyside, D. W. Fraser, L. J. D'Angelo, and W. G. Winkler. 1980. An outbreak of adenovirus type 3 disease at a private recreation center swimming pool. Am. J. Epidemiol. 111:229–237.

187. Mathiesen, L. R., P. Skinholj, J. O. Nielsen, R. H. Purcell, D. C. Wong, and L. Ranek. 1980. Hepatitis A, B, and non-A, non-B in fulminant hepatitis. Gut 21: 72–77.

188. McCullough, N. B., and C. W. Eisele.1951. Experimental human salmonellosis II. Immunity studies following experimental illness with *Salmonella meleagridis* and *Salmonella anatom.* J. Immunol. 66:595–608.

189. McLean, D. M., R. M. Bannatyne, and K. Gibosn. 1967. Myxovirus dissemination by air. Can. Med. Assoc. J. 96:1449–1453.

190. McMillan, N. S., S. A. Martin, M. D. Sobsey, D. A. Wait, R. A. Meriwether, and J. N. MacCormack. 1992. Outbreak of pharyngoconjunctival fever at a summer camp: North Carolina, 1991. Morb. Mortal. Wkly. Rep. 41:342–347.

191. McMinn, P. C., J. Stewart, and C. J. Burrell. 1991. A community outbreak of epidemic keratoconjunctivitis in central Australia due to adenovirus type 8. J. Infect. Dis. 164:1113–1118.

192. Medema, G. J., P. F. M. Teunis, A. H. Havelaar, and C. N. Haas. 1996. Assessment of the dose–response relationship of *Campylobacter jejuni.* Int. J. Food Microbiol. 30:101–111.

193. Meiklejohn, G. 1983. Viral respiratory disease at Lowrey Air Force Base in Denver, 1952–1982. J. Infect. Dis. 148:775–784.

194. Melnick, J. L. 1982. Enteroviruses, pp. 187–251. *In* A. S. Evans, eds., Viral infections of humans: epidemology and control, 2nd ed. Plenum Medical Book Co., New York.

195. Mertens, T., D. Gruneklee, and H. J. Heggers. 1983. Neutralizing antibodies against Coxsackie B viruses in patients with recent onset of type 1 diabetes. Eur. J. Pediatr. 140:293–294.

196. Miller, W. S., and M. S. Artenstein. 1967. Aerosol stability of three active respiratory disease viruses. Proc. Soc. Exp. Biol. Med. 125:222–232.

197. Mills, J., J. E. Vankirk, P. F. Wright, and R. M. Chanock. 1971. Experimental respiratory syncytial virus infection in adults. J. Immunol. 107:123–130.

198. Mishu, B., and M. J. Blazer. 1993. Role of infection due to camplyobacter jejuni

in the initation of Guillain–Barré syndrome. Clin. Infect. Dis. 17:104–108.

199. Modlin, J. F. 1990. Coxsackieviruses, echoviruses, and newer enteroviruses, pp. 1367–1379. *In* G. L. Mandell, R. G. Douglas, Jr., and J. E. Bennett, eds., Principles and practice of infectious diseases, 3rd ed. Churchill Livingstone, New York.

200. Moffett, H. L., H. K. Shulenberger, and E. R. Burkholder. 1968. Epidemiology and etiology of severe infantile diarrhea. Pediatrics. 72:1.

201. Mohr, A. J. 1991. Development of models to explain the survival of viruses and bacteria in aerosols, pp. 160–190. *In* C. J. Hurst, ed., Modeling the environmental fate of microorganisms. American Society for Microbiology, Washington, DC.

202. Moler, F. W., A. S. Kahn, A. S. Melinoes, J. Custer, J. Palmisano, and T. C. Shape. 1992. Respiratory syncytial virus morbidity and mortality estimates in congenital heart disease patients: a recent experience. Crit. Care Med. 20:1406–1413.

203. Moore, M., R. C. Baron, M. R. Filtein, J. P. Lofgren, D. L. Rowley, L. B. Schonberger, and M. H. Hatch. 1983. Aseptic meningitis and high school football players, 1978 and 1980. J. Am. Med. Assoc. 149:2039–2042.

204. Moore, M., M. H. Kaplan, J. McPhee, D. J. Bregman, and S. W. Klein. 1984. Epidemiologic, clinical, and laboratory features of Coxsackie B1–BS infections in the United States, 1970–1979. Public Health Rep. 99:515–222.

205. Morens, D. M., M. A. Pallansch, and M. Moore. 1991. Polioviruses and other enteroviruses, pp. 427–497. *In* R. B. Belshe, ed., Textbook of human virology, 2nd ed., Mosby, St. Louis, MO.

206. Morton, S., C. L. R. Bartlett, L. F. Bibby, D. N. Hutchinson, J. V. Dyer, and P. J. Dennis. 1986. Outbreak of Legionnaire's disease from a cooling tower system in a power station. Br. J. Ind. Med. 43:630–635.

207. Muilenberg, M., and H. Burge. 1996. Aerobiology. CRC Press, Boca Raton, FL.

208. Murtagh, P., C. Cerqueiro, A. Halae, M. Avila, and A. Kajon. 1993. Adenovirus type 7h respiratory infections: a report of 29 cases of acute lower respiratory disease. Acta Paediatr. 82:557–561.

209. Myint, H., M. M. Soe, M. Khin, T. M. Myint, and K. M. Tin. 1985. A clinical and epidemiological study of an epidemic of non-A non-B hepatitis in Rangoon. Am. J. Trop. Med. Hyg. 34:1183–1189.

210. National Research Council. 1993. Managing wastewater in coastal urban areas. National Academy Press, Washington, DC.

211. Navas, L., E. Wang, V. De Carralho, and J. Robinson. 1992. Improved outcome of respiratory syncytial virus infection in a high risk hospitalized population of Canadian children. Pediatric Investigations Collaborative Network on Infections in Canada. J. Pediatr. 121:348–354.

212. Omenaas, E., P. Bakke, G. Haukened, R. Hanoa, and A. Gulsvik. 1995. Respiratory virus antibodies in adults of a Norwegian community: prevalences and risk factors. Int. J. Epidemiol. 24:223–231.

213. Ormsby, H. L., and W. S. Aitchison. 1955. The role of the swimming pool in the transmission of pharyngeal–conjunctival fever. Can. Med. Assoc. J. 73:864–866.

214. Ortega, Y. R., C. R. Sterling, and R. H. Gilman. 1998. *Cyclospora cayetanensis.* Adv. Parasitol. 40:399–418.
215. Papapetropoulu, M., and A. Vantarakis. 1996. Detection of an adenovirus outbreak at a municipal swimming pool by nested PCR amplification. Abstracts of the Health-Related Water Microbiology Conference, October 6–10, Mallorca, Spain.
216. Pattison, C. P., K. M. Boyner, J. E. Maynard, and P. C. Kelley. 1974. Epidemic hepatitis in a clinical laboratory: possible association with computer card handling. J. Am. Med. Assoc. 230:854–857.
217. Pavia, A. T., and R. V. Tauxe. 1991. Salmonellosis non-typhoidal. *In* A. S. Evans and P. S. Brachman, eds., Bacterial infections of humans. Plenum Press, New York.
218. Payne, S. B., E. A. Grilli, A. J. Smith, and T. W. Hoskins. 1984. Investigation of an outbreak of adenovirus type 3 infection in a boys' boarding school. J. Hyg. 93:277–283.
219. Petersen, L. R., M. L. Cartter, and J. L. Hadler. 1988. A foodborne outbreak of *Giardia lamblia.* J. Infect. Dis. 157:846–848.
220. Pickering, L. K., W. E. Woodward, H. L. DuPont, et al. 1984. Occurrence of *Giardia lamblia* in children in day-care centers. J. Pediatr. 104:522–526.
221. Porter, I. A., and T. M. S. Reid. 1980. A milk-borne outbreak of *Campylobacter* infection. J. Hyg. 84:415–419.
222. Prusiner, S. B. 1994. Biology and genetics of prion diseases. Annu. Rev. Microbiol. 48:655–686.
223. Rab, M. A., M. K. Bile, M. M. Mubarik, H. Asghar, Z. Sami, S. Siddigi, A. S. Dil, M. A. Barzgar, M. A. Chaudhry, and M. I. Burney. 1997. Water-borne hepatitis E virus epidemic in Islamabad, Pakistan: a common source outbreak traced to the malfunction of a modern water treatment plant. Am. J. Trop. Med. Hyg. 57:151–157.
224. Rabeneck, L., F. Gyorkey, M. Genta, P. Gyorkey, L. W. Foote, and J. M. Risser. 1993. The role of microsporidia in the pathogenesis of HIV-related chronic diarrhea. Ann. Intern. Med. 119:895–899.
225. Ravdin, J. I., and W. A. Pettri. 1990. *Entamoeba histolytica* (amebiasis), pp. 2036–2049. *In* G. L. Mandell, R. G. Douglas, Jr., and J. E. Bennett, eds., Principles and practice of infectious diseases, 3rd ed. Churchill Livingstone, New York.
226. Ray, C. G., C. J. Holberg, L. L. Minnich, Z. M. Shehab, A. L. Wright, L. M. Taussig, and the Group Health Medical Associates. 1993. Acute lower respiratory illnesses during the first three years of life: potential roles for various etiologic agents. Pediatr. Infect. Dis. J. 12:10–14.
227. Ray, C. G., L. L. Minnich, C. J. Holber, Z. M. Shehab, A. L. Wright, L. L. Barton, L. M. Taussig, and the Group Health Medical Associates. 1993. Respiratory syncytial virus-associated lower respiratory illnesses: possible influence of other agents. Pediatr. Infect. Dis. J. 12:15–19.
228. Reed, S. E. 1975. An investigation of possible transmission of rhinovirus colds through contact. J. Hyg. (Camb.) 75:249–258.

229. Reed, S. L., and J. I. Ravdin. 1995. Amebiasis, pp. 1065–1080. *In* M. J. Blazer, P. O. Smith, J. I. Ravdin, H. B. Greenberg, and R. L. Guerrant, eds., Infections of the gastrointestinal tract. Raven Press, New York.

230. Regli, S., J. B. Rose, C. N. Haas, and C. P. Gerba. 1991. Modeling the risk from *Giardia* and viruses in drinking water. Am. Water Works Assoc. 83:76–84.

231. Reyes, M. P., and A. M. Lerner. 1985. Coxsackievirus myocarditis: with special reference to acute and chronic effects. Prog. Cardiovasc. Dis. 27:373–394.

232. Richmond, S. J., S. M. Dunn, E. O. Caul, C. R. Ashley, and S. K. R. Clarke. 1979. An outbreak of gastroenteritis in young children caused by adenoviruses. Lancet (June 2):1178–1180.

233. Rose, J. B., J. T. Lisle, and M. Le Chevallier. 1997. Waterborne cryptosporidiosis: incidence, outbreaks, and treatment strategies, pp. 93–109. R. Fayer, ed., *Cryptosporidium* and cryptosporidosis. CRC Press, Boca Raton, FL.

234. Rusin, P. A., J. B. Rose, C. N. Haas, and C. P. Gerba. 1997. Risk assessment of opportunistic bacterial pathogens in water. Rev. Environ. Contam. Toxicol. 152: 57–83.

235. Sattar, S. A., and V. S. Springthorpe. 1996. Transmission of viral infections through animate and inanimate surfaces and infection control through chemical disinfection, pp. 224–257. *In* C. J. Hurst, ed., Modeling disease transmission and its prevention by disinfection. Cambridge University Press, United Kingdom.

236. Schnurr, D., and M. E. Dondero. 1993. Two new candidate adenovirus serotypes. Int. Virol. 36:79–83.

237. Schwartz, D., R. Bryan, R. Weber, and G. Visvesvara. 1994. Microsporidiosis in HIV positive patients: current methods for diagnosis using biopsy, cytologic, ultrastructural, immunological and tissue culture techniques. Folia Parasitol. 41: 101–109.

238. Scott, E., S. F. Bloomfield, and C. G. Barlow. 1982. An investigation of microbial contamination of the home. J. Hyg. (Camb.) 89:279–293.

239. Sealy, D. P., and S. H. Schuman. 1983. Endemic giardiasis and daycare. Pediatrics. 72:659–662.

240. See, D. M., and J. G. Tiles. 1991. Viral myocarditis. Rev. Infect. Dis. 13:951–956.

241. Shields, A. F., R. C. Hackman, K. H. Fife, L. Corey, and J. D. Meyers. 1985. Adenovirus infections in patients undergoing bone-marrow transplantation. N. Engl. J. Med. 312:529–533.

242. Smith, H. V., and J. B. Rose. 1998. Waterborne cryptosporidiosis: current status. Parasitol. Today 14:14–22.

243. Smith, J. L., S. A. Palumbo, and I. Wallis. 1993. Relationship between foodborne bacterial pathogens and reactive arthritides. J. Food Safety 13:209–236.

244. Smith, M. H. D., K. W. Newell, and J. Sullianti. 1965. Epidemiology of enteropathogenic Escherichia coli infection in non-hospitalized children. Antimicrob. Agents Chemother. 5:77–83.

245. Sparel, J. M., C. Sarfati, O. Liguory, B. Caroff, N. Dumoutier, B. Gueglio, E. Billaud, F. Raffi, J. M. Molina, M. Miegeville, and F. Derovin. 1997. Detection of microsporidia and identification of *Enterocytozoon bieneusi* in surface water

by filtration followed by specific PCR. J. Eukaryot. Microbiol. 44:78S.

246. Spendlove, J. C., and K. F. Fannin. 1982. Methods for the characterization of virus aerosols, pp. 261–329. *In* C. P. Gerba and S. M. Goyal, eds., Methods in environmental virology. Marcel Dekker, New York.

247. Spers, R., R. A. Shooter, H. Gaya, N. Putel, and J. H. Hewitt. 1969. Contamination of nurses' uniforms with *Staphylococcus aureus*. Lancet 1:84–88.

248. Springthorpe, V. S., and S. A. Sattar. 1990. Chemical disinfection of virus contaminated surfaces. CRC Crit. Rev. Environ. Control 20:169–229.

249. Stalder, H., J. C. Hierholzer, and M. N. Oxman. 1977. New human adenovirus (candidate adenovirus type 35) causing fatal disseminated infection in a renal transplant recipient. J. Clin. Microbiol. 6:257–265.

250. Steahr, T. E., and T. Roberts. 1993. Microbial Foodborne Disease: Hospitalizations, Medical Costs and Potential Demand for Safer Food. Department of Resource Economics, United States Department of Agriculture, University of Connecticut, Storrs, CT.

251. Storch, G., W. B. Baine, D. W. Fraser, C. V. Broome, H. W. Clegg, M. L. Cohen, S. A. J. Goings, B. D. Politi, W. A. Terranova, T. F. Plikaytis, B. D. Shepard, and J. V. Bennett. 1979. Sporadic community-acquired Legionnaire's disease in the United States: a case-control study. Ann. Intern. Med. 90:596–600.

252. Stout, J. E., V. L. Yu, P. Muraca, J. Jolly, N. Troup, and L. S. Tompkins. 1992. Potable water as a cause of sporadic cases of community-acquired Legionnaire's disease. N. Engl. J. Med. 326:151–155.

253. Tamayo, J. F., W. H. Mosley, M. G. Alvero, R. R. Joseph, C. Z. Gomez, T. Montague, J. J. Dizon, and D. A. Henderson. 1965. Studies of cholera El Tor in the Phillipines. 3. Transmission of infection among household contacts of cholera patients. Bull. WHO 33:645–649.

254. Thompson, M. A., J. W. T. Benson, and P. A. Wright. 1987. Two-year study of *Cryptosporidium* infection. Arch. Dis. Child. 62:559–563.

255. Tiemenn, E. M., P. L. Shipley, R. A. Correia, D. S. Shields, and R. L. Guerrant. 1985. Sulfamethoxazole-trimethoprim-resistant *Shigella flexneri* in northeastern Brazil. Antimicrob. Agents Chemother. 25:653–654.

256. Toniolo, A., G. Federico, F. Basolo, and T. Onodera. 1988. Diabetes mellitus, pp. 351–382. *In* M. Bendinelli and H. Friedman, eds., Coxsackieviruses: a general update. Plenum Press, New York.

257. Turner, M., G. R. Istre, H. Beauchamp, M. Baum, and S. Arnold. 1987. Community outbreak of adenovirus type 7a infections associated with a swimming pool. South. Med. J. 80:712–715.

258. Tyrell, D. A. J., M. Bynoe, K. Birkum, S. Petersen, and M. S. Perura. 1959. Inoculation of human volunteers with parainfluenza viruses 1 and 3 (HA_2 and HA_1). Br. Med. J. 2:909–911.

259. Uhnoo, I., L. Svensson, and G. Wadell. 1990. Enteric adenoviruses, pp. 627–642. *In* M. J. G. Farthing, ed., Baillière's clinical gastroenterology, Vol. 4, No. 3. Baillière Tindall, London.

260. Van, R., C.-C. Wun, M. L. O'Ryan, D. O. Matson, L. Jackson, and L. K. Pickering. 1991. Outbreaks of human enteric adenovirus types 40 and 41 in Houston

day-care centers. J. Pediatr. 120:516–521.

261. van Gool, T., J. C. Vetter, B. Weinmayr, A. Van Dam, F. Deroin, and J. Dankert. 1997. High seroprevalance of *Encephalitozoon* species in immunocompetent subjects. J. Infect. Dis. 175:1020–1024.

262. Velazquez, O., H. C. Stetler, C. Avila, G. Ornelas, C. Alvarez, S. C. Hadler, D. Bradley, and J. Sepulveda. 1990. Epidemic transmission of enterically transmitted non-A, non-B hepatitis in Mexico, 1986–1987. J. Am. Med. Assoc. 263:3261–3285.

263. Villarejos, V. M., J. Serra, K. Anderson-Visona, and J. W. Mosely. 1982. Hepatitis A virus infections in households. Am. J. Epidemiol. 116:577–586.

264. Wadell, G. 1984. Molecular epidemiology of human adenoviruses. Curr. Top. Microbiol. Immunol. 110:191–220.

265. Walsh, J. A. 1988. Prevalence of *Entamoeba histolytica* infection, pp. 93–105. *In* J. I. Ravdin, ed., Amebiasis: human infection by *Entamoeba histolytica*. Churchill Livingstone, New York.

266. Ward, R. L., D. I. Bernstein, D. R. Knowlton, J. R. Sherwood, E. C. Young, T. M. Cusack, T. M. Rubino, and G. M. Schiff. 1991. Prevention of surface-to-human transmission of rotavirus by treatment with disinfectant spray. J. Clin. Microbiol. 29:1991–1996.

267. Webb, D. H., A. F. Shields, and K. H. Fife. 1987. Genomic variation of adenovirus type 5 isolates recovered from bone marrow transplant recipients. J. Clin. Microbiol. 25:305–308.

268. Weber, R., R. Bryan, D. Schwartz, and R. Owen. 1994. Human microsporidial infections. Clin. Microbiol. Rev. 7:426–461.

269. Wendt, C. H., D. J. Weisdorf, M. C. Jordon, H. H. Balfour, Jr., and M. I. Hertz. 1992. Parainfluenza virus respiratory infection after bone marrow transplantation. N. Engl. J. Med. 326:921–926.

270. Wood, R. C., K. L. MacDonald, and M. T. Osterholm. 1992. *Campylobacter* enteritis outbreaks associated with drinking raw milk during youth activities. J. Am. Med. Assoc. 268:3228–3230.

271. Woodward, W. E. 1971. Chorea reinfection in man. J. Infect. Dis. 123:61–66.

272. Yolken, R. H., F. Lawrence, F. Leister, H. E. Takiff, and S. E. Strauss. 1982. Gastroenteritis associated with enteric type adenovirus in hospitalized infants. J. Pediatr. 101:21–26.

273. Yoon, J. W., P. R. McClintock, C. J. Bachurski, J. D. Longstreth, and A. L. Notkins. 1985. Virus-induced diabetes mellitus: no evidence for immune mechanisms in the destruction of beta cells by encephalomyocarditis virus. Diabetes 34:922–925.

274. Yu, V. L. 1990. *Legionella pneumophila* (Legionnaire's disease), pp. 1764–1774. *In* G. L. Mandell, R. G. Douglas, Jr., and J. E. Bennett, Eds., Principles and practice of infectious diseases, 3rd ed. Churchill Livingstone, New York.

275. Zahradnik, J. M., M. J. Spencer, and D. D. Porter. 1980. Adenovirus infection in the immunocompromised patient. Am. J. Med. 68:725–732.

第3章　リスク評価に関する基本的な考え方

「リスク評価」に関しては，いまだに統一的な見解はなく，学際的ではあるが，確立された学問分野とする者もいれば，多くの学問領域を統括する専門的な処理工程と解釈する向きもある．ともあれリスク評価の定義は，個人または集団が種々の危険因子(物または状況，物理的，化学的，あるいは微生物的因子)に曝されることによって被る可能性のある健康被害について，定性的あるいは定量的な解析とその評価を行うことである．しかしながら，リスク評価が単独で用いられることはなく，リスク解析(risk analysis)というより広い分野の構成要素となっている．ちなみに，そのリスク解析は，リスク評価，リスク管理およびリスク情報伝達などの構成要素からなる(**表 3-1**)．

表 3-1　リスク解析で用いられる用語の定義

- リスク評価：危険因子(物質または状況，物理的，化学的あるいは微生物的因子)に曝露された個体あるいは集団が被る健康被害の特性と定性的，定量的評価．
- リスク管理：リスク評価，価値，処理技術，経済，および法的-行政的要素を考慮した危険因子の防除手順，手段の比較と行動の選択．
- リスク情報伝達：管理者，係争物受寄者，行政官，および住民の間での情報伝達で，住民が認識できる情報の提示と科学的知見の交換が含まれる．

3.1　化学的リスク評価：米国科学アカデミーによる基本的考え方

リスク評価の発展の歴史は，興味深いものであるが，同時に論争の絶えないものであった．リスク評価とは，危険因子を特定し，曝露された個人あるいは集団のリスクの大きさを定量化するプロセスであるが，この分野の研究は，化学物質による環境汚染の制御に焦点を当てた国の環境政策と密接に関連することで発展してきた．まず大気および飲料水に関するリスク評価の研究は，1970年代の初期に大気汚染防止法(Clean Air Act：CAA)の制定や安全飲料水法(Safe Drinking Water Act：SDWA)の修正に係る米国連邦議会の決議を受けて開始されており，リスク管理の手法を用いて危険因子をより効果的に特定する努力がなされた．当初は，米国科学アカデミー-米国調査研究評議会(National Research Council：NRC)が先導的な役を演じており，一連の研究や報告が出されている[16]．その後，原理，調査手順，および手法などに改良が加えられ，1983年のNRCの『Red Book』[17]の中でリスク評価という分野が確立された．同書ではリスク評価とリスク管理を分けて考えるべきこと，発癌性と一般毒性のリスク評価に関して同一形式のガイドライン作りが必要である旨が謳われている．

表3-2に，危険因子の特定，用量-反応関係，曝露評価，およびリスクの特徴付けというリスク評価に必須の4つの工程を示した．ところで，危険因子の特定にはヒトと動物の両方の研究データが用いられるのに対し，用量-反応関係モデルではもっぱら動物実験のデータのみが用いられている．曝露評価では環境の調査と，曝露経路別の化学物質の移動やその消長などが研究対象となっている[17]．

表3-2　ヒトの健康被害のリスク評価

①　危険因子の特定：一般毒性，発癌性，変異原性，発育阻害毒性，生殖毒性，神経毒性を含むあらゆる危険物質による急性および慢性の健康被害の記述．
②　用量-反応評価：摂取量と健康被害の相関性の解析．
③　曝露評価：曝露を受けた集団の大きさとその性状，曝露の経路，量，時間の特定．
④　リスクの特徴付け：住民の健康被害の程度の推定，多様性および不確実性などを評価するために曝露，用量-反応，健康被害という一連の情報の統合を行うこと．

これまで，化学物質のリスク評価として，発癌性の判定と一般毒性の2つの取組みが実施されてきた．例えば，生殖への影響などといったその他の研究領域の問題に関しては，現在も改良途上である．ところで，発癌性の疑いのある化学物質のリスク評価には，WHO傘下の国際癌研究協会の考案によるweight-of-evidence classification systemが用いられている．この評価システムでは，発癌性を有するか否かの判定に，ヒトと動物の両方のデータが用いられている．ところが，米国毒性

学計画(National Toxicology Program：NTP)による評価方法では，動物実験の結果は，その動物に対する発癌性の判定に限定し，ヒトへの発癌性判定には用いていない(むろん，一般的には参照されている).近年まで発癌性物質には閾値がなく，いかなる濃度であっても発癌リスクは残るものと考えられてきた．したがって，用量-反応関係における直線の傾きは，発癌性の強さ(cancer potency factor：CPF)を表し，化学物質の量に相関した発癌リスクの増加率を表すものと解釈されている(**図 3-1**)．この用量-反応関係によるアプローチは，例えば,SDWA が定める発癌物質による最少の健康影響(しばしば 100 万人に 1 人)，すなわち最大許容濃度(maximum contaminant levels：MCLs)の設定に用いられている．

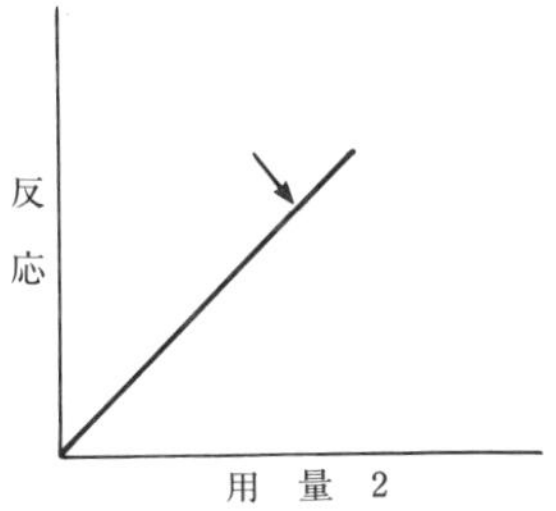

図 3-1 発癌性因子

閾値を持つ化学物質では，非発癌性濃度が示されている．これらの場合，無毒性量(no observable adverse effect level：NOAEL)や，最少毒性量(lowest observable adverse effect level：LOAEL)は，ヒトに最も近い生理機能を示す動物か，検査対象の化学物質に最も高い感受性を示す動物を用いて算出されている.安全基準はこのNOAELやLOAELを基礎に決められるが,米国食品医薬局(Food and Drug Administration：FDA)が定めた一日許容摂取量(acceptable daily intake：ADI)や基準曝露量(reference dose：RfD)*1 も考慮されている.

リスク評価における個人の曝露量は，平均生涯一日曝露量(average lifetime daily dose＝濃度×曝露率×期間／体重×生涯期間)として定義されている.ところが，平均生涯一日曝露量の算出方法は，水や空気など曝露媒体の違い，あるいは法的規制によって異なった取組みがなされている．例えば，汚染地域では最大曝露期間(reasonable maximum exposure)を 30 年間とするとよいとされているが，CAA では個人の曝露期間を最大で 70 年間としている.

化学物質汚染に焦点を当てた初期のリスク評価には，毒性学，疫学，動物試験，環境監視とその方法，あるいは数学モデルなどといった多分野の研究が導入され

---

*1 発癌性を除く毒性効果を回避することのできる化学物質の日量のことで，NOAEL を米国環境保護庁(U.S.Environmental Protection Agency：USEPA)の提唱する不確実係数で除した値.

た．ここではリスク評価の方法をめぐって，① 疫学的調査の感度と限界，② 動物実験の結果をヒトの健康被害にあてはめることの是非，③ 大用量の数値を外挿するための数学モデルの選択，④ 不確定要素の扱い方，の4点が主な争点となった．加えて，実際の曝露が利用できるのは限られていること，また最悪のシナリオや最大の曝露を受けた個人や集団に関しては，査定値が用いられている点が問題となった．また，各行政機関が曝露や用量-反応の扱いに個別に取り組んできたため，統一的な方法論の進展が妨げられた(**表 3-3**)．その一方で，リスク評価は，米国エネルギー省，国防総省，保健福祉省，および農務省で多用されている．

理論的にリスク評価とリスク管理は異なるものであるが，実際はリスク評価の解析過程で立てる仮定や導き出された結論は，リスク管理上の決定事項と密接な関係

表 3-3　リスク評価と関係省庁

関係省庁	関連法規
生活用品安全評議会(CPSC)	生活用品(Consumer products)
環境保護庁 安全飲料水法(1977年)および大気汚染防止法(1990年)を発令	大気汚染防止法(CAA)，水質汚濁防止法(CWA)，安全飲料水法(SDWA)，資源保全法(RCRA)，Superfund，毒物管理法(TOSCA)，殺虫剤計画
食品医薬品局	食品添加物規制計画
労働健康局 最高裁指示による毒性物質に関するリスク評価(1980年)	就労者における曝露ならびに許容曝露レベル

表 3-4　リスクに関する法的規制

・ゼロ-リスクまたはピュアリスクによる基準値

Delaney条項に関連したもので，連邦食品，医薬品，化粧品条例の一部として制定され，発癌性が認められた食品添加物の全面使用禁止．大気汚染防止法の規定では，国の大気汚染基準とともに技術や経済性を考慮せずに公衆衛生保全を謳っている．安全飲料水法では，各種化学物質の最大汚染許容量はリスクのレベルを 10^{-5}～10^{-6} に設定した．

・技術的根拠による標準値

安全飲料水法および水質汚濁防止法の一部として定められたもので，リスク軽減のための廉価で効果的な管理方法の開発に焦点を当てたもの．実行可能な最良の管理技術，最も一般的な技術，最も経済的な技術，実証された最良の管理技術を含む．

・不合理なリスクの排除

リスク管理上の決定に際してリスクと利益との均衡を求めている．国の殺虫剤・防黴剤・殺鼠剤法および毒物管理法によって，合理的な理由なくして環境への悪影響を与えることのない殺虫剤に限る登録，健康や環境への障害を示す化学物質に関しては有益性，曝露の大きさ，代替薬品の有無についての評価が必要．

にある．法令などにリスク評価の方法論が記載されることは考えにくいが，その一方でリスク管理に用いられる特殊な指示や命令が法令に引用されることは考えられるところである(**表 3-4**)．当然，このような法的な記載事項は，リスク評価の方法に反映されるところとなる．また，別の発想によるリスクの基本的枠組みが開発-展開されたこともあって，リスク解析の要素であるリスク評価およびリスク管理，あるいは場合によってはリスク情報伝達の 3 要素を統合させる必要性が生じた．

3.2　生態系リスク評価

ヒトの健康のみならず環境保護は，人類すべてが望むところのものである．近年では，地球レベルでの気候変化，生物多様性の損失(熱帯雨林の消失)，あるいは資源維持などをめぐる諸問題が生じており，このようなことが環境構造や生態系の保全に向けた汚染制御の必要性を認識させる引き金となった．USEPA によって 1992 年に出された生態系リスク評価体制[30]は，化学物質とヒトの健康に関する米国アカデミーの考えを概念的に踏襲したものであるが，同時に，① 生態系は，複雑な生物群の複合体であり，集団間の相互作用には地域特性があること，② 生態系は，危険因子に対し異なる感受性を示す生物により構成されていること，③ 曝露経路の解明は，容易でないこと，④ 化学物質以外の危険因子(例えば，沈殿物堆積による海草への影響など)，および，⑤ 定量的なリスクの評価法の確立は，困難と思われること，などが指摘され，生態系に特有の問題点が明示された．また，化学物質のリスク評価との相違点を明確化するために，用語や評価方法に若干の変更が加えられた(**図 3-2**)．

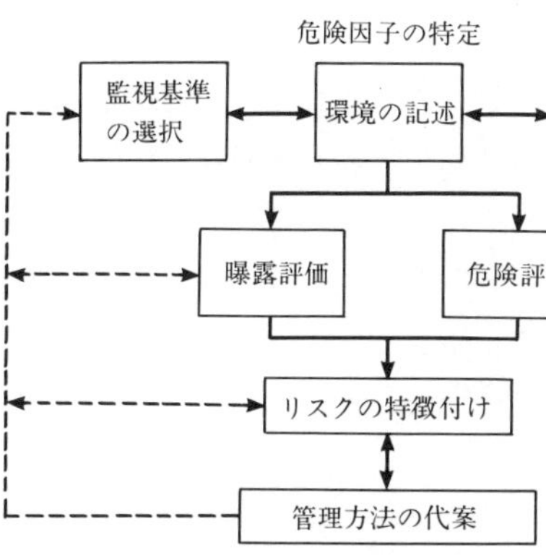

図 3-2　生態学的リスク

生態系のリスク評価では，リスク管理，リスク評価，リスク情報伝達の 3 工程を別立てで作業するのではなく，一本化して統括的に扱うことが望まれる．そのためリスクの枠組みの中に「問題提起」という新しいステップが設けられた．このステップでは，場所ごとの特異因子，資源，保全すべき価値などの初期評価や，ストレッサーの種類，評価の範囲(scope)，政策や規制に関わる問題，必要となる科学的データなどが検討対象となる．ところで，この分野では「ストレッサー」とか，「用量-反応」の代わりに「ストレッサー反応」などという言葉が用いらている．従来，「用量」は，行政用語として化学物質に限定的に用いられてきたことから，混乱を避けるための措置である．また，生態系における有害作用は多面的で，死亡率の増加，生殖変化，成長異常などといった直接的な影響に加えて，例えば，生息域が減少すれば結果的に放卵数の減少につながる，といったような間接的な影響も含まれる．すなわち，生態学的な影響とは生態系における相互作用の結果の表現型であり，そのモデル化はしばしば複雑かつ困難なものとなった．

USEPA による生態系リスク評価への取組みは，必ずしも方向が定ったものではなく，場合によってはデータ蓄積の必要性を強調するための政策として用いられたり，科学的評価を標榜した政策，というよりはむしろ施策に適合した研究の立案であったりすることから，依然としてその具体的手法については論争を呼ぶところとなっている．それ故，科学アカデミーによる当初の案に即した枠組みを採用している機関も少なくない[27]．

リスク評価においては，モニタリングが要点であることには今も変わりがない．重金属や栄養素といったストレッサーは直接監視の対象となるものであるが，その毒性や植物プランクトンの増殖などといった環境への影響は，実験や野外調査によって初めて明らかになるものである．また，原因と結果に関するデータは，どちらか一方でよいというものではなく，両方が揃っている必要がある．例えば，富栄養化の指標として窒素の負荷量(ストレッサー)とクロロフィル a の産生量(結果)を用量-反応関係に適合させることは可能であるが，この関係から毒素産生藻類の増殖といった負の影響が推測できるかといえば疑問である[18]．したがって，大気，水，沈殿物など異なった媒体を介した汚染物質の流れ，移動に伴う汚染物質の消長，あるいは汚染物質ごとに最も感受性の高い生物種の特定などは，欠くことのできない情報である．

ヒトの健康リスク評価と生態系のリスク評価とでは互いに似た手法が用いられているが，研究分野としては別扱いされてきた．汚染物質の許容限界(汚染限界)は，水，土壌あるいは大気といった媒体によってその値が大幅に変動するもので，水質汚濁防止法(Clean Water Act：CWA)の排出基準を例にとれば，ヒトの健康よりもむしろ生態系保全に照準を合わせてより厳しい値が設定されている．実際的には，ヒトの健康は生態系の健全さと密接に関係しているので，各種の基準値の設定に際してはヒトと生態系を包括的に取り扱う必要性がある．

事例 3-1　フィエステリア(*Pfiesteria*)：生態系とヒトの健康のリスク評価

フィエステリアは，河口付近に生息する渦鞭毛虫であるが，そのうちの *P. piscicida* は，ヒトや魚類に対する毒性物質を産生することが知られている．魚類では潰瘍形成や斃死に至り，ヒトには潰瘍形成，頭痛，呼吸障害および短期の記憶喪失などを引き起こす[4]．この種は，自由生活性で，その生活環は複雑で 24 期に分かれる．魚の生息密度が高い場合や環境の富栄養化が進行することで有毒化する．毒素に直接触れたり吸引したりした漁師や水遊びに訪れた者に被害が出た．有毒渦鞭毛虫は，米国大西洋岸中部の河口および海岸域で発生しており，100 万匹程度の魚が斃死する事例が 1995～96 年の間に 10 件以上も起きている．これら大量斃死のあった水域では，栄養素の大量流入が見られており，富栄養化に伴って大繁殖したものと推測されている．この水域では遊走子が通常の 100 倍以上にまで増加しており，特にリン酸塩の増加との関連性が指摘されている．また，別の環境調査においても排水の影響を受ける水域で遊走子の数が 6 倍となっていたとの報告もある．

3.3　微生物リスク評価の試み

感染症は，病原体に曝露されることによって引き起こされるという事実は旧知のことで，リスクとしての認識は既にある．ところが，薬剤耐性菌や *Cryptosporidium*(クリプトスポリジウム)，*Cyclospora*(サイクロスポラ)，*E.coli* O157：H7 などといった新しい病原体の出現によりにわかに注目されるところとなった．感染症のリスクや統計上の数値は，ある単位期間(通常は年間)の住民 1 000 人当りの罹患者数といった具合に千分率で表されることが多い．このような数値の信憑性は，検査室や医師，保健機関などによる疾病調査計画あるいは届出制度に依存しており，当然ながら調査計画が周到に計画されていれば，それだけ高い精度のデータを集めることができる．実際のところ，現行のシステムでは流行の実態を多分に過小評価しているとものと受け止められている．また，微生物リスク評価システムの意義は認めつつも，必ずしも過去のリスクが将来のリスクの推定につながらない点に批判がある．さらに，新たな病原体に関しては，診断方法が確立していなかったり，曝露形態や感染経路に関する調査が行われていなかったりする点も問題となっている．加えて，単に死亡者数のみとか，病気の程度や病日，治療その他の情報などといった診断の根拠が明確に示されていないような症例をもとに統計がとられていたりしていることも，信頼性を欠く原因となっている．ところで，感染症はもっぱら，ヒトからヒトへ伝播するものと誤認されていることが多いが，水や空気，食物といった環境汚染に関連したリスクであることも多い．

ロンドンの Broad Street のポンプ水事件は，コレラの水系感染が初めて明らかにされたことで有名であるが，この事件を境に疾病の伝播経路や環境要因の究明に疫学的手法が頻用されるようになった*2．「疫学とは，個人，場所，時間によって特定された疾病あるいは怪我の発生とその分布を研究する学問である[1]」と定義できる．これまで，疫学的手法は，慣例的に病気の流行や異常発生の調査に用いられてきたことから，研究対象がおのずと流行性疾患や水系／食品由来の集団感染症の病原体に限られていた．そこで，研究対象を癌などの慢性疾患に広げることで，環境疫学という新たな分野が創設された．「環境疫学とは，集団における疾病分布ならびに疾病の要因に影響する環境因子を研究する学問である[1]」と定義される．微生物に関する統括的なリスク評価プロセスでは，常に疫学的手法が用いられてきたし，今後とも不可欠の手段であることには変わりはないものと思われる．疫学の利点は，仮説に基づいた結果の予測ではなく，実際の健康影響に焦点が当てられていることで，得られたデータの科学的価値が高いことにある．

もちろん，疫学的手法のみでリスク評価ができるというものではなく，他の学問分野の導入が必要であることはいうまでもない．例えば，バックグラウンドに比して非常に小さな値となるようなリスクを評価する際には，疫学の感度では不十分な場合もある．このため，風土病におけるリスク調査は困難なことが多い．加えて，

*2 J.Snow が，患者のすべてが特定水源の水を飲んでいて，患者でない者は他の水源の水を受けていたことを確かめ，コレラが水を媒介してヒトからヒトへ伝播することを明言した．“On the Mode of Communication of Cholera” 2nd ed. Churchill, London (1855)

対象が人間であることで，曝露情報の欠如，不完全さ，あるいは曖昧さなどといった研究上の不都合が生じることがある．例えば，Payment ら[21]は，下痢症の実に 35 %が水道水の飲用を原因としているが，病原体や，その濃度，分布，汚染源，またその他の健康被害，慢性的な影響についての説明がなく，リスク管理上の戦略も立てられていない．

この間の動向を振り返ってみると，米国アカデミーの基本構想に沿ったリスク評価はあまり行われておらず，1983〜91 年の間にごく限られた規模で水系感染症の病原体判定に用いられただけにとどまっている[10〜12,22〜24]．その主な理由は，この方法がモデルを用いたリスクの推定にとどまり，実測値が効果的に表現されていない点が批判されたことによる．1980 年代までは，病原体リスクの定性解析がなされているが，定量的な試みは行われていなかった．これら初期の研究は用量-反応関係や曝露に関するデータベースの不足，水中の微生物に起因するリスクへの認識不足，あるいは調査体制の不備など様々な問題を抱えていた．

飲料水に由来する微生物リスクを用量-反応モデルに基づいて定量解析したのは，Haas[11]が最初である．彼は，ヒトの曝露実験のデータを用いて感染の可能性について数学モデルを検討し，ベータ-ポアソンモデルがウイルスの感染を最も良く表現することを報告している．このモデルは，年間および生涯リスクを計算し，飲料水中のウイルスの推定量に対する感染リスクや発症率，死亡率を推定するのに用いられた[10,12]．次いで，Rose ら[24]は，*Giardia*（ジアルジア）を対象に，浄水処理の各レベルにある水道水を介して 1 日当りと年間の感染リスクを，指数関数モデルから計算している．この研究の基礎資料は，汚染水や原水からのシスト除去方法が検討された際に集積されたデータが当てられた．その結果，水中の細菌，ウイルスおよび原虫類の基準値作成に際しては，「感染確率（probability of infection）」モデルの適用が推奨され[23]，表流水処理規則（Surface Water Treatment Rule）において特に *Giardia* 汚染防止に係る実行上の基準値を決める際に用いられた[29,31]．

Cooper ら[5]は，兵士が野外で水系感染症や他の危険因子に曝された際のリスクを定量的に検討している．彼らは，水系の病原体について感染量と発症に関する文献調査を行い，ロジスティック，ベータ分布，指数，および対数正規の各関数モデルを用いて部隊単位での感染の可能性を試算した．さらに，推定される病原体の濃度，飲込み量，部隊ごとの感染リスクなどを取り込み，モデルの一般化を図った．ところが病原体の濃度などのデータベースが限られており，不顕性感染率を推定する際に引用したエンテロウイルスの論文には，臨床データなどの詳細な記載がなかった．また，原水中の病原体検出状況や浄水処理に伴う除去効果に関するデータも限られたものであった．

初期の微生物に関するリスク評価を行ううえで制約となっていた要因の1つは，基礎データの不足とリスク評価や健康への影響，用量-反応関係，曝露評価などに関する解析の不足にあった．Sobsey ら[26]は，「西暦2000年における飲料水と健康」と題した報告の一部として，リスク評価に必要となるデータの概念的枠組みに言及している．それによると，病原体の検出法，健康への影響評価，用量-反応関係に関わるデータ，宿主と微生物の相互作用に関する生理学的な情報，および疫学的データなどの必要性が指摘されている．また，曝露評価には，病原体の検出状況，伝播とその間の消長，再増殖の可能性，および浄水処理に対する被処理性などの情報が必要となる．

基本的には微生物のリスク評価においても，米国アカデミーの化学物質に関する4段階アプローチという手法が適用できるものと考えてよい．しかしながら，化学物質から生物へ対象が替わることから方法論や用語は適宜変更が必要であろう．また，微生物リスク評価方法の構築にあたっては，疫学や医学，臨床，環境微生物，工学，あるいはこれらに限らず多様な学問分野を組み込んでいくべきであろう．

3.3.1 危険性の確認

危険性の確認とは，病原体を同定すること，および個々の病原体に起因するヒトの疾病の範囲を特定することである．疾病の臨床的な表現形態は，不顕性感染から死まで多様である(1および4章参照)．これらのデータは，文献や臨床微生物学の研究に依存している．個々の微生物に起因する疾病形態と同様に，微生物の病原性および疾病の重篤性に関する情報がきわめて重要となる．一方，宿主側の免疫状態や，繰返し曝露されることで宿主が獲得する防御能，健康被害の推定に用いる動物モデルの妥当性などについての検討が必要である．危険因子の同定にあたってはその地域特有の地方病や流行性疾患の調査，症例研究，入院状況調査，およびその他の疫学的データが重要となる．また，病気の伝播様式はしばしば病原体に特有である(例えば，狂犬病，マラリアやインフルエンザなどのような動物媒介感染症)．したがって，曝露形態も含めた伝播様式の解明が危険因子の特定の鍵となる場合がある．加えて，分子疫学などの新たな手法の導入によって環境中での病原体の挙動を容易に追跡できるようになったことから，疾病の伝播に際して環境の果たす役割が明らかにされるものと期待される．

3.3.2 用量-反応評価

用量-反応評価では，供与曝露(用量)量と感染率，あるいは曝露された集団での発症率との関係を数学的に解析することが目的となる．ところで，微生物の測定方法は，種類ごとに異なり，一般的に細菌類では培地上のコロニー数，ウイルスでは細胞培養中のプラーク数，原虫類では顕微鏡下でシスト／オーシストを数えている．このことから明らかなように，原虫類では，基本的に生死に関係なく粒子数が測られているにすぎず，その一方で細菌やウイルスでは，生きてはいるが培養できないものは計数不可となるなどそれぞれが問題を抱えている(5，7章参照)．このような制約が前提条件となるが，同一の病原体に対しては実験系と環境調査とで同じ検出法が用いられていることから，これらの間で限定的な比較は可能と考えてよい．なお，実験系の設定に際しては直接飲込み，吸引あるいは接触などといった自然界での曝露形態を組み込むよう配慮すべきである．また，最終結果として発症数のみならず，不顕性感染者を含むすべての感染者数も測定の対象である．ところで，ヒトでの感染実験では，被験者に成人の健常者があてられ，病原性の低い病原体が供される．しかし，集団は健常人や成人ばかりから構成されているわけではなく，病原体の毒力も様々である．したがって，データの解釈にあたっては，集団と病原体の双方の多様性に留意しなくてはならないであろう．加えて，抵抗性獲得という観点からすれば，繰返しの曝露実験も検討項目として重要なはずである．この点が検討された例はほとんどない．

3.4 微生物リスクの用量-反応モデルにおける閾値問題

病原体のモデル化に関しては，1個の病原体で感染が成立するか，それとも一定数以上の数が必要なのかという問題がある．現在の実験データは，独立作用説(あるいは，単個説)[25]を支持している．すなわち，実験室レベルでは細菌，ウイルス，原虫のいずれにおいても単一個体から増殖することが実証されており，これが独立作用説の根拠となっている．集団における散発例は，この独立作用説で説明が可能である．しかし，感染するか否か，さらに重篤化するか否かといった個体レベルの反応は，その個体の防御機構(細胞性あるいは液性免疫)に依存しており，独立作用説だけで感染に関わるすべての因果関係を説明できるものでもない[25]．従来，宿主の抵抗性に打ち勝って感染が成立するには，相当量の病原体が協調的に作用する必要があると説明されてきた[3]．独立作用説に沿って，単一個体の病原体で感染が成立するとしても，病原体の数が多ければそれだけ宿主の防御機構を回避して感染に至る確率が高くなることは明らかである[25]．受精に預かる精子はたった1個であるのにもかかわらず，受精には多数の精子が必要であることはよく知られている．感染のメカニズムをこのような全く別の生命現象から類推することもできるのかも知れない[25]．

ちなみに，用量-反応データの評価結果は，ほとんどの例で指数モデルやベーター-モデルに適合しており，閾値の推定に用いられる対数正規モデルへの適合性は低い．この事実も独立作用説を指示しているといえる[11]．現時点において，微生物に関する閾値の存在を積極的に支持するデータは得られていない．

ところで，既に述べたようにほとんどの用量-反応関係を求める実験系は被検者として免疫学的に正常な健康成人の協力を得て行われている．*Cryptosporidium* の感染実験[8,20]を除き，これまで報告された中で抗体陽性者や曝露体験者を除外するような作業を行った例は他に見当たらない．宿主の免疫状態の如何によっては，結果，ひいてはモデルに影響することは明らかである．したがって，現行のモデルから得られる値は，感受性の高い集団や抵抗力の弱い集団のリスクを過小評価することが懸念される．

一般論としてヒトに関するデータの集積は，既にかなりの量に達しているが，残念ながら病原体との相互作用を説明するという観点からはいまだに十分とはいえない．今後とも病原性，株間差，宿主側の免疫状態，あるいは複数回曝露などといった危険因子や用量-反応関係に必要な実験データの充実が求められる．

3.4.1　曝露評価(Exposure Assessment)

曝露評価とは，曝露された集団の規模や特性，曝露の経路，微生物の濃度と分布，および曝露期間などを明らかにするための試みである．曝露記載には，病原体量，病原体の検出回数，その空間的，時間的分布などに関する情報が必要となる．いうまでもなく，曝露評価の精度は，病原体の回収や検出，定量性に関する精度に依存する．また，病原体の特異性，重篤性や環境中での生存能力などの評価方法，あるいは伝播や環境中での挙動に関する基礎研究や実験モデルに依存する．ところが，病原体によっては，調査手段がないもの，研究方法や実験モデルの構築が不可能なものが少なくない(5 章参照)．また，飲料水や食品などでは汚染量を直接測定できないことも多く，もっぱら他のデータベースをもとにした推定値に頼らざるをえない状況である．それ故，環境中での不活化率と生残，細菌によっては再増殖，温度や湿度，太陽光，その他の環境因子に対する抵抗性，あるいは土壌，大気，水を介した伝播などといった生態学的特性，汚染源や環境中における挙動に関する基礎的な情報が必須となる．目下のところ，飲料水や食品では検出感度が低く，病原体を直に監視できないため，代替措置として浄水処理工程における病原体の不活化／除去に関するデータの充実に重きがおかれている．最終処理水の水質レベルは，これらのデータをもとに設定されている．

3.4.2　リスクの特徴付け(Risk Characterization)

リスクの特徴付けとは公衆衛生上の重要性，多様性の把握，危険因子の不確実性を評価するという 3 つの作業工程を統括したものである．この定義には，下記の範囲に関する概念が含まれる．

① 健康被害の範囲
② 用量-反応モデルにおける信頼限界
③ 病原体の分布範囲
④ 曝露範囲

病原体の分布や曝露形態は検出方法や生残状況(あるいは処理方法)に関わる特性によって分類することが可能である．リスクの特徴付けの有用性は，分類学的な類別とは無関係に，単に上記 4 項目の類似性をもとに病原体をグループ化することができる点にある．例えば，*E.coli* O157：H7などのように用量-反応モデルが確立されていない場合であっても，リスクの特徴付けの類似性から*Shigella*に関するモデルがそのまま適用できる利点がある．また，ここで用いられる健康被害評価や用量-反応モデルなどは，伝播経路解析や様々な曝露形態(貝類，リクレーション水，および飲料水)の評価にも応用が可能と考えられる．ただし，リスク評価の結果は，解析作業の各過程で代入した値によって左右される点に留意する必要がある．例えば，集団の構成者をすべて健常者(免疫学的に優劣のない一様な集団)と仮定して得られたリスクは，免疫不全者の健康被害を過小評価することになる．

リスクの特徴付けやリスク評価の信憑性は，微生物の病原性に関する情報伝播や濃度，被害の程度などといった疫学データの集積状況が判断材料となる．通常では食品や水を介した集団感染事例の疫学調査を通じて信憑性が判断されることが多い．つまり，このような機会には用量-反応モデルから導き出された仮説や外挿によって得られた結果の信憑性が評価されると同時に，モデルの最大変化量や不確定要素を検討する機会ともなる．

集団のリスクと個人のリスクの相関を知るために，リスク評価と集団における疾病の伝播に関わる疫学モデルとの結合が試みられている[9]．この試みの中で，曝露と用量-反応関係に加えて潜伏期間(曝露から感染／発症に至る時間)や免疫状態(免疫防御および免疫障害)，集団内での二次感染などといった新たな要素が取り上げられている．ところで，提案されたこのモデルの数値変換にはモデルパラメータとして13個，その他に22個程度のデータが必要とされるが，そのほとんどがよくわかっていないのが実情である．したがって，解析には仮の値を使わざるを得ないこと，また解析系そのものが複雑であることから結果の妥当性やその価値を評価するのは容易でない．

今日では，環境由来の病原体に対してリスク評価の方法論が適用できるものとの認識が得られつつある．一般的に低レベルの曝露とそれによる健康被害に関する事柄が対象となる．この定量解析も，多くの仮定のうえに成り立っているために確実性には欠けるが，異なった環境問題やその解決方法を比較することでそれらのリスクのランク付けが可能となる利点がある．このような試みは，病原体のリスク評価としては異例の取組みといえるもので，これまではもっぱら集団感染事例をもとに健康被害が推定されていた．また，汚染の把握には指標微生物や代替指標物が用いられてきた．水や食品，大気，物質表面，土壌などの低レベルの微生物汚染監視データは，この新しい取組みによって初めて解析可能となった．今日では風土病や流行時の環境汚染状況調査にこれらの手法が用いられている．

Cothern[6]の指摘するように,「情報の不完全さや, 解析プロセスに用いるデータの不足が定量的リスク評価法の発展を遅らせ, 実用面での障壁となっている」のは事実であろう．微生物の用量-反応モデルに関しては，今日に至ってようやくデータベースの整備がなされ，リスク評価ができる状況になった．しかし，発生状況に関するデータベースは不足しており，これがリスクの特徴付けの妨げとなっている．

3.5　微生物によるリスク評価のフレームワークと解析手法の進展

微生物の分野において現場対応型のリスク管理体制の構築が必要であることは論を待たないが，そのためにはリスク管理とリスク評価の統合が必要条件となっている(**図 3-3**)．関係諸官庁は，水質向上，食品安全および公衆衛生に係る施策としてそれぞれ個別に微生物リスク評価の適用を検討しており，USEPA は，*Giardia* を対象とした表流水処理規則の策定に際して初めて用量-反応モデルに依拠したリスク管理を導入した[31]．また，オランダでも Teunis ら[28]と国立公衆衛生-環境保護研究所との共同により微生物に関するリスク評価が正式採用された．このような動きは 1995 年以降に米国の食品安全イニシアチブ(提議)の提言によってさらに促進された．本来，リスク管理は，企業をはじめとし，州や地域行政機関さらには連邦政府機関に至るすべての行政レベルの関与が前提となっており，すべての事業単位においてリスク評価プロセスが十分に理解されて初めてリスク管理者の武器となりうるものである．

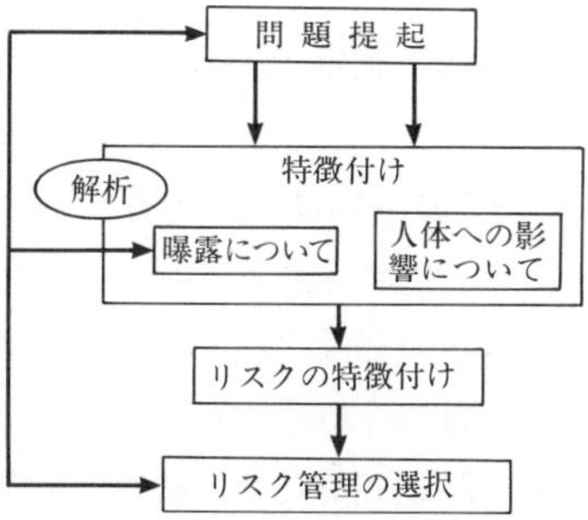

図 3-3　リスク管理と微生物リスク評価の統一のためのフレームワーク

USEPA も 1995 年に国の審議会を設置して，病原体リスク評価体制の発達を促した．具体的には，疫学，医学，微生物学，水処理学，食品安全，化学物質リスク評価，および政策担当など広範な研究領域の研究者からなる構成員によってリスク評価の取組み方，必要となるデータの種類，あるいは関数モデルなどが開発-整備された[14]．また，「**3.2　生態系リスク評価**」で指摘したように，微生物の分野においても管理，伝播様式の地域特性，リスク情報交換などリスク評価の各プロセスが導入されている．これにより評価プロセスの最初のステップに「問題提起」という新たな項目が追加され，管理者の判断材料となるようなデータ，対象となるリスクの種類，その優先順位について記載されるようになった．そして，リスク評価自体は曝露の記述および健康被害の記述を含めた解析過程で行われることになった．

既に述べたように，リスク評価における解析プロセスは，下記の4ステップからなっている(**図3-4**)．

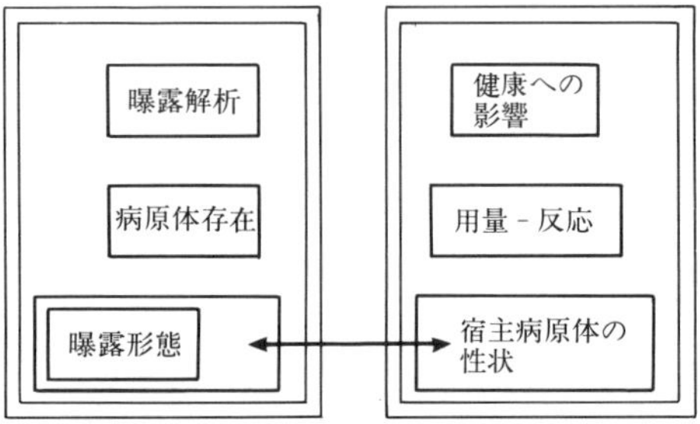

図3-4　微生物リスク評価の解析の様態[14]

① 人の健康への影響(顕性-不顕性感染，重症度，病日，入院，治療，死亡率，宿主の免疫状態，感受性グループ)．

② 用量-反応関係モデル．

③ 曝露解析(媒介物，量，経路，単一回か複数回，被曝露者の人口統計)．

④ 存在評価(方法，濃度，頻度，空間的および時間的変動，再増殖，死滅，伝播)．

事例3-2　飲料水の安全向上に向けたデータ選択のための微生物リスク評価

1993年にミルウォーキーで発生した *Cryptosporidium* の大規模水系感染と，これを受けて1996年に再公布されたSDWAにより，飲料水の安全供給にとって新たな脅威となった *Cryptosporidium* に注目が集まった[15]．同じ時期に中南米でのコレラなどのいわば旧来型の感染症も爆発的な広がりを見せたことから飲料水の安全性問題は，一気に国際的な関心にまで高まった[7]．いうまでもなく，糞-口感染症の病原体の大半は，水系を介して広がり，その汚染源は，動物や人である．一方，*Legionella*（レジオネラ）や *Mycobacterium avium complex*（トリ結核菌群）などの病原体は，元来は自然界に生息するもので，給配水系統で増殖することで水系感染症の原因となることが知られている．ところで，水道施設における微生物汚染対策といえばもっぱら薬剤処理に依存しており，微生物リスクと消毒薬の副成物による発癌リスクとはいわゆるトレードオフの関係にある．このトレードオフ問題は，あらゆる国の飲料水関係者の関心事であり，的確なリスク評価なしに問題の解決はあり得ない．この他，データベースを選択する際にも微生物リスク評価が利用されている（**表 3-5，3-6**）．そこでは，既存のデータや新規に得られたデータを系統立って分析することにより，対象とすべき汚染微生物やその管理戦略の優先順位を決める手立てとしている．用量-反応関係のモデル化とは別に，危険因子とその関連データ類は曝露と健康被害という２つの領域に分けて取り扱うことができる．

現在のところ，水系感染症におけるリスク評価では，水源流域や地域の社会構造の特徴の把握に焦点が置かれている．したがって，市，郡，州の各当局では専門家チームを組織し，医学，公衆衛生学，水道事業体，あるいは米国地質調査所や環境

表 3-5　飲料水に関する微生物リスク評価で対象となる健康関連因子†

健康影響	必要なデータ
水系を介した集団感染の評価	社会への影響度，感染率，入院患者数と死亡者数，人口統計，感受性グループ，汚染レベル，汚染期間，医療費，社会的損失，免疫状態，二次感染
風土病の評価	発生率，流行，地理的分布，一過性分布，感染経路別の患者比率（例えば，飲料水／食品），人口統計，感受性グループ，入院者数，個人当りの医療費，抗体保有率，感染率，発症率
免疫状態	非感受性グループと感受性グループの関係，終生免疫か一時的か，加齢と基礎疾患への影響
病原体の記載	病原性発現機序，病害因子，病害遺伝子，抗体による抵抗性
疾病の記載	疾病形態，病日，感受性，治療と費用，時間的損失，慢性的経過，危険因子の影響［妊娠，栄養状態，生活様式（例えば，喫煙と *Legionella* の関係），免疫状態との関係］
診断方法	診断技術の有無，通常検査の対象か特別の検査が必要か，難易度，経費，時間

† 別のデータベースが作成されるまでは臨床診断技術が確保されていなければならない．

表 3-6　飲料水に関する微生物リスク評価で対象となる曝露因子†

曝露条件	必要なデータ
伝　播	糞-口感染，経気感染，接触感染，複数の感染経路
環境中の汚染源	ヒトと動物の排泄物，沈殿物および生物膜中の病原体濃度，水系への負荷(病原体保有動物の特定，下水処理施設，雨水放流，汚水タンクその他)
生存活性	下水，土壌，地下水，表流水沈殿物および生物膜中での不活化；温度，太陽光，乾燥の影響
再増殖能力	下水，土壌，地下水，表流水沈殿物および生物膜中での増殖；温度と栄養素の影響
原水供給システムにおける発生	原水の種類と汚染レベル，一過性または地域的発生
処理に対する耐性	下水処理，浄水処理および配水処理による減少；消毒薬に対する耐性，ろ過による除去，その他；除去の把握に用いる代替指標物の妥当性(大腸菌群，濁度)
環境中での輸送	降雨関連事象との関係，土壌，エアロゾルおよび地下水への移行，配水系
検出方法の有無	原水の評価方法，環境汚染源の特定，定量測定，生存能力，処理水の評価

† 別のデータベースが作製されるまでは分析方法が確保されていなければならない．

関連機関などとの幅広い連携のもとでリスク評価体制を構築していくことが求められている．

塩素消毒は，*Shigella*(シゲラ)や *Campylobacter*(カンピロバクター)などといったある種の微生物に対してはきわめて有効であるが，その信頼性については，必ずリスク評価の対象項目とすべきである．例えば，消毒の不備がある確率で繰返し起きるものと仮定すると，水源の汚染状況によっては利用者に相当のリスクが及ぶことになる．このような問題は，処理の確実性の問題であって制御は容易であるが，病原性の強い病原体や集団に大きな被害を与える病原体の存在に関するデータベースの整備が決定的に重要となる．

水質，浄水処理，および微生物学的安全性の指標生物(物質)は，科学的な見地からすれば未解決分野といえる．過去100年間にわたって大腸菌群を指標細菌として微生物学的な品質や安全性の評価がなされてきたが，大腸菌群がウイルスや原虫類，あるいは生物膜中に棲息する細菌類の指標となり得ないことは明らかである．この点は，表流水処理規則の策定の際に確認されている[31]．また，浄水処理工程における指標物質は，微生物リスク評価に一定の役を担っていることは事実であるが，この種のデータが曝露予測に有効とはいい難いのもまた事実である．

健康被害に関する総合評価が得られていない状況下であっても，系統立った選択肢を有効に活用することで，効率的に曝露の収束に向けた情報の収集が可能となることもある．具体的には，飲料水の衛生管理における管理手段に優先順位を付けたりすることで，最終的には管理上の決定につながるものと期待される．

事例 3-3 食品安全における微生物リスク評価の使用と HACCP システム

HACCP(hazard analysis critical control point：危害分析重要管理点)は，食品の安全性を保証するために考案された作業工程である．ここでは物理的，化学的あるいは生物学的な危険因子の特定とその防除基準が定義されている．危険因子を許容範囲内に抑えたり完全に排除したりするための要点が決められ，この管理要点は，CCP(critical control point)と表される(**表 3-7**)．理論的には，CCP とは危険レベルを下げるための的確な処理を講じるべき監視ポイントのことであるが，HACCP の導入は今後の課題である．

HACCP は，食品ごとに特有であって，例えば牛肉と貝類では，危険因子や CCP は異なり，また，同じ原料を用いても製品の種類によって異なる．多くの場合，農場から食卓までの食物の流れに沿ってそれぞれの CCP を特定し，段階ごとの防御策を決めるところに目標が置かれている．本来 HACCP は，管理戦略であって，それ自体にリスク評価プロセスも兼ね備えている．つまり，危険因子の特定や曝露評価に関する一部の作業が含まれている．一方，HACCP の問題点は定量性に乏しい

表 3-7 食品ごとの危険因子と CCP の例

食品	危険因子	発生源	管理要点
貝類	*Vibrio vulnificus* およびその他の種，腸内ウイルス(HAV，ノーウォークウイルス)	*Vibrio* は温度や衛生状態により自然界で増殖；ヒトの排泄物の混入した水から貝類が体内にウイルスを濃縮	貝類の生息環境の汚染防止，浄化†1，調理†2
牛肉	*E. coli* O157：H7	畜舎内感染，感染した調理人	畜舎内での感染予防，解体，精肉工程での糞便汚染防止；温度管理による菌の増殖防止
農産物	*Cyclospora*	感染者の糞便	灌漑用水の汚染防止；箱詰め作業場の衛生管理；温度管理によるオーシストの成熟阻止†3

†1 浄化とは，汚染された貝類を正常な水環境に置き，病原体を吐き出させる工程．
†2 原因ウイルスが熱耐性であったため，調理済み(焼く，蒸す，揚げる)貝類からウイルスによる集団感染事例が発生．
†3 オーシストは便中に排出されるが，外界で成熟する．発育至適温度は 28～35℃．

ことで,用量-反応関係やリスクの総合評価といった点の考察に欠けるということである．このシステムでは徹底したリスク評価が前提となっており，そのうえで初めて汚染の制御や処理基準，あるいはモニタリングなどに関する適切な管理上の意思決定ができると考えてよい．農場から食卓までの食品の流通経路をたどれば，生産,収穫，処理，輸送，梱包，保存，卸し，小売といった一連の流れがある．さらにその最終段階に家庭やレストランでの調理がある．リスク評価の工程とHACCPとの関連について説明するためにいくつかの例を引くことができる．

どの危険因子を調査対象にするかが決まれば，臨床データをもとに危険性の確認が可能となる．その際の注意事項として，単に食品を介した集団感染という観点のみならず，地域に特有の風土病も視野に入れる必要がある．また，危険因子によっては複数の食品が関与していることがあるし，もっぱら1種類の食品が原因している場合もある．また，用量-反応モデルを適用する際には，他の条件と重なることで危害が増強される場合があることも注意する必要がある(食品に緩衝作用があると病原体の感染性が増すことがあり，用量-反応曲線への影響が想定される)．例えば,貝類の生物濃縮効果はよく知られたことであるし，温度管理が悪ければ食品中で増殖する細菌もある．実際的には，このような諸条件を考慮して想定した用量-反応モデルの開発が必要となる．また，曝露評価を行うにあたっては，基礎データとして個人当りの平均的な食物供給量と単位時間(例えば，年間)の供給回数の算定根拠が必要である．しかし，食品の汚染監視を通して曝露状況を把握することは容易でなく,むしろ汚染源を監視対象とする方が容易である．そこで，これに解析可能な環境条件を加味したモデルが考案されている(**図 3-5**)．

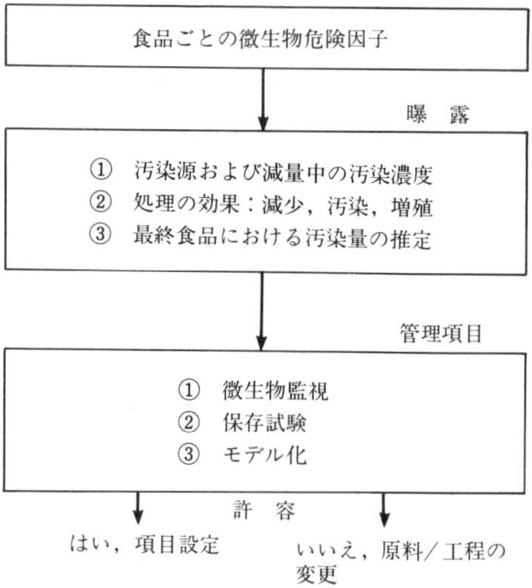

図 3-5　リスク評価を用いたHACCP管理項目の設定[19]

ところで，HACCPでは食事当りのリスクの許容レベルを明らかにする必要がある．仮に危険因子に対して全く許容量がない状態を想定すれば，リスク評価を通じて的確な評価が得られるのは値段と利益のみである．HACCP の完全実施に向けて，将来的には危険因子や食品ごとの CCP 監視の改良が必要である．

参考文献

1. Aldrich T., and J. Griffith, eds. 1993. Environmental epidemiology and risk assessment. Van Nostrand Reinhold, New York.
2. AWWARF. 1992.
3. Blaser, M. J., and L. S. Newman. 1982. A review of human salmonellosis. I. Infective dose. Rev. Infect. Dis. 4:1096–1106.
4. Burkholder, J. M., and H. B. Glasgow, Jr., 1997. *Pfiesteria piscida* and other *Pfiesteria-like* dinoflagellates: behavior, impacts and environmental control. Limnol. Oceanogr. 42(5, p. 2):1052–1075.
5. Cooper, R. C., A. W. Olivieri, R. E. Danielson, P. G. Badger, R. C. Spear, and S. Selvin. Evaluation of military field-water quality. Vol. 5. Infectious organisms of military concern associated with consumption: assessment of health risks, and recommendation for establishing related standards. Lawrence Livermore National Laboratory UCRL-21008, Vol. 5. U.S. Army Medical Research and Development Command, Fort Detrick, Frederick, MD.
6. Cothern, C. R., ed. 1992. Comparative environmental risk assessment. Lewis Publishers, Boca Raton, FL.
7. Craun, G. F., ed. 1996. Water quality in Latin America. International Life Sciences Institute Press, Washington, DC.
8. Dupont, H., C. Chappell, C. Sterling, P. Okhuysen, J. Rose, and W. Jakubowski. 1995. Infectivity of *Cryptosporidium parvum* in healthy volunteers. New Engl. J. Med. 332:855, 1.
9. Eisenberg, J. N., E. Y. W. Seto, A. W. Olivieri, and R. C. Spear. 1996. Quantifying water pathogen risk in an epidemiological framework. Risk Anal. 16:549–563.
10. Gerba, C. P., and C. N. Haas. 1988. Assessment of risks associated with enteric viruses in contaminated drinking water. ASTM Spec. Tech. Publ. 976:489–494.
11. Haas, C. N. 1983. Estimation of risk due to low doses of microorganisms: a comparison of alternative methodologies. Am. J. Epidemiol. 118:573–582.
12. Haas, C. N, J. B. Rose, C. Gerba, and S. Regli. 1993. Risk assessment of virus in drinking water. Risk Anal. 13:545–552.
13. Hoppin, J. 1993. Risk assessment in the federal government: questions and answers. Center for Risk Analysis, Harvard School of Public Health, Boston.
14. International Life Sciences Institute. 1996. A conceptual framework to assess the risks of human disease following exposure to pathogens. Risk Anal. 16:841–848.
15. Mac Kenzie, W. R., N. J. Hoxie, M. E. Proctor, S. Gradus, K. A. Blair, D. E. Peterson, J. J. Kazmierczak, K. Fox, D. G. Addiss, J. B. Rose, and J. P. Davis. 1994. Massive waterborne outbreak of *Cryptosporidium* infection associated with

a filtered public water supply, Milwaukee, Wisconsin, March and April, 1993. N. Engl. J. 331(3):161–167.

16. National Academy of Sciences. 1977. Drinking water and health. Safe Drinking Water Committee. National Academy Press, Washington, DC.
17. National Academy of Sciences, 1983. Risk assessment in the federal government: managing the process. National Academy Press, Washington, DC.
18. National Research Council. 1993. Managing wastewater in coastal urban areas. National Academy Press, Washington, DC.
19. Notermans, S., and G. C. Mead. 1996. Incorporation of elements of quantitative risk analysis in the HACCP system. Int. J. Food Microbiol. 30:157–185
20. Okhuysen, P. C., C. L. Chappell, C. R. Sterling, W. Jakubowski, and H. L. Dupont. 1998. Susceptibility and serological response of healthy adults to reinfection with *Cryptosporidium parvum.* Infect. Immun. 66:441–443.
21. Payment, P., L. Richardson, J. Siemiatycki, R. Dewar, M. Edwardes, and E. Franco. 1991. A randomized trial to evaluate the risk of gastrointestinal disease due to consumption of drinking water meeting current microbiological standards. Am. J. Public Health 81:703–708.
22. Regli, S., J. B. Rose, C. N. Haas, and C. P. Gerba. 1991. Modeling the risk from *Giardia* and viruses in drinking water. J. Am. Water Works Assoc. 83:76–84.
23. Rose, J. B., and C. P. Gerba. 1991. Use of risk assessment for development of microbial standards. Water Sci. Technol. 24:29–34.
24. Rose, J., C. N. Haas, and S. Regli. 1991. Risk assessment and control of waterborne giardiasis. Am. J. Public Health 1:709–713.
25. Rubin, L. G. 1987. Bacterial colonization and infection resulting from multiplication of a single organism. Rev. Infect. Dis. 9(3):488–493.
26. Sobsey, M. D., A. P. Dufour, C. P. Gerba, M. W. LeChevallier, and P. Payment. 1993. Using a conceptual framework for assessing risks to health from microbes in drinking water. J. Am. Water Works Assoc. 85:44–48.
27. Suter, G. W., II. 1993. Predictive risk assessments of chemicals, pp. 49–88. *In* G. W. Suter II, ed., *Ecological risk assessment.* Lewis Publishers, Boca Raton, FL.
28. Teunis, P. F. M., A. H. Havelaar, and G. J. Medema. 1994. A literature survey on the assessment of microbiological risk for drinking water. Report 734301006. National Institute of Public Health and Environmental Protection, Bilthoven, The Netherlands.
29. U.S. Environmental Protection Agency. 1989. Guidance manual for compliance with filtration and disinfection requirements for public water systems using surface water sources. EPA Report 570/9-89/018. U.S. EPA, Washington, DC.
30. U.S. Environmental Protection Agency. 1992. Framework for Ecological Risk Assessment. EPA Report 630/R-92/001. U.S. EPA, Washington DC.
31. U.S. Environmental Protection Agency. 1989. National primary drinking water regulations; filtration and disinfection; turbidity; *Giardia lamblia,* viruses, *Legionella,* and heterotrophic bacteria. Fed. Reg. 54(124):27486–27541.

第 4 章　危険性の認知

微生物が関係するヒトの健康に関する危険についての理解やその記述は，これまで主に 3 つの研究分野で行われてきた．医学の分野では，感染症がその対象となる．公衆衛生では，疫学の分野で食品，媒介生物，そして水に由来する微生物のような特定の伝播経路に焦点を合わせてきた．最後に，臨床微生物学の分野は，感染性微生物の性状について調査してきた．「感染性の(infectious)」という言葉は，病原体あるいは細菌といった病気を引き起こすもので汚染するということを意味する「感染する(infect)」という言葉に由来する形容詞であり，そしてそれらの病原因子が疾病に伴って増殖することが可能であり，それ故，他者に伝播されうることを表す．感染性微生物の主なグループは，2 章に記載されており，細菌，真菌，プリオン，原虫そしてウイルスが含まれる．藻類やある種類の渦鞭毛藻も水中に自然に見られる微生物の仲間に入るが，ヒトの健康被害は，これらの微生物が産生する毒素への曝露によるものであり，感染の過程は関係しない．これは，増殖の過程で食品中に病気を引き起こす毒素を産生するある種の食品由来の細菌(例えば，*Clostridium*)に似ている．微生物による危険を認知するための内容は，記述的，機械的であり，またある場合は定量的であり，また，微生物，疾病の進行プロセス，そして疾病発生のサーベイランスが含まれる．

微生物による危険の認知のステップは，次のとおりである．

① 病原因子が発見され，それが特定のタイプの病気の原因であり，また伝播した場合，新たに曝露されたヒトに同じ病気が起こることを示すコッホの仮定に基づく証明が与えられるような，ヒトの疾病の原因としての微生物の同定．

② 疾病の徴候や感染の有無，さらに特異的には宿主からの臨床材料(例えば，

痰，便，血液)中の微生物を同定する診断ツールの開発.

③ 曝露(例えば，呼吸器からの侵入)から感染(人体への病原体の定着)，病状の進行，そして死に至るまでの疾病の進行プロセスの理解.

④ 考えられる感染経路の特定.

⑤ 微生物の毒性発現の要因と微生物の構成，およびそれら微生物の伝播と病気の発生プロセスを理解する助けとなるライフサイクルの調査.

⑥ 地域人口における疾病の発生とその広がり(地域的疾病リスク)の評価，ならびに流行発生(疫学的リスク)調査のための診断ツールの使用.

⑦ 疾病の進行プロセスと対応方法の研究のためのモデル(通常は動物モデル)の開発.

⑧ 感染と戦う宿主の免疫系の役割の評価と予防のためのワクチン開発の可能性.

⑨ 様々な曝露に関する疫学的研究.

4.1 感染症の認知と診断

疾病(disease)［あるいは病気(illness)］の認知は，様々な診断方法の中の1つによって行われる(**表 4-1**)．疾病と病気の違いは，いくつかの場合には小さいが，医

表 4-1 感染および疾病の診断方法

方法	診断方法	長所／短所
症状ならびに診察記録	患者の自覚症状(頭痛)や外部観察(発熱，発疹)に基づく	感染の診断や特定が容易だが，一般的に特定の病原体に特異的でなく，より包括的な症候(例えば，下痢など)
臨床診断	臨床材料(痰，便，血液など)中の病原体の存在の検査†1	病原体を特定できるが，患者が検体を届けなければならず，また病原体を調べる検査方法が必要
抗体反応	感染の結果生じる抗体の存在の間接的検査(血液，またある場合は唾液)†2	病原体に特異的だが，曝露時期や感染時期を特定できない

†1 不顕性感染も検出可能.

†2 抗体反応は，その後に引き続き受けた曝露や感染から保護される場合もされない場合もあり，また，通常は感染しなければ起こらない.

療の観点および危険性の認知のためには，これらは必ずしも同じことを意味するわけではない.「疾病」は，最終的に病気あるいは生活機能を損なう状態に至るプロセスあるいはメカニズムとして定義される．ヒトは，初期的な徴候のないまま疾病に罹ることがあるだろう.「徴候(symptom)」とは，病気に罹ったヒトによって表現される病気の影響(例えば，頭痛，下痢，腹痛，嘔吐)の有様である.「病気の臨床評価(Clinical assessment of the illness)」は通常，観察可能な病気の記述(例えば，熱や血便)によって定義される．感染は，体内における微生物の定着化であり，疾病をもたらし,微生物による疾病の過程の第一段階であるいくつかの徴候を現す.しかし,不顕性，あるいは臨床症状を示さない感染もある．徴候や臨床的記述(例えば，熱,発疹，炎症)は，非常に特異的であり，はしかのように特定の病因と関わっていることもあれば，下痢のようにたくさんの異なる種類の微生物が関わっている一般的なものもある．

認知の2番目の意味は,宿主試料中の特異的な微生物の検出(水様便中から腸管病原体を実験室的に同定すること)による「臨床診断」である.これには試料(痰,糞便,血液，生検材料)の収集と特別な診断試験(特異的な増殖，生化学的試験，染色，遺伝子的，あるいはタンパク質マーカー，顕微鏡的同定)が必要である．これはまた,疾病の徴候およびその進行をもたらし，体の特定の細胞，あるいはまた器官の感染という結果を与える因子について，ある程度理解することも意味する．患者が徴候を訴えない感染(不顕性感染)は，こうした方法で検出可能である．

認知のための最後の方法は，感染に対する宿主の免疫システムに関係するもので，血液，またはある場合には唾液中に検出される「抗体反応」に対応するものである．この抗体反応は，過去の，あるいは最近受けた病原体への曝露に関係する．ある場合には，抗体の種類と量によって曝露と感染のおおよその時期を特定することができる．感染を伴わない曝露は，ワクチン接種によって起こるような高濃度の抗原への繰返し曝露の場合を除いて，稀にしか抗体反応を起こさない．

1番目の方法である症候学的診断(頭痛，腹痛，下痢)は，住民における疾病の広がりを評価する数多くの研究の中で使われ続けてきた．**事例 4-1** は，飲料水に関係した微生物の危険性をこの手法を使って説明したものである．

事例 4-1　飲料水の健康影響調査に関する研究[35]

研究：給水栓の水を飲んでいた人々と逆浸透膜を利用した浄水装置を通した水を

飲んでいた人々の健康状態を比較研究した．

健康影響：各家族のうちの１名がその家庭のすべてのメンバーの疾病の記録と報告(吐き気，嘔吐，下痢，発熱，痙攣(けいれん)，筋肉痛，寒気，インフルエンザ，咽頭炎，仕事あるいは学校の欠席，医師への訪問，入院)の責任を負った．

疾病発生の定義：少なくとも６日以上の無症状期間が続いた後に，１日以上続く症状(嘔吐あるいは水様下痢，腹痛を伴う吐き気あるいは軟便)が発生した場合．

結果：1年間１人当りの疾病の発生率は，給水栓水を飲んだ人で0.76，給水栓水をさらに処理をした水を飲んだ人で0.5であったことから，報告された胃腸疾患の35％は，給水栓水と関係があると評価された．

長所と短所：感染経路と費用-便益分析に役立つ健康被害は認知できたが，特定の微生物による危険性は認知できなかったし，さらに稀にしか発生しない慢性的な健康影響(例えば，ウイルス性筋痛症)は認知されなかった．また危機管理のための選択肢については言及されなかった．

地域住民における罹患程度と特定の微生物的危険性についての認知が，過小評価されていることは一般に認められている．これは主に，診断方法の欠如ならびにそれを用いた住民における疾病罹患状況のスクリーニングが行われないためである．

事例 4-2　地域住民における疾病の原因としての *Cryptosporidium*（クリプトスポリジウム）に対する不完全な診断

- この寄生虫は，1895年に初めて記載されたが，1976年に腸管の生検が診断に用いられるまでヒトの病気として認識されなかった．
- 1980年代の初期に開発された糞便中のオーシストを調べる診断試験方法により，世界中で人口の0.5～20％に本症の広がりがあることを示した．抗体試験では30～50％であることが示された．
- ほとんどの人が医師のもとに行かないし，適当な試料を診断のために試験機関に提出しない．
- *Cryptosporidium* の試験は，医師の要請がない限り寄生虫関係の研究室では日常的に行われていない．
- 1990年代までほとんどの州あるいは国家的な統計データベースに報告されていない．

4.2　微生物感染による健康影響の結果

微生物に曝露された後，ひとたび感染が始まると(用量-反応あるいは罹患速度によって定義される.「**4.5　危機管理のための疫学的手法**」および5章参照)，不顕性の病気，様々なレベルの急性および慢性の疾病(症状の軽い病気からやや重い病気，慢性的な健康問題から入院を必要とする状態まで)，さらには死までを含む様々な結果を招来する可能性がある. 特に，コクサッキーウイルスB群の感染によって起こる変質性の心臓病やインスリン依存性の糖尿病，*Helicobacter pylori* を原因とする消化性潰瘍や胃癌のような微生物が関係する慢性的な疾病や長期にわたる余病についての知識や文献が不十分である.

図 4-1 は，感染によって起こるそうした様々な結果を示している. 健康データベースに基づいて，それぞれの結果が起こりうる可能性を定量的に予測することは困難である. なぜなら，それらは，微生物ごとに，また分離株ごとにさえ特異的であり，さらに宿主の状態にもよるからである. しかし，危険性認知が目標とするものは，これらの結果がどこまで広がるのかを定義することである. それぞれの結果は，割合あるいはパーセンテージで記述されるが，データと関係する人口と同様に分子と分母は適切に定義される必要がある. **表 4-2** は，*Salmonella*(サルモネラ)感染におけ

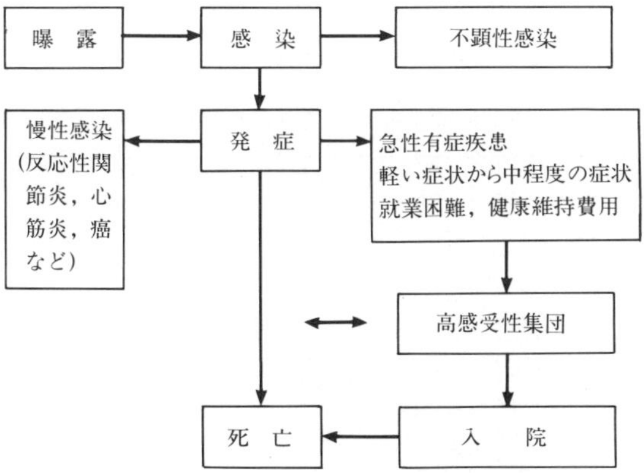

図 4-1　感染によってもたらされる様々な結果

表 4-2　*Salmonella*（チフス菌以外）の罹患率

研究例	調査対象／調査状況	罹患率(%)
1	子供／食品取扱者	50
2	レストランでの集団感染	55
3	学校寄宿舎での集団感染	69
4	養護ホーム従業員	7
5	病院の調理職員	8
6	病院の調理職員	6
7	院内集団感染	27
8	サマーキャンプでの集団感染	80
9	養護ホームでの集団感染	23
10	院内集団感染	43
11	食品原因の集団感染	54
12	食品原因の集団感染	66
平均		41

出典：参考文献6

る有症感染のレベルの例である．この結果を表すのに使われる言葉は罹患率（morbidity）である．主に集団発生の調査の間に行われた12の研究の合計では，有症患者数を感染者（*Salmonella* の場合，糞便試料から細菌が検出されることで，感染したことがわかる）全員の数で割った割合は，6～80％の範囲にあり，平均41％だった．逆にいうと平均59％（範囲でいうと20～94％）が不顕性感染であった．これらのデータは，病気の種類あるいは激しさを示すものではなく，感染による健康影響を知るにはしばしば他のデータベースが必要となる．

ほとんどの微生物感染について急性の結果は，記述されてきた一方，慢性影響は，おそらくより重要であるものの，記述されることはかなり稀であり（患者数に関しては），一般に定量できないものと思われている．**表 4-3** は，これまで急性および慢性の影響を持つことが示された細菌，原虫，ウイルスのいくつかをあげたものである．慢性影響のいくつかは，より深刻であり，特に感受性のより大きな人々に影響を及ぼす．例えば，腸管病原性大腸菌（enteropathogenic：EPEC）は，大人では軽い症状

表 4-3　微生物による急性および慢性疾患

原因微生物	急性疾患	慢性疾患
Campylobacter	下痢	ギラン-バレー症候群
E.coli O157：H7	下痢	溶血性尿毒症症候群
Helicobacter	胃炎	潰瘍および胃癌
Salmonella，*Shigella*，*Yersinia*	下痢	反応性関節炎
コクサッキーウイルスB群	脳炎，無菌性髄膜炎，下痢，呼吸器疾患	心筋炎，反応性インスリン依存性糖尿病
Giardia	下痢	成長不良，乳糖不耐性，慢性関節痛
Toxoplasma	新生児症候群，聴力失調，失明	精神遅滞，痴呆，発作

(1～2 日の軽い下痢)であるが，一方で同菌種の血清型 O157：H7 は，子供や高齢者では死に至ることもある出血性尿毒症を引き起こす．**図 4-2** は，1993 年にノースウエスト州で起きた汚染されたハンバーガーを原因とする集団感染で記録された健康影響のいくつかを表したものである[4]．*Salmonella*(サルモネラ)，*Shigella*(シゲラ)および *Yersinia*(エルシニア)は，これらに感染した人々の約 2.3 %に反応性関節炎を引き起こすことが示されている．*Toxoplasma gondii* は，成人では非常にささいな

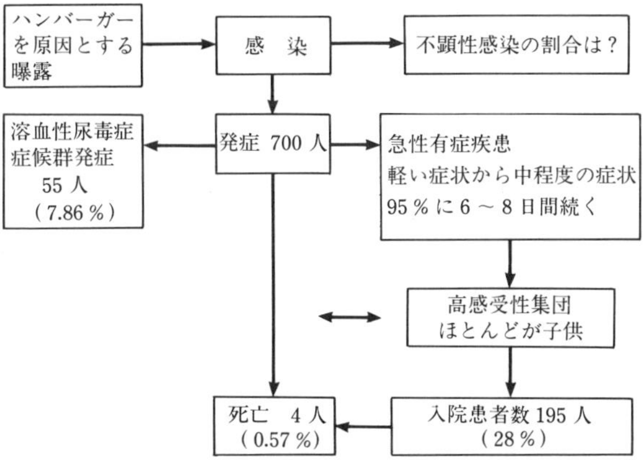

図 4-2　食品を原因とするある *E.coli* O157：H7 集団感染事例における健康被害

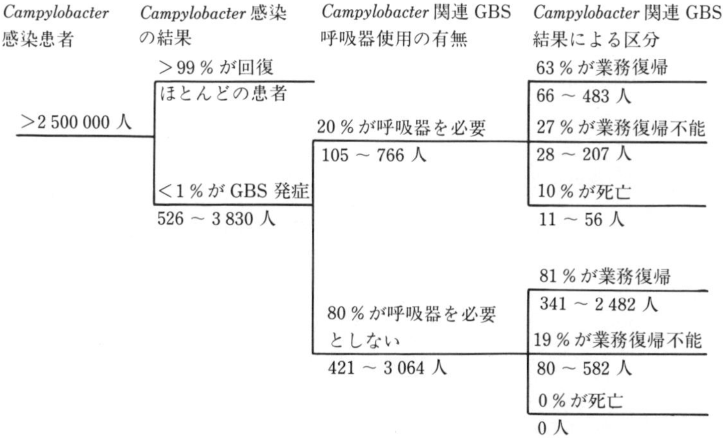

図 4-3　*Campylobacter* 関連ギラン-バレー症候群(GBS)に関わる健康影響

病気を引き起こすだけだが，胎児に先天的な奇形を生じる．もし母親が血清的に陽性ならば，母親から胎児への感染の機会が45％(30～60％の範囲で)あると評価されてきた．感染の結果として，新生児の55％は正常であるが，2％は死亡，11％は発育遅延，6％は盲目という影響が生じる[38]．ギラン-バレー症候群(Guillain-Barré syndrome：GBS)は，米国において神経-筋肉麻痺の主要な原因であり，毎年2 628～9 575件を数え，その20～40％が*Campylobacter*(カンピロバクター)の感染によって起きている[5]．**図4-3**に，これまでに確認された*Campylobacter*関連のGBSによる健康影響の結果のいくつかを示す．

水系感染症が集団発生している最中の入院率は，その感染症の原因因子と密接に関係している(**図4-4**および**表4-4**)．米国における水系感染症の集団発生において最も高い入院率を示したのは，A型肝炎ウイルス(Hepatitis A virus：HAV)と*Shigella*，*Salmonella*および*E.coli*などの細菌が関わる場合であった．*Cryptosporidium*では1.0％程度の割合であり，テキサス州での集団感染の際には0.85％であった．ジョージア州Carrolltonで起きた集団感染では，入院患者の数は記録に残されていないが，病院の救急処置室(emergency room：ER)を訪れた人の数は，5～6倍に増加し，全患者数に占めるER訪問者数の割合は，およそ0.8％であった[17]．ウイスコンシン州ミルウォーキーでは，入院者数は，4 000人と見積もられ[32]，うち*Giardia*(ジアルジア)やノーウォーク様腸管系ウイルスによるものは，1％以下で

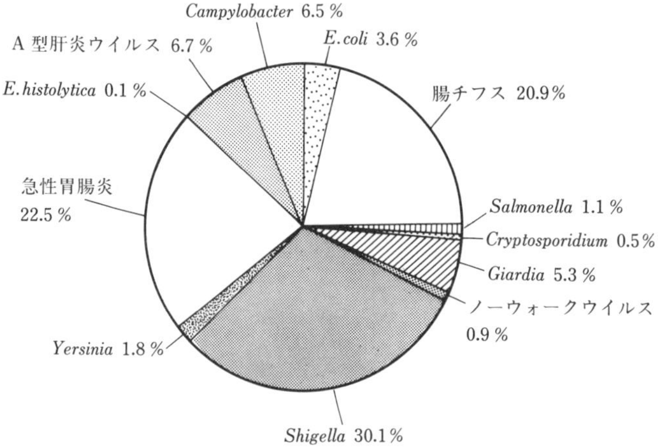

図4-4　病原体による集団感染発生時の入院率(1971～90年)

表 4-4 米国における水系微生物集団感染で報告された入院状況(1971～92 年)

原因微生物		水系感染集団発生データ		集団感染発生中の入院状況データ		
		集団感染例数	患者数	集団感染例数	全患者数に占める入院患者数の比	入院割合(%)
ウイルス	A 型肝炎	29	807	9	75/265	28.3
	ウイルス性胃腸炎	30	12 699	4	10/1 154	0.9
細菌	*Salmonella*	12	2 370	3	12/293	4.1
	Shigella	54	9 967	24	339/5 768	5.9
	Campylobacter jejuni	13	5 257	5	73/2 152	3.4
	Yersinia enterocolitica	2	103	2	20/103	19.4
	E.coli †1	3	1 323	2	41/323	12.7
	腸チフス	7	293	4	235/277	84.8
寄生性原虫	*Giardia lamblia*	118	26 733	18	60/13 239	0.5
	Cryptosporidium †2	5	433 517	3	4 105/415 960	0.99
病原体不明急性胃腸炎症状		341	82 486	50	253/40 039	0.6

†1 O157：H7 による 2 例および O6：H16 による 1 例の集団感染

†2 ウイスコンシン州ミルウォーキーでの集団感染とジョージア州 Carrollton での集団感染時の救急治療室外来者[17,26,32]を含む.

出典：文献 10，18，31 のデータより

あった. 原因不明の急性胃腸炎(acute gastrointestinal illness：AGI)による入院は，1％以下であったが，多くの患者(874 人)が自分たちの症状は，ER での処置が当然の深刻なものであると感じていた. AGI による入院者数のおよそ 4 倍の人が ER で処置を受けた. ER で処置された患者のうち，有意な数で診断された他の唯一の病気は，ジアルジア症であり，入院者数(60 人)の 2 倍(120 人)の患者数が ER で見られた. より深刻な症状は，細菌や HAV の感染によって引き起こされるが，*Giardia* や AGI の原因微生物は，入院患者数の有意な増加をもたらし，それぞれ総入院患者数の 5.3％および 22.5％となっている(**図 4-4**).

死亡率(mortality)と死亡(death)は，しばしば最も認知され，報告され，また使用される最終結果である. しかし，死亡率は，分母(総患者数)が正しく定義されなかったり過小評価されたりするため，過大に評価される可能性がある. 様々な微生物について見積もられた死亡率を高齢者人口のそれと比較した**表 4-6** を参照されたい. 感受性の高い人々にとっては，死亡率と同様，急性時の重篤さがより重要なことがよくある.

4.3　感受性の高い集団の存在

人口のうちの特定の集団，例えば，妊婦，高齢者，乳児，免疫不全患者などが，最近では人口の約20％となっており（**表4-5**），その数は年々増加すると予測される[48]．感染を受けやすい集団の67％が高齢者と見積もられ，その大多数が長期療養施設に居住している．多くの水系病原体に曝露された場合，こうした人たちでは症状がより重くなり，死亡率がより増大する危険がある．

表4-5　米国における感受性の高い集団

集団	人数	調査年
妊婦	5 657 900	1989
乳児	4 002 000	1989
高齢者(65歳以上)	29 400 000	1989
養護ホームまたは他の療養施設の入居者	1 553 000	1986
癌患者(入院患者を除く)	2 411 000	1986
臓器移植患者(1981～89年)	110 270	1981～89
AIDS患者	142 000	1981～90

出典：参考文献48

4.3.1　妊婦，新生児，乳幼児

妊娠中の女性は，水中微生物に感染するリスクが大きく，新生児への感染源にもなりうると考えられる．過去10年間に，汚染された水によって引き起こされたE型肝炎の流行例が少なくとも30事例あったことが17箇国で記録されている[8]．米国におけるE型肝炎の流行例は報告されていないが，発展途上国を旅行して帰国した旅行者の感染事例がある．水系感染事例では，時として，数千人もが罹患する場合がある．全体的に見ると，流行中の致命率(対患者)は，1～2％程度であり，HAVの場合より有意に高い．しかも，妊娠中の女性は，一般的に致命率が10～20％であり，40％に達する場合もある[8,15]．これとは対照的に，A型肝炎の場合は，栄養状態の良好な妊婦と，妊娠していないグループとの差異はないようである[28]．しかし，栄養状態の悪い妊婦は，この限りでないと思われる．発展途上国からの報告によると，A型肝炎は，非常に重篤な疾患であり，しばしば劇症肝炎になり，特に妊娠後期でその傾向が高い[28]．

妊娠中にウイルス感染すると，分娩中あるいは分娩直後に母体から胎児へ感染す

ることにもなる．コクサッキーウイルスやエコーウイルスでは，このような感染様式が一般的であると考えられる[22]．新生児は，特にエンテロウイルスに感染しやすい．このウイルス群は，生後 10〜14 日に感染し発症すると，重篤になり，死に至る場合がある．生後早期にコクサッキーウイルス B 群に感染することは，致死的な疾患になる最も重大な危険因子である．このウイルス感染によって起こる致死例は，おそらく分娩時に胎盤を介してウイルス感染が起こったものと推測できる[22]．幼児の致死的感染症として記録されている 41 症例のうちの 24 人の母親は，発熱，上気道炎症状，胸膜痛あるいは髄膜炎などの症候を呈していた．感染性の症候は，分娩前 10 日から分娩後 5 日までに起こっていた．ノースダコタ州ニューイングランド郡で発生したコクサッキーウイルス B 群感染での致命率は，13 %であり，罹患率は，出生 10 万人当り 50.2 人であった．妊娠後期の死産がエコーウイルスとコクサッキーウイルス B 群について報告されている[29]．最近，コクサッキーウイルス B 群が自然流産の重要な要因であるといわれている[11]．コクサッキーウイルス B 群に感染した母体から生まれた小児に異常(泌尿器系，心疾患，消化器形成異常)が生じることがいくつかの研究で示唆されている[29]．

エコーウイルスも，分娩前の胎児あるいは分娩後の子供に感染して，重篤な予後を招く恐れがある[30]． 新生児室で発生した事例として記録されている 16 人では，3.4 %の平均致命率が認められた．新生児室で発生したコクサッキーウイルス B 群による 2 事例では，心筋炎による乳児死亡率は，50〜60 %であった[29]．コクサッキーウイルスとロタウイルスは，幼児の突然死症候群の原因であるともいわれている．ロタウイルス関連の幼児突然死症候群がある病院の救命救急室で確認されており，3 週間で 5 人のうち 2 人が死亡した[53]．

4.3.2 高 齢 者

下痢による死亡率は，2 峰性の曲線を示し，非常に若い年齢層と非常に高齢の年齢層での死亡リスクが最も大きい．米国における下痢による死亡者のほとんどは高齢者，とりわけ 74 歳以上の高齢者(51 %)，およびそれに続く 55〜74 歳(27 %)の成人，それと 5 歳未満の幼児(11 %)である[25]．高齢者における特定病原体に関する疫学調査の大部分は，限定された集団での影響を容易に把握できることから，養護ホームに焦点を絞って行われている．特定の腸管病原体に対する死亡率は，このグ

表 4-6 一般集団と養護ホーム入居者集団における感染症による死亡率の比較

原因微生物	死亡率(%)	
	一般	養護ホーム入居者
Campylobacter jejuni	0.1	1.1
E.coli O157：H7	0.2	11.8
Salmonella	0.1	3.8
ロタウイルス	0.01	1.0
スノーマウンテン因子(ノーウォーク様ウイルス)	†	1.3

† 死亡例は養護ホームの高齢者でのみ報告されている．
出典：参考文献 1，13，16，22，24，33，36，37，41 のデータより

ループでは，一般集団よりも10～100倍高い(**表 4-6**)．ある養護ホームで発生したロタウイルス感染事例では，罹病率が高く(66％)，不顕性感染症例はあったとしても少数であるという特徴があった[16]．罹病日数は，他の年齢階層で観察される範囲(1～5日)にあるが，一部の患者では，回復に要する期間が長くなっていた．死亡率は，1％であった．Gordonは，スノーマウンテン因子，すなわちカリシウイルスによる退職者集団における食品媒介事例での死亡率が1.3％であったと報告している[13]．報告によると，かなりの入居者に胃腸炎による脱水症状と意識障害が生じたため，転倒による重篤な外傷が見られたことを指摘している．高齢者は，若年者と比較して疾病の重篤度が高いため，このような外傷が生じやすいと考えられる．養護ホームや病院の老人科病棟で，ノーウォーク様ウイルスおよび腸管アデノウイルスの感染事例が報告されている[22,33,36,37]．これらの感染事例で死亡例はなかったが，職員に比較して，入居者や入院患者での罹病率が高く，疾病がより重篤で罹病日数が長期間に及んだ[33,37]．興味深いことに，ノーウォークウイルスの感染事例では，高齢者で疾病の重篤度が高くなるとか，罹病率が高くなることは認められなかった[22]．

小児におけるHAV感染は，通常は軽度で不顕性感染の経過をたどる．しかし，成人におけるHAV感染は，典型的な臨床症状を呈し，死に至る場合もある[23]．HAVの水系感染事例では，罹病率が高く，感染者のすべてあるいはほとんどが発症するという特徴がある[2]．A型肝炎の致命率は，加齢とともに有意に上昇する．最近8年間にイングランド，ウェールズおよびアイルランドで発生したA型肝炎症例の致命率は，55歳未満で0.02～0.03％，55～64歳の患者で0.9％，それ以上の年齢階層で1.5％であった．英国においてA型肝炎が原因で死亡した患者年齢の中央値は，60歳以上であった[14]．

高齢者では，腸内細菌による胃腸炎が原因で死亡する割合も高い(**表 4-6**)．1975

〜87 年の間に，養護ホームで発生した食品媒介感染事例全般における致命率は，1.0 %であったが，養護ホーム以外での致命率は，0.1 %であった[34]．腸チフスの家庭内感染事例では，55 歳以上の致命率が高い[41]．発展途上国で合併症と死亡リスクが最も高いのは，生後 1 年までの子供と 31 歳以上の成人であった[41]．

4.3.3 免疫不全

後天性免疫不全症候群（acquired immunodeficiency syndrome：AIDS）の流行の影響により，25〜54 歳の年齢階層で下痢による死亡事例が増加しており[25]，腸管疾患は，最も一般的でかつ重大な問題となっている．AIDS 患者の大多数（50〜90 %）は，慢性下痢症に罹患しており致命的になりうる[21]．多くの研究で，発展途上国における HIV 感染者の下痢症罹患率が先進国の罹患率より高いことが報告されており，汚染された飲食物により腸管病原体に曝露される頻度が高いことが示唆されている[3]．アデノウイルスとロタウイルスは，AIDS 患者の糞便から分離される最も一般的なウイルスである[21]．オーストラリアの男性を対象とした包括的な研究によると，AIDS 患者での下痢症の 54 %がウイルスによるものであり，ウイルス性下痢症の 37 %にアデノウイルスが関連していたことが示されている[11]．総体的には，AIDS 患者で臨床的疾患が認められる患者の 12 %にアデノウイルス感染があり，これらの症例の 45 %が 2 箇月以内に死亡するものと推定されている[19]．その他の腸管系ウイルスは，AIDS に伴う胃腸炎の重大原因ではないように思われる．腸内細菌感染症の方が AIDS 患者ではより重篤になる．例えば，*Salmonella*，*Shigella* および *Campylobacter* がしばしば敗血症を起こす[12]．

しかし，AIDS 患者は，*Giardia* に感染してもそれほど重篤な疾患とはならないが，寄生虫に対しては免疫応答に障害を示す[27]．*Cryptosporidium* は，AIDS 患者にとっては重大問題である．これに感染すると，重篤で長期間にわたる下痢が起こり，一部の症例では 1 日に数 L もの水分が失われる場合がある．症状は，何箇月も続き，重篤な体重減少によって死に至る．*Cryptosporidium* は，免疫不全者の 7〜38 %に下痢症をもたらす[43]．現状では，この疾患に対する治療法がない．*Giardia* による死亡率は低く，弱者集団で増加することはないと考えられる．英国における *Cryptosporidium* の水系感染事例では，AIDS 患者での有病率が高くなり，重篤な結果を招いた[7]．ミルウォーキーで発生した水系感染事例から 2 年が経過した時点では，54人の *Cryptosporidium* による死亡例があったが，流行前の2年間では4人の死亡例に過ぎなかった[20].

AIDS患者の下痢症例の16％(発展途上国では50％以上)に *Cryptosporidium* が関与していると推測され，87％は，CD 4値($<180\times10^6$/L)に関連した慢性疾患である．飲料水関連の水系感染3事例によって，AIDS患者のリスクが非常に高いことが判明した(**表4-7**)．広い地域で曝露があってもAIDS患者における罹病率が増加することはないが，疾病の予後が重篤であり，事例発生から6箇月～1年以内の死亡率が52～68％にもなる．ミルウォーキーの事例で，ある集団におけるAIDS患者73人(33人はクリプトスポリジウム症)は，病状がはるかに重篤なもので，444入院日数のうち400日が原虫感染によるものと記録されており，超過医療コストは79万5 699ドルであった[39].

表4-7　AIDS患者におけるクリプトスポリジウム症の水系感染事例

感染事例	罹病率(％)	死亡率(％)	備考
1989年英国 オックスフォード／スウィンドン	36	記載なし	重症例ではないがオーシストの排出が認められた腎移植患者28例のうち3例
1993年 ウイスコンシン州ミルウォーキー	45	68	胆嚢疾患の17％ CD4値50以下の高リスク
	40		AIDS患者で胆嚢疾患を持つ82例のうち14例
1994年 ネバダ州ラスベガス	不明	52.6	CD4値100以下の高リスク
	21†		防御のためにボトル水使用

† *Cryptosporidium* 陽性便が，1993年の4％から1994年第1四半期の21％に増加.
出典：参考文献39

ミルウォーキーの事例から1年後に，ネバダ州ラスベガスでAIDS患者における一連の症例と死亡例があり，同じような水系感染事例として保健担当部署に警告した[39]．煮沸していない水を少しでも飲んだ人は，クリプトスポリジウム症を発症する確率がボトル水を飲んだ人よりも4倍高かった．ミルウォーキーやオックスフォード／スウィンドンでの事例は，両事例とも降雨と関連しているが，濃厚な飲料水汚染事例であった．これとは対照的にラスベガスの場合には，低濃度のオーシストに長期間曝露されたものであると考えられている．

癌患者は，増殖する悪性新細胞を殺滅する目的で，細胞毒性のある薬剤や免疫抑制剤による強力な化学療法，また，しばしば放射線療法を受ける．これらの治療を施すと，免疫系も攻撃され，患者は日和見感染病原体に対する防御機能も低下する．例えば，免疫抑制を受けた癌患者におけるアデノウイルス感染による死亡率は，53％である[19]．骨髄移植は，再生不良性貧血や急性白血病の患者に有効な治療法である．しかし，免疫系の機能を非常に低下させるため，このような患者は，感染を受けやすくなる．ある研究によると，骨髄移植患者の腸管系ウイルス(ロタウイルス，コクサッキー，アデノ)感染症による死亡率は，59％である[53]．ロタウイルスに感染した8人の患者のうち5人は死亡している．骨髄移植患者におけるアデノウイルスによる死亡率は，53～69％であり，ウイルス属によって死亡率が異なった(**表 4-8**)．コクサッキーウイルスA群1型感染は，健常者で下痢を起こすことはほとんどないが，骨髄移植患者における感染事例では7人のうち6人が死亡した[47]．

表 4-8　特殊免疫療法を施した患者におけるアデノウイルス感染による死亡率

患者	死亡率	患者群の平均年齢
骨髄移植	60	15.6
肝移植	53	2.0
腎移植	18	35.6
癌患者	53	25
AIDS 患者	45	31.1

出典：参考文献 19

低ガンマグロブリン血症患者は，エンテロウイルスによる慢性髄膜脳炎のリスクが高い[40]．慢性髄膜脳炎は，エコーウイルス感染による場合が最も多いが，コクサッキーウイルスB群によっても起きることが数例報告されている．

4.4　疾病統計に必要なデータベース

米国では全国届出疾病サーベイランス(National Notifiable Diseases Surveillance System：NNDSS)事業として，疾病の公式統計がまとめられている．いくつかの疾病については，人口動態統計を評価する全国事業の一環として1920年から報告されており，1960年までは，人口動態統計局(National Office of Vital Statistics)の発表をもとにして健康統計を行っていた．当初は公衆衛生局(Public Health Service)の一部門であった米国健康統計センター(National Center for Health Statistics)が，現在では米国疾病管理予防センター(Center for Disease Control and Prevention：CDC)の一部になっている．報告された症例数は，疾病の種類，報告月，州，年齢および一部は人種別に集計されている．一部では予後に関する時間的，空間的，人口動態評価を行っている．州のレベルでは，症例を通常は郡ごとに報告している．データは，臨床的に確定した症例に関するものであり，発生率(case ratio；全人口に対する症例数の割合)または発症率(incidence ratio；症例数／全人口／年，しばしば，米国のデータは人口10万人当りの症例で表示されている)は，ほとんどの場合，年ごとに報告されている．明らかなことに，容易に確定され，すべての州で一貫して報告されている疾病(例えば，ヒト狂犬病)もあれば，報告が不足している疾病(例えば，サルモネラ症)もある．ジアルジア症のような疾病は，州レベルでは報告されているが，全国レベルでは報告されておらず，一部の疾病(例えば，*Helicobacter* や腸管系ウイルス感染症)については，全く報告されていない．一般的な病状や症状も報告されておらず，抗体保有率も報告されていない．

環境を介して伝播する多くの疾病については不明な点が多い．危険度や健康影響評価も不十分で量的評価も適切でなく，曝露される対象やリスクを受ける最悪の結果についても考慮されていない．世界的に見ても，ほとんどの国におけるほとんどの疾病評価報告は不十分なものである．臨床検査が不十分であること，人々が受診しないこと，適切な検査が行われていないことを考慮すれば，これらの報告は，ほとんどの集団における罹患実態を過小評価しているものといわれている．**表4-9**に，ある調査年次に全米規模で報告された疾病についてまとめてある．米国では，多くの新興感染症が発生し，一部の疾患についてはワクチンを使用することによって疾病を根絶したり，発生率を低減させてきたにもかかわらず，報告されている疾病は，過去50年間わずかに変化したに過ぎない．

1996年に *E.coli* O157：H7が全米のデータベースに追加され2 741人の報告があり，102人の溶血性尿毒症症候群(hemolytic uremic syndrome：HUS)が報告されている．クリプトスポリジウム症は，1995年に報告されるようになり，同年には27州から2 972人が，1996年には42州から2 426人が報告された．げっ歯類によって環境伝播されるハンタウイルス(Hantavirus)肺症候群が26州で報告されており，1996年には22人，1997年5月現在ではさらに138人が報告されている(致命率は47.5％であり，罹患率は低いが，予後が悪い)．死亡例を伴う劇的な食品媒介性，水系媒介性および動物媒介性の感染事例が発生したことが集計システムの変革をもたらした．

表 4-9　全米における疾病別患者発生数(1943～96 年)†

疾患	1943 年	1970 年	1990 年	1996 年
全米の人口	134 245 000	203 805 000	248 710 000	65 284 000
AIDS			41 595	66 885
アメーバ症	3 329	2 888	3 217	
炭疽病	72	2		
無菌性髄膜炎		6 480	11 852	
ボツリヌス中毒症		12	92	119
ブルセラ症	3 733	213	95	112
軟性下疳	8 354	1 416	4 212	386
コレラ			6	4
ジフテリア	14 811	435	4	2
脳炎	771	1580	1341	
淋病	275 070	600 072	690 169	325 883
鼠径部肉芽腫	1 748	124	97	
ハンセン氏病	35	129	198	112
インフルエンザ菌症 (1991 年に初発事例)				1 170
A 型肝炎		56 797	31 441	31 032
B 型肝炎		8 310	21 102	10 637
非 A，B 型肝炎			2 553	3 716
その他の肝炎			1 671	
レジオネラ症			1 370	1 198
レプトスピラ症		47	77	
ライム病(1991 年に初発事例)				16 455
性病性リンパ肉芽腫	2 593	612	471	
マラリア	54 554	3 051	1 278	1 800
麻疹	633 627	47 351	9 643	508
髄膜炎	18 223	2 505	2 130	3 437
ムンプス		104 953	4 264	751
ネズミチフス	4 528	27	43	
百日咳	191 890	4 249	2 719	7 796
ペスト	1	13	11	5
灰白髄炎	12 450	33	8	5
オウム病	1	35	94	42
狂犬病(動物)	9 649	3 224	6 910	6 982
狂犬病(ヒト)	47	3	3	3
リウマチ熱		3 227	127	
ロッキー山熱	473	380	628	831
風疹		56 552	1 401	238
先天性風疹		77	11	4
サルモネラ症	731	22 096	48 603	45 471
赤痢	31 590	13 845	27 077	25 978
天然痘(最終事例は 1949 年)	765			
梅毒	82 204	21 982	134 255	52 976
破傷風		91 382	64	36
中毒症			322	145
繊毛虫症		148	129	11
結核	120 253	109	25 701	21 337
野兎病	966	37 137	152	
腸チフス	4 690	172	552	396
水痘		346	173 009	83 511
黄熱(米国内最終事例は 1911 年， 輸入最終事例は 1924 年)				1

†　空欄は，データがないか，確定疾患でない場合および報告義務がないもの．

出典：参考文献 49，51 のデータより

4.4.1 ICD コード

米国健康統計センターには，他のデータベースもいくつかあり，健康に関する予後と相対リスクの評価にしばしば利用されている．1990 年には，全米外来医療サーベイ(National Ambulatory Medical Care Survey)が，診療所ベースの医師から集めた患者記録をもとにしたデータを提供しており，医師を受診し診断された患者数がわかる．1996 年に州の保健局および地方のネットワークシステムの協力によって構築されたFoodnet プログラムと同様，これらのシステムからは，軽症の患者はほとんど医師を受診せず，疾病を診断する適切な臨床検査が行われていないことが判明した．したがって，検査と無報告が多くの疾病調査の妨害になっている．より重篤な疾病の予後と死亡についての調査に利用されてきたこれ以外の重要なデータベースには，全米病院退院サーベイ(National Hospital Discharge Survey：病院で治療を受けた患者数を評価するため 1988 年に開始)ならびに全米死亡率フォローバックサーベイ(National Mortality Followback Survey：米国民の死亡例の 1％程度が集計されている)などがある．これらのシステムでは，特定の疾病にコードを割り当てている国際疾病分類(International Classification of Disease：ICD)を用いている．

国際疾病分類第 9 版の臨床症例コード(Clinical Modification；ICD-9-CM)が，食品媒介性疾患の調査に使用されている．しかし，腸管感染症は，食品によって伝播されたものか否か，または，飲料水が関与した事例かの区別が困難であり，曝露経路については明確に定義されていない．しかし，退院証明書は，疾病の重篤度，コストおよび相対的な予後の評価に有用である．コストは，平均入院日数と 1990 年の 1 日当りの入院費用 687 ドルをもとにして推定されている．4 年間の調査結果から見た 1 年当りの症例数は，赤痢が 5 344 人，原因不明の急性胃腸炎症例が 53 万 689 人あり，コストは，1 600 万ドルから 20 億ドルに及ぶ．これらのデータは，AIDS 患者と高齢者を含む罹患者の人口統計を調査するために使用されてきた(**表 4-10**)．これらのデータから，HIV 患者については，原虫がより重要であり，高齢者では，他の腸内細菌がより重要であることが示唆された．全般的に見ると，原因不明の腸疾患が大多数を占めており，何が危険であるかについて特定されていないのが現状である．

表 4-9 および**表 4-10** のデータをもとにして 1990 年の入院率を見てみると，一部

表 4-10　全米の病院における退院事例(1990 年)†1

疾病	ICD-9 コード	総数	HIV／AIDS の割合	高齢者の割合†2
アメーバ症	006.0	1 341		0.11
ボツリヌス中毒症	005.1	729		
コレラ	001.9	92		0.04
E.coli(腸疾患の一部)	008.0	2 258		
ジアルジア症[原虫症(007)の一部]	007.1	2 967		
A型肝炎	070.1	6 643	4.1	0.66
肝炎全体	070	12 810		
腸疾患	009	28 303	12.1	1.62
その他の微生物による腸管感染症	008	176 282	15.1	25.11
リステリア症	027.0	1 248		0.28
その他の非感染性胃腸炎および大腸炎もしくは原因不明疾患	558	562 047	54.1	69.64
腸管原虫感染症(アメーバ症を除く)	007	4 864	12.1	0.02
サルモネラ症	003	17 984	2.6	1.11
赤痢	004	2 113		0.04
ブドウ球菌症	005.0	308		0.88
有毒物質(例えば，キノコ，貝類)	988	352		
繊毛虫症	124	42		
チフス，パラチフス	002	2 056		0.49

†1　1990 年の全米人口：203 805 000 人
†2　65 歳以上を高齢とした
出典：参考文献 44〜46 のデータより

の疾病では非常に過小評価されていることがわかる．例えば，HAV について見てみると，総入院数／総全国報告数の比が 6 643/31 441，つまり 21 %であり，これに対して水系感染事例での入院は，28.3 %である(**表 4-4** 参照)．しかし，*Salmonella* では総入院数／総全国報告数が 17 984/48 603，37 %であるが，水系感染事例での入院は，4.1 %である．症例数を総人口で割った割合からは，不顕性疾患が顕性化しさらに重篤化する一連の結果の定量的な評価，すなわち，健康影響結果を分別定量できない．

4.5　危機管理のための疫学的手法

疫学(Epidemiology)とは，集団における疾病の出現と原因について研究することである．この学問では，曝露要因に注目し，健康影響との関連を統計学的手法によって解析し，曝露要因と健康影響との結び付きを示すことに主眼を置く．疫学者は，環境因子の影響を明らかにすることを試みてきた．この分野では，疾病の予防と健康管理に関する技法を導入してリスク評価を行ってきた．疫学調査は，リスク評価とも呼ばれることがあり，曝露要因(もしくはリスク因子と呼ばれている)と健康影響の両者について調査する．しかしながら，これらの研究における微生物汚染についての曝露要因の究明は，原因微生物の特定と量的評価が希薄であり，多くの症例で健康に関連する危険因子は，症候群的に整理されていて，臨床検査や抗体検査は非常に広範囲な調査になるため，特定の因子について検討したものではない(**表4-1**参照)．

感染症の疫学調査において健康評価する基準は，以下の項目に分けられる．

① 風土病的なもので，ある集団において発生している疾病あるいは感染が低レベルなもの．

② 疫学的に見て患者数が通常より多いか，多いと予測される感染事例が特定の集団に限局して発生している場合．

③ 時間，場所あるいは原因に関して共通の因子が関連している2人以上の集団感染事例(**図1-2**参照)．

ほとんどの場合，このような研究は，日常行われている健康診断を受けた人々によって提出された臨床材料について行われた検査結果に依存している．時には，過去の医療記録や個人の記憶と聞き取りによる遡及調査によって行われている．

4.5.1　水および食品媒介感染事例

集団感染症発生は，通常，特定の集団と特定の時間および場所での曝露が関連している．水もしくは食品の汚染が関連したと推測される集団発生がある．イベントでの事例(結婚式，ディナー，一般的な食物に関連したもの)，リクレーションに関連した事例(プールでの糞便汚染)，特定の場所に関連した事例(病院，デイケアセンターでの事例，食品，飲料水，外表面，器具，手などの汚染に関連したもの)がある．

1971～92 年までの間に，米国では，細菌(14.4 %)，ウイルス(8.6 %)，原虫(18.5 %)，化学物質(8.8 %)によって発生したと記録されている水系感染事例 684 件，16 万 4 000 人罹患という報告がある[10,18,31]．事例の大部分を占める急性胃腸炎事例(49.7 %)の原因となった因子が特定されていない．感染事例数と微生物種は**表 4-4** に示した(**表 1-1** も参照)．一般的には，水系感染事例の調査によって水源(地下水，泉，河川)が特定されて，処理の問題点(例えば，消毒していない)も特定されている．

水系感染は，一般的に広範囲の地域に影響を与える．**図 4-5** に水系感染事例での平均罹病率を微生物ごとに示した．罹病率(attack rate)は，曝露された集団に対する症例数の比で示す．例えば，飲料水が *Campylobacter* で汚染されると，平均して地域全体の 22 %が罹患するが，ノーウォークウイルスの事例では平均して住民の 53 %が罹患する．このデータの問題点は，分子(症例)と分母(曝露人口)が明確に示されていないことである．これらの罹病率は，調査の精度の他に，汚染の程度(ほとんどの場合が不明)，長期間にわたって飲用された汚染水の水量，微生物の種類(用量-反応)に支配される．しかし，少なくとも水系感染が起きている期間中(おそらく，高レベルの汚染状態にあると思われる)，罹病率に影響を与える因子は，微生物による危害であり，個々の微生物の用量-反応パラメータと高い相関を示す(7 章参照)．

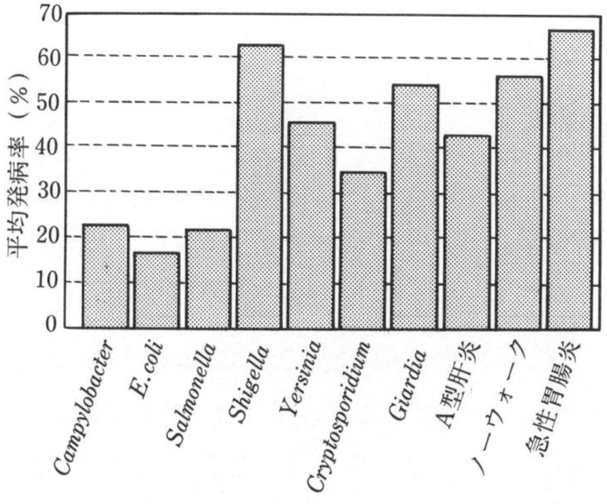

図 4-5 水系感染事例における微生物ごとの平均罹病率

多くの感染事例は，水の汚染よりも食品汚染に関連したものである．食品汚染に関連した事例は，1988～92 年にかけて総数 2 423 事例，77 373 人が記録されている．しかし，水系流行の場合と同様，事例の 59 %は，原因が特定されないままであり，残りは，細菌(33 %)，化学物質(5.7 %)，寄生虫(0.82 %)，ウイルス(1.6 %)起因であった(**表 1-2** 参照)．感染事例の調査結果は，病因負荷の程度と危険度を非常に過小評価しており，リスクの範囲と程度を推定する研究が行われている．Bennett ら[1]は，腸管感染事例が 2 500 万例以上あり，その結果，米国では 10 800 人が毎年死亡しており，94 万人のうち，900 人の死亡例が水系感染事例であると推定している．これらのデータは，1 年間に経験する腸管感染事例の 3.9 %もが汚染水によるものであり，米国の人口に関していえば，水系感染の発生率は，1 年当り 4/1 000 であることを示唆している．食品媒介性のリスクは，649 万 6 000 人であり，毎年 9 100 人が死亡する(あるいは，米国の人口で 27/1 000)と推定している．ほとんどの研究者は，これらの推定値は低すぎると結論付けており，米国では 3 300 万人もの食品媒介性疾患が発生していると推測している研究者もいる．

全内在的な病因負荷(風土病)を推定することは重要であるが，感染事例の評価は，現在でも危機管理の重要な要素である．これは，医療費や病気欠勤による損失だけでなく，感染事例の評価，食品の回収，煮沸命令，広報活動，損害賠償，そして将来にわたる安全活動に必要なコストも莫大なものになるからである．ミルウォーキーの水系感染では，当該地域で 1 億 5 300 万ドルのコストが掛かったと推定されている．これには，水道に対する信頼性失墜による忌避行動に関わるコストは含まれていない(例えば，ボトル水の購入費とか，蛇口に付ける浄水器の代金など)．

4.5.2 疫学調査の方法

疫学調査の目的は，曝露されていない集団と比較して，曝露された集団における健康に関する危険因子を確定することである．危険因子の確定には，2 つの研究方法がある[9]．

① 集団を対象にした研究：健康に関して曝露群と非曝露群を長期間追跡する(予測調査，通常は多くの要因についてその健康影響を評価する)．

② 事例研究：特定疾患の症例に絞って，集団の中で疾病を持たないヒト(対照)と危険因子(例えば，曝露)などを比較する(一般的には遡及調査であり，1 つの

要因について考えられる健康影響を評価する).

集団を対象とした研究の方がより確実なものであると，一般には受け止められている．これらの研究のほとんどで，健康影響を評価するのに一般的な症状(下痢，胃痙攣，嘔吐)が用いられており，曝露された集団に対する症例数で報告されている(あるいは，同等に曝露されたと仮定した研究での症例数，ここでは罹病率)．この値を対照群あるいは非曝露群における症例数で割る．この比較は，オッズ比(曝露群の罹患率／非曝露群の罹患率)として報告されている．このオッズ比は，年齢(感受性集団)その他の変数で補正することもできる．

事例 4-3 には，ある種類の微生物の危険性が，ある種の環境曝露(リクレーション水)に関係していることを調査するために，これらの研究方法がどのように使用されているかを示した[52]．**事例 4-1** に示したように，健康影響は，症状群と臨床記録に基づいたものであり，調査期間中に特定の微生物に感染していたか否かは不明であり，複数種の微生物によるものとも考えられる．この種の研究では，下痢症状は様々な微生物感染によって起こる最終結果であると考えられている．しかし，ウイルス性心筋炎などでは，下痢症状と必ずしも関連性がないとされている．ウイルスがリクレーション水から検出されたとしても，これらの研究では，ウイルスの型別，特定の臨床症状や抗体保有率についての評価がされていない．*E.coli* O157：H7 のリクレーション水による感染事例(1998 年に報告された患者数 12 名の 1 事例)では，予後が重篤であったことから水質と子供の安全性について大きな関心を呼んだ．これらの事例は，具体的な微生物による結果に基づかずに罹病率を評価することは，健康影響を過小評価することになることを示している．**事例 4-3** の調査対象は，スポーツ選手集団であるが，曝露と予後は一般集団と同様であるという仮定のもとに行ったものである．この研究では，調査年次より過去およびその当時に存在していた様々な微生物のすべてに曝露されたものと仮定していた．この種の研究では，曝露の一部分についてしか調査しておらず，軽度の急性疾患を調査したのみで，**図 4-1** に示した残りの項目については，ほとんど関心が払われていない．

加えて，集団を対象とした研究では，非曝露群で疾病が存在していても，対象集団として感染症が許容できる低レベルのものであるという前提で，比較し判断されている．したがって，この例のように，3.6 %の下痢罹病率は，比較対象として許容できるものであるとみなされている．しかし，この種の研究が風土病的要素が高く，水質が悪くて微生物曝露がより高いレベルにある集団で実施されたとすると，健康への悪影響がより高いレベルであるかどうかの区別ができないことになる．この研究は，リクレーション水の水質基準を設定するためのリスク管理を行うことを目的にして計画され，その目的で使用されていた．リスク評価を行うのに用いた指標因子は，指標微生物に基づくものであり，特定の微生物についての危険性を評価するには限界があることが示されている(5 章参照)．しかし，指標微生物あるいはリスク指標については，多くの調査実績があるのが通例であり，この種の疫学的研究には長年にわたって使用されている．

事例 4-3　リクレーション水が及ぼす健康影響[52]

影響：トライアスロン選手に及ぼすリクレーション用水の影響；特定の微生物にとどまらず様々な微生物による危険性がある．因果関係は証明できないが，指標細菌(10～1 000 の範囲)によって増幅された健康被害の相対的レベルがわかる．

不顕性感染：評価できない．

急性顕性感染：一般的な下痢，嘔吐，胃炎などの健康影響評価に使用．罹病率は，感染例(対象事例による)によって，0.4～5.2 %の範囲にあった．1 年間の健康影響評価において，曝露されない風土病的なバックグラウンドは，下痢(感染例)の場合で 3.0～3.6 %の範囲である．

慢性疾患，感受性集団，入院患者における死亡率：評価できない；あまりにも稀な結果である(調査対象集団は 827 人)．

メモ：最近(1998 年)リクレーション関連で発生した O157：H7 の事例は，微生物による危害事例として重要なものである．

4.6　リスク評価に使用される健康影響調査データ

ほとんどの健康調査結果は微生物に関するものであり，すべての微生物についての健康影響を評価することはできないであろうが，危険性が高いものについては詳細に評価することが可能である．この種のリスクの 1 つが飲料水中の *Cryptosporidium* である．この原虫は，最近世界中の水系感染事例に関与している(米国，カナダ，英国，日本)．このオーシストは，通常の浄水処理に対して抵抗性が高く，水道水から日常的に検出されている．そのうえ，この原虫は感受性の高い集団，主に免疫不全者に対するリスク(死亡)が非常に高い[20,26,39]．

Perz らの研究[35]は，一部の特定調査データを用いたリスク評価の例を示すものであり，このリスク評価を *Cryptosporidium* の報告症例に関する現行の疾病サーベイランスシステムで比較している．この研究は，興味深い一例である．

事例 4-4　飲用水における *Cryptosporidium* の感染リスクと疾病調査[35]

影響：飲料水；ニューヨーク市における平均汚染レベルは，1 000 L 当り 1 オーシストと考えられる．

感受性人口：成人および子供を対象とし，それぞれを AIDS および非 AIDS に分けて評価した．

不顕性感染：ある曝露の研究例によれば，健康成人の 39 %が不顕性感染であった．非 AIDS 患者は，平均して 70 %[35～100 %の範囲(95 %の信頼限界値)]，が顕性感染であり，AIDS 患者は 95 %が顕性感染であった．

急性顕性感染：典型的な罹患日数は，平均 4 日である．成人の非 AIDS 患者では，15 %[8～30 %(95 %の信頼限界)]であり，子供では 20 %(10～30 %の範囲)と推測され，AIDS 患者では 95 %(80～100 %の範囲)と推測された．

結果：

医師の診断

成人非 AIDS(33 %；17～66 %)
子供非 AIDS(50 %；25～75 %)
成人 AIDS(90 %；80～100 %)
子供 AIDS(95 %；70～100 %)

臨床診断：寄生虫検査

成人非 AIDS(25 %；10～63 %)
子供非 AIDS(50 %；25～75 %)
成人 AIDS(90 %；80～100 %)
子供 AIDS(95 %；70～100 %)

臨床診断：*Cryptosporidium* 検査

成人非 AIDS(10 %；5～20 %)
子供非 AIDS(15 %；8～30 %)

AIDS(95％；80～100％)

報告

非AIDS(60％；40～80％)

AIDS(95％；80～100％)

表4-11 にPerzら[35]による分析結果を示した．曝露集団を年齢とAIDSの状態に分類して，飲料水による *Cryptosporidium* 感染の危険性を現行のサーベイランスシステムで評価している．全体的に見ると，この分析からは，*Cryptosporidium* 感染によって人口10 000人当り約3例の症例が発生するものと推定され，小児では，この割合が10倍高く，AIDS患者では，予後の死亡率が有意に高いため，診断と報告がはるかに入念に行われていたことがうかがえる．この分析では，1 000 L当り1個のオーシストを含む水道水に曝露されると，症例の5～10％が水道水起因になると予想している．

表4-11　ニューヨーク市におけるクリプトスポリジウム症の水系感染事例．一般集団とAIDS患者における比較

	成人	子供	成人AIDS	小児AIDS
ニューヨーク市の総人口	6 080 000	1 360 000	30 000	1 200
報告総数(1995年)	40	30	390	10
飲料水関連事例(総報告数%)	2(5％)	3(10％)	33(8.5％)	1(10％)
飲料水の年間リスク(報告例数による予測%)	5 400(0.03％)	940(0.3％)	56(59％)	1(100％)

出典：参考文献35

危険因子を特定するには，多くの様々なデータ(感染事例調査，疾病サーベイランスおよび疫学データ)を集積し，これらのすべてを用いて評価する必要がある．微生物による危険因子が医学分野で疾病の原因であると確定され，診断方法が開発され使用されるようになるまでは，リスク評価手法のこの部分は，大きなギャップを残したままになる．現在得られている最良のデータを用いたモデルの設定と解析によって，これらの微生物種，環境中での挙動ならびに曝露に伴う健康上のリスクに関する理解が深まる．健康影響に関する評価が終了しないと，様々なリスク評価のシナリオの中で適切な対費用効果を判定できない．さもないと，利便性が見過ごされがちになり過小評価されたままになる．

参考文献

1. Bennett, J. V., S. D. Holmberg, M. F. Rogers, and S. L. Solomon. 1987. Infectious and parasitic diseases. Am. J. Prev. Med. 3(5 Suppl.):102–114.
2. Bowen, G. S., and M. A., McCarthy. 1983. Hepatitis A associated with a hardware store water fountain and a contaminated well in Lancaster County, Pennsylvania, 1980. Am. J. Epidemol. 117:695–705.
3. Bulter, T., A. Islam, I. Kabir, and P. K. Jones. 1991. Patterns of morbidity in typhoid fever dependent on age and gender: review of 55 hospitalized patients with diarrhea. Rev. Infect. Dis. 13:85–90.
4. Buzby, J. C., T. Roberts, C. T. J. Lin, and J. M. MacDonald. 1996. Bacterial foodborne disease: medical costs and productivity losses. Economic Research Division, U.S. Department of Agriculture, Washington, DC, August.
5. Buzby, J. C., T. Roberts, and B. M. Allos. 1997. Estimated annual costs of *Campylobacter*-associated GBS. Economic Research Service, U.S. Department of Agriculture, Washington, DC, July.
6. Chalker, R. B., and M. J. Blaser. 1988. A review of human salmonellosis. III. Magnitude of *Salmonella* infection in the United States. Rev. Infect. Dis. 10:111–124.
7. Clifford, C. P., D. W. M. Crook, C. P. Conlon, A. P. Fraise, and D. G. Day, et al. 1990. Impact of waterborne outbreak of cryptosporidiosis on AIDS and renal transplant patients. Lancet 335:1455–1456.
8. Craske, J. 1990. Hepatitis C and non-A non-B hepatitis revisited: hepatitis E, F, and G. J. Infect. 25:243–250.
9. Craun, G. F., R. L. Calderon, and F. J. Frost. 1996. An introduction to epidemiology. J. Am. Water Works Assoc. 88(9):54–65.
10. Craun, G. F. 1991. Causes of waterborne outbreaks in the United States. Water Sci. Technol. 24:17–20.
11. Cunningham A. L., G. S. Grohman, J. Harkness, C. Law, D. Marriott, B. Tindall, and D. A. Cooper. 1988. Gastrointestinal viral infections in homosexual men who were symptomatic and seropositive for immunodeficiency virus. J. Infect. Dis. 158: 386–391.
12. Gorbach, S. L., J. G. Bartlett, and N. R. Backlow. 1992. Infectious disease. W.B. Saunders, Philadelphia.
13. Gordon, S. M., L. S. Oshiro, W. R. Jarvis, D. Donenfeld, M. Ho, F. Taylor, H. B. Greenberg, R. Glass, H. P. Madore, R. Dolin, and O. Tablan. 1990. Foodborne Snow Mountain agent gastroenteritis with secondary person-to-person spread in a retirement community. Am. J. Epidemiol. 131:702–710.
14. Gust, I. D., and R. H. Purcell. 1987. Report of a workshop: waterborne non-A, non-B hepatitis. J. Infect. Dis. 156:630–635.
15. Gust, I. 1990. Design of hepatitis A vaccines. Br. Med. Bull. 46:319–328.
16. Halvorsrud, J., and I. Orstavik. 1980. An epidemic of rotavirus-associated gastroenteritis in nursing home for the elderly. Scand. J. Infect. Dis. 12:161–164.

17. Hayes, E. B., T. D. Matte, T. R. O'Brien, T. W. McKinley, G. S. Logsdon, J. B. Rose, B. L. P. Ungar, D. M. Word, P. F. Pinsky, M. L. Cummings, M. A. Wilson, E. G. Long, E. S. Hurwitz, and D. D. Juranek. 1989. Large community outbreak of cryptosporidiosis due to contamination of filtered public water supply. N Engl. J. Med. 320:1372–1376.

18. Herwaldt, B. L., G. F. Craun, S. L. Stokes, et al. 1992. Outbreaks of waterborne disease in the United States, 1989–90. J. Am. Water Works Assoc. 84:129–135.

19. Hierholzer, J. C. 1992. Adenoviruses in the immunocompromised host. Clin. Microbiol. Rev. 5:262–274.

20. Hoxie, N. J., J. P. Davis, J. M. Vergeront, R. D. Nashold, and K. A. Blair. 1997. Cryptosporidiosis-associated mortality following a massive waterborne outbreak in Milwaukee, Wisconsin. Am. J. Public Health 87(12):2032–2035.

21. Janoff, E. D., and P. D. Smith. 1988. Perspectives on gastrointestinal infections in AIDS. Gastroenterol. Clin. N. Am. 17:451–463.

22. Kaplan, M. H., S. W. Klein, J. McPhee, and R. G. Harper. 1983. Group B Coxsackievirus infections in infants younger than three months of age: a serious childhood illness. Rev. Infect. Dis. 5:1019–1032.

23. Ledner, W. M., S. M. Lemon, J. W. Kirkpatrick, R. R. Redfield, M. L. Fields, and P. W. Kelly. 1985. Frequency of illness associated with epidemic hepatitis A virus infections in adults. Am. J. Epidemiol. 122:226–233.

24. Levine, W. C., J. F. Smart, D. L. Archer, N. H. Bean, and R. V. Tauxe. 1991. Foodborne disease outbreaks in nursing homes, 1975 through 1987. J. Am. Med. Assoc. 266:2105–2109.

25. Lew, J. F., D. L. Swerdlow, M. E. Dance, P. M. Griffin, C. A. Bopp, M. J. Gillenwater, T. M. Mercatente, and R. I. Glass. 1991. An outbreak of shigellosis aboard a cruise ship caused by a multiple-antibiotic-resistant strain of *Shigella flexneri.* Am. J. Epidemiol. 134:413–420.

26. Lisle, J. T. and J. B. Rose. 1995. *Cryptosporidium* contamination of water in the USA and UK: a mini review. J. Water SRT-Aqua 44(3):103.

27. Mandell, G. L., R. G. Douglas, and J. E. Bennett. eds. 1990. Principles and practice of infectious diseases, 3rd ed. Churchill Livingstone, New York.

28. Mishra, L., and L. B. Seeff. 1992. Viral hepatitis, A through E, complicating pregnancy. Gastroenterol. Clin. N. Am. 21:873–882.

29. Modlin, J. F., and J. S. Kinney. 1987. Prenatal enterovirus infections. Adv. Pediatr. Infect. Dis. 2:57–78.

30. Modlin, J. F. 1986. Perinatal echovirus infection: insights from a literature review of 61 cases of serious illness and 16 outbreaks in nurseries. Rev. Infect. Dis. 8: 918–926.

31. Moore, A. C., B. L. Herwaldt, G. F. Craun, R. L. Calderon, A. K. Highsmith, and D. D. Juranek. 1993. Surveillance for waterborne disease outbreaks: United States, 1991–1992. Morb. Mortal. Wkly. Rev. 42(SS-5):1–22.

32. MacKenzie, W. R., N. J. Hoxie, M. E. Proctor, S. Gradus, K. A. Blair, D. E. Peterson, J. J. Kazmierczak, K. Fox, D. G. Addiss, J. B. Rose, J. P. Davis. 1994. Massive waterborne outbreak of *Cryptosporidium* infection associated with a filtered public water supply, Milwaukee, Wisconsin, March and April, 1993. N. Engl.

J. Med. 331(3):161–167.

33. Oshiro, L. S., C. E. Halet, R. R. Roberto, J. L. Riggs, M. Croughan, H. Greenberg, and A. Kapikian. 1981. A 27-nm virus isolated during an outbreak of acute infectious nonbacterial gastroenteritis in a convalescent hospital: a possible new serotype. J. Infect. Dis. 143:791–795

34. Payment, P., L. Richardson, J. Siemiatycki, R. Dewar, M. Edwardes, and E. Franco. 1991. A randomized trial to evaluate the risk of gastrointestinal disease due to consumption of drinking water meeting current microbiological standards. Am. J. Public Health 81:703–708.

35. Perz, J. F., F. K. Ennever, and S. M. Le Blancq. 1998. *Cryptosporidium* in tap water. Am. J. Epidemiol. 147(3):289–301.

36. Pether, J. V. S., and E. O. Caul. 1983. An outbreak of foodborne gastroenteritis in two hospitals associated with a Norwalk-like virus. J. Hyg. 91:343–350.

37. Reid, J. A., D. Breckon, and P. R. Hunter. 1990. Infection of staff during an outbreak of viral gastroenteritis in an elderly person's home. J. Hosp. Infect. 16: 81–85.

38. Roberts, T., and J. K. Frenklel. 1990. Estimating income losses and other preventable costs caused by congenital toxoplasmosis in people in the United States. J. Am. Vet. Med. Assoc. 196(2):249–256.

39. Rose, J. B. 1997. Environmental ecology of *Cryptosporidium* and public health implications. Annu. Rev. Public Health 18:135–161.

40. Rubin, R. H., and L. S. Young. 1988. Clinical approach to infection in the compromised host, 2nd ed. Plenum Medical Book Co., New York.

41. Ryan, C. A., R. V. Tauxe, G. W. Hosek, J. G. Wells, P. A. Stoesz, H. W. McFadden, P. W. Smith, G. F. Wright, and P. A. Blake. 1986. *Escherichia coli* O157:H7 diarrhea in a nursing home: clinical, epidemiological, and pathological findings. J. Infect. Dis. 154:631–638.

42. Ryan, C. A., N. T. Hargrett-Bean, and P. A. Blake. 1989. *Salmonella typhi* infections in the United States, 1975–1984: increasing role of foreign travel. Rev. Infect. Dis. 11:1–8.

43. Selik, R. M., E. T. Starcher, and J. W. Curran. 1987. Opportunistic diseases reported in AIDS patients: frequencies, associations and trends. AIDS 1:175–182.

44. Steahr, T. E. 1996. An estimation of foodborne illness in populations with HIV/AIDS infection, United States. Int. J. Environ. Health Res. 6(2):77–92.

45. Steahr, T. E. 1994. Food-borne illness in the United States: geographic and demographic patterns. Int. J. Environ. Health Res. 4(4):183–195.

46. Steahr, T. E. 1998. An estimate of foodborne illness in the elderly population of the United States. Int. J. Environ. Health Res. 8(1):23–34.

47. Townsend, T. R., R. H. Yolken, C. A. Bishop, G. W. Santos, E. A. Bolyard, W. E. Beschorner, W. H. Burns, and R. Saral. 1982. Outbreak of Coxsackie Al gastroenteritis: a complication of bone-marrow transplantation. Lancet 1:820–823.

48. U.S. Department of Commerce. 1991. Statistical abstract of the United States, 1991: the national data book. Bureau of the Census, Washington, DC.

49. U.S. Department of Health and Human Services. 1996. Summary of notifiable

diseases, United States. Morb. Mortal. Wkly. Rep. 45(53).

50. U.S. Department of Health and Human Services. 1996. Surveillance for foodborne-disease outbreaks: United States, 1988–1992. Morb. Mortal. Wkly. Rep. 45 (SS-5).
51. U.S. Department of Health and Human Services. 1992. Summary of notifiable diseases, United States. Morb. Mortal. Wkly. Rep. 41(55).
52. Van Asperen, I. A., G. Medema, M. W. Borgdorff, M. J. W. Sprenger, and A. H. Havelaar. 1998. Risk of Gastroenteritis among triathlethes in relation to faecal pollution of fresh waters. Int. J. Epidemiol. 27:309–315.
53. Yolken, R. H., and M. Murphy. 1982. Sudden infant death syndrome associated with rotavirus infection. J. Med. Virol. 10:291–296.

第5章　現存量と曝露量データベース構築のための測定方法

リスク評価を行ううえで，病原体への曝露量の定量化がきわめて重要なポイントとなる．定量化においては，環境試料中の細菌，真菌，原虫類，ウイルスあるいは微生物毒を単離し，同定に用いられている種々の方法を利用することができる[24]．Standard Methods for the Examination of Water and Wastewater[2]のような公定法が使用され続けているが，磁気抗体法や分子生物学的技術を利用した新しい手法が食品(例えば，ハンバーガー中の *E.coli* O 157：H 7の検出)や水，土壌，空気に対して適用され始めている．新手法の開発，試験を進め，曝露の定量的評価，曝露経路の解明，曝露量の制御などに適用していくべきである．リスク評価への最終的な適用を念頭において，現存量のデータベースの開発を進める必要がある．

過去の微生物現存量データの多数は，検出か不検出かといった非定量的なものであり，また様々なプロトコールやモニタリング方法によって得られたものである．それらの報告はしばしば，検出方法についてではなく，試料採取の手順や方法について，あるいはデータの解釈についてのものである．このようなデータを定量的なリスク評価に用いるには限界がある．今日では，定量的で統計学的に評価されたデータベース構築の必要が認識されている．この点が不十分なためにデータに欠陥が生じ，リスク評価に適さないことがしばしば見られるからである．定量的なデータベースが得られれば，微生物の環境中や処理工程中における移動予測モデルや運命予測モデルと結合させることができるに違いない．それにより，予測微生物学の分野が急速に発展し，曝露についてのデータの欠陥を埋めることが可能になるであろう．

5.1 現存量と曝露量データベース開発のアプローチ

曝露量データは，食べる直前の食品，コップの中の水道水，吸い込まれるエアロゾルなどといった曝露源についての，時間を追ったモニタリングにより得られる．これは多くの場合，困難で不可能といってよい作業である．微生物は化学物質と違って粒子として振舞い，それらの水中，土壌中，空気中，食品中および表面での濃度は一様に分布していない．また微生物は死滅や再生などにより，時間的に濃度が変動する．微生物の発生源(動物の糞便や下水など)もまた，季節や気候の影響を受けるなどして，時間的にその量を変動させている．微生物濃度や曝露量の減少のための制御(つまり，消毒である)も多数行われている．微生物の現存量と曝露量データベースの構築のために，新しい戦略が開発されている．そこには，病原体の他に以下の指標のモニタリングが含まれている．

- 微生物の発生源の評価
- 微生物の移動と運命に関する評価
- 処理プロセスにおける微生物減少に関する評価

これらのアプローチには，フィールドデータおよび室内実験データが含まれ，また移動(例えば，地表面移動)や消長(例えば，不活化速度)の評価モデルの使用も含まれる．ほとんどの微生物について，生態学的研究，さらに生態系モデルが必要とされている(例えば，生物膜内の *Legionella* およびそのエアロゾル発生時の放散など)．食品安全性の分野では，農場から食卓までの概念が普及しつつあり，そこでは農場での微生物汚染の発生から収穫や加工を通じて最終的な食品の袋詰めまでの間が追跡される．水道においても類似した方法が用いられ，取水域の評価から浄水処理効率および配水系まで欠陥がないように進められている．これらの課題(例えば，動物やヒトの感染およびその廃棄物の処理や移動パターンなど)を明らかにするためには，微生物の生残性や復活現象に関する情報が必要であり，また種々の経路の曝露を考慮したモニタリングデータを集積する必要がある．このように，曝露量の評価のためには，広範なデータベースとモデルの構築が要求される(**表 5-1**)．

表 5-1 飲料水汚染のモニタリングに必要なデータベース

・**モニタリング地点**
放流地点(下水処理場，畜産廃棄物ラグーン，雨水放流などからの負荷量の算定や時間的空間的差違の把握のため)．重要水域の流入点と流出地点，堆積物，上水取水点，ろ過池逆洗水，送水施設，配水施設，給水栓.

・**データの種類**
ピーク時の特定，平均値，測定の頻度，分布，季節変動，異常時との関連(洪水など)，その他時間的空間的変化.

・**水理的移動データ**
水流，流出，降水，湖沼やダム内での減少，沈殿堆積および再浮上，土壌中の移動.

・**濃度と曝露量の変動**
希釈，再生，死滅に影響する環境因子．ろ過による除去および消毒過程における不活化に影響する制御因子.

・**特殊項目**
生活力の評価が必要な場合がある．種の特定(例えば，鳥由来あるいは動物由来の *Cryptosporidium*)，移動と消長および制御(例えば，植種したパイロット実験)．指標，代替指標，処理指標の最適な使用.

5.2 検出方法開発の概要

前世紀末近くに，臨床標本中の病原細菌の検出方法が開発された．そこでは煮汁や寒天を用いて，臨床標本の微生物を分離した．選択的培地や生化学手法の開発により，特定の病原細菌を分離して同定することができるようになった．しかしながら，食品中や水中のような環境中の特定の有害微生物を検出する手法の開発には，問題点が多いことがわかってきている．患者の臨床標本と比較して，環境中では病原体は微量であり(通常，数オーダー低い)，またその増殖力は弱い．したがって，環境中の微生物評価の手法は，指標微生物を用いたシステムに力が入れられてきた．例えば，食品，水，地表の衛生的評価には，糞便汚染に関連した指標が長年にわたって用いられている．大腸菌群は温血動物の糞便中に常に存在し，自然界の他の場所にはほとんど生息しないことがわかっている．そこで，水中の大腸菌群の存在は，糞便汚染および腸管系病原体が存在する可能性を示唆する．水中の大腸菌群は，ラクトースを利用する微生物の有無を調べる簡単な試験によって24時間以内に検出することができる．本方法は，米国における水系感染症(特に腸内細菌によるもの)の減少に大きな役割を果たした．今日に至るまで，大腸菌群試験は，飲料水質の指標として用いられてきている.

このような簡便で迅速な試験法が開発されたために，水や食品に起因する病原体への曝露量の評価と制御には，24～48時間以内といった迅速かつ安価に検出可能な指標微生物を用いることが最善とみなされるようになった．1960年代になって，腸管系ウイルスが消毒に対して大腸菌群よりも強い耐性を示すことが明らかになるまで，環境中の病原体の検出方法の開発には，ほとんど努力が向けられなかった．そして，水系では *Giardia*(ジアルジア)と *Cryptosporidium*(クリプトスポリジウム)が，続いて食品では *Salmonella*(サルモネラ)と *E.coli* O157：H7および *Cyclospora*(サイクロスポラ)による疾病が発生し，水と食品中の病原体を直接検出する必要が強調されるようになった．

伝統的な微生物の単離法は，実験室での培養によるものである．今日では，環境中で伝染する病原性細菌の多数は，固体寒天倍地で培養が可能である．他方，ウイルスおよび寄生原虫の培養には，実験動物や動物細胞が必要となる．また，ノーウォークウイルスのように実験室で培養されず，他の方法が用いられている病原体もある．ある病原体やその遺伝物質に反応する分子プローブに対して，特異的に反応するようなラベル抗体を用いる方法も，微生物の同定に利用されている．これらの病原体の定性または定量方法は，いずれの方法においても一定の限界を有している．環境中での病原体への曝露量を予測しようとする時に，これらの限界は特に深刻である．曝露量の変動の予測は，リスク評価において最も不確実な部分といえるから，病原体に関するどのようなリスク評価においても，これらの限界について理解することが重要であるといえる．環境中での病原体の試験方法では，多くの場合に**図5-1**のようなステップに従う．

試験方法には多くのステップがあり，また個々の微生物は様々な特性を持つことから，検出率は常に100％というわけではない．例えば，水道水中の腸管系ウイルスの試験方法のほとんどは，エンテロウイルスの30～50％しか検出することができない[37,56]．環境試料は，多くの成分から構成されており，また用いることのできる量が限られている．さらに，微生物個体群間での遺伝的変動が生じうることを考慮すると，環境試料の微生物試験方法に高い信頼性を期待することは，現実的とはいえないだろう．多くの場合，まず試料採取が試験全体に影響を及ぼす．例えば，試料の水質は，微生物の濃縮操作や検出の効

試料採取
↓
濃　縮
↓
精　製
↓
増　殖
↓
同　定
↓
定　量
↓
分離と特徴付け

図5-1 病原体の検出と定量におけるステップ

率を変化させる．有機物負荷が高い濁った河川水は，微生物吸着法，培養および顕微鏡観察において妨害となる．こうした限界を持ちながらも，試験方法は改良され，数千Lの水の中の病原体を検出ことができるようになっている．ウイルスの検出感度は重量／重量ベースで10^{-18}に達している．これは驚異的な感度である[多くの化学分析ではppm(10^{-6})とかppb(10^{-9})といった感度である]が，同時にその感度は変動しやすいものである．

多くの場合には，大容量の試料を用いることが望ましい．水や空気の場合にはしばしば数百Lの試料を採取することとなるが，このような試料採取においては，現場で微生物濃縮装置に水や空気を通過させる方法が用いられる．水試料の採取では，ろ過(微生物より小さな孔径が用いられる)，あるいは吸着によって，微生物はフィルター上に濃縮される[24]．一方，空気試料の場合には，空気を液体中で泡立てることにより微生物を液体中に閉じ込めるか，固体寒天培地上に直接衝突させる[57]．食品，土壌，生物，衣類などの固体試料の場合には，微生物は，試料そのままで試験されたり(細菌試験では一般的である)，または抽出して試験されたりする．大容量の固体を扱うことは困難であるから，100 g以上の試料を処理することはほとんどの方法で行われない．無生物表面(fomites)では通常，湿らせた綿棒かスポンジを表面に接触させて採取する．その綿棒またはスポンジを液相に入れ，微生物を抽出する．

事例 5-1　試料採取方法の戦略事例

食品工業においては，鶏肉の*Salmonella*(サルモネラ)または*Campylobacter*(カンピロバクター)の試験において，以下の2つの方法が過去に開発された．

①　鶏の死体全体を水で洗った後，洗浄液を採取し濃縮して培養する．

②　鶏の死体表面の一部に接触させた綿棒を用いて培養する．

いずれの方法においても，結果はコロニー形成数，すなわち，例えばCFU/cm^{2}で表示される．①の方法の方がより多数の鶏肉，より広い死体表面積から細菌を採取できる．洗浄液からの細菌の採取と分離は綿棒を用いた②の方法よりも効率が良い．しかしながら，洗浄液中で細菌が再増殖する可能性がある．①の方法の方が高い測定値を示すが，コンタミネーションしやすい．

次のステップとしては，微生物を試験に適した容積まで濃縮し，試験への妨害物質を取り除くことが要求される．伝統的な方法では，微生物は増殖や複製された後に，選択培地を用いた培養や血清学的方法，または形態的特性による視覚的方法などによって同定される．定量には，培地上のコロニーを直接計数する方法，希釈率を変えた一連の培養による方法(例えば，MPN法)，単層の動物細胞上にウイルスにより形成されたプラークを計数する方法，顕微鏡による直接計数(寄生虫の場合)などが用いられる．最近では，酵素や蛍光色素に結合した抗体や，遺伝子プローブ，遺伝物質(DNAおよびRNA)の増幅法も用いられている．いずれにしても，特定の微生物の単離によって，タイプや株の特定など病原体をより明瞭に特徴付けることができるだろう．

リスク評価に必要なあらゆるデータベースに適用可能であるような，理想的な微生物の同定法および定量法というものはない．それぞれの方法には利点もあり限界もある．高度で特定性能が高い方法では，結果を得るまでに長時間を要しコストも高いことが多い．また，方法によっては，多数の病原体に適用できないし，微生物汚染を生じさせてしまうものもある．したがって，今後も測定法の開発が続けられるであろう．リスク評価で用いられる理想的な方法の条件を**表5-2**に示した．

表5-2　リスク評価のデータ開発で用いられる方法の属性

属性	適用対象	限界
定量性	対照群と比較しながら，相対曝露，再増殖，死滅，レベル変化の定量化	時間と空間により分布が変動する；不検出が最も多い；同一微生物内の遺伝子変動または試料マトリクスの影響で正確性と精度が変動する
迅速さ	異常時の評価；洪水時，処理悪化時，汚染，流行の防止；正しい対応	リアルタイム(1時間以内)が理想的；感度は最良でなくてよい
感度	低濃度曝露，常在流行病の事後対策と処理	大容量の試料を扱うので時間と労力を要する
生存活性	環境中または処理過程での生存率の評価	モデルを用いたり室内実験やパイロット実験に植種したりせねばならないことが多い
特定性	危険の特定の向上	陰性誤差の方が陽性誤差よりも問題が大きいのが通常

曝露量の評価では，生存している微生物数を定量できることが望ましい．現行の方法では培養できなかったり方法が確立していないために，このことが不可能な微

生物も多い．培養法は，ほとんどの細菌とウイルスの試験で用いられてきた．多くの環境条件下では，栄養塩が低レベルであったり有害物(消毒剤，金属，熱，紫外線など)のために細菌にストレスを与え，選択培地やその他の培地での培養法により細胞を単離することが困難になることがある[7]．標準的な細菌試験方法を用いたのでは，全生菌数の中のほんの小さな割合しか検出されないことがある[7]．ウイルスについても，電子顕微鏡下で観測されるすべてのウイルスが，実験室で細胞感染によって検出されるわけではない．組織培養細胞に感染するウイルスの割合は，幼児の糞便中のロタウイルスの場合には1：50 000で，実験室に適応したポリオウイルス株の場合には1：100といわれている[50,61]．組織培養が困難な理由としては，以下があげられる．

① ゲノムがそのウイルスの核酸を全く，または部分的にしか有さない場合．

② そのウイルスに対するレセプターが宿主細胞上で欠如している場合．

③ すべてのウイルスが細胞への曝露期間内にレセプターを見つけられない場合．

Ward ら[63]の研究結果は，感染者の腰掛けに存在していたウイルスは(これは下水を経由して環境中に漏れ出した)，現在の組織培養法では過小評価される傾向があることを示唆している．要するに，今日までの環境中の病原体の検出方法ではいずれによっても，回収が不十分でまた検出法も効率的でないために，正しい曝露量よりも過小評価してしまうのである．

ある種の場合には，病原体が同定されるスピードが重要となるであろう．リスク評価の場合には，検出のスピードが最重要視されるわけではない．しかしながら，災害時(洪水やハリケーン)における水や食品についてや，処理施設内で機能悪化の対策や公衆衛生上の対策決定など曝露量の予測が緊急な場合には，検出のスピードは大変重要となる．病原体による健康影響は，長期間や生涯曝露によって影響が生じる多くの化学物質(例えば，塩素消毒により生成するトリハロメタン)と違って，急速に起きるものである．こうした状況を考慮すると，理想的には曝露が生じて適切な措置がとられる以前に，リアルタイム(即座にあるいは1～2時間以内)に結果が得られる方法が必要とされるといえる．実際問題としては，最も迅速な方法でも，検査の完了には数時間から24時間を要する．このような場合には，検出の感度はスピードほどには重要でない．例えば，浄水場の原水が流行の防止限界を超えているか，その水の消費者に許容限度以上のリスクを生じさせるような場合には，*Cryptosporidium* のオーシストに関する検出感度は，10 L 当り1000個程度で十分である．

こうした状況下では，浄水場の作業者がオーシストの濃度を下げるための正しい操作を実施し，また公衆衛生担当者が水を煮沸する必要があることを通知するために，スピードが最重要課題となる．

必要とされる感度レベルは，どのような測定方法についても，試料採取地点の予想される微生物濃度と予想される曝露量に依存する．下水中の腸管系病原体の検出においては，高感度な方法は必要でなく，試料は数Lで十分である．下水に直接に曝露するのは，事故や偶然によるものと考えられる．他方，飲料水については，病原体の検出のために数百～数千Lの試料を必要とする．飲料水への曝露は，直接的であり日常的だからである．

健康に影響するのは特定の病原体であるから，特定の，かつ選択性のある試験方法が必要である．病原体の属名，種名，血清型，株，毒性などを特定できる方法が要求される．*E.coli* は少数の株だけがヒトに対する病原性がある．こうした株は，環境中で見つけられる *E.coli* のほんの一部分にすぎない．140種以上の腸管系ウイルスがヒトの大便中に排泄されるが，あるものには病原性が見られない(例えば，レオウイルス)．一方，肝炎ウイルスのようにきわめて病原性が高いものもある．また，水系に見られる原生動物のすべての株が *Giardia* のようにヒトの病原となるわけでもない．

微生物の生活力の評価は，感染の可能性を決定するうえで主要な点である．前述のように，培養による方法によっても，生存可能な微生物すべてを定量することはできない．微生物の生活力は，伝統的にはその増殖可能性または再生可能性で予測されてきた．特に細菌については，培地上にコロニーを形成させることによって細菌増殖の可能性を予測する．ウイルスの生活力は，細胞(培養用細胞)中での複製によって[16,13]，また原虫の生活力は，脱嚢(増殖に必要な課程)の能力，モデル動物への感染能力，培養細胞中での増殖能力などによって評価されている[53～55]．これらの方法のいずれも時間を要するものであり，特にウイルスの場合には問題となる．生活力の試験に組織培養法を用いると，数週間を要するからである．

病原体検出の方法については，多くの問題点を克服し減少させるために，常に開発が進められている．以下に，細菌，ウイルス，原虫の試験方法についての概略を述べる．

5.3 培養による試験

5.3.1 細　菌

水中の大腸菌や糞便性大腸菌といった腸管系の細菌の指標については，培養試験法の開発が進められたが，腸管系病原細菌の試験法についてはあまり関心が持たれてこなかった．これは，これらの指標が水系の細菌汚染による感染症発生の防止に成功していることによっている．食品中の病原細菌については，試験法の開発により多くの関心が払われてきたが，これは，指標細菌もまた食品中で増殖可能であるので，指標細菌と病原細菌との関連性があまり信頼できないからである．細菌の濃度が十分に高ければ，寒天培地で直接培養し，発生したコロニー数を計数することができる．この方法では，病原体が増殖可能な高度に汚染された食品，水，あるいは地表面に用いることができる．多くの場合には，ろ過による濃縮が必要であったり，少数の細菌を培地で複製して増加させてから試験が行われる．

環境中の細菌の同定と定量には，以下の3種の基本的な方法が用いられている．

① 最確数(most probable number：MPN)法

② メンブレンフィルター(membrane filter：MF)法

③ 存否(presence/absence：PA)試験

MPN法では，試料もしくは希釈試料を細菌の増殖に必要な成分を含む液体培地

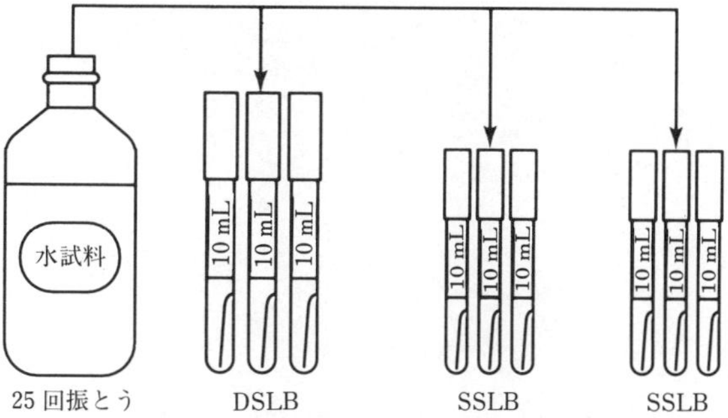

図5-2　細菌の検出と計数に用いられる最確数(MPN)法

の入った一連の試験管に添加する．通常1つの希釈倍率に対して3～5本の試験管を用いる(**図5-2**)．通常，培地には，あるタイプの細菌のみが増殖可能であるような選択性を有するものが用いられる．細菌の増殖は，濁り，酸またはガスの発生で観測される．陽性となった試験管を記録し，MPN表またはある容量中の微生物数が得られるようなコンピュータプログラムを用いることによって元の試料中の全細菌数を計算することができる．希釈列には通常，濃縮培地が用いられる．病原細菌の存在は，試験管内の培地を採り，選択培地に移して培養した結果で確定される．生化学試験の前段には寒天培地を用いることができる[8]．MPN法には，多くの労力と多数の培地およびガラス器具が必要であり，病原細菌の場合には，結果を出すのに数日を要する．

MF法は，水や多くの液体に用いることができる．本法では，与えられた容量の液体を細菌の大きさよりも小さな孔径のフィルターに通過させ，フィルターを培地(寒天培地や培養液を浸透させたパッド)上に置く．細菌は，フィルター上で増殖し，個々のコロニーとなる(**図5-3**)．本法は，MPN法と比較して，より正確で，時間を要さず迅速である．残念なことに，フィルターの孔径が小さいため，試験可能な容量に限度があり，試料中の懸濁物量にも依存するが，通常100～1 000 mLが用いられる．また，食品や土壌のような固体試料に用いることはできない．

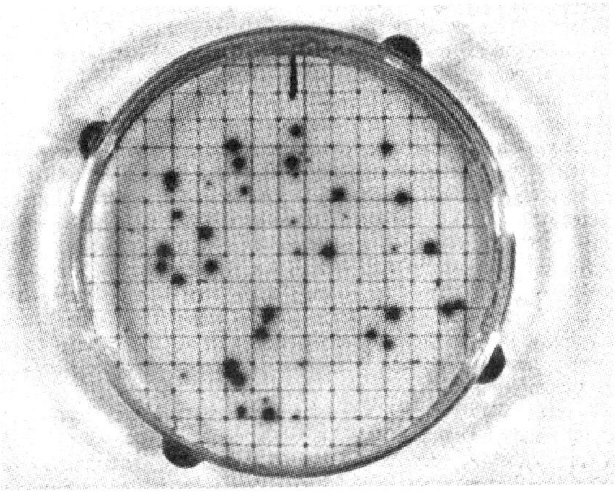

図5-3　メンブレンフィルター上で増殖した腸球菌のコロニー
(写真；C.P.Gerbaによる)

PA 試験は，定量試験ではなく，対象の微生物が試料に存在するか否かを知るだけのものである．このような試験方法は，リスク管理におけるゼロ許容基準に基づいて作成された．これは，ある見積もられた試料サイズには，病原体が存在しないことを示唆するものである．例えば，飲料水 100 mL 中には大腸菌群が存在しないとか，ある食品 10 g 中には *Listeria*(リステリア)が存在しないといったものである．PA 試験は，可否を決定する試験に用いることができ，しばしば曝露量の削減や制御のためのプロセスや処理の評価で用いられる．

5.3.2 ウイルス

ウイルスの培養試験は，1950 年代に開始された．初期の環境を対象とした試験では，ポリオウイルスのような腸管系ウイルスについて，また排水からの回収と検出に焦点が置かれた．水中のウイルスの検出法は，10～2 000 L といった大量の試料を濃縮する方法による(**図 5-4**)．これは正に帯電したフィルターを用い，負に帯電したウイルスを水から吸着させるものである[54]．細菌での MF 法のように水中の懸濁成分でフィルターが目詰まりしたり，フミン酸のような有機酸がウイルスのフィルターへの接触を妨害する可能性がある．続いて，約 1 L のタンパク質溶液(牛肉抽出液)でウイルスをフィルターから誘出した後，タンパク質を沈殿させて最終容量を 20～30 mL まで濃縮してから試験を行う[2]．

大気，食品，無生物表面や生物のような他の試料中のウイルス検出方法においても，試験前にウイルスは，液体培地中に存在する形でなければならない[24]．このことから，試料表面からのウイルスの誘出か洗浄が必要とされる．貝，肉，土壌，固形生物試料(汚泥)などを例にとると，試料は通常，牛肉抽出液または他のタンパク質溶液とともに懸濁され，ウイルスを誘出する．レタスのような試料については，10 片のレタスを大容器に入れて洗浄して，それから洗浄液を上記の要領でろ過を行うといったように様々な方法が用いられている．

濃縮された試料は，食品，土壌，水試料のいずれでも，ヒトまたは霊長類起源の培養動物細胞を用いて試験される．動物細胞培養は高価なため，通常 50 mL 以上の試験は実際的ではない．細胞の選択は，ウイルスのタイプによる．増殖を維持できる細胞は，ウイルスのタイプに対して非常に特異的である．最もよく用いられる BGM(Buffalo Green Monkey)細胞は，腸管系ウイルスの増殖に対して非常に選択

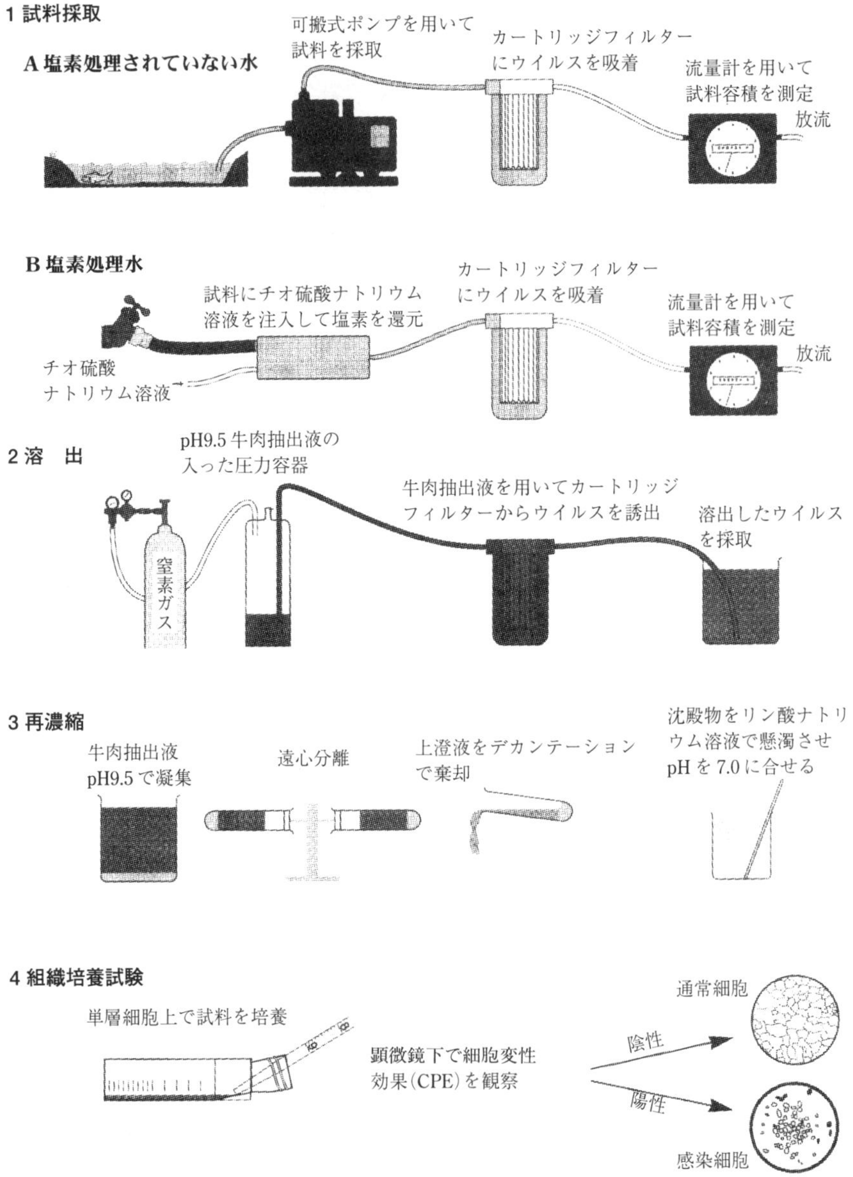
1 試料採取
A 塩素処理されていない水
可搬式ポンプを用いて
試料を採取
カートリッジフィルター
にウイルスを吸着
流量計を用いて
試料容積を測定
放流
B 塩素処理水
試料にチオ硫酸ナトリウム
溶液を注入して塩素を還元
カートリッジフィルター
にウイルスを吸着
流量計を用いて
試料容積を測定
放流
チオ硫酸
ナトリウム溶液
2 溶　出
pH9.5 牛肉抽出液の
入った圧力容器
牛肉抽出液を用いてカートリッジ
フィルターからウイルスを誘出
溶出したウイルス
を採取
窒素ガス
3 再濃縮
牛肉抽出液
pH9.5 で凝集
遠心分離
上澄液をデカンテーション
で棄却
沈殿物をリン酸ナトリ
ウム溶液で懸濁させ
pH を 7.0 に合せる
4 組織培養試験
単層細胞上で試料を培養
顕微鏡下で細胞変性
効果(CPE)を観察
陰性
陽性
通常細胞
感染細胞

図 5-4　水中の腸管系ウイルスの濃縮と検出手法(I.L.Pepper, C.P.Gerba, and J.W.Brendecke, Environmental Microbiology：A Laboratory Manual, Academic Press, San Diego, Calif., 1995　許可)

性を有する．したがって，水と食品のウイルスについての情報は，腸管系ウイルスについてのものが最も多い．ウイルスの存在は，細胞変性効果(cytopathogenic effect：CPE)の生起，すなわち個々の細胞を破壊する能力によって示される(**図 5–5**)．これは，生細胞だけが着色する寒天培地において，細胞の破壊によって生じるプラークや無色ゾーンの形成によって観察することができ，この方法をプラーク形成単位(plaque-forming unit：PFU)法と呼ぶ．単離されたウイルスは，血清学的試験によって同定される．

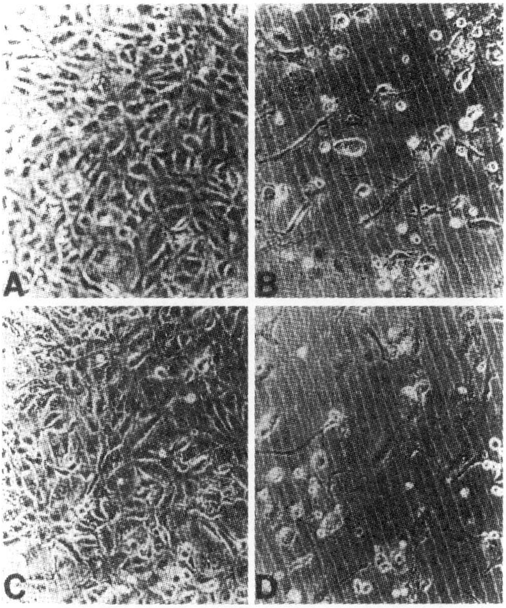

図 5–5　(A，C)ウイルスに感染していない単層腎細胞；(B，D)ポリオウイルスに感染した単層細胞．ウイルスによる細胞破壊は細胞変性効果(CPE)を示す

これらの試験法は，主にエンテロウイルスの検出に最適化されてきた．他の腸管系ウイルスも同程度かそれ以上の濃度で存在する可能性があるが，これらについては，わずかの情報しか得られていない．水中ウイルスの濃縮で用いられているフィルターは，すべてのタイプのウイルスに対して同等の濃縮能力を有するものではない．ウイルスのタイプによって表面電荷が異なるからである[44]．下水中および下水で汚染された水中には，エンテロウイルスよりもアデノウイルスの方が高濃度に存在するといういくつかの研究報告がある[18]．また，多くのウイルスは，細胞培養においてCPEを起こさずに増殖することもあり得る．A型肝炎ウイルス(Hepatitis A virus：HAV)は，CPEを起こさずに，細胞培養でたいへん良好に増殖しうる[35]．培養方法によるウイルス試験では，ウイルスがCPEを起こすのに数日から数週間を要する．また，試料抽出機から濃縮された物質が培養細胞に毒性を示すことがしばしば見られる．

5.3.3 原　　虫

Cryptosporidium についての細胞培養法がその感染力を示すために開発された[53]. この方法では，ヒト HCT-8 細胞(ヒト回腸癌細胞)を用い，また種々の生育段階を免疫蛍光抗体法で検出する．本法は，FDM(foci detection method)という名で知られており，MPN 法で定量され[55]，動物への感染力をよく示す．水試料をフィルターで濃縮し磁気抗体法を用いることによって，感染力のあるオーシストを最短72時間で検出できる．本法は，水中の原虫生存の試験と，消毒剤による不活化効果の試験に用いられている．

5.4 顕微鏡による試験

細菌および原虫は，サイズが大きいので，通常の光学顕微鏡で観察が可能である．顕微鏡試験は，これらの検出および定量に用いることができる．原虫やその他の寄生微生物の場合には，本法は伝統的方法であり今日も用いられている．

5.4.1 細　　菌

細菌の顕微鏡試験は，抗体，遺伝プローブ，画像解析，フローサイトメトリーなどを用いて，高度化し，識別の特異性を増し，そして高速化している[28]. 簡単なグラム染色法や細胞の形状観察もまだ行われているが，これらの方法は，曝露量のデータの供給にはあまり価値を持たない．特定の遺伝プローブを染色することにより，全菌数だけでなく個体群の遺伝子成分や分類学的地位を示すことができる．したがって今日では，微生物の状態とその同定が確認可能となっている．デジタル顕微鏡を用いて，定量，生活力，代謝条件，微視的環境下の構造などが調べられている．

試料の濃縮や精製が必要となる場合もある．プローブや抗体の染色は，スライドグラスのような固体上か懸濁物中で行われる．例えば，特異的なモノクローナル抗体の開発によって，生活力はあるが，培養不可能な状態の *Vibrio cholera* の研究に免疫蛍光顕微鏡法が用いられるようになった[22]．遺伝子核酸の染色とフローサイトメトリーは，河川および海水中の *Salmonella typhymurium* の消長の追跡に用いられている[29]．生物膜中の *Legionella* の研究において，培養方法は，直接顕微鏡方法と比較して低感度であることが示されている[15]．

5.4.2 原　　虫

Cryptosporidium や *Giardia* を主とする原虫の試験方法は，汚染された水に焦点を当てて開発されてきた．様々な方法の適用が検討され，米国の表流水と飲料水中の *Cryptosporidium* や *Giardia* の広範な存在が証明された[30〜32, 45]．水中のシストとオーシストは通常，孔経 1 nm の 10 in の撚糸フィルターカートリッジを用いて濃縮される．これらのフィルターは，水中の懸濁物も捕捉し，それらは寄生原虫とともに抽出されるため，シストやオーシストの顕微鏡観察を困難にする[33, 34]．寄生原虫の抽出において，フィルターは裁断し，洗剤の抽出液で洗う．この抽出液には，シストやオーシストとその他残渣が含まれ，遠心分離によって濃縮され同一のペレットとなる．このペレットをパーコールとショ糖の濃度勾配の上に置き，遠心分離によってシストとオーシストをその他残渣の多くから分離する．この準精製試料を集めてから，特異的蛍光抗体(IFA)手法を用いて，シストやオーシスト細胞壁に特異的なモノクローナル抗体でラベルする．次に試料を落射蛍光顕微鏡を用いて，蛍光色(明るい青リンゴ色)，形状(卵型あるいは球形)，大きさを観察し，さらに位相差装置またはノルマルスキー微分干渉装置(differential interference contrast：DIC)を用いて内部構造を観察する[31]．

この方法によるシストとオーシストの回収率は，詳細に検討されており[32, 40, 45, 46]，9〜59 %であった．今日の寄生原虫の回収および検出方法では，環境試料中の正しい濃度よりも常に低めに評価してしまうことになる．蛍光抗体の使用は，シストとオーシストの検出を大きく助けるが，自然に存在する蛍光を持つ生物や抗体の非特異的な結合などのためバックグラウンドの蛍光が生じて正確な同定を妨害することがある．このように正の誤差も生じるが，Clancy ら[6]は負の誤差の方が問題が大きいとしている．他の問題点としては，ヒトへの感染を起こす種のみに特異的に結合する抗体は，1つも見つかっていないことがあげられる．したがって，下等動物に感染する種も検出されてしまうだろう．シストおよびオーシストの生育可能性は，IFAではわからない．LeChevallierら[32]によると，水試料で見つかった生物の10〜30％は，内部形状が存在せずに空であると報告されており，これらには生活力がないことを示唆している．しかしながら，これは試料の処理において人工的に生じた可能性もある．新しい組織培養システムによって，生きているかどうかについて検討されている[53]．

試料の精製においてパーコール-ショ糖液のようなものを用いる密度勾配法が用いられてきたが，免疫磁性体による分離(immunomagnetic separation：IMS法)の方がより有望な技術といえる[3,25]．IMS法では鉄ビーズに結合した抗体を用い，磁気によって標的のオーシストやシストを懸濁物から取り出す．本法は，顕微鏡による試験でもPCR試験でも用いられている[9,25]．*Cryptosporidium* 試験用として，いくつかのIMS法キットが市販されている(Dynal, Lake Success, New York；ImmuCell, Crypto-Scan, Portland, Maine)．

Cyclospora(サイクロスポラ)のように食品との関連が強い腸管系原虫もいる[21]．そのため，オーシストを果実や野菜表面から回収する方法が開発された．生産物からの回収は，比較的簡単であり，果実や野菜の表面から洗剤を使ってオーシストおよびシストを洗浄する．この方法は，いくつかの理由から，あまり効率が良いようには見えない．一つには，シストやオーシストには粘着性があり，十分に洗い出せないことがあげられる．また，作物や製品の少数の割合からしか試料採取できないことがある．それよりもむしろ灌漑用水を採取したり，大規模な洗浄方法を開発してその洗浄水を採取する方が良いと思われる．イチゴ，ラズベリー，レタスや他の生産物から，オーシストおよびシストを回収するために，より適当な技術が求められている．

今日まで，*Cyclospora* に対しては抗体は用いられていない．光学顕微鏡，抗酸染色，形態(オーシスト壁の存在，大きさ，形など)および芽胞生成能力などによって同定されている．しかしながら，これらの方法は，環境試料に対して適用するには限界がある．*Cyclospora* のオーシストには，1つのユニークな特徴，つまり自己蛍光の能力がある[12]．オーシストの外壁周辺に明瞭な青色の蛍光を発し，このことが *Cyclospora* の検出に役立っている．微胞子虫類(Microsporidia)については，FITCのように抗体を結合させ，免疫蛍光顕微鏡法を用いて芽胞を検出する．しかし，水試料への適用については，抗体の交差反応性が問題とされている[14]．

5.4.3 ウイルス

ウイルスは，電子顕微鏡を用いて可視化される．しかしながら，観察をするためには 10^5オーダーの濃縮が必要となる．この方法は，主に臨床標本や形態観察に使われたり，細胞を用いた培養後の同定で用いられる．ヒトや動物の糞便汚染に関連した大腸菌ファージのように電子顕微鏡下で同定が可能なウイルスもある．

5.5 分子生物学を用いた試験

分子生物学の進歩によって，環境中の病原体のより迅速で高感度，低価格の試験方法が開発可能となった．これらの方法は，生物の持つ遺伝物質を検出し解析するものである．生物はそれぞれ独自の遺伝コードを有しており，種の特定だけでなく，株やクローンの「フィンガープリント」にも用いることができる．新しい病原体が同定，単離され核酸が解析されたならば，これらの方法は，すぐに適用でき，リスク評価へと展開することが可能である．これらの方法は，培養の必要のない微生物検出法の可能性を示している．

5.5.1 プローブ(FISH)

FISH 法(Fluorescent *in situ* hybridization)は，特定の微生物の特定の標的とする配列に遺伝プローブを結合(ハイブリッド)させて行う技術である．プローブには蛍光染料が付けられ，完全な細胞を用いて結合を行うことから，*in situ* と名称に示されている．方法は，特に細菌に対して有用であることが示されている．細菌の場合には，リボソーム RNA 配列に対して特異的なプローブが開発可能である[50]．FISH はまた，*Cryptosporidium* の同定にも用いることができる[36]．プローブは，原虫や細菌の細胞中の核酸と結合すること，および顕微鏡とプローブの特異性の双方によって同定と検出が可能であることから，FISH 法は検出方法として広く応用されている．また，フローサイトメトリーやデジタル顕微鏡のような装置を用いて，分析時間を著しく減少することができる．

5.5.2 P C R

ポリメラーゼ連鎖反応(polymerase chain reaction：PCR)法は，環境中の病原体の迅速な検出法として，最も有望視されている[59]．本法では，微生物のゲノムのDNAをプライマーの助けを受けて特異的に増幅させる．プライマーには増幅させたいDNA断片，すなわち増幅させたいゲノムの領域に特定した配列に相補的なDNA断片を用いる．数時間の間に，数百万個のゲノムのコピーが複製される．これは酵素によるDNA合成の反復によっている．ゲノムとしてRNAしか有さないようなウイルスの場合には，最初に逆転写酵素を用いてRNAをDNAに変換する必要がある．この方法はRT-PCRと呼ばれる．対象微生物に特異的な核酸が存在する場合に限り増幅が起きる(**図 5-6**)．DNAまたはメッセンジャーRNAを生活力マーカーの標的として，PCRおよびRT-PCRは，*Cryptosporidium*や*Cyclospora*といった腸管系原虫の同定にも用いられている[25, 27, 43]．

PCRを環境試料に用いる際の若干の注意点をあげる．

- 試料は小容量に限られる(あらかじめ濃縮する必要がある；免疫磁性体分離技術の成功例がある[25])．
- 環境試料中には阻害物質がある(試料の前処理が必要である)．
- 生物の生死を判定できない(組織培養を併せて行うことが可能．メッセンジャーRNAの使用も可能[27, 43])．
- 定量試験ではない(MPN法との併用の可能性あり[49])．

今日では最大の試験容量は，100 μL(0.1 mL)である．腸管系ウイルスおよび原虫試験の環境試料の抽出液または濃縮液は，2～30 mLかそれ以上である．したがって，さらに濃縮が必要となる．環境試料およびその濃縮液には，通常，検出を阻害する物質が含まれており，これらは標的DNAをマスクしたり，酵素反応を阻害する．このため試料の前処理には，しばしば労力と時間を消費することになる[1, 51, 59]．これらの阻害物質が取り除かれれば，たった1～2個体の微生物でも検出が可能となる．しかしながら阻害物質除去のプロセスにおいて，目標微生物の多くも失われてしまうかもしれない．磁気抗体ビーズ法を用いると，試料を濃縮すると同時にPCRの阻害物質の除去も可能であることが示されている[25]．また，生存ポテンシャルを評価する脱嚢／PCRの前処理にも用いられることができる[9]．

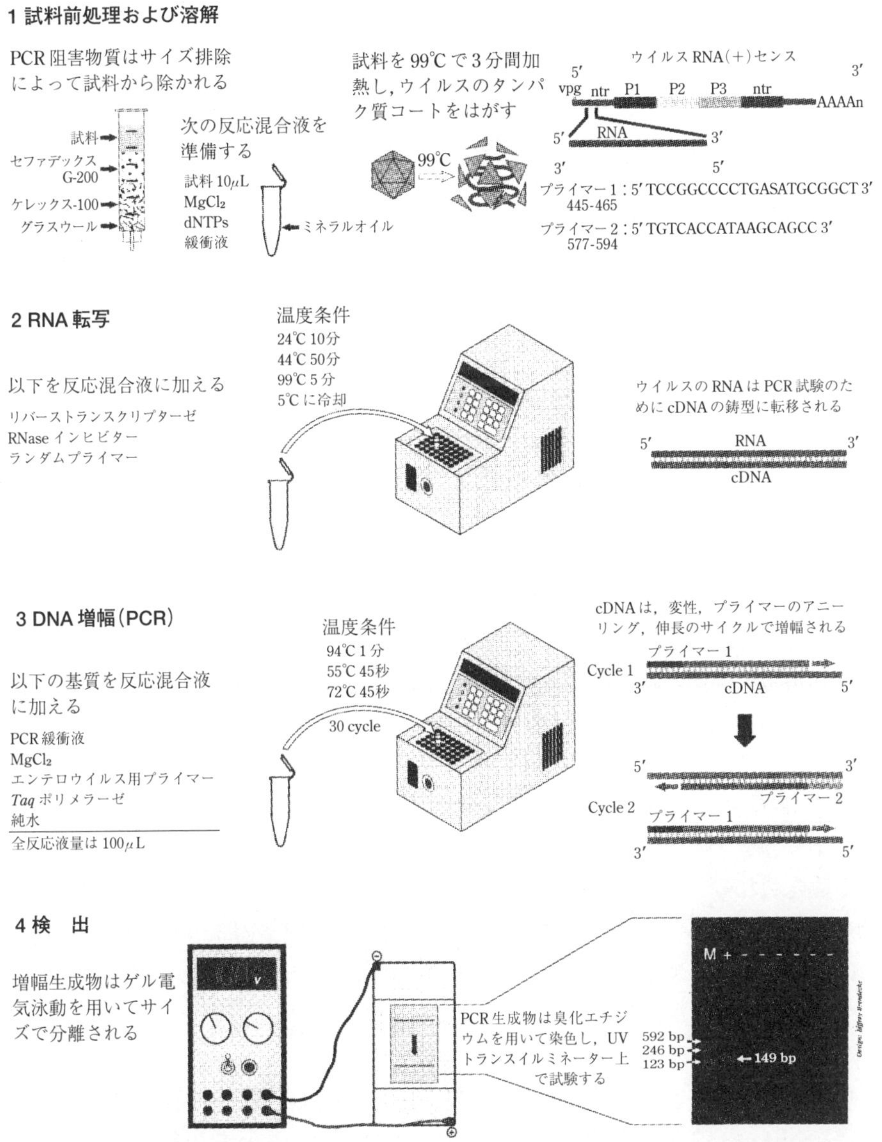

図 5-6　ポリメラーゼ連鎖反応(PCR)を用いたエンテロウイルスの検出方法(I.L.Pepper, C.P.Gerba, and J. W.Brendecke, Environmental Microbiology: A Laboratory Manual, Academic Press, San Diego, Calif., 1995　許可)

PCRは死滅していたり活性を有さない微生物も検出する．したがって，生存性を評価するためには，培養法が不可欠である．したがって，本法は，消毒プロセスの評価には用いることができない．一方，生存性が直接は必要がないような事項の評価には有効といえる．また，ノーウォークウイルスのように培養がなされていない病原体については，唯一の可能な検出法である．したがって，流行調査においてPCRは，汚染食品中のノーウォークウイルスの同定に使用されている[34]．PCRは，ウイルス検出に必要な時間を短縮するのに成功してきた．また，組織培養法と併せて用いることにより，その生存性を示すことができる[43]．

結局のところ，本試験法は，まだ結果が陽性か陰性かといった定性試験にとどまっている．定量的なPCRの開発のためには，MPN法が最もよいアプローチであろう[49]．

5.5.3　タイプ分け

病原体のタイプ分けと同定に関するいくつかの応用例を示す．

・発生源および伝達経路の追跡の研究．
・種株の毒性および抗性物質抵抗性の予測評価．
・血清型と種株との遺伝子的関係を明らかにするための遺伝子分類学あるいは分類学的研究．

タイプ分けとは，生物に対するフィンガープリントの適用である．分子生物学的手法を用い，ゲノムやプラスミド(細菌の染色体外要素)の核酸配列の違いによってタイプ分けをする．すべての生物は固有の核酸配列を有し，それによって生物の特徴が決定される．この核酸配列を用いて生物を同定し，また同属または同種の生物間の関連性の度合さが判断される．代表的な方法には以下の3つがある[4]．

①　制限酵素解析(restriction fragment length polymorphism：RFLP)
②　プラスミド解析
③　ポリメラーゼ連鎖反応(PCR)の利用

RFLPおよびプラスミドフィンガープリント法では，制限酵素(エンドヌクレアーゼ)を用いて，ゲノムDNAを特定の部位で切断する．切断される部位は細菌によって異なり，生成物をゲル電気泳動にかけ，そのバンドやパターンから生物を特徴付ける．プラスミドについて，フィンガープリントを行うことができる．適当なプライマーを選択すると，PCR によって特定の配列が選択的にコピーされる．プライマリー PCR フィンガープリント法には，任意プライム(arbitrarily primed：AR) PCR，繰返し配列(repetitive sequence：Rep) PCR，およびリボソーム DNA の PCR 後に生成物を制限切断する方法がある．最後の方法は PCR リボタイピングと呼ばれる．

フィンガープリント技術は，流行期間中における病原体の発生源の特定に用いられている．本法を用いて，発生源が動物であるのかヒトであるのかを判別したり，新たな病原体株の広がりや食品中に検出された種株の毒性を追ったり，環境の汚染源と入院患者とを関連付けたりすることができよう[5, 11, 20, 26, 39]．

5.6 リスク評価への様々な適用のための方法およびデータ事例

表 5-3 に示した種々の方法は，病原体に関する新しい知見を提供し，微生物の同定や発生源，移送過程，消長を知る一助となっている．今後もこれらの方法が，危険の認知や曝露量評価に用いられていくであろう．興味深いことに，これらの方法

表 5-3　種々の病原体のデータに用いられた方法

病原体	適用事例	参考文献
Cryptosporidium *Giardia*	IFA 顕微鏡(表流水および飲料水の現存量データベース)	19，30～32，47
	IFA 顕微鏡およびパイロット試験および現場試験[水処理(ろ過)での曝露量削減]	38
微胞子虫類	PCR(水中のヒト感染タイプの検出)	10
ロタウイルス	組織培養および蛍光抗体法(下水から飲料水まで種々の水)	17
エンテロウイルス アデノウイルス	PCR(海水浴場での海水による曝露量の検出)	62
アストロウイルス HAV	PCR(ムラサキイガイ)	61
腸管系ウイルス 腸管系原虫	IFA 顕微鏡および組織培養(再生水中の存在量)	48
E.coli O 157：H 7	免疫抗体試験(牛肉の迅速試験)	65
Vibrio vulnificus	顕微鏡(海水中で生きているが培養が不可能な状態)	64
食品性疾病関連細菌	分子生物学的サブタイプ分け(パルスネットプログラム)	58

は，用量-反応(dose-response)の研究過程において，投与量の評価に用いられてきた．したがって，環境中から何が見つかるか，また何が感染を引き起こすかをかなり高い信頼度で推定するのに利用できる．

参考文献

1. Abbaszadegan, M., M. S. Huber, C. P. Gerba, and I. L. Pepper. 1993. Detection of enteroviruses in groundwater with the polymerase chain reaction. Appl. Environ. Microbiol. 59:1318–1324.
2. American Public Health Association, American Water Works Association, and the Water Environment Federation. 1992. A. E. Greenberg, L. S. Clesceri, and A. D. Eaton (eds.), *Standard methods for the examination of water and wastewater,* 18th ed. APHA, AWWA, and WEF, Baltimore.
3. Bilfulco, J. M., and F. W. Schaeffer III. 1993. Antibody-magnetite method for selective concentration of *Giardia lamblia* cysts from water samples. Appl. Environ. Microbiol.. 59:(3):772.
4. Burr, M. D., and I. L. Pepper. 1998. A review of DNA fingerprinting methods for subtyping *Salmonella*. Crit. Rev. Environ. Sci. 28(3):283
5. Champliaud, D., P. Gobet, M. Naciri, O. Vagner, J. Lopez, J. C. Buisson, I. Varga, G. Harly, R. Mancassola, and A. Bonnin. 1998. Failure to differentiate *Cryptosporidium parvum* from *C. melegridis* based on PCR amplification of eight DNA sequences. Appl. Environ. Microbiol. 64:1454–1458.
6. Clancy, J. L., W. D. Gollnitz, and Z. Tabib. 1994. Commercial labs: how accurate are they? J. Am. Water Works Assoc. 86:89–97.
7. Colwell, R. R., P. Brayton, A. Huq, B. Tall, P. Harrington, and M. Levine. 1996. Viable but nonculturable *Vibrio cholera* 1 revert to a cultivable state in the human intestine. World J. Microbiol. Biotechnol. 12:28–31.
8. Cooper, R. C., and R. E. Danielson. 1997. Detection of bacterial pathogens in wastewater and sludge, pp. 222–230. *In* C. J. Hurst, G. R. Knudsen, M. J. McInerney, L. D. Stetsenbach, and M. V. Walter, eds. Manual of environmental microbiology. ASM Press, Washington, DC.
9. Deng, M. Q., D. O. Cliver, and T. W. Mariam. 1997. Immunomagnetic capture PCR to detect viable *Cryptosporidium parvum* oocysts from environmental samples. Appl. Environ. Microbiol. 63(8):3134–3138.
10. Dowd, S. E., C. P. Gerba, and I. Pepper. 1998. Confirmation of the human-pathogenic microsporidia *Enterocytozoon bieneusi, Encephalitozoon intestinalis* and *Vittaforma corneae* in water. Appl. Environ. Microbiol. 64(9). 3333–3335.
11. Dubois, E., F. Le Gutader, L. Haugarreau, H. Kopecka, M. Cormier, and M. Pommepuy. 1997. Molecular epidemiological survey of rotavirus in sewage by reverse transcriptase seminested PCR and restriction fragment length polymorphism. Appl. Environ. Microbiol. 63:1794–1800.

12. Dytrych, J. K., and R. P. D. Cooke. 1995. Autofluorescence of *Cyclospora*. Br. J. Biomed. Sci. 52(1):76.
13. England, B. L. 1982. Detection of viruses on fomites, pp. 179–220. *In* C. P. Gerba and S. M. Goyal, eds., Methods in Environmental virology. Marcel Dekker, New York.
14. Enriquez, F. J., O. Ditrich, J. D. Paiting, and K. Smith. 1997. Simple diagnosis of *Encephalitozoon* sp. Microsporidian infections by using a pan-specific antiexospore monoclonal antibody. J. Clin Microbiol. 35:724–729.
15. Fields, B. S. 1997. *Legionellae* and Legionnaires' disease. Pp. 666–675. *In* C. J. Hurst, G. R. Knudsen, M. J. McInerney, L. D. Stetzenbach, and M. V. Walter, eds., *Manual of environmental microbiology.* ASM Press, Washington, DC.
16. Gerba, C. P. 1987. Recovering viruses from sewage, effluents, and water. *In* G. Berg, ed., Methods for recovering viruses from the environment. CRC Press, Boca Raton, FL.
17. Gerba, C. P., J. B. Rose, C. N. Haas, and K. D. Crabtree. 1996. Waterborne rotavirus: a risk assessment. Water Res. 30(12):2929–2940.
18. Grohmann, G. S., N. J. Ashbolt, M. S. Genova, G. Logan, P. Cox, and C. S. W. Kueh. 1993. Detection of viruses in coastal and river water systems in Sydney, Australia. Water Sci. Technol. 27:457–461
19. Haas, C. N., and J. B. Rose. 1996. Distribution of *Cryptosporidium* oocysts in a water supply. Water Res. 30(10):2251–2254.
20. Herwaldt, B. L., J. F. Lew, C. L. Moe, D. C. Lewis, C. D. Humphery, S. S. Monoe, E. W. Pon, and R. L. Glass. 1994. Characterization of a variant strain of Norwalk virus from a food-borne outbreak of gastroenteritis on a cruise ship in Hawaii. J. Clin. Microbiol. 32:861–866.
21. Herwaldt, B. L., M.-L. Ackers, and T. C. W. Group. 1997. An outbreak in 1996 of cyclosporiasis associated with imported raspberries. N. Engl. J. Med. 336(22): 1548–1556.
22. Huq, A., R. R. Colwell, and R. Rahaman. 1990. Detection of *Vibrio cholerae* 01 in the aquatic environment by fluorescent-monoclonal antibody and culture methods. Appl. Environ. Microbiol. 56:2370–2373.
23. Hurst, C. J. 1997. Detection of viruses in environmental waters, sewage, and sewage sludge. Pp. 168–175. *In* C. J. Hurst, G. R. Knudsen, M. J. Mclnerney, L. D. Stetzenbach, and M. V. Walter, eds., Manual of environmental microbiology. ASM Press, Washington, DC.
24. Hurst, C. J., G. R. Knudsen, M. J. McInerney, L. D. Stetzenbach, and M. V. Walter, eds. 1997. Manual of environmental microbiology. ASM Press, Washington, DC.
25. Johnson, D. W., N. J. Pieniazek, D. W. Griffin, L. Misener, and J. B. Rose. 1995. Development of a PCR protocol for sensitive detection of *Cryptosporidium* oocysts in water samples. Appl. Environ. Microbiol. 61(11):3849–3855.
26. Kapperud, G., L. M. Rorvik, V. Hasseltvedt, E. A. Hoiby, B. G. Iversen, K. Staveland, G. Johnsen, J. Leitao, H. Herikstad, Y. Andersson, G. Langeland, B. Gondrosen, and J. Lassen. 1995. Outbreak of *Shigella sonnei* infection traced to imported iceberg lettuce. J. Clin. Microbiol. 33:609–614.
27. Kaucner, C., and T. Stinear. 1998. Sensitive and rapid detection of viable *giardia*

cysts and *Cryptosporidium parvum* oocysts in large-volume water samples with wound fiberglass cartridge filters and reverse transcription-PCR. Appl. Environ. Microbiol. 64(5):1743–1749.

28. Lawrence, J. R., J. McInerney, and D. A. Stahl. 1998. Analytical imaging and microscopy techniques, pp. 29–51. *In* C. J. Hurst, G. R. Knudsen, M. J. McInerney, L. D. Stetzenbach, and M. V. Walter, eds., Manual of Environmental Microbiology. ASM Press, Washington, DC.
29. Lebaron, P., N. Parthuisot, and P. Catala. 1998. Comparison of blue nucleic acid dyes for flow cytometric enumeration of bacteria in aquatic systems. Appl. Environ. Microbiol. 64(5):1725–1730.
30. LeChevallier, M. W., and W. D. Norton. 1995. *Giardia* and *Cryptosporidium* in raw and finished drinking water. *J. Am. Water Works Assoc.* 87(9):54.
31. LeChevallier, M. W., W. D. Norton, and R. G. Lee. 1991. Occurrence of *Cryptosporidium* and *Giardia* spp. in surface water supplies. Appl. Environ. Microbiol. 57:2610–2616.
32. LeChevallier, M. W., W. D. Norton, and R. G. Lee. 1991. *Giardia* and *Cryptosporidium* in filtered drinking water supplies. Appl. Environ. Microbiol. 57:2617–2621.
33. LeChevallier, M. W., and T. M. Trok. 1990. Comparison of the zinc sulfate and immunofluorescence techniques for detecting *Giardia* and *Cryptosporidium.* J. Am. Water Works Assoc. 82:75–82.
34. Lees, D. N., K. Henshilwood, J. Green, C. I. Gallomore, and D. W. G. Brown. 1995. Detection of small round structured viruses in shellfish by reverse transcription-PCR. Appl. Environ. Microbiol. 61:4418–4424.
35. Lemon, S. M., L. N. Binn, and R. H. Marchwicki. 1983. Radioimmunofocus assay for quantitation of hepatitis A virus in cell cultures. J. Clin. Microbiol. 17:834–839.
36. Lindquist, J. A. D. 1997. Probes for the specific detection of *Cryptosporidium parvum.* Water Res. 31(10):2668–2671.
37. Melnick, J. L., R. Safferman, V. C. Rao, S. Goyal, G. Berg, D. R. Dahling, B. A. Wright, E. Akin, R. Setler, C. Sorber, B. Moore, M. D. Sobsey, R. Moore, A. L. Lewis, and F. M. Wellings. 1984. Round robin investigation of methods for the recovery of poliovirus from drinking water. Appl. Environ. Microbiol. 47:144–150.
38. Nieminski, E. C., and J. E. Ongerth. 1995. Removing *Giardia* and *Cryptosporidium* by conventional and direct filtration. J. Am. Water Works Assoc. 87:96–106.
39. Niu, M. T., L. B. Plish, B. H. Robertson, B. K. Khanna, B. A. Woodruff, C. N. Shapiro, M. A. Miller, J. D. Smith, J. K. Gedrose, M. J. Alter and H. S. Margolis. 1992. Multistate outbreak of hepatitis A associated with frozen strawberries. J. Infect. Dis. 166:518–524.
40. Ongerth, J. E., and H. H. Stibbs. 1987. Identification of *Cryptosporidium* oocysts in river water. Appl. Environ. Microbiol. 53:672–679.
41. Relman, D. A., T. M. Schmidt, A. Jajadhar, M. Sogin, J. Cross, K. Yoder, O. Sethabutr, and P. Echeverria. 1995. Molecular phylogenetic analysis of *Cyclospora,* the human intestinal pathogen, suggests that it is closely related to *Eimeria*

species. J. Infect. Dis. 173:440–445.

42. Reynolds, K. A., C. P. Gerba, and I. L. Pepper. 1991. Detection of infectious enteroviruses by integrated cell culture-PCR procedure. Appl. Environ. Microbiol. 62:1424–1427.
43. Reynolds, K. A., C. P. Gerba, and I. L. Pepper. 1996. Detection of infectious enteroviruses by an integrated cell culture-PCR procedure. Appl. Environ. Microbiol. 62(4):1424–1427.
44. Rose, J. B., S. N. Singh, C. P. Gerba, and L. M. Kelly. 1984. Comparison of microporous filters for concentration of viruses from wastewater. Appl. Environ. Microbiol. 47:989–992.
45. Rose, J. B., H. Darbin, and C. P. Gerba. 1988. Correlations of the protozoa, *Cryptosporidium* and *Giardia* with water quality variables in a watershed. Water Sci. Technol. 20:271–276.
46. Rose, J. B., L. K. Landeen, R. K. Riley, and C. P. Gerba. 1989. Evaluation of immunofluorescence techniques for detection of *Cryptosporidium* oocysts and *Giardia* cysts from environmental samples. Appl. Environ. Microbiol. 55:3189–3195.
47. Rose, J. B., C. P. Gerba, and W. Jakubowski. 1991. Survey of potable water supplies for *Cryptosporidium* and *Giardia.* Environ. Sci. Technol. 25:1393–1400.
48. Rose, J. B., L. J. Dickson, S. R. Farrah, and R. P. Carnahan. 1996. Removal of pathogenic and indicator microorganisms by a full scale water reclamation facility. Water Res. 30(11):2785–2797.
49. Rose J. B., X. Zhou, D. W. Griffin, and J. H. Paul. 1997. Comparison of PCR and plague assay for detection and enumeration of coliphage in polluted marine waters. Appl. Environ. Microbiol. 63(11):4564–4566.
50. Sayler, G. S., and A. C. Layton. 1990. Environmental application of nucleic acid hybridization. Annu. Rev. Microbiol. 44:625–648.
51. Schwab, K. J., R. DeLeon, and M. D. Sobsey. 1995. Concentration and purification of beef extract mock eluates from water samples for the detection of enteroviruses, hepatitis A virus, and Norwalk virus by RT-PCR. Appl. Environ. Microbiol. 61: 531–537.
52. Sharp, D. G. 1965. Electron microscopy and viral particle function. Pp. 193–217. *In* G. Berg, ed., Transmission of viruses by the water route. Wiley, New York.
53. Slifko, T. R., D. E. Friedman, J. B. Rose, S. Upton, and W. Jakubowski. 1997. An in-vitro method for detection of infectious *Cryptosporidium* oocysts using cell culture. Appl. Environ. Microbiol. 63(9):3669–3675.
54. Slifko, T. R., D. E. Friedman, J. B. Rose, S. J. Upton, and W. Jakubowski. 1997. Unique cultural methods used to detect viable *Cryptosporidium parvum* oocysts in environmental samples. Water Sci. Technol. 35(11–12):363–368.
55. Slifko, T. R., D. E. Friedman, and J. B. Rose, 1998. Comparison of 4 *Cryptosporidium parvum* viability assays: DAPI/PI, excystation, cell culture and animal infectivity. *In* Proceedings of the Water Quality Technology Conference, San Diego, CA, November, American Water Works Association, Denver, CO.
56. Sobsey, M. D., and J. S. Glass. 1980. Poliovirus concentration from tap water with electropositive adsorbent filters. Appl. Environ. Microbiol. 40:201–210.

57. Spendlove, J. C., and K. F. Fannin. 1982. Methods for the characterization of virus aerosols. *In* C. P. Gerba and S. M. Goyal., eds., Methods in environmental virology. Marcel Dekker, New York.
58. Tauxe, R. V. 1998. New approaches to surveillance and control of emerging foodborne infectious diseases. Emerg. Infect. Dis. 4(3):455–456.
59. Toranzos, G. A. 1997. Environmental applications of nucleic acid amplification techniques. Technomic Publishers, Lancaster, PA.
60. Toranzos, G. A., and G. A. McFeters. 1997. Detection of indicator microorganisms in environmental freshwaters and drinking waters. Pp. 184–194. *In* C. J. Hurst, G. R. Knudsen, M. J. Mclnerney, L. D. Stetsenbach, and M. V. Water, eds., Manual of environmental microbiology. ASM Press, Washington, DC.
61. Traore, O., C. Arnal, B. Mignotte, A. Maul, H. Laveran, S. Billaudel, and L. Schwartzbrod. 1998. Reverse transcriptase PCR detection of astrovirus, hepatitis A virus and poliovirus in experimentally contaminated mussels: comparisons of several extraction and concentration methods. Appl. Environ. Microbiol. 64(8): 3118–3122.
62. Vantarkis, A. C., and M. Papapetropoulou. 1998. Detection of enteroviruses and adenoviruses in coastal water of SW Greece by nested polymerase chain reaction. Water Res. 32(8):2365–2372.
63. Ward, R. L., D. R. Knowlton, and M. J. Perce. 1984. Efficiency of human rotavirus propagation in cell culture. J. Clin. Microbiol. 19:748–753.
64. Warner, J. M., and J. D. Oliver. 1998. Randomly amplified polymorphic DNA analysis of starved and viable but nonculturable *Vibrio vunificus* cells. Appl. Environ. Microbiol. 64(8):3025–3028.
65. Woody, J.-M., J. A. Stevenson, R. A. Wilson, and S. J. Knabel. 1998. Comparison of the Difco EZ Coli™ Rapid Detection System and Petrifilm™ Test Kit-HEC for Detection of *Escherichia coli* O157:H7 in fresh and frozen ground beef J. Food Prot. 61(1)110–112.

第6章　曝露評価

6.1　曝露評価の実行

曝露評価の目的は，1回の曝露に対応する生物の量もしくは用量(dose)，あるいは一連の曝露を構成する生物の総量もしくは用量を決定することである．それには，用量の期待値と用量の分布を知る必要がある．多数の人が曝露されるとか，少数の人が何度も曝露されるとか，あるいはその両方などにより多数の曝露があったとすれば，用量の期待値は，曝露を受けたすべての人に対する用量の平均値である．用量の分布は，用量(生物／1回の曝露)の確率分布である．

曝露を確かめるということは，媒体(水，空気，食物)の微生物濃度を確かめること，および媒体の消費量を確かめることに分けることができる．μ が濃度で，m が曝露当りの消費量とすると，用量の期待値($\overline{d}$)は，次式で与えられるだろう．

$$\overline{d}=E(\mu m) \tag{6-1}$$

さらに，μ と m が統計学的に独立している(すなわち，その曝露には1回の曝露で消費される量と生物の濃度に相関がない)ならば，期待値の性質により用量は，次式で計算される．

$$\overline{d}=\overline{\mu m} \tag{6-2}$$

ここで，バー記号は算術平均をとる操作を示す．例えば，インスタント食品の所与の病原細菌の平均濃度が1個/gで，試料サイズの平均が25gであるとすると，曝露当りの平均用量は25個である．

本章の焦点は，微生物曝露の平均および分布を推定することにある．化学薬品と比較して異なる微生物の顕著な特性は，微生物の分布が統計学的に見て，十分に低い濃度で存在する離散的な「粒子」であるということである．例えば，前述の例で，生物の曝露が平均25個であるとすると，曝露の繰返しで，低い用量(例えば，5または10個)および高い用量(例えば，50個)の曝露量が得られる可能性がある．リスクが実質的に非線形である場合(例えば，50個の生物を飲み込むとわかっているヒトのリスクは，5個の生物を飲み込むとわかっているヒトの10倍とは全く異なる)，この分布を若干の精度と正確度により特徴付けることが重要になる．

6.2 濃度／継続時間分布の特徴

食物や水のような媒体における微生物濃度の平均と分布とは，どのようなものか？ 当然，実験試料を得なければならないし，試料中の生物数，または各試料中の生物の存否を知る必要がある．この情報から，微生物濃度の平均や分布を決定したい．

6.2.1 生物のランダム(ポアソン)分布

概念的には，すべての微生物存在量分布を求める際は，ポアソン分布(poisson distribution)を基本とする．生物が体積 V において「ランダムに」分散するならば，N 個の生物($N=0$ を含む)を含む試料(x)が見つけられる確率は，ポアソン分布によって与えられる[24,35]．

$$P(x=N)=\frac{(\overline{\mu}V)^N}{N!}\exp(-\overline{\mu}V) \tag{6-3}$$

ここで，$\overline{\mu}$ は平均濃度であり，全試料から定数として得られる．この分布では，パラメータは1つだけであるため，一度，平均的な濃度 $\overline{\mu}$ が求まると，分布は完全に特定される．特に，1組の試料で各体積が V であるとわかっている生物の平均数は，$\overline{\mu}V$ と等しい．そしてまた，同体積の複数回の計数による生物数の分散は，μV と等しい[54]．

式 6-3 は，後で使用しやすいように一般化することができる．試料(x)中の生物数が $N_L \sim N_U$ 個の間である(ポアソン分布による)確率は，次式のようにポアソン項の加算合計として関連付けることができる．

$$P(N_L \leqq x \leqq N_U) = \sum_{N=N_L}^{N=N_U} \frac{(\overline{\mu}V)^N}{N!} \exp(-\overline{\mu}V) \tag{6-4}$$

また，上限が無限大であるならば，下記のように相補的累積分布を得ることができる点を注目したい．

$$\begin{aligned} P(N_L \leqq x \leqq \infty) &= 1 - P[0 \leqq x \leqq (N_L - 1)] \\ &= 1 - \sum_{N=0}^{N=(N_L-1)} \frac{(\overline{\mu}V)^N}{N!} \exp(-\overline{\mu}V) \end{aligned} \tag{6-5}$$

相補的累積ポアソン分布は，数学的不完全ガンマ関数*1と以下の関係によって関連付けられる[79]．

$$P(N_L \leqq x \leqq \infty) = 1 - P[0 \leqq x \leqq (N_L - 1)] = 1 - \Gamma(N_L, \overline{\mu}V) \tag{6-6}$$

不完全ガンマ関数の利用が可能なソフトウエアプログラムが増加しているため，式 6-6 は式 6-5 より使いやすいかもしれない．

大量の材料(湖，処理した飲料水，たくさんのハンバーガー，その他)から1組の試料をとる場合は，各試料中の生物数を実測して(例えば，0，1，2など)，そのデータを試料がとられた大量の材料の平均的な濃度($\overline{\mu}$)を評価するために使いたい．測定方法には，固体培地上への細菌の植種(そして，コロニーを数えること)，ウイルスの単層培養細胞への植種とプラークまたは感染病巣の計数または，顕微鏡または粒子計数装置で直接生物を計数することが含まれる．試料が大量の材料からランダムなやり方でとられた場合を考える．これらの条件下で，特定の分布を仮定するならば，最尤(ゆう)度(maximum likelihood：ML)の原理で平均を推定できる．この原理か

*1　ここで，$\Gamma(a,x)$ は $[1/\Gamma(a)]\int_0^x e^{-t}t^{a-1}\mathrm{d}t$ である．

ら，特定の試料が得られる確率を最大にすることによって1組のデータからの1組のパラメータの最適推定値が得られる．これらの最尤推定値(maximum likelihood estimators：MLE)をこの後の議論でも多用することにする．最尤法には，特に次のような多くの利点がある[74,75]．

・漸近的に(大きい試料で)不偏で，小さい試料についても非常によくあてはまる．

・漸近的に極小分散の推定値が得られる．

・信頼限界と適合度は，簡単に計算することができる．

ポアソン分布では，多くの試料($i=1,\ 2, \cdots,\ k$)が異なる体積で採取され，各試料(N_iとして)の生物数が測定され，さらに，すべての試料が独立であるならば，尤度関数(未知パラメータを与える結果を得る確率)は，次式で示される．

$$L=\prod_{i=1}^{k}\frac{(\overline{\mu}V_i)^{N_i}}{N_i!}\exp(-\overline{\mu}V_i) \tag{6-7}$$

ここで，記号Πは，下付項の積を表す有限乗積である(合計を示すΣと類似のもの)．式6-7を最大にする$\overline{\mu}$の値はN_i項から独立しているから，両側の対数をとると，MLEは，以下の量を最小にすることによって得られる．

$$\begin{aligned}-\ln(L')&=\overline{\mu}\sum_{i=1}^{k}V_i-\sum_{i=1}^{k}N_i\ln(\overline{\mu}V_i)\\&=\overline{\mu}\sum_{i=1}^{k}V_i-\ln(\overline{\mu})\sum_{i=1}^{k}N_i-\sum_{i=1}^{k}N_i\ln(V_i)\end{aligned} \tag{6-8}$$

(1) 計数におけるポアソン平均値の推定(体積が一定の場合と変動する場合)

式6-8は，データの一部に直接値を適用することができ，そして，試行錯誤によって$-\ln(L')$を最小にする$\overline{\mu}$の値(負の対数尤度)を求めることができる．しかし，ポアソン分布では，これは最尤値が解析的に求められる数少ない場合のうちの一つである．式6-8を$\overline{\mu}$に関して微分して，その結果を0にする．極値を決定するためのプロセスは，次のとおりである．

$$\frac{\mathrm{d}[-\ln(L')]}{\mathrm{d}(\overline{\mu})}=\sum_{i=1}^{k}V_i-\frac{1}{\overline{\mu}}\sum_{i=1}^{k}N_i=0 \tag{6-9a}$$

したがって，

$$\overline{\mu}_{\mathrm{ML}}=\frac{\sum_{i=1}^{k}N_i}{\sum_{i=1}^{k}V_i} \tag{6-9b}$$

厳密に正である(示されていない)第二階微分係数の計算によって，これが本当に最小であることは証明できる．下付の ML は，数量 $\overline{\mu}_{\mathrm{ML}}$ が値 $\overline{\mu}$(この下付のないのは，試料がとられた集団においてあらかじめ推定される「真の」値である)の最尤値であることを意味するためのものである．この結果の応用は**例 6-1** で示す．

例 6-1　2 つの水試料を分析し，生物数を計数した．そして，結果を**表 6-1** に示す．試料体積が各セットで異なっている．ポアソン分布を仮定し，推定される平均を計算しなさい．

解　各列を合計し，分析された全体積(ΣV_i)および試料 A と試料 B に対する全生物数(ΣN_i)として，それぞれ 25, 27 および 27 L を得る．よって，両方のケースで平均濃度の MLE は，27/25つまり 1.08/L である．

表 6-1　例 6-1 の計数データ

体積(L)	検出微生物数	
	試料 A	試料 B
1	1	1
1	2	0
1	1	5
1	0	1
1	0	0
2.5	1	5
2.5	1	0
2.5	3	1
2.5	6	5
5	8	1
5	4	8

(2)　上限のある計数検出

特に非常に微生物濃度が高い場合には，特定の試料で正確に生物の数を数えるのが不可能な場合がある．例えば，平板寒天の細菌を計数する場合，小さい平板に 100 以上のコロニーが，あるいは大きい平板に 300 以上のコロニーが生育すると，TNTC(too numerous to count：計数するには多すぎる)と結果に記録される[1]．前述の方法の修正によって，これらのデータでポアソンの平均値を推定することが可能である．正確な計数値のある j 個の測定($i=1, \cdots, j$)および下限しかない k 個の測定($i=j+1, \cdots, j+k$)(それは，各測定で同じかもしれないし，異なるかもしれない)がある場合，前者には式 6-7 に基づく尤度関数，後者には式 6-5 に基づく尤度関数を用いることができる．これは次式のようになる．

$$L=\left[\prod_{i=1}^{j}\frac{(\overline{\mu}V_i)^{N_i}}{N_i!}\exp(-\overline{\mu}V_i)\right]\left\{\prod_{i=j+1}^{k+j}[1-\Gamma((N_{L,i}-1),\ \overline{\mu}V_i)]\right\} \quad (6\text{-}10)$$

ここで，$N_{L,i}$ は試料 i の不可算領域の下限である(例えば，100または300コロニー)．式6-10の負の対数をとると，次式を得る($\overline{\mu}$ と無関係な項の対数を無視する)．

$$-\ln(L')=\overline{\mu}\sum_{i=1}^{j}V_i-\sum_{i=1}^{j}N_i\ln(\overline{\mu}V_i)-\sum_{i=j+1}^{j+k}\ln\{1-\Gamma[(N_{L,i}-1),\ \overline{\mu}V_i]\} \quad (6\text{-}11)$$

例6-2 に，式6-11の使用例を示す．

表6-2 例6-2の計数データ

体積(mL)	計数値
1	12
1	8
1	15
10	40
10	58
10	≧100
100	≧100
100	≧100
100	≧100

例6-2　**表6-2** に，水に関する計数データを示す．示されたように，10 mLの試料のうちの1つと100 mLの試料のすべては，TNTC計数(生物が100以上として定義)であった．ポアソン分布が仮定されるとして，平均的な濃度を推定しなさい．

解　式6-11を用いる．平均濃度の値の範囲($\overline{\mu}$)を仮定し，$-\ln(L')$の値を表にする．結果を**図6-1**に示す．関数$-\ln(L')$の最小値は，$\overline{\mu}$が約7/mLのところであり，これが$\overline{\mu}_{ML}$の値となる．

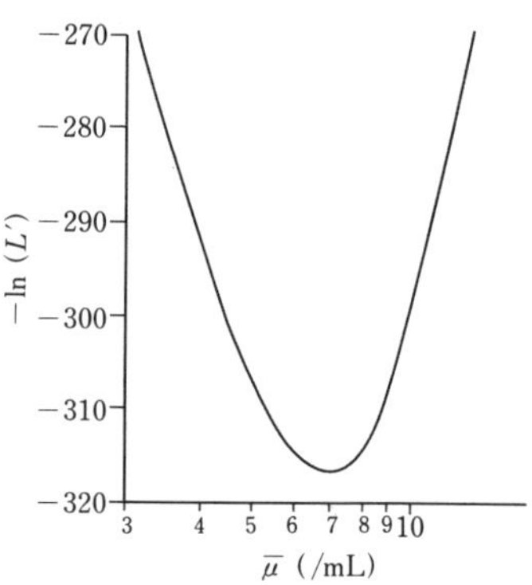

図6-1 例6-2の尤度関数対平均濃度の関係

最小値の明確な場所は，数値的最適化によって求めることができる．SOLVER(ソルバー)アドイン機能のあるEXCEL[36]が使える．MATLAB[106]のような多目的数値計算用ソフトウエアでもよい．本章の付録で，無拘束の最適化を実行する際のSOLVERの使用を解説する．

(3) 量分析(Quantal Assay)による推定

微生物濃度の量分析とは，既知の試料の量(質量または体積)における生物の存否を調べることである．その典型的な量分析例は大腸菌群の最確数(MPN)である[16,35,41]．これは，ある量の試料を栄養を含む培地に添加し，増殖の有無で生物の存否を示す証拠とする．さらに，ウイルスおよび他の非細菌感染性病原体は，組織培養系[13,69,70,116]で，一定量の試料を用いて陽性応答する試料があるかどうかによって分析する．陰性の試料が見つかった(そして，陰性の試料だけの)ウイルスモニタリング結果もまた量分析のフレームワークを使って解釈することができる[19]．

希釈法では，単一試料を r 種類の適当量 V_1，$V_2, \cdots$，V_r(例えば，10 mL，1 mL，0.1 mL，その他)へ分割(r は，1 または 1 以上の数である)して，それぞれを n_1，$n_2, \cdots$，n_r 個の系列(例えば，希釈試験管)に植種する*2．分析の結論として，系列のうち，p_1，$p_2, \cdots$，p_r が「陽性」(例えば，増殖を示す)であると判定する．**表 6-3** に実験のレイアウトの概要を示す．

表 6-3 希釈法のレイアウト概要

セット	希釈段階ごとの検液の体積	各セットの希釈段階ごとの試料本数	陽性数試料本数
1	V_1	n_1	p_1
2	V_2	n_2	p_2
3	V_3	n_3	p_3
4	V_4	n_4	p_4

そのような実験の結果を与えられたとして，採取された試料の生物の濃度(数／体積)の最適な推定値を決定してみる．

この実験の解析のための形式的尤度関数は，二項分布の理論から展開できる．どの組 i についても，n_i の試行での陽性試料数 p_i を観察する確率は，次式で示される．

$$P(p_i)=\frac{n_i!}{p_i!(n_i-p_i)!}\pi_i^{p_i}(1-\pi_i)^{n_i-p_i} \tag{6-12}$$

*2 いろいろな体積量の試料が使われると仮定して議論する．しかし，実験では試料のどの量を使用するかを決める．この場合，濃度は数／質量を基準として決定され，(体積よりむしろ)各系列に植種される質量が計算の基準となるだろう．

ここで，π_iは，1組の同希釈系列中に1個以上の生物を含む確率である．1個の生物が特定の系に植種されると，陽性反応が起こると仮定する．これらの条件下で，生物がランダムに分散しているならば(ポアソン分布に従って)，式6-5($N_L=1$で)の適用で，次式を計算することができる．

$$\pi_i = 1-\exp(-\overline{\mu}V_i) \tag{6-13}$$

ここで，式6-13を式6-12に代入し，下記の尤度関数を得るために，すべてのrの項(すなわち，すべての体積)を掛ける．

$$L = \prod_{i=1}^{r} \frac{n_i!}{p_i!(n_i-p_i)!} [1-\exp(-\overline{\mu}V_i)]^{p_i}[\exp(-\overline{\mu}V_i)]^{n_i-p_i} \tag{6-14}$$

最尤法により，MPNの推定値$\overline{\mu}$($\overline{\mu}$のMLE推定値でもある)は，式6-14でLを最大にする$\overline{\mu}$の値を求めることにより得られ，また，それは，$-\ln(L')$を最小にすることに相当する．

$$-\ln(L') = \sum_{i=1}^{r}\{-p_i \ln[1-\exp(-\overline{\mu}V_i)]+(n_i-p_i)(\overline{\mu}V_i)\} \tag{6-15}$$

もし使用される試料の体積が1つだけならば($r=1$ならば)，式6-15を直接MLEを得るために$\overline{\mu}$で微分する．以下のプロセスは次式となる．

$$\frac{\mathrm{d}[-\ln(L')]}{\mathrm{d}\overline{\mu}} = \left[\frac{pV\exp(-\overline{\mu}V)}{1-\exp(-\overline{\mu}V)} + (n-p)V\right] = 0$$

$$\mu = -\frac{1}{V}\ln\frac{n-p}{n} \tag{6-16}$$

この関係の応用例を**例6-3**に示す．

例6-3　冷凍鶏肉の試料(25 g)を*Salmonella*(サルモネラ)の存否について分析した[78]．31試料中，10試料から*Salmonella*が検出された．生物の分布がポアソン分布で，そして，各試料に1つ以上の*Salmonella*が存在するならば検出が可能と仮定し，平均的な*Salmonella*レベルを推定せよ．

解　直接，式6-16を適用すると，以下の結果になる．

$$\overline{\mu} = -\frac{1}{25\ \mathrm{g}}\ln\frac{31-10}{31} = 0.0155/\mathrm{g}$$

したがって，平均的な *Salmonella* レベルは冷凍鶏肉 100 g 当り 1.55 と推定できる．

複数の体積が使われるならば，$-\ln(L')$ を最小にする $\overline{\mu}$ の値について式 6-15 を解くことによって MLE が得られるはずである．**例 6-2** と同様の方法で計算を行えばよい．**例 6-4** に，水道における細菌のレベルの推定に使われる典型的希釈法の評価結果を示す．

例 6-4　水道水の大腸菌群測定を各希釈で 5 本のチューブを使う 3 段階希釈(10 mL，1 mL，0.1 mL)による MPN 法で行った．各希釈段階で，5，3，および 0 本が陽性であった．採取した試料水中の平均的な濃度を推定しなさい．

解　式 6-15 から，対数最尤式は，以下のように書くことができる．

$$
\begin{aligned}
-\ln(L') = & \{-5\ln[1-\exp(-\overline{\mu}\times 10)] + (5-5)(\overline{\mu}\times 10)\} \\
& + \{-3\ln[1-\exp(-\overline{\mu}\times 1)] + (5-3)(\overline{\mu}\times 1)\} \\
& + \{-0\ln[1-\exp(-\overline{\mu}\times 0.1)] + (5-0)(\overline{\mu}\times 0.1)\}
\end{aligned}
$$

これは，**例 6-2** と類似の方法で，$\overline{\mu}$ のいろいろな値において計算することができる．この式を最小にする値は，$\overline{\mu}=0.792$/mL であり，これは MLE(または MPN)と推定される．

希釈段階数と試験管数の同じ分析が繰り返しなされることが多い．これらへの適用のために，最も頻繁かつ生じやすい結果の組について尤度式の解を示した標準的な表が作成されている．例えば，Standard Method[1]には，3 および 4 段階の 10 倍希釈と 5 本の試験管を使う実験の表があり，水の大腸菌群判定のために常用されるよう作られている．

MPN 法を使用する推定の精度と正確度は，実験(希釈段階数，同希釈試料の数，希釈体積)の設計の関数である．生物の実際の計数が得られる方法とは異なり，希釈段階の数または同希釈系列試料数が減少するに従って多くの他の ML 測定[44,74,75,96]のように $\overline{\mu}$ の MLE の偏りが増加する．

Salama ら[86]は，典型的希釈列法よりおよそ 90 %偏りを減らすような MPN 推定法を開発した[37]．**図 6-2** に 3 段階希釈(10，1，0.1 mL)1 本法，4 段階希釈(10，1，0.1，0.01 mL)5 本法，および 4 段階希釈 50 本法実験の偏り推定値を示す．この過程で，$\overline{\mu}_{\mathrm{ML}}$ が平均の MLE であるならば，2 次までの Taylor 級数展開から得られる下記の修正により，「補正」推定値は $\bar{\mu}_{\mathrm{B}}$ として得られる．

$$\bar{\mu}_{\mathrm{B}}=\bar{\mu}_{\mathrm{ML}}-\frac{1}{2}\sum_{i=1}^{r} w_i z_i \exp(-\bar{\mu}_{\mathrm{ML}} V_i)$$

ここで，

$$z_i = n_i[1-\exp(-\bar{\mu}_{\mathrm{ML}})]$$

$$w_i = \frac{V_i^2}{2[1-\exp(-\bar{\mu}_{\mathrm{ML}} V_i)]^2 D^3}\left\{\sum_{j=1}^{r}\frac{V_j^3 z_j \sinh(\bar{\mu}_{\mathrm{ML}} V_j)}{[\cosh(\bar{\mu}_{\mathrm{ML}} V_j)-1]^2}\right\} - \frac{V_i^3}{[1-\exp(-\bar{\mu}_{\mathrm{ML}} V_i)][\cosh(\bar{\mu}_{\mathrm{ML}} V_i)-1]D^2}$$

$$D=\sum_{i=1}^{r}\frac{V_i^2 z_i}{2[\cosh(\bar{\mu}_{\mathrm{ML}} V_i)-1]} \qquad (6\text{-}17)$$

図 6-2 で示すように，平均するとおよそ−20〜−25％になるが，補正推定値での相対差が 5 本法において重要である．言い換えると，$\bar{\mu}_{\mathrm{ML}}$の値(5 本法)は，通常，およそ 20〜25％まで真の平均的微生物濃度を過大評価する．根拠ははっきりしないが，初期の研究者は経験的な 85％の MPN 補正率を使った[108]．これは前述の内容と一致している．また，**図 6-2** から，1 希釈段階につき多本数を使用する方法の使用により，1 希釈段階につき 50 本を使用する方法でも，偏りは数％程度あるが，実質的に減らすことができることがいえる．シミュレーション研究は，式 6-17 を修正して，MPN 実験における濃度推定の全平均二乗誤差を減らすことと同様に，偏りを実質的に消去できることを示した[67]．

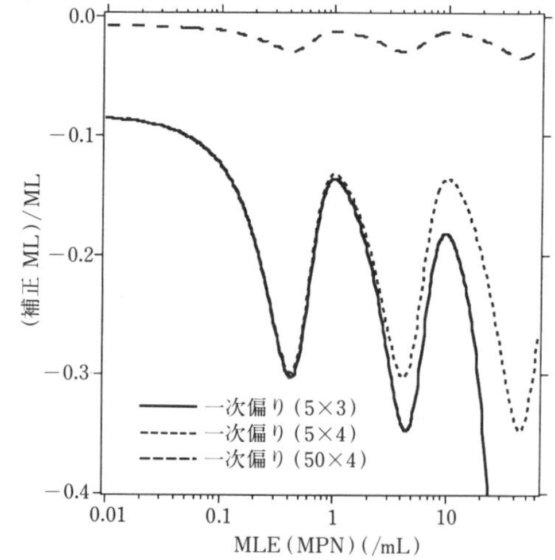

図 6-2 いろいろな希釈実験に対する一次偏り．体積は 10，1，0.1 mL および 4 段階希釈の場合は 0.01 mL，希釈ごとに試験管数は 5 あるいは 50 本．偏りは Salama 法で推定

(4)　ポアソンへの適合度：平板培養法

前述の解析では，生物の分布はポアソン分布であると仮定している．これは，1つの平均値($\overline{\mu}$)だけで採取された試料の微生物の分布を決定できるという利点を持つ．しかし，この仮定の妥当性は，検定する必要がある．そこで，本項で，測定値がポアソン分布と一致しているかどうかをどのように決定するかについて考える．以下の項では，希釈列(MPN)の結果がポアソン仮定と矛盾がないかを確かめる方法について考究する．ポアソン分布が結果を記述するのに十分でないならば，他のモデルを使用して微生物の分布を記述しなければならない[37]．

この問題の分析へのアプローチは，手元にあるデータセットの性質に依存する．それ故，問題なのは1組の所与の計数値が均一なポアソン分布から得られたとして矛盾がないか，である．検定の一般的なフレームワークと試料のタイプを**表 6-4** に示す．

表 6-4　適合度の観点から見た計数実験データの組立て

試料間の推定平均	各試料の同希釈の試料数	検出方法†1	
		同一試料	異なる試料間†2
1つの試料のみ	$j>1$	単なる D^2	NA
平均が異なると思われる複数試料	$j=1$	NA	尤度比
平均が異なると思われる複数試料	$j>1$	修正 D^2	尤度比

†1　D^2は分散の指標，NA は適用なし，を表す．
†2　試料内誤差をポアソンと仮定．

最も単純な場合は，単一試料からの多くの同希釈の計数の数値である．第二の場合は，(おそらく複数の平均を持つ)複数の試料がある場合で，ポアソン分布が仮定できるかどうか，すなわちすべての試料を丸め込んだ1つの平均によって特徴付けられることができるかどうかを調べる．第三の場合では，各試料が複数であり，各試料に複数の同希釈試料があり，試料間のポアソン多重化エラーと平均の等質性の検定が可能な場合である．これらの3つの状況を順番に論議する．

上述のデータセットの最初のタイプでは，ポアソン分布への適合度は，単純な散布検定指数によって最も容易に得られるだろう[39]．$\overline{N}$を平均，s_N^2を同希釈試料の計数値の分散，そして，同希釈試料の数を j とすると，D^2(index of dispersion：散布検定指数)は，次式で計算できる．

$$D^2 = \frac{(j-1)\,s_N^2}{\overline{N}} \tag{6-18}$$

D が自由度 $(j-1)$ の χ^2 分布の上側の $1-\alpha$ 分位(例えば，$\alpha=0.05$，0.01 など)より大きいなら，データは，ポアソン分布と一致していないとして棄却される．**例 6-5** にこの検定を示す．

例 6-5　以下のデータは，水道管内部表面の「洗浄」から得た繰返し測定の従属栄養細菌コロニー数(コロニー/mL)である．これらは，単一ポアソン集団に由来することと一致しているか？

27	30	60	60	70	70
74	80	81	82	84	84
93	98	98	101	105	110

解　データは，平均コロニー計数値 $\overline{N}=78.17$ と分散 $s_N^2=116.47$ を与える．したがって，$j=18$ であるから，式 6-18 から，D^2 の計算値は，116.5 である．自由度 17$(j-1)$，χ^2 分布の上位の 95 パーセンタイルは，28.86 である．算出された 116.5 という値は，$\alpha=2\times10^{-17}$ の時の値である．したがって，データが単一のポアソン集団から起こるという帰無仮説を棄却することができる．

データセットの第二のタイプにおいては，試料(計数)が経時的に取られている．反復がない，すなわち各採取時に 1 つの試料が採取され，それが一度だけ分析される．最も一般的な状況では，各試料は体積が異なると思われる．この場合には，単一のポアソン分布の適合度の尤度比(likelihood ratio：LR)検定が使用できる．

記述的に言えば，尤度比検定は比率 Λ を計算するものである．Λ は最適帰無仮説のもとの尤度関数に対する対立仮説のもとの最適の尤度関数の比である[103]．尤度比適合度検定は，すべてのデータが定数 $\overline{\mu}$ の単一のポアソン分布で記述される帰無仮説として行われる(すなわち，適合性が認められる)．対立仮説は，各試料が採取される時点で異なる平均的な濃度を持つということである．したがって，対立仮説には決定すべきより多くのパラメータがある．

データが一定の平均的な濃度でポアソン分布によって表示されるという帰無仮説の尤度関数は，最尤法により推定されるものと等しく，$\overline{\mu}_{\mathrm{ML}}$ (式 6-9 の場合)は次式で与えられる．

$$L^0 = \prod_{i=1}^{r} \frac{(\bar{\mu}_{\mathrm{ML}} V_i)^{N_i}}{N_i!} \exp(-\bar{\mu}_{\mathrm{ML}} V_i) \tag{6-19}$$

対立仮説では，$\bar{\mu}_i V_i$ の別々の値が各試料を特徴付けると仮定する．各試料についてのその MLE は，単に N_i である．したがって，尤度関数は，次式で記述できる．

$$L^A = \prod_{i=1}^{r} \frac{(N_i)^{N_i}}{N_i!} \exp(-N_i) \tag{6-20}$$

尤度比(Λ)は，式 6-20 で式 6-19 を割ることで得られる．L^A が L^0 より大きくなければならない(単一の $\bar{\mu}_{\mathrm{ML}}$ 値よりむしろ $\bar{\mu}_i$ の r の各値を考慮しているため，それはより良くデータに適合する)ため Λ は 1 より小さい．また，$-\ln(\Lambda)$ を導くことができるから，したがって，それは正でなければならない．式の整理と単純化の後，次のような結果に表すことができる．

$$\Lambda = \frac{\Pi_{i=1}^{r}[(\bar{\mu}_{\mathrm{ML}} V_i)^{N_i}/N_i!]\ \exp(-\bar{\mu}_{\mathrm{ML}} V_i)}{\Pi_{i=1}^{r}[(N_i)^{N_i}/N_i!]\ \exp(-N_i)}$$

$$= \prod_{i=1}^{r} \left(\frac{\bar{\mu}_{\mathrm{ML}} V_i}{N_i}\right)^{N_i} \exp[-(\bar{\mu}_{\mathrm{ML}} V_i - N_i)] \tag{6-21}$$

$$-\ln(\Lambda) = \sum_{i=1}^{r} \left[(\bar{\mu}_{\mathrm{ML}} V_i - N_i) - N_i \ln \frac{\bar{\mu}_{\mathrm{ML}} V_i}{N_i}\right] \tag{6-22}$$

$-2\ln(\Lambda)$ の値が自由度 $(r-1)$ の χ^2 分布の上位 $(1-\alpha)$ パーセンタイルを上回るならば,統計理論から帰無仮説(データが一定の平均値の単一のポアソン分布に由来するデータであるというもの)は棄却される．$(r-1)$ が，対立仮説 (r) におけるパラメータの数から帰無仮説におけるパラメータの数を引いた差である点に注意されたい[1]．以下に実例を示す．

例 6-6　水道水中の *Cryptosporidium*(クリプトスポリジウム)オーシストの(毎週の)採取が繰り返し実行された[42]．分析上の特徴は，各試料の体積が試料ごとに異なることにある．検出されたオーシスト数と各試料の対応する体積を**表 6-5** に要約した．この情報から，データは，一定の平均濃度の一定のポアソン分布をする水の試料から得られたといえるか？

表 6-5　**ある数のオーシストが検出された時の試料体積(L)**†

0オーシスト	1オーシスト	2オーシスト	3オーシスト
48	18.4	95.8	89.9
51	74.1	223.7 (2)	98.4
52	99.9	227.1	100
54.9	100 (5)		
55 (3)	101.1		
57	101.3		
59 (2)	183.5		
85.2	193		
100 (7)			
100.4 (2)			
100.6			
100.7			
101.7			
102 (2)			
102.2 (2)			
103.3			
185.4			
189.3 (2)			
190			
191.4			

† かっこ内の数字はその組合せで生じた回数を表し，かっこがない場合は1回である．

解　**表 6-5** から，検出されたオーシストの合計(ΣN_i)は29，全体積(ΣV_i)(すべての試料の)は5621.9 Lである．よって式6-6から，平均的な濃度($\overline{\mu}_{ML}$)のMLEは0.00516/Lである．この平均濃度から対数尤度比[$-\ln(\Lambda)$]は，式6-22によって計算できる．重複記載のある体積については，重複記載のおのおのに単一の項がなければならない点に注意する．すなわち，このデータセットは，合計52の観測値(同じ体積および計数値がいくつか繰り返されたが)を含む．式6-22から，$-\ln(\Lambda)$は30.93であり，したがって，$-2\ln(\Lambda)$は61.85となる．自由度51のχ^2分布の上位95パーセンタイルが68.7であるので，帰無仮説(データが均一なポアソン分布からである)は，棄却されないと結論できる．正確な有意水準は14％と算出される．すなわち，ポアソン分布が実際に真であるならば，統計値は，我々の実際のデータから計算される値を上回ることが14％あるだろう(計算された有意水準が5％未満であるならば，帰無仮説を棄却する)．

すべての観測で実際に計数が得られるというわけではなく，(少なくとも若干のケースで)特定の範囲での記録だけが報告されるならば，データセットのこの第二のタイプの解析には，やや異なる方法をとらなければならない．**表 6-6** に，1968年11月4～10日にエリー湖での巡航に際して得られたメンブレンフィルター(MF)法による大腸菌群計数値を示した．ここでは尤度関数の算出のために，観測の一部が範囲として(例えば，**表 6-6** の下 3 行)表に入れられている．範囲に入る頻度が等しくなる(式 6-4 と式 6-5 を用いてポアソン分布の場合で計算した)ように範囲の幅を決めている．尤度関数を記述するやや異なった方法で実行する．すべての体積が同じ(したがって，すべての試料に共通の体積を示すために下付数字のない V を使う)である場合にのみ，この型のデータに記述された方法は有効である．

表 6-6 エリー湖の試料 1 mL の大腸菌群数の度数分布

計数値	試料数
0	28
1	6
2	1
3	2
4	4
5	2
6	1
9	1
11～14	2
15～18	4
>19	4

出典：参考文献 26

データ表は，n として示す多くの行がある．観測が発生しない行を除外する点に注意されたい．記号 f_i は，行 i の中の観測の数である．各行に，下限($N_{\mathrm{L},i}$)と上限($N_{\mathrm{U},i}$)がある．これらの制限は，計数が精密に知られている行(**表 6-6** での最初の 8 の行)の場合は同じものであるが，しかし，範囲だけが知られている所では，これらの制限は異なるものである可能性がある(残っている行)．若干の行は，$N_{\mathrm{U},i}$ が無限大である可能性がある．観測の合計数は，r ($r=\Sigma_{i=1}^{n} f_i$)のままである．所与のポアソン MLE について，表の各行の各期待頻度(観測の数)が次式(式 6-4 に従って)で記述できる．

$$f_{\mathrm{ML},i}=r\left[\sum_{N=N_{\mathrm{L},i}}^{N=N_{\mathrm{U},i}}\frac{(\bar{\mu}_{\mathrm{ML}}V)^N}{N!}\exp(-\bar{\mu}_{\mathrm{ML}}V)\right] \tag{6-23}$$

計数値が正確に知られている($N_{\mathrm{L},i}=N_{\mathrm{U},i}$)場合，合計は 1 つの項だけからなる．帰無仮説尤度関数は，次のようにこれらの頻度を用いて計算する．

$$L^0=\prod_{i=1}^{n}\left(\frac{f_{\mathrm{ML},i}}{r}\right)^{f_i} \tag{6-24}$$

対立仮説尤度関数として，各セルでの観察された記録値が，最適推定値として使われる．

$$L^A=\prod_{i=1}^{n}\left(\frac{f_i}{r}\right)^{f_i} \tag{6-25}$$

L^0 を L^A で割ることより，尤度比として次式を得る．

$$\Lambda = \prod_{i=1}^{n} \left(\frac{f_{\mathrm{ML},i}}{f_i} \right)^{f_i} \tag{6-26}$$

同様に，

$$-\ln(\Lambda) = -\sum_{i=1}^{n} f_i \ln \frac{f_{\mathrm{ML},i}}{f_i} \tag{6-27}$$

この型のデータの濃度の最適推定値(すなわち MLE)は，$-\ln(\Lambda)$ を数値的に最小化して得られる．適合度の決定は，$-2\ln(\Lambda)$ の最適値を自由度 $n-i$ の χ^2 分布と比較することによって行う(グループ化のない先のケースの場合のように，自由度 $r-1$ ではない)*3．

$-\ln(\Lambda)$ の最適化は，数値的方法，または**例 6-2** のように図上での試行錯誤によって行う．**表 6-6** のデータの解析は，下記の例で示す．

例 6-7　**表 6-6** のデータについて，ポアソンの平均濃度とポアソン分布への適合度を求めよ．

解　試行錯誤によって，$\bar{\mu}_{\mathrm{ML}}$ が 3.93/mL であるとわかる．**表 6-7** は，この最適値での中間計算を示す．表の最後の列の合計は全体の $-2\ln(\Lambda)$ の値であり，252.08 となる．自由度 12(13 行−1)で，χ^2 分布の上側 5%の値が 21.03 であるから，ポアソン分布の帰無仮説は棄却することができる(正確な有意水準は，10^{-10} より小さく，実際にポアソン分布が正しいならば，不適なフィッティングまたは悪いフィッティングが見つかる可能性がある)．定性的にみて，ポアソン分布から予測されるよりはるかに多くの 0 と高い計数値があり，中央の領域の値ははるかに少ないという点に注目する必要がある．ポアソン分布が棄却される場合，$\bar{\mu}_{\mathrm{ML}}$ の計算値は疑わしい．**例 6-14** でこの問題へ戻る．

---

*3　式 6-27 から計算される値＝$2\ln(\Lambda)$ の検定は，他の一般に使用される検定，古典的な Pearson χ^2 統計学と近似的に同一であることを示すことができる．それは本章で使用する用語を用いて下記のように表すことができる．

$$\chi^2 = \frac{(f_{\mathrm{ML},i} - f_i)^2}{\mathrm{f}_{\mathrm{ML},i}}$$

これは，試料サイズが大きくなると数値的に $-2\ln(\Lambda)$ と等しくなる．しかし，式 6-27 の統計量に対して，χ^2 形が勝ると説得できる論拠はない[103]．

表 6-7　例 6-7 の算定数値

計数値	試料数 f_i	$f_{ML,i}$	$-2\ln(\Lambda)$
0	28	1.08	182.13
1	6	4.25	4.13
2	1	8.35	−4.25
3	2	10.94	−6.8
4	4	10.74	−7.9
5	2	8.43	−5.76
6	1	5.52	−3.42
7～8	0	4.62	0
9	1	0.66	0.82
10	0	0.26	0
11～14	2	0.14	10.77
15～18	4	8.88×10^{-4}	67.3
>19	4	2.15×10^{-6}	115.51

データセットの第三のタイプは，いくつかの繰返し計数に用いる複数の試料からなる．D^2 検定の拡張形は，同一試料の繰返し採取試料がポアソンであるかどうか(平均値が変動するシステムから試料をとられたかどうかには関係がなく)を確かめるために使うことができる[39]．同一試料の繰返し採取試料がポアソンであるならば，以降の尤度比検定を試料間の差の有効性を確かめるために行う．

この応用として，1つの試料で繰返し計数(同一の体積で)の各セットについて D^2 が計算できる．r セットを持つこととすると各セット $i=1～r$ について，n_i 値がすべて同じか異なる n_i の繰返し計数値がある(例えば，2，3，4 など)．そして，そのセットの有意水準(p_i 値)は，次に，自由度(n_i-1)の χ^2 分布から推定できる*4．これは，1組の p_i 値(計算された D^2 値以下の χ^2 分布の領域)を生じる．試料の繰返し計数値間でポアソンエラーがあるならば，p_i 値のセットは 0～1 の間で一様分布に従って分散しているに違いない．そして，p_i 値のセットがこのように分散しているかを検定(Kolmogorov-Smirnov 検定を使う)することにより，(繰返し計数値間のポアソンエラーの)根底にある仮説が検定できる．

Kolmogorov-Smirnov 検定[103]は，p_i 値の経験分布と均一な頻度分布の一致性を把握するのに使用可能である．この検定は次のように実施する．

① データ(特殊な場合は手近に，p_i 値)を順に低い方から高い方へ並べ，1～r まで順位を付ける．同じ値の場合，その観測群の平均の順位をとる．i 番目の観測の順位は R_i として示す．

*4　EXCEL では，例えば，次式を使うことによって可能である．

$1-\mathrm{CHIDIST}(x,\ n-1)$

ここで，x は計算された D^2 値であり，n(すなわち n_i)はそのセットにおける繰返し計数値の数である．これは，p_i 値を与える．

② 各観測について偏差 $\delta_i=(R_i/r)-p_i$ を計算する[*5].

③ 偏差の最大絶対値は，検定統計量(KS)として使う.

$$KS=\max|\delta_i|$$

④ 観測数の調整のために，KS統計値を次のように計算する.

$$KS^*=KS\left(\sqrt{r}+0.12+\frac{0.11}{\sqrt{r}}\right) \tag{6-28}$$

⑤ KS*が**表6-8**で示されるリスク値より大きいならば，帰無仮説(分布は均一であるとする)は棄却される．したがって，繰返し計数値がポアソンであるという仮説は棄却される．通常の5％の水準では，1.358の分位(0.95)が帰無仮説の棄却のために必要である.

表6-8 Kolmogorov-Smirnov検定の有意水準

	分位数				
	0.85	0.90	0.95	0.975	0.99
$KS\left(\sqrt{r}+0.12+\frac{0.11}{\sqrt{r}}\right)$	1.138	1.224	1.358	1.480	1.628

r は経験分布の観察数．出典：参考文献58

例6-8 実験を行い，ある特定の生物の計数のために3つの試料(A，B，C)を分析した．3つの体積(100，10，1 mL)で繰返し計数がなされた．結果を，**表6-9**に示した．繰返し計数値間の分布がポアソンであるかどうか，そして，試料の平均の全体的分布がポアソンであるかどうか決定しなさい.

解 **表6-10**に計算を要約する．行は，元データの表の行(セット)に対応する．各行に対する繰返し計数(n_i)の数，各セットの範囲内の計数値の分散およびセットの平均計数を示した.

この情報から，その行に対応している D^2 の値は，式6-18によって計算できる．D^2 値と自由度(n_i-1)から，p_i 値は，累積 χ^2 分

表6-9 例6-8の計数データ

試料	体積(mL)	計数値			
A	100	22	31		
	10	5	3	5	
	1	1	0	0	0
B	100	94	111		
	10	6	4	3	
	1	0	0	1	0
C	100	17	31		
	10	6	7	5	
	1	1	0	1	0

*5 R_i/r が r 個観測の R_i 順位の一様分布から求まる期待値である点に注意されたい.

表 6-10　例 6-8 の算定数値

n_i	分散	平均	D^2	p_i	R_i	$\|\delta_i\|$
2	40.5	26.5	1.528	0.784	7	0.00585
3	2	4.333	0.923	0.370	3.5	0.0192
4	0.5	0.25	6	0.888	8	0.000499
2	144.5	102.5	1.410	0.765	6	0.0982
3	2	4.333	0.923	0.370	3.5	0.0192
4	0	0.25	0	0	1	0.111
2	98	24	4.083	0.957	9	0.0433
3	0.5	6	0.167	0.080	2	0.1423
4	0.5	0.5	3	0.608	5	0.0528

布から計算できる．列 R_i は計算された p_i 値の順位を示す．最後列は偏差の絶対値である．

最後列の最大値は 0.1423 であり，これは KS 統計値である．次に，KS*は，式 6-28(試料の数 $r=9$ で)により計算され，その値は 0.449 である．これは，**表 6-8** の 85 パーセンタイルより小さい．低い値(またはより低い)が得られる機会が 15 %以上あるので，帰無仮説が真であるならば，帰無仮説を棄却することができない．したがって，単一の試料からの繰返し計数がランダム(ポアソン)分布していることを棄却するには証拠が不十分である．

試料の間の平均的な濃度が一定であるかどうか決定するために**例 6-5** と類似の方法を試みる．まず，各セットにおいて，そのセットの ML 濃度を次式で計算する．

$$\overline{\mu}^{i}_{\mathrm{ML}} = \frac{\sum_{j=1}^{n_i} N_{ij}}{\sum_{j=1}^{n_i} V_{ij}}$$

セット内ポアソン分布への適合を棄却することができないとすでに決定したことから，この関係を使うことは受け入れられる．N_{ij} と V_{ij} が i 番目セット(行)の j 番目の計数値(列)と体積を表すように，ここの記号は 2 重下付である．これは，**表 6-11** の最初の列にあ

表 6-11　例 6-8 のセット濃度とそれに対応する尤度

セット濃度 (/mL)	L^0	L^A
0.265	2.985×10^{-9}	0.00281
0.4333	0.0042467	0.00497
0.25	0.0670893	0.09197
1.025	9.19×10^{-22}	0.000768
0.4333	0.0035389	0.004142
0.25	0.0670893	0.09197
0.24	2.892×10^{-11}	0.000867
0.6	0.0027476	0.003552
0.5	0.0338314	0.033834

るセット濃度となる．同様に，平均濃度($\overline{\mu}_{\mathrm{ML}}$)の総括的な MLE は，式 6-9 に従って全観測を用いて得られ，0.504/mL と算出される．

帰無仮説は，すべての行(セット)が同じポアソン平均を持っているということである．したがって，帰無仮説尤度は，次のように定式化できる．

$$L^0 = \prod_{i=1}^{r}\left[\prod_{j=1}^{n_i}\frac{(\overline{\mu}_{\mathrm{ML}} V_{ij})^{N_j}}{N_{ij}!}\exp(-\overline{\mu}_{\mathrm{ML}} V_{ij})\right]$$

表の第 2 列が，各行に対するこの値(すなわち，大かっこ中の項)を示す．第 2 列のすべての値を掛けると L^0 が得られ，4.988×10^{-52} となる．

対立仮説は，個々のセットの平均がデータを記述するために必要であるというものである．したがって，対立尤度は次式のようになる．

$$L^A = \prod_{i=1}^{r}\left[\prod_{j=1}^{n_i}\frac{(\overline{\mu}^{i}_{\mathrm{ML}} V_{ij})^{N_j}}{N_{ij}!}\exp(-\overline{\mu}^{i}_{\mathrm{ML}} V_{ij})\right]$$

表の第 3 列が各行に対する対立尤度(上式の大かっこの中)を示す．そしてそれらをすべて掛け合わせて，総括的対立尤度 L^A は 3.91×10^{-20} となる．

最後に，$-2\ln(L^0/L^A)$ として $-2\ln(\Lambda)$ を計算する．これは，146.88 となる．これを自由度 $8(r-1)$ での χ^2 分布と比較する．すると，それが高度に有意であるとわかる($p=8\times10^{-28}$)．したがって，データが単一の共通の濃度のものであるという帰無仮説は，棄却されなければならない．

最終結論は，同一試料の希釈系列内細菌の分布はポアソンであるということである．しかし，試料間で濃度が異なるようになるということが生じる可能性はある．このデータセットのさらなる解析は，本章の最後の問題で取り上げる．

(5)　適合度：MPN

MPN 法(希釈列)によって得られた 1 組の測定結果についてもまた，同希釈試料間のポアソン分布との整合性を決定することが望ましい．たぶん，この整合性を調べる必要性を最初に認めたのは，Savage と Halvorson であった[87]．ありそうもない陽性の試験管セットの存在を，彼らは培養培地の欠陥に原因があるとした．複数試験管に植種された試料の正確な計量だけでなく，希釈操作における誤差の存在が MPN 検出の変動をまた増加させる．

ポアソン仮定からの偏差の性質を2つの範例で示したい．それから，適合度を知るための若干の手続きを確認する．残念なことに，簡単に実行できる適合度検定法がMPN実験に対しては平板計数実験ほどには十分に開発されていない．

記述的には，MPN分析でのいろいろな希釈での陽性応答の一部がある理由からありそうもないならば，ポアソン仮定に適合しないと考える．例えば，4段階(10, 1, 0.1, および0.01 mL)10本法を用いる2つの希釈実験を考える．実験結果が(体積の大きい順に)6, 2, 1, 0本が陽性となる場合，および4, 3, 1, 3の陽性となる場合は，それぞれ，MPNの計算値(式6-15を最小にすることによって)は0.1215, および0.1289/mLとなる．しかし，ある意味で，最初のデータセットは二番目のデータセットよりも確からしく見える．なぜなら，後の組合せは，陽性本数の順序が逆転しているからである(4段階の体積にわたって0％あるいは100％反応のものがないのと同様に)．同一試料内(すなわち，希釈の間で)の適合度の適合基準を発展するために，個々の試験管の組合せの予測程度を数値化する必要がある．

そのような検定のためにいろいろな提案があった．たぶん，最初の提案(詳細は脚注)は，尤度比の公式[44]による*6．より迅速な検定がMoran[69,70]とStevens[100]によって提案された．しかし，これらの迅速検定は，その背後にある平均濃度への依存性が原因で，常用の10倍希釈列への適用において問題がある(**図6-2**に見られるように10倍希釈ではMPN推定値が周期的に表れる結果である)．代替アプローチ(それは，用量-反応曲線を解釈する時の類似の問題でも考慮される)は，より複雑な関係(再び尤度比を用いることによって)で式6-13の単純な関係の妥当性を検定することを含む．

Haldaneのアプローチでは，帰無仮説(単一試料の希釈実験の結果が一般的な$\overline{\mu}_{\mathrm{ML}}$で表される)を，実験での各体積が$\overline{\mu}_{\mathrm{ML},i}$についてはっきりした値を持つという対立仮説に対して検定する．式6-14の記述に従えば，帰無仮説の尤度は次式のようになる．

$$L^0=\prod_{i=1}^{r}\frac{n_i!}{p_i!(n_i-p_i)!}[1-\exp(-\overline{\mu}_{\mathrm{ML}}V_i)]^{p_i}[\exp(-\overline{\mu}_{\mathrm{ML}}V_i)]^{n_i-p_i} \qquad (6\text{-}29)$$

*6　参考文献44に戻ってみると，機敏な学生はHaldaneにより提示される等質性の検定がPearson χ^2検定の形である点に気付くであろう．ここでは，異なる尤度比を提示する．以前に注意したように，試料サイズが十分に大きくなると，適合性尤度比検定はPearson χ^2検定と同義語である．広く使用されている希釈シリーズは，希釈につき少数の同希釈試料を使用する傾向があるので，この別種の尤度比検定を提示することがより実際的である．

対立尤度関数は次のように記述できる.

$$L^A = \prod_{i=1}^{r} \frac{n_i!}{p_i!(n_i - p_i)!} [1 - \exp(-\bar{\mu}_{ML,i} V_i)]^{p_i} [\exp(-\bar{\mu}_{ML,i} V_i)]^{n_i - p_i} \quad (6\text{-}30)$$

尤度比は L^0 を L^A で割って得られる. 対数をとって整理すると次式が得られる.

$$-\ln(\Lambda) = \sum_{i=1}^{r} \left[V_i (\bar{\mu}_{ML} - \bar{\mu}_{ML,i})(n_i - p_i) - p_i \ln \frac{1 - \exp(-\bar{\mu}_{ML} V_i)}{(-\bar{\mu}_{ML,i} V_i)} \right] \quad (6\text{-}31)$$

もし, $-2\ln(\Lambda)$ が χ^2 分布の $(1-\alpha)$ パーセンタイル(例えば, α は5%)より大きいなら, (適合度の)帰無仮説は棄却される. この適用例を, **例 6-9** に示す.

例 6-9 Chang ら[13]は, コクサッキーウイルスB1の組織培養感染実験の結果を報告した. この定量実験において, 動物細胞(サル腎臓細胞)の標本に既知の体積のウイルス懸濁液を曝露する. データが**表 6-12** の時, 分析評価の適合度と原液のウイルスのMPNを計算せよ.

表 6-12 例 6-9 の測定データ

同希釈試料当りのML	全培養数	陽性培養数
0.032	29	7
0.026	30	4
0.021	28	3
0.018	30	4
0.016	29	2
0.011	25	2
0.005	30	2

解 すべてのデータセットに対して, 総括的なMPN($\bar{\mu}_{ML}$)は, これまで述べた問題の場合のように計算でき, (数値最適化によって)それは6.949/mLとなる. 行ごとのMPN値は, 式6-13を用いて下記の形から計算することができる.

$$\bar{\mu}_{ML,j} = -\frac{1}{V_i} \ln \frac{n_i - p_i}{n_i}$$

表 6-13 は, 対数尤度で表した行ごとの平均と個々の項の結果である. $-2\ln(\Lambda)$ の値は, 2.046となる. これを自由度6(=7−1)の χ^2 分布と比較すると, 限界値(5% α で12.59)より小さく, したがって, 実験の適合度は, 棄却することができない.

MPN試料に密接に関連した問題は, 複数の試料(1回のMPN測定で使われる個々のもの)が1つの平均値で特徴付けられるほどに全体の一部としていえるかどうかあるいは，ある濃度の分布が同希釈試料間にあるどうかである．これについては，尤度比アプローチの簡単な応用により取り扱うことができる．もう一度，2 個の添字を必要とする．**例 6-8** の用語に従い，V_{ij}，n_{ij} および p_{ij} は，それぞれ体積，同希釈試料の数，および j 番目体積の i 番目試料で陽性の同希釈試料である．ここでの帰無仮説は，各試料のそれぞれの平均($\overline{\mu}_{\mathrm{ML},i}$)というよりも単一の平均値で全体を特徴付けるということである．したがって，尤度比検定の式は，試料 i における希釈の数である r_i と試料の数である k と，式 6-27 をわずかに修正したものである．

表 6-13　例 6-9 の結果

$\overline{\mu}_{\mathrm{ML},i}$	$-\ln(\Lambda_i)$
8.633	0.153
5.504	0.117
5.397	0.104
7.950	0.035
4.466	0.228
7.580	0.007
13.799	0.379
合計	1.023

$$-\ln(\Lambda)=\sum_{i=1}^{k}\sum_{j=1}^{r_i}\left[V_{ij}(\overline{\mu}_{\mathrm{ML}}-\overline{\mu}_{\mathrm{ML},i})(n_{ij}-p_{ij})-p_i\ln\frac{1-\exp(-\overline{\mu}_{\mathrm{ML}}V_{ij})}{1\text{-}\exp(-\overline{\mu}_{\mathrm{ML},i}V_{ij})}\right] \tag{6-32}$$

これは，自由度 $k-1$ で(対立仮説が k の個々の試料がの平均値を使用するので)，χ^2 分布と比較しなければならない．

このタイプの問題は，何回かの最適化で解くことができる．最初に各試料について($i=1,\cdots,k$)，式 6-15 を個々に適用して試料ごとの MPN 値($-\overline{\mu}_{\mathrm{ML},i}$)を見積もる必要がある．次に，最適尤度比(式 6-32 を最小にすることによる)で全体的 MPN を決定する．そして次に，結果として得られる最適尤度比を試料間の平均濃度の一致性の有意性検定に用いる．

例 6-10　Savege と Halvolson[87]は，*Staphylococcus aureus* を 40 時間培養し，繰返し試料の希釈計数値を記録した．彼らは，各希釈で 10 本，0.1，0.01，0.001，0.0001 および 10^{-5} mL の体積を使った．以下に結果を示す(各希釈における陽性数)．

A：10-10-5-1-0

B：10-10-9-3-0

C：10-10-9-4-0

D：10-10-8-1-0

MPN 法は，これらのデータに適しているか．そしてもしそうであるならば，4 試料は共通の平均値で特徴付けられるか.

解　4つの試料のそれぞれについてポアソン仮定の適合度を調べることから始める. 4つの試料について, **例 6-9** に示した方法を適用し, 結果を **表 6-14** に示した. **表 6-14** の計算はやや面倒である. 反応 100 %(10/10)の各体積について, 式 6-32[$-\ln(L)$の値を計算する式]では, 希釈ごとの濃度が無限大(すなわち, $p \to n$ として)に近づくと, 式 6-32 の第2項の分母が1に近づくので, 合計の項は $p_i = n_i$ の場合, 次式に簡略化されることに注意しなければならない.

$$-p_i \ln[1 - \exp(-\bar{\mu}_{\mathrm{ML}} V_i)]$$

さらに, $p_i = 0$ ならば, 式 6-31 では, その項は次のようになる.

$$V_i(\bar{\mu}_{\mathrm{ML}} - \bar{\mu}_{\mathrm{ML},i})(n_i - p_i)$$

この解析の結果は, p 値が 0.05 を上回るため, 各試料(A から D)が受け入れられることを示す(適合容認の帰無仮説は, 棄却できない).

ここで, 同希釈試料間の濃度の同一性がどの程度のものかについて言及する. **表 6-14** の行の平均($\bar{\mu}_{\mathrm{ML},i}$ の値)と式 6-32 を用いて計算して, 全体的平均は 1640.85/mL となる. 尤度関数の各項および尤度合計値を **表 6-15** に示した.

表 6-14　例 6-10 の算定数値

	行MPN	$-\ln(\Lambda)$ (式 6-32)	p値†
A	733.4	0.146	0.99
B	2546.2	0.436	0.929
C	2912.7	0.976	0.745
D	1475.7	0.235	0.976

† 自由度 4, $-2\ln(\Lambda)$ より大きい時の χ^2 分布の面積割合.

表 6-15　例 6-10 の尤度計算値

試料	$-\ln(\Lambda)$
A	2.482
B	0.762
C	1.325
D	0.044
合計	4.613

$-2\ln(\Lambda)$ $(=9.226)$ を自由度 3(式 6-1)の χ^2 分布に対して検定する. p 値は, 0.0264(これは, 9.226 より上の領域である)である. これが 0.05 未満であるので, 帰無仮説は棄却される. そして, 実際, 4つの試料の平均間に差があると証明できる. 言い換えると, これらのデータは, 4つの平均間の変動が単に MPN 分析自体の変動から得られる期待値より大きいということを示唆する. したがって, この場合, 目的が4つの試料が由来する集団を記述することであるならば, 試料間の変動を記述する方法を若干追加する必要がある.

(6)　信頼限界：尤度

1つの試料または1組の試料の結果から，平均値(微生物の濃度)の推定値および母集団の他の特性が得られる．しかし，リスクを推定するには，平均濃度の決定の関わる不確実性について何らかの測定が求められる．一定の平均値を持つポアソン濃度に従って分布する微生物では，平板計数実験でもって母集団の濃度を決定する場合の不確実性を評価する過程は，比較的に簡単であり，しかも，正確に行うことができる．まず，この方法を提示し，次に，より近似的な方法を提示する．近似的な方法は，真にポアソンであるデータには推薦されないが，より複雑な分布が仮定される時(例えば，**例6-5**の場合のように，単一の平均の仮定が棄却される時)は不確実性の決定のベースとなる．

独立したポアソン変数全体からの結果として生じる分布は，ポアソンであると示すことができる[102]．一連の平板実験の全計数値のMLE(全体積 $V_t=\Sigma V_i$ で)は，観察された計数値の合計($N_t=\Sigma N_i$)であることが既に式6-9に示されている．また，これは，ポアソン分布計数値の母集団の合計の不偏推定量であるということがわかっている[54]．したがって，計数値の合計の「正確な」信頼限界は，ポアソン分布によって構築される．ここで，α は受容可能な誤り率である(すなわち，区間内に真の集団の値が含まれていないことを認める回数の割合のことで，これは，一般的に0.05である)．

x_L と x_U が計数値(整数でなければならないことに注意)に対する上限および下限であるならば，x_L と x_U は以下の関係を満たさなければならない．

$$\sum_{i=0}^{x_L}\frac{\exp(-N_t)}{i!}(N_t)^i=\alpha_1$$
$$\sum_{i=x_U}^{\infty}\frac{\exp(-N_t)}{i!}(N_t)^i=1-\sum_{i=0}^{x_U-1}\frac{\exp(-N_t)}{i!}(N_t)^i=\alpha_2 \qquad (6\text{-}33)$$

x_U および x_L は整数値しかとらないため，下限の値(x_L)は合計が α_2 を上回らないような最大の整数となる．また x_U は α_2 を上回らない最小の整数となる．全範囲を保証するためには，$\alpha_1+\alpha_2=\alpha$ となる．

式6-33の公式を適用する前に，もう1つの条件を明記する必要がある点に注意しなくてはならない．通常，「左右対称の」信頼限界は $\alpha_1=\alpha/2$ となるように表にされる．すなわち，下限と同様に上限においても等しく誤る機会がある．しかし，他の条件下でも信頼限界を計算することは可能である．α_1 または α_2 が0に等しいことが許される場合(誤りのすべてをどちらか一方に偏らせておく)，一方に偏った区間が計算される．これは，リスク評価の適用において望ましい場合がある．最小幅区間は，$x_U - x_L$ の値を最小に保つように算出される．これらは数値的に異なる区間見積りとなる．**表 6-16** に全計数値≦30のものを選んでポアソン分布の左右対称の信頼限界を示す．計数の合計数が大きい(＞15)場合，これらの区間は，下記の式にきわめてよく近似できる[54]．

表 6-16 全計数値が小さいポアソン計数値の信頼限界(真値)

観察全係数値	対称信頼限界，$\alpha=0.05$	
	下限	上限
1	0	4
2	0	5
3	0	7
4	0	8
5	0	10
6	1	11
7	1	13
8	2	14
9	3	15
10	3	17
15	7	23
30	19	41

$$(N_t+0.5z_{\alpha/2}^2) \pm z_{\alpha/2}\sqrt{N_t+0.25z_{\alpha/2}^2} \tag{6-34}$$

ここで，$z_{\alpha/2}$ は正規分位(例えば，$z_{0.025}=1.96$)である．

信頼限界の近似値は，尤度比統計値を適用して与えることができる*7．この方法では，任意の濃度 μ が $\bar{\mu}_{\mathrm{ML}}$ (式6-4によって決定される)に等しく適合するという帰無仮説が，適合性が有意に異なるという対立仮説に対して検定される．尤度比統計値は次式のようになる．

$$\Lambda(\mu) = \frac{\Pi_{i=1}^{k}[(\mu V_i)^{N_i}/N_i!]\exp(-\mu V_i)}{\Pi_{i=1}^{k}[\bar{\mu}_{\mathrm{ML}} V_i)^{N_i}/N_i!]\exp(-\bar{\mu}_{\mathrm{ML}} V_i)}$$
$$= \prod_{i=1}^{k}\left(\frac{\mu}{\bar{\mu}_{\mathrm{ML}}}\right)^{N_i}\exp[-(\mu-\bar{\mu}_{\mathrm{ML}})V_i] \tag{6-35}$$

上側$(1-\alpha)$パーセンタイルおよび自由度1(変化するパラメータは，θ のみだから)の場合，$-2\ln[\Lambda(\mu)]<\chi^2$ に対するすべての μ の値は信頼限界内にある．式6-35の変換により，次式が明記できる．

*7 これらの定式化は，尤度比の特性が漸近的であるという点において近似的である(すなわち，より大きい試料サイズによりあてはまるようになる)．しかし，ここでの適用例では，それらがこれらの解析で使われる比較的より小さな試料サイズに対しても十分に近似的であることがうかがえる．

$$-2\ln[\Lambda(\mu)] = 2N_t \ln\frac{\bar{\mu}_{\mathrm{ML}}}{\mu} - 2V_t(\bar{\mu}_{\mathrm{ML}} - \mu) \qquad (6\text{-}36)$$

尤度比の定式化ではポアソンを仮定しているので，ポアソン分布が棄却されるならば，尤度比の定式化を使うことができない(**表 6-16** または式 6-34 で用いた方法も使えない).

例 6-11 ポアソン分布の適用可能性を仮定し，**例 6-1** の 2 組のデータについて，厳密なポアソン分布理論および尤度比法で対称の 95 %の信頼区間を計算せよ.

解 各データセットは，V_t=25 L および N_t=27 である. $\bar{\mu}_{\mathrm{ML}}$は同一の値で 1.08 である. 信頼限界は，これらの数量だけに依存するので，2 組のデータで同一となる. 左右対称の条件で式 6-35 を解くと，x_{L}＝16，x_{U}＝38 となる. これらの両方を体積(25 L)で割ると，95 %区間として 0.64〜1.52/L の濃度が得られる.

図 6-3 に$-2\ln[\Lambda(\mu)]$と μ の値を示す. 自由度 1 でのχ^2分布の 95 パーセンタイルは 3.84 である. 信頼区間は，この臨界点より下のすべての値のところである. 図に示されたように，この区間は，0.72〜1.54/L で，95 %信頼区間であると確認できる.

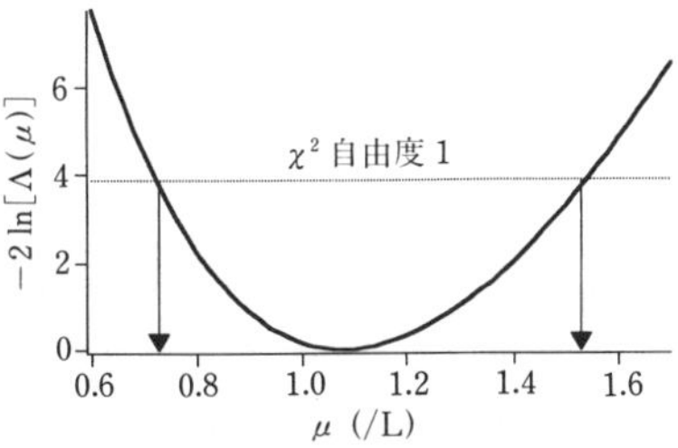

図 6-3 例 6-11 の信頼域

計数データが若干の TNTC 情報を含んで，ポアソンである(または適合度検定にパスした)と仮定可能な場合，尤度比法もまた，試料が由来するシステムの根底にある濃度に対する信頼限界を決定するのに使うことができる. しかし，尤度関数は，式 6-10 に基づかなければならない. 任意の濃度が信頼限界内の仮説を検定するためにこの式を修正すると，式 6-35 に似た次式が得られる.

$$\Lambda(\mu) = \frac{\{\Pi_{i=1}^{j}[(\mu V_i)^{N_i}/n_i!]\exp(-\mu V_i)\}\{\Pi_{i=j+1}^{k+j}[1-\Gamma((N_{\mathrm{L},i}-1),\mu V_i)]\}}{\{\Pi_{i=1}^{j}[(\bar{\mu}_{\mathrm{ML}} V_i)^{N_i}/N_i!]\exp(-\bar{\mu}_{\mathrm{ML}} V_i)\}\{\Pi_{i=j+1}^{k+j}[1-\Gamma((N_{\mathrm{L},i}-1),\bar{\mu}_{\mathrm{ML}} V_i)]\}}$$

$$= \left\{\prod_{i=1}^{j}\left(\frac{\mu}{\bar{\mu}_{\mathrm{ML}}}\right)^{N_i}\exp[-V_i(\mu-\bar{\mu}_{\mathrm{ML}})]\right\}\left\{\prod_{i=j+1}^{k+j}\frac{1-\Gamma[(N_{\mathrm{L},i}-1),\mu V_i]}{1-\Gamma[(N_{\mathrm{L},i}-1),\bar{\mu}_{\mathrm{ML}} V_i]}\right\}$$

(6-37)

これは，次式に簡略化できる．

$$-2\ln[\Lambda(\mu)] = -2\sum_{i=1}^{j}\left[N_i \ln\frac{\mu}{\bar{\mu}_{\mathrm{ML}}} - V_i(\mu - \bar{\mu}_{\mathrm{ML}})\right] - 2\sum_{i=j+1}^{k}\ln\frac{1-\Gamma[(N_{\mathrm{L},i}-1), \mu V_i]}{1-\Gamma[(N_{\mathrm{L},i}-1), \bar{\mu}_{\mathrm{ML}} V_i]} \qquad (6\text{-}38)$$

例 6-2 のデーターへこの式を適用すると，6.03〜7.96 の 95％信頼限界が得られる．

MPN 測定の信頼限界については，長年にわたって多くの関心が持たれた話題である．Matuszewksi ら[65]は，尤度比原理を使用しながら，これから解説する方法を使用することを提案した．

Woodward[115]は，今も Standard Methods[1]に残る方法を考案した．そこには，所与の濃度(既知であると仮定)の MPN 試験管の組合せの生起確率が計算されている．次に，これらは，各 MPN「スコア」(その試験管の組合せからの濃度推定値)によって並べられ，「末尾」(スコアの上下 2.5％)は捨てられる．特定の試験管の組合せの信頼限界は，その試験管の組合せの存在が生じる確率(例えば>95％)を想定した仮定上の濃度である．Woodward の方法は，極度に計算機依存で，また，異常な結果を生じる可能性があるため批判を受けた[61]．近年，Woodward の方法の信頼区間を狭くするという提案もまたなされている[32]．

De Man[20,21]は，Bayes の解析を使って MPN 信頼限界を開発した．しかし，Loyer と Hamilton[61]は，理論的な面よりこれらの結果を批判した．そして，本章の終わりに触れるように，単純な推定に Bayes の解析を使用することは大変考えものといってよい．Loyer と Hamilton[61]は，ある仮定の濃度における MPN の組合せは MPN スコアでなく生起確率により並べられるという点で異なるが，概念的には Woodward 法に似ている手続きを提示している．これらでは Woodward[37]のものより狭い区間が得られる．ある場合には，区間がばらばらになる．Loyer と Hamilton の区間は，ありそうもない限界値を上回る試験管の組合せに対して，過度に狭い範囲を与えるものとして批判された[6]．

信頼区間を求める過程を比較研究しているのは，ただ 1 つである[6]．この研究では，de Man の方法以外のどの方法(尤度；Woodward, Loyer と Hamilton)でもある範囲をカバーする妥当な確率が得られることがわかった*8．表になっていない組合せに用いる時(例えば，**例 6-9** のデータ)の尤度法の単純さと，Best の研究に基づき，筆者らは尤度法を選択する．さらに，これは提示された他の統計的検定(および用量-反応評価において使用される方法[71])と一致している．

平板計数の信頼限界の解析と同様の方法で，任意の μ が信頼区間内に含まれるという仮説を検定するために尤度比を使う．尤度比(式 6-35 および式 6-36 に類似)は，式 6-14 に基づき次式のようになる．

$$\Lambda(\mu)=\frac{\Pi_{i=1}^{r}[n_i!/p_i!(n_i-p_i)!][1-\exp(-\mu V_i)]^{p_i}[\exp(-\mu V_i)]^{n_i-p_i}}{\Pi_{i=1}^{r}[n_i!/p_i!(n_i-p_i)!][1-\exp(-\bar{\mu}_{\mathrm{ML}}V_i)]^{p_i}[\exp(-\bar{\mu}_{\mathrm{ML}}V_i)]^{n_i-p_i}}$$
$$=\prod_{i=1}^{r}\left[\frac{1-\exp(-\mu V_i)}{1-\exp(\bar{\mu}_{\mathrm{ML}}V_i)}\right]^{p_i}\exp[-V_i(n_i-p_i)(\mu-\bar{\mu}_{\mathrm{ML}})] \tag{6-39}$$

したがって，検定統計量は，次式のようになる．

$$-2\ln[\Lambda(\mu)]=-2\sum_{i=1}^{r}\left[p_i\ln\frac{1-\exp(-\mu V_i)}{1-\exp(-\bar{\mu}_{\mathrm{ML}}V_i)}-V_i(n_i-p_i)(\mu-\bar{\mu}_{\mathrm{ML}})\right] \tag{6-40}$$

自由度 1 で χ^2 の限界値より小さい $-2\ln[\Lambda(\mu)]$ の値を生じる μ の値は，すべて信頼限界の範囲内にある．もし，この過程を α の異なる値で繰り返すと，全信頼分布が得られる*9．例えば，$\alpha=0.05$ を用いて 2.5 および 97.5 パーセンタイルを得る(χ^2 値 3.84 を用いて)．$\alpha=0.1$ を用いて 5 および 95 パーセンタイルを得る(χ^2 値 2.70 を用いて)．$\alpha=0.4$ を用いて(χ^2 値 0.708 を用い)20 および 80 パーセンタイルを得る．この全体的な分布は，試料が由来する液中の正確な平均濃度がわからないことを記述するので，不確実性分布と呼ぶことができる．その過程を例で示す．

ちなみに，式 6-40 は，(希釈倍率 r の)単一の試料について記述されていることに注意してほしい．複数試料を採取し，複数試料が共通の平均で特徴付けられるならば，式 6-40 を 2 重下付文字にしたものを全試料の $-2\ln[\Lambda(\mu)]$ の項を合計することにより記述可能である(この場合，μ の信頼限界を決定するための自由度は 1 である)．

*8 これにより，1 000 回の実験で，真の(仮定された)濃度が 95 %信頼限界に 950 回含まれることが期待されるということを意味する．

*9 完全な不確実性分布を得るこの方法は，一定濃度のポアソン分布の根底にある適合性が仮定できる限り，上述した平板計数データにも適用可能であろう．

例 6-12　コクサッキーウイルスの組織細胞培養による測定に関する**例 6-9** のデータを用い，不確実性分布を決定せよ．

解　**例 6-9** の $\overline{\mu}_{\mathrm{ML}}$ の値が 6.949/mL と既に決まっているため(それは，中央値あるいは確率が 0.5 となる点) μ の値は 3～13/mL と仮定する．**表 6-17** の第 2 列は，式 6-40 の計算値である．第 3 列で，その値(α)を上回る領域が計算されている．第 4 列で，累積確率が，以下の方法で得られる．

・μ < 最尤値の場合，$F=\alpha/2$.

・μ > 最尤値の場合，$F=1-\alpha/2$.

図 6-4 では，F が μ に対してプロットされている．さらに，F の微分係数($\mathrm{d}F/\mathrm{d}\mu$)が μ に対してプロットされている．これは，確率密度関数と解釈することができる．

表 6-17　例 6-12 の結果

μ (/mL)	$-2\ln[\Lambda(\mu)]$	α	累積確率≦F
3	13.024	0.00031	0.000154
5	2.333	0.127	0.0633
6	0.492	0.483	0.242
7	0.00187	0.971	0.514
8	0.498	0.48	0.76
9	1.749	0.186	0.907
10	3.593	0.058	0.971
11	5.919	0.015	0.993
13	11.692	0.000627	0.9996

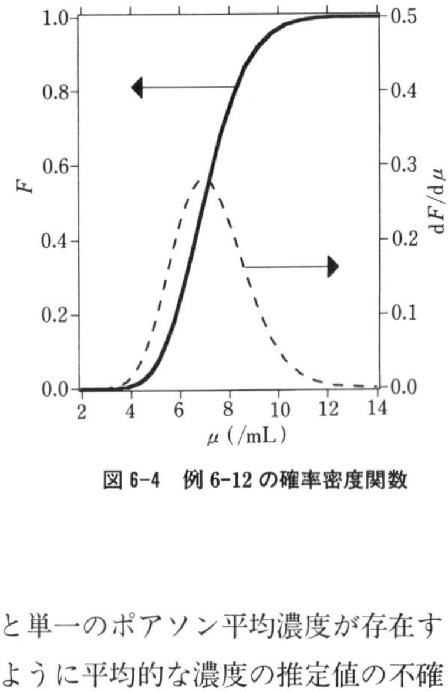

図 6-4　例 6-12 の確率密度関数

(7)　リスク評価との関係

ある 1 組の試料が得られて，それにはもともと単一のポアソン平均濃度が存在することが示されているなら，(**例 6-12** の場合のように平均的な濃度の推定値の不確実性とともに)この結果は曝露評価の一部として使用可能である．しかし，もとになるデータが単一平均濃度のポアソン分布でないならば，通常，平均濃度の可変性を記述するのが望ましい．そうするには，分布をポアソンよりも複雑であるとみなす必要がある．

ここで，本書で用いられる不確実性と変動の定義をある程度正確に述べておこう．

リスク評価は，1つの数字(点の推定値)からなるものではなく，そのリスクの分布からなるものである．その分布を計算するには，リスク推定値の分布の広がりが広いか狭いかを導く入力の分布の何らかの特徴を区別することが必要である[30,72]．変動および不確実性という用語は，2つのそのような特性を把握するために用いられる．

リスクが人の集団について評価されている場合，変動の特性は，それ以上広がらないレベルのリスクの状況の本質的なものである．各人の水または食物の消費量は異なる．個々のヒトすべてがいつも一定の汚染強度(微生物にせよ，その他にせよ)に曝露されているものではない．したがって，これらの入力は，必然的に確率分布の形で捉えられなければならない．最終的なリスク評価に適用する場合，どうしても減らすことのできない極小を，集団リスクを特徴付ける精度と定義する．

不確実性の特性は，より多くの時間，努力および金銭の支出(より良い解析法を開発するか，より多くの試料をとるということ)により常に正確に特徴付けることができる要素と関係がある．例えば，1希釈段階5本MPN法で微生物測定をする場合，比較的微生物濃度は不確かな測定となる．しかし，2倍希釈5段階，各希釈段階で50本試験管を用いるならば，ずっと正確な解答が得られる．この不確実性は，固有の変動という不正確さを併せ持っている．

しかし，例からわかるように，変動を不確実性から切り離すことは簡単でない(微生物濃度の分布の推定値を得るために多重MPN分析の結果が用いられ，変動が若干の不確実性で特徴付けられるだろう)．したがって，リスク評価での「分散」の原因を正しく把握し，しかもそのような情報を提示することは，難題である．このことについては，8章で改めてふれる．

ここでの焦点は，システム内の生物の存在量を特徴付ける分布を記述することである．これから，同時に他の(単純なポアソンではない)分布のパラメータを最適に評価する方法，適合度を決定する方法，および信頼水準(不確実性)を決定する方法が何かという3つの質問がでてくる．

6.2.2 ポアソン分布以外の分布

ここではまず，微生物の分布の特性を表すために有用そうな(有用かもしれない)分布形を紹介する．それから，個別のデータから分布形のパラメータを決定する方法について詳しく説明し，さらに適合度検定や信頼限界について述べる．

まず，一般的な用語から説明する．確率分布には，離散的な分布と連続的な分布がある．連続分布は，ある特別な変数がある特別な区間の値をとる確率を記述する．ただしその変数は，どんな値をとっても良い場合もあるし，ある値以上の値しかとらない場合もある．正規分布(ガウス分布)は，変数が$-\infty$から$+\infty$までの値をとる連続分布の例であり，χ^2分布は，0以上から$+\infty$までの値をとる連続分布の例である．離散分布は，変数がある値をとる頻度を記述しており，この場合，変数はある限られた値しかとることができない．ただし，変数の区間が限られている場合と限られていない場合がある．ポアソン分布は離散分布の一例であり，0以上の整数の値をとる．二項分布は，ある限られた値しかとらない離散分布の例である．

離散分布の場合，関数$P(x)$は，変数がxの値をとる確率を与える．関数$F(x)$は変数がx以下の値をとる確率を表す．

$$F(x) = \sum_{i=x_L}^{x} P(i) \tag{6-41}$$

ここで，x_Lは，変数のとりうる区間の最小値である．Fは，累積分布関数(cumulative distribution function：cdf)とも呼ばれる．

連続分布に対しては，関数Fは連続であり，確率密度関数(probability density function：pdf)とは次のような関係になっている．

$$F(x) = \int_{x_L}^{x} f(\xi)\,\mathrm{d}\xi \tag{6-42}$$

ここで，式6-41の場合と同様，x_Lは，分布の最小値である．

ポアソン分布に替わる手法の多くは，ポアソン分布に何らかの機構を付加したものである．混成分布[29]もしくはストップサム分布として加えることが多い．これらの機構のうち，ポアソン分布に別の確率分布を組み合わせて離散的な分布を作ることができ，微生物のデータにフィッティングして使うことになる．一般に，これら代替の分布は，平均濃度が決まれば変動が規定されてしまうポアソン分布よりも大きな変動を持つことが多い．

以上の表記法を使うと，離散的な混成分布[以下$P_M(x)$と表記]は，ポアソン分布[$P_P(x;\mu V)$と表記，ここで，μVは，一試料中の平均密度と試料の体積の積である]を使って以下の積分で表すことができる．

$$P_{\mathrm{M}}(x;V,\beta)=\int_0^{\infty}P_{\mathrm{P}}(x;\mu V)h(\mu;\beta)\mathrm{d}\mu \tag{6-43}$$

ここで，h は，混合分布(mixing distribution)といい，試料の平均密度の変動を表す確率密度関数である．β は，分布のパラメータである．h によっては，式 6-43 の積分が解析的に解ける場合があるが，そうでなければ数値的に評価することになる．

混合分布 h が微生物が含まれる媒体による変動の違いを表しているとみなせる場合は，離散的な混成分布に妥当性がある．つまり，水，食品，その他の材料は，日間変動(時間変動)や場所による変動がある場合があるが，混合分布 h は，この大きな違いを表現しており，ポアソン分布の方は，試料中の不均質性という大きな変動を表している．

ストップサム分布(特にストップサム-ポアソン分布)は，ポアソン分布に従う変数の乱数を k 回(k は乱数)足し合せることによって得られる[54,102]．乱数 k の分布は，別の離散分布により与えられる．

ストップサム-ポアソン分布(多くの場合，ここで取り扱うものでは確実に)は，Levy と Maceda の定理[54]により混成分布に書き換えることができるので，これから後はポアソン混成分布のみを記述することにする．しかしながら，ポアソン混成分布は，他の機構を付加しても作られるということは，あるデータがある混成分布に適合するからといって，そのデータが混成分布の意味と一致しているなどと考える必要はないといえる．

(1)　負の二項分布(negative binomial distribution：NB 分布)

微生物の計数データに NB 分布が使われた歴史は古く，遅くとも 1907 年には W. Gossett により，ある条件では顕微鏡下の細胞数は，ポアソン分布より NB 分布に良く従うとしている[104]．Greenwood と Yule[34]は，ガンマ混合ポアソン分布として NB 分布を導いている．Quenouille[80]は，ポアソン分布をポアソン変量として分布している長さの乱数の対数分布の和として導いている．

NB 分布は，試料中の微生物の平均濃度を α と β というパラメータを持つガンマ分布*10として書くことができると仮定すると，以下のように導かれる．

---

*10　EXCEL では GAMMADIST 関数を用いて計算することができる．この関数は，累積分布関数も計算することができる．

$$f(\mu) = \frac{1}{\alpha\Gamma(\beta)}\left(\frac{\mu}{\alpha}\right)^{\beta-1}\exp\left(-\frac{\mu}{\alpha}\right) \tag{6-44}$$

この分布の平均値は，$\alpha\beta$ であり，分散は，$\beta\alpha^2$ である．変動係数(分散の二乗根を平均で割ったもの)は，$1/\sqrt{\beta}$ に等しい．これを式 6-43 の混合関数 h として使うと，

$$P_{\mathrm{NB}}(x) = \int_0^{\infty}\frac{(\mu V)^x\exp(-\mu V)}{x!}\left[\frac{1}{\alpha\Lambda(\beta)}\left(\frac{\mu}{\alpha}\right)^{\beta-1}\exp\left(-\frac{\mu}{\alpha}\right)\right]\mathrm{d}\mu \tag{6-45}$$

この積分は，解析的に次のように評価でき，

$$P_{\mathrm{NB}}(x) = \frac{\Gamma(x+\beta)}{\Gamma(\beta)x!}\left(\frac{\alpha V}{1+\alpha V}\right)^x(1+\alpha V)^{-\beta} \tag{6-46}$$

これは，さらに次のように書ける(真の平均濃度$\overline{\mu}=\alpha\beta$，そして$k=\beta$と定義して).

$$P_{\mathrm{NB}}(x) = \frac{\Gamma(x+k)}{\Gamma(k)x!}\left(\frac{\overline{\mu}V}{k+\overline{\mu}V}\right)^x\left(\frac{k+\overline{\mu}V}{k}\right)^{-k} \tag{6-47}$$

NB 分布は，生態学の分野で広く使われている[54]．1952 年に早くも使われており(当時は NB 分布であるとは認識されていなかったが)，上水に含まれる平板培養された微生物数の分布に適用している[107]．最近では，上水や下水の試料中の計数データに使われている[26,77]．

NB 分布は，多くの有用な特性を持っている．k が無限大の時，NB 分布は，ポアソン分布に近づく(式 6-47 が式 6-3 に変形する)．k の値が小さい場合(すなわち，平均濃度の分布の変動係数の値が小さい場合)は，変動が大きくなる．これは，計数値 0 が多い時，計数値が大きい時に明らかである．**図 6-5** は，ポアソン分布と NB 分布を固定した平均値 μV を持つとして比較したものである．k が小さくなると，ポアソン分布との差が大きくなることに注目して項

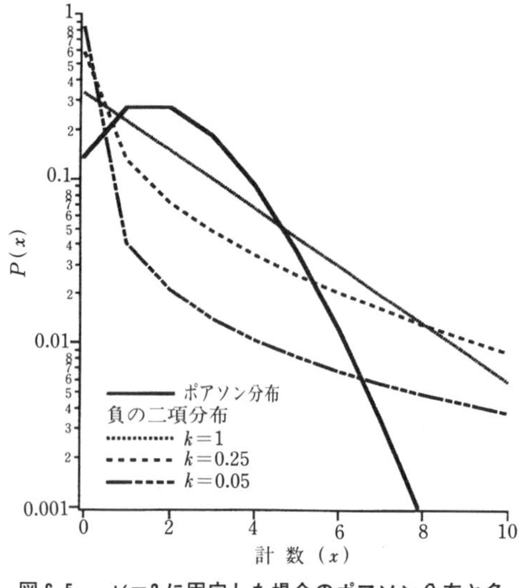

図 6-5　$\mu V=2$ に固定した場合のポアソン分布と負の二項分布の確率密度関数

きたい．

(2) ポアソン対数正規分布(poisson-lognormal distribution：PLN)

長年の間，微生物のデータは対数正規確率プロットを使って分析されてきた．それ故，式 6-43 の混合分布 h として対数正規分布を使うのが自然である．この場合，次のように表される．

$$f(\mu)=\frac{1}{\mu s\sqrt{2\pi}}\exp\left\{-\frac{[\ln(\mu)-\xi]^2}{2s^2}\right\} \tag{6-48}$$

ここで，ξ は，濃度の対数を表し，s は，濃度の対数の標準偏差を表す．算術平均濃度 $\overline{\mu}$ と濃度の分散[83]は，

$$\overline{\mu}=\exp\left(\xi+\frac{s^2}{2}\right)$$

$$分散=\overline{\mu}^2[\exp(s^2)-1] \tag{6-49}$$

さらに，対数正規分布の累積分布関数は，累積正規積分 Φ(表にもされていて表計算ソフトにも組み込まれている)*11を用いて次のように表される．

$$F(\mu)=\Phi\left(\frac{\ln(\mu)-\xi}{s}\right) \tag{6-50}$$

式 6-43 に式 6-48 を代入すると，次のようになる．

$$P_{\mathrm{PLN}}(x)=\int_0^\infty\frac{(\mu V)x\ \exp(-\mu V)}{x!}\frac{1}{\mu s\sqrt{2\pi}}\exp\left\{-\frac{[\ln(\mu)-\xi]^2}{2s^2}\right\}\mathrm{d}\mu \tag{6-51}$$

この式は，解析的な解がなく，前述の方法で数値的な積分で評価することしかできない．なお，Gauss-Hermite の求積法を用いた次のやり方も有力である[79]．

$$P_{\mathrm{PLN}}(x)=\frac{1}{x!\sqrt{\pi}}\int_{-\infty}^\infty\exp(-q^2)\ \exp[-\varphi(q)\,V][\varphi(q)\,V]^x\,\mathrm{d}q$$

$$\varphi(q)=\exp(\mu+sq\sqrt{2}) \tag{6-52}$$

*11 EXCEL では，NORMSDIST(Z)により $\Phi(Z)$の値を計算できる．

PLN は，種類を多く含むデータ[11,83]や文献計量学のデータに使われている[101]．s が(0 から)増加すると，分布は，NB 分布に良く似た形でポアソン分布からそれていく(**図 6-6**)．つまり，0 の場合と大きな値が増え，中間の値が減っている．

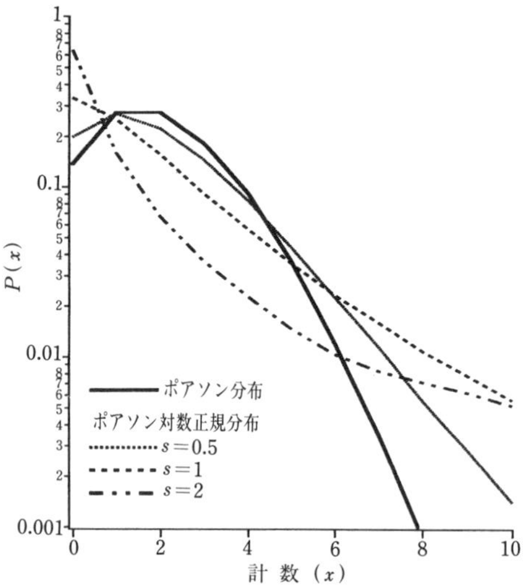

図 6-6　$\mu V=2$ に固定した場合のポアソン分布とポアソン対数正規分布の確率密度関数

(3)　ポアソン逆ガウス分布(poisson inverse Gaussian distribution：PIG 分布)

PLN は，概念的には興味深いが，式 6-52 の積分を解析的に表現できないことがデータのフィッティング(fitting)上の難点となっている．フィッティングにおける最小化の過程には数値的な積分のプロセスが不可欠である*12．PLN に近い性質を持つ分布の中では，PIG 分布が最も魅力的である[52]．この分布も正に歪んでおり，次のように表される．

$$f(\mu)=\sqrt{\frac{\bar{\mu}\phi}{2\pi\mu^3}}\exp\left\{\phi\left[1-\frac{1}{2}\left(\frac{\mu}{\bar{\mu}}+\frac{\bar{\mu}}{\mu}\right)\right]\right\} \tag{6-53}$$

ここで，$\bar{\mu}$ は，平均濃度で，濃度の分散は，$\bar{\mu}^2/\phi$ に等しい．累積分布関数は，正規積分を用いて次のように表せる．

$$F(\mu)=\phi\left[\left(\frac{\mu}{\bar{\mu}}-1\right)\sqrt{\frac{\bar{\mu}\phi}{\mu}}\right]+\exp(2\phi)\Phi\left[-\left(\frac{\mu}{\bar{\mu}}+1\right)\sqrt{\frac{\bar{\mu}\phi}{\mu}}\right] \tag{6-54}$$

逆ガウス分布をポアソン分布の混合分布として用いる場合は，次のような結果となる．

*12　もちろんコンピュータの計算速度や能力が進化するにつれ，フィッティングにおいて計算速度は問題にならなくなるであろう．

$$P_{\mathrm{PIG}}(x)=\int_0^{\infty}\frac{(\mu V)^x\exp(-\mu V)}{x!}\sqrt{\frac{\bar{\mu}\phi}{2\pi\mu^3}}\exp\left[\phi\left(1-\frac{1}{2}\left(\frac{\mu}{\bar{\mu}}+\frac{\bar{\mu}}{\mu}\right)\right)\right]\mathrm{d}\mu \tag{6-55}$$

これは，積分して次の形が得られる[54].

$$P_{\mathrm{PIG}}(x)=\frac{e^{\phi}}{x!}(\bar{\mu}V)^x[\phi(\phi+2\bar{\mu}V)]^{1/4}\left(\frac{\phi}{\phi+2\bar{\mu}V}\right)^{x/2}K_{x-1/2}[\sqrt{\phi(\phi+2\bar{\mu}V)}] \tag{6-56}$$

ここで，$K_v(y)$は，vを次数，yを独立変数とした3番目の改良型 Bessel 関数である*13. ということは，もし分数の次数を持つこの関数を計算できるのであれば，PIG 分布は，評価することができる.

Johnson ら[54]は，この分布は，事故と反復する病気の頻度の研究において Holla が最初に使った[46]としている. この研究はまた，文献計量学の研究やマーケティング，経済地質学とのつながりでは Sichel からも大いに注目されている[90〜94]. しかしながら，この分布を微生物の分布に適用した例はないように思われる.

PIG 分布の特徴は，PLN や NB 分布によく似ていることである. パラメータ ϕ が小さくなると，通常のポアソン分布から大きくそれていく(濃度の変動は大きくなる). これを**図 6-7** に示した. **図 6-6** と**図 6-7** を比べると，よく似ているのがわかる. 対数正規と逆ガウス分布が非常によく似ていることを示している.

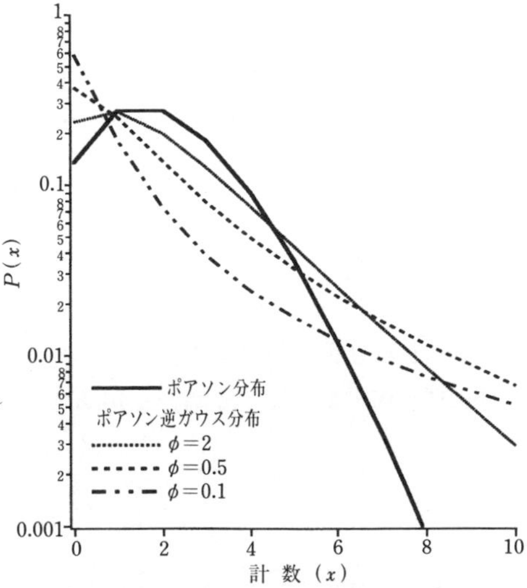

図 6-7 μV=2 に固定した場合のポアソン分布とポアソン逆ガウス分布の確率密度関数

*13 Johnson らによると，第2種の改良型 Bessel 関数と呼んでいる文献もある.

(4) ポアソン GIG

NB 分布，PLN，および PIG 分布は，すべて2個のパラメータのみですべての値が決定されている．言い換えれば，濃度の平均と分散が決まれば，(一定の容積中の)数の分布は完全に決定される．あるデータセットに対して，特に大量の観測があり実質的に不均質なデータの場合には，より自由度の高い分布形が望ましい場合がある．そのためにはパラメータの数を増やせばよい．さらに，特別な場合として2パラメータ(究極的には1パラメータのポアソン)に簡略化できるような発展的分布形は(下記のような理由で)使いやすい．

一般化逆ガウス(generalized inverse Gaussian：GIG)分布を使えば，分布形の柔軟性は与えられる．なお，この分布は，Jorgensen[55]により精力的に研究されている．この分布は，次のように書ける．

$$f(\mu)=\frac{\eta^{-\lambda}\mu^{\lambda-1}}{2K_\lambda(\omega)}\exp\left[-\frac{1}{2}\omega\left(\frac{\eta}{\mu}+\frac{\mu}{\eta}\right)\right] \tag{6-57}$$

GIG 分布は，3個のパラメータを持っている．λ は実数，ω と η は負でない実数の値をとる．この分布では，平均濃度と分散は，次式で与えられる[55]．

$$\bar{\mu}=\eta\frac{K_{\lambda+1}(\omega)}{K_\lambda(\omega)}$$

$$\text{分散}=\eta^2\left\{\frac{K_{\lambda+2}(\omega)}{K_\lambda(\omega)}-\left[\frac{K_{\lambda+1}(\omega)}{K_\lambda(\omega)}\right]^2\right\} \tag{6-58}$$

GIG 分布は，特別なケースとして，逆ガウス分布($\lambda=-1/2$ の場合)およびガンマ分布(λ が正で ω/η 一定の条件下で $\omega\to 0$ の場合)を含んでいる．

式 6-51 の分布を h として式 6-39 に代入すると，ポアソン GIG 分布が得られる．Sichel[92,93]は，Bessel 関数を用いて解析的に積分し，次の式を得ている．

$$P_{\mathrm{PGIG}}(x)=\frac{(\eta V)^x}{x!}\left(\frac{\omega}{\omega+2\eta V}\right)^{(x+\lambda)/2}\frac{K_{\lambda+x}[\sqrt{\omega(\omega+2\eta V)}]}{K_\lambda(\omega)} \tag{6-59}$$

式 6-59 は，生物学の分野であまり多く使われていないが，文献計量学，地質学やマーケティングの分野で使用されている[90〜94,97]．

ポアソン GIG の柔軟性を**図 6-8** に図示した．この図で，GIG 分布の平均($\bar{\mu}V$)は2，分散は 10 に固定されている．パラメータ λ を動かして，式 6-58 より平均と分散

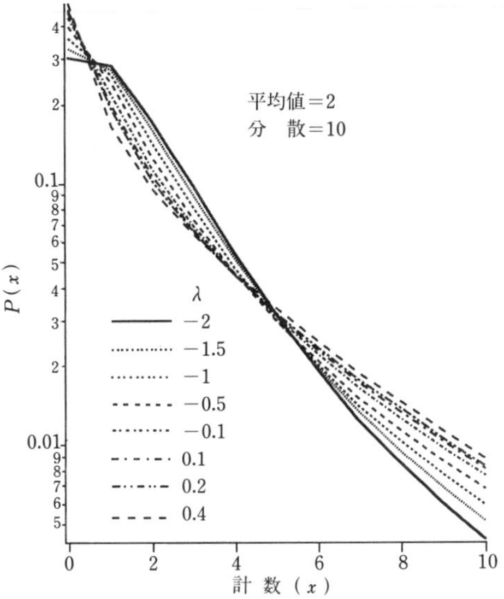

図 6-8　平均値($\mu V=2$)と分散を固定したポアソン GIG 分布

表 6-18　平均値 2，分散 10 になるような GIG 分布のパラメータ群

λ	ω	ϕ
−2	0.23975	17.409
−1.5	0.41136	6.9585
−1	0.45423	3.75
−0.5	0.39986	1.9996
−0.1	0.28926	1.0366
0.1	0.19516	0.60474
0.2	0.13911	0.40108
0.3	0.073558	0.19749
0.4	0.00069491	0.0017351

が求める値になるように ω と ϕ を計算して求めている．**表 6-18** にパラメータの組合せを示した．図を見ればわかるように，平均値と分散を固定しているにもかかわらず，GIG の 3 個目のパラメータにより 0 の割合や中間の値，大きい値の割合などを柔軟に変えることができる．

(5)　分布形のフィッティング

分布形をあてはめたいデータがあるケースでは，ポアソン分布以外の分布がポアソン分布よりも正確に特徴を表すことができるかをまず調べる必要がある．まず，このデータに対してどの分布形が最も良く適合するか，尤度の決定と同じやり方で調べることができる．

次のような帰無仮説「計数データは，あるポアソン分布以外の分布(例えば，NB 分布や PLN)により良く適合する」を考える．ただし，すべての試料に対して同一のパラメータを用いることとする．式 6-43 にならって記すと，パラメータを評価対象のベクトルとして β とすると，尤度関数は次のように表される．

$$L^0=\prod_{i=1}^{k}P(N_i;V_i,\beta) \tag{6-60}$$

対立仮説は,「それぞれの試料に対して別の平均値を持つポアソン分布がデータの適合に必要である(ただし, **例 6-8** のように1試料を複数採取している場合は, 全体で1つの平均値)」というものである. 対立仮説の尤度は, 次式で表される.

$$L^A = \prod_{i=1}^{k} \frac{(\bar{\mu}_i V_i)^{N_i}}{N_i!} \exp(-\bar{\mu}_i V_i) \tag{6-61}$$

ここで, $\bar{\mu}_i$ は, 試料 i に対するポアソンの平均値である. L^0 を L^A で割ったものを尤度比といい, 関数 $-2\ln(\Lambda) = -2\ln(L^0/L^A)$ を最小にする β が最も適合している β である. 適合度検定では, パラメータを最適化した後の $-2\ln(\Lambda)$ と自由度 $k-j$ の χ^2 分布とを比較する. ただし, j は, β に含まれるパラメータの数である(PLN, NB および PIG では2, PGIG では3).

例 6-13 **例 6-6** の *Cryptosporidium* のデータを考える. このデータは, $\bar{\mu} = 0.00516$ のポアソン分布に適合することが示されており, その $-2\ln(\Lambda)$ は, 61.85 であった. 適合度検定はこれでよいのだが, 他の分布形, 特に PLN, NB および PIG でもこのデータに合うかを調べたい. データに最もよく適合する分布は3つのうちどれか.

解 数値的最適化によって**表 6-19** に示すような結果が得られた. ここで注意したいのは, $-2\ln(\Lambda)$ の値がポアソンの尤度比とあまり違いがないことである. 3つの代替分布は, いずれも総括的な適合度検定(自由度 $k-j$ の χ^2 分布と比較する)では棄却されない. しかし, 代替分布は, ポアソン分布よりパラメータが増えることを考えれば, 十分な改善効果がないと採用できない. この問題は次項で述べる.

表 6-19 例 6-13 の結果

分布形	最適パラメータ値	$-2\ln(\Lambda)$
NB	$\bar{\mu}=5.2077\times10^{-3}$/L $k=1.7564$	60.2429
PLN	$\zeta=5.4913$ $s=6.9111\times10^{-1}$	60.3169
PIG	$\bar{\mu}=5.229\times10^{-3}$ $\phi=1.664$	60.296
PGIG	$\lambda=1.75628$ $\omega=0.005017$ $\eta=0.00000748$	60.2428

表 6-6 のようにヒストグラムで表されるようなデータがあって, 試料の体積が一定である場合, 上記の方法は少し改良して適用することができる. 代替分布(ポアソン代替分布や NB 分布)の最適のパラメータは, 式 6-27 で

定義した$-2\ln(\Lambda)$を最小化することにより計算できる．ここで，$f_{\mathrm{ML},i}$は，代替分布から得られる．次の例でこのフィッティングのやり方を示す．

例 6-14 **表 6-6** にある大腸菌群のデータに対して，NB, PLN, PIG および PGIG 分布の中で最もよく適合するものはどれか．

解 **表 6-20** に式 6-27 を最小化する方法で様々な分布形のデータに対する最適パラメータをまとめた．2パラメータの分布形(PLN，NB，PIG)では，NB分布が最も良く適合[最小の$-2\ln(\Lambda)$の値を示した]した．この値は，ポアソン分布の尤度比に比べ十分小さいといえる．PGIG 分布に対するフィッティングは，実質的に NB と同じである(NB の k 値と PGIG の λ，両分布の尤度比が等しいことに注目)．また，**図 6-9** や**表 6-21** にあるように，予想値はこの両分布で同じである(つまり，最適な

表 6-20 例 6-14 の結果

分布形	最適パラメータ値		$-2\ln(\Lambda)$
ポアソン	$\bar{\mu}$	3.93	352.542
PLN	ξ	1.38	15.3751
	s	3.24	
NB	$\bar{\mu}$	5.29	12.8687
	k	0.209	
PIG	$\bar{\mu}$	11.5	20.446
	ϕ	0.0272	
PGIG	λ	0.209	12.8687
	ω	2.16×10^{-12}	
	η	2.73×10^{-11}	

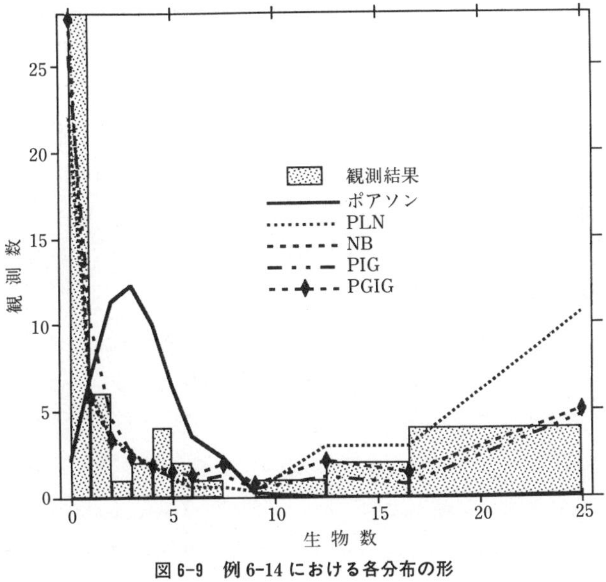

図 6-9 例 6-14 における各分布の形

表 6-21　例 6-14 における分布形の比較

計数値	観測数	ポアソン	PLN	NB	PIG	PGIG
0	28	1.08	22.04	27.77	25.67	27.77
1	6	4.25	6.06	5.58	10.12	5.58
2	1	8.35	3.45	3.25	4.52	3.25
3	2	10.94	2.58	2.30	2.52	2.30
4	4	10.74	1.84	1.77	1.63	1.77
5	2	8.43	1.12	1.44	1.16	1.44
6	1	5.52	0.60	1.20	0.88	1.20
7～8	0	4.62	0.57	1.91	1.26	1.91
9	1	0.66	0.29	0.78	0.47	0.78
10	0	0.26	0.40	0.69	0.40	0.69
11～14	2	0.14	2.82	2.12	1.16	2.12
15～18	4	8.88×10^{-4}	2.95	1.46	0.75	1.46
>19	4	2.15×10^{-6}	10.30	4.73	4.47	4.73

PGIG 分布は，実のところ NB 分布であった）.

表や図に示したように，PLN 分布は，実際のデータよりも高い計測値を示す試料数が多くあると予想している．前述したように，ポアソン分布は，低い計測値と高い計測値を示す試料数を少なく見積もって，中間の範囲を多く見積もっている．

ついでながら，NB 分布(適合度検定をパスしている)は，$\overline{\mu}$ の値を 5.29 としている点を見てほしい．ポアソン分布(適合度検定に棄却されている)から得られる $\overline{\mu}$ は，3.93(**例 6-6**)である．このことから，不適切な分布形を選んでしまうと全体の性質を代表する値，例えば，平均値などを間違って評価してしまうことになることがわかる．

(6)　代替分布の統計的有意差

最適化後の $-2\ln(\Lambda)$ と，観測数とパラメータの数の差(ただし，**例 6-14** のようにひとまとめにしたデータを扱う際は，まとめた束の数とパラメータの数の差)の自由度の χ^2 分布とを調べることによって，適合させたパラメータの総合的な適合度を確認することができる．この検定もしくは類似した適合度の検定を満足したものだけがデータを正しく表現した確率分布であると認められる．同じパラメータ数の確率分布(例えば，NB，PLN，PIG)については，$-2\ln(\Lambda)$ の値が最も小さい分布形が最も適合しているといえる[56].

しかし，パラメータ数が多い分布形はパラメータ数の少ない分布形より$-2\ln(\Lambda)$の値が小さくなるのが普通である．例えば，**例 6-13** においては，NB，PLN，PIGの$-2\ln(\Lambda)$の値は，すべてポアソン分布のそれより小さくなっている．したがって，より複雑な(パラメータ数の多い)分布形を採用する前に，パラメータを増やすことによるフィッティングの改善度合に関する統計的検定をするべきである．

よく使われる検定として尤度比に関する検定がある．2つの分布形があり，片方は，他方の特別な(すなわち，単純な)ケースとして記述できる分布形(パラメータ数は少ない)である．例えば，ポアソン分布は，NB 分布(NB 分布の k を無限に大きくすると，ポアソン分布になる)や，PLN 分布(PLN 分布の s を 0 に近づけると，ポアソン分布に近づく)，PIG 分布(PIG 分布の ϕ を無限に大きくすると，ポアソン分布に近づく)より単純な分布形である．同様の意味で，NB 分布や PIG 分布は，PGIG 分布より単純な形である．

帰無仮説は，「より単純な分布形がデータの分布形として適当である」であり，対立仮説は，「より複雑な分布形がデータの分布形として適当である」であるとする．単純な分布形の$-2\ln(\Lambda)$を Y_0，複雑な分布形の$-2\ln(\Lambda)$を Y_a とすると，明らかに，Y_a の方が Y_0 より小さいか等しい値となっている(帰無仮説が特殊な場合を除き，パラメータを増やすことによって適合度が小さくなることはない)．分布適合度の改善に関する統計量 Δ は，この 2 つの差($\Delta = Y_0 - Y_a$)となる．この値は，自由度が 2 つの分布形のパラメータの差に等しいχ^2 分布に従う．表から得られたχ^2 値が Δ より小さい場合，帰無仮説は棄却され，分布形をより複雑にすることで統計的に有意な改善がなされるといえる．

実例として，**例 6-13** について検定を行う．帰無仮説であるポアソン分布の適合度は，61.85 である．χ^2 分布の上側 5 %点が 3.84 であるから，2 つのパラメータを持つすべての分布形について，Y_0 の値は，61.85－3.84＝58.01 以下でなければならない．あげられている 2 つのパラメータを持つ分布形は，すべてこの条件を満たしていないため，これらの分布形は，ポアソン分布と比較して，統計学的に有意な改善がなされていないといえる．さらに，このデータセットに適合させたポアソン分布は，分布の適合度の検定を満足している．したがって，このデータセットを表す分布形としては，ポアソン分布が最も適当であるといえる．

例 6-14 のデータについて同様の検定を行うと，パラメータを 2 つ持つすべての分布形(NB, PLN, PIG)は，ポアソン分布と比較して，統計学的に有意な改善がなされているといえる．しかし，PGIGは，パラメータを2つ持つ分布形(NB)と比較して有意な改善がなされていない．また，NBの残余尤度は，12.8687であり，一方，自由度11(データ数13－パラメータ数2)のχ^2分布の5％点の値は19.68で，残余尤度より大きな値となっている．したがって，NB分布が適当であるという帰無仮説は，採択される．以上より，NB分布がこのデータセットを表現する分布形として最も適当であるといえる*14．

ある分布形と他の分布形との比較に関連して，選択された分布形のパラメータの信頼区間を決定する問題がある．最尤法(ずれを最小にする方法とも表現できる)では，各分布形のパラメータについて点推定を行うが，そのパラメータがどの程度確かであるかについても知りたい．

この問題は，尤度に関するフレームワークの中で，最良のパラメータにおけるずれを帰無仮説として，他のパラメータにおけるずれを計算すると位置付けられる*15．したがって，$Y_a(\beta)$は，パラメータ群βにおける$-2\ln(\Lambda)$と定義される．以下の不等式を満足するパラメータ群はすべて信頼確率$1-\alpha$の信頼区間に含まれる．

$$Y_a(\beta) - Y_0 \leqq \chi^2 \qquad (6\text{-}62)$$

ここで，χ^2は，パラメータ数(βの次元)を自由度とする上位αパーセンタイルである．ポアソン分布などのパラメータが1つの分布形については，信頼区間は一次元空間上に表現される(**例6-11**)．同様に，パラメータを2つ持つ分布形については，二次元空間上に表現される．特にパラメータを複数持つ分布形について信頼区間を求めることは，式6-62を満足するパラメータ群の領域を求めることを意味する．

図6-10に**例6-14**の大腸菌群の測定データをNB分布に適合させたパラメータ群($\overline{\mu}$, k)の信頼区間を示す．この図を作成するために，各グリッド上のパラメータ群について$Y_a - Y_0$の値を計算した．逆χ^2分布により累積確率(p)の値を計算して，ある確率を示す輪郭を作成した．例えば，0.99と表示された閉曲線は，99％信頼区

---

*14 以前触れたように，NB分布を特別な場合として含むような分布が，NB分布と比較して統計学的に有意によい分布であるという可能性もある．あるパラメータ(例えば，3.84)において残余尤度が限界値を下回っていなければ，この可能性を除外することはできない．理論的には，新たなパラメータを用いることにより，1つの分布形を表現する方法は無限に存在する．

*15 この理論は，すでに式6-36を導出する際適用されている．ここでは，その理論を一般化し，複数のパラメータを持つ分布に対して適用している．

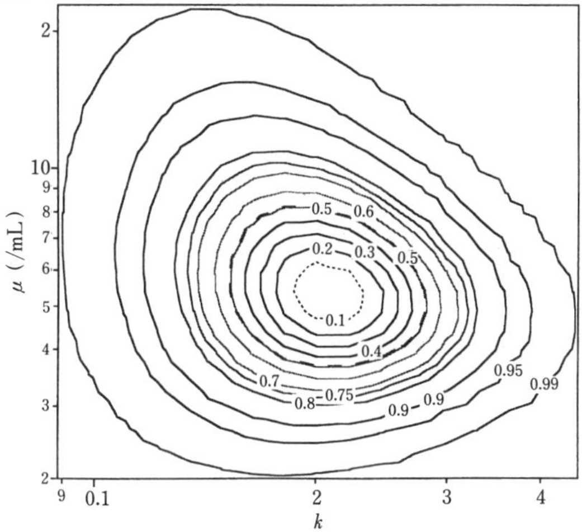

図 6-10　例 6-14 のデータにフィットさせた負の二項分布のパラメータの信頼区間．曲線上の数字はその範囲の中に真のパラメータが含まれる確率を示す

間の輪郭(99％の確率でパラメータの値がこの中に入っている)を示している．

このグラフが両対数で表現されていることに注意してほしい．算術座標系では，曲線がより引き伸ばされた形となる．また，すべての輪郭が閉じていることにも注意してほしい．いくつかのデータセット，特に測定値が少ないような場合，(特に高い確率での信頼区間で)輪郭が軸方向に長く伸びてしまう．つまり，ある信頼区間においてパラメータを0(または無限大)と区別することができなくなってしまう可能性がある．このことは，単純な分布形をデータに適合させた場合でも同様である．例えば，**例 6-14** の *Cryptosporidium* のデータセットを NB 分布に適合させた信頼区間の輪郭は，$k=\infty$において閉じていない(つまりポアソン分布に単純化できる)[42]．

このようなデータを他の分布形に適合させる本当の目的は，繰り返し測定された微生物の平均濃度の変動を決定することにある．NB 分布がガンマ混合ポアソン分布として導出されているため，NB 分布に含まれるガンマ分布の平均値の累積度数分布を調べることは意義がある．ガンマ分布の値は，以下の式で得られる(式 6-44 参照)．

$$\alpha=\frac{\overline{\mu}}{k} \qquad \beta=k \tag{6-63}$$

累積ガンマ分布(数値積分により得られる)*16から，ある分画の(例えば，0.2，0.5，0.9)平均値 μ(この値は，サンプルのその分画より大きな値となる)を得ることができる．

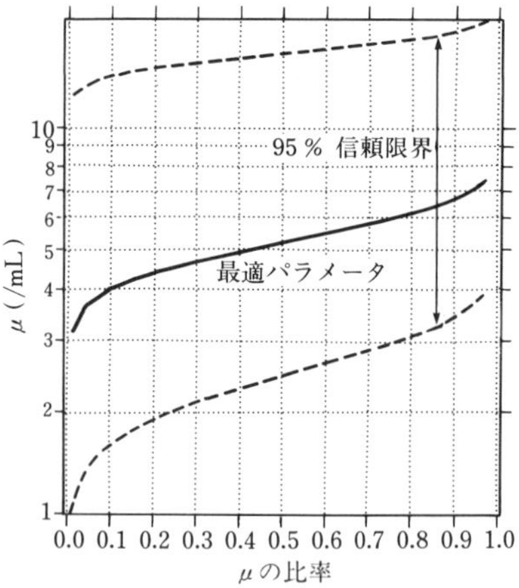

図 6-11　例 6-14 のデータから推定された平均濃度の累積密度分布および分布の不確実性に基づく 95 %信頼限界

さらに，ガンマ分布のパラメータ(α と β)が不確実であるため(**図 6-10** において，パラメータ $\overline{\mu}$ と k が不確実であるため)，累積分布は，より正確には**図 6-11** のように幅を持った分布として表現される．

図 6-11 を作成するために，ある確率において，最尤法で得られた平均濃度と k を用いて，式 6-63 からガンマ分布のパラメータを計算した．次に累積ガンマ分布から，中央の実線のプロットを得た．そして，その確率での累積ガンマ分布の値を最小化または最大化する $\overline{\mu}$ と k の値を計算し，図中のそれぞれの破線のプロットを得た．これらのプロットをつなげることにより**図 6-11** の曲線を得た．

このプロセスは，強制的最適化問題[36]として以下のようにまとめられる．まず f をある確率とする．図中の下の曲線のプロットは，式 6-64 b の条件下で式 6-64 a を解くことで得ることができる．ここで，$G(f;\alpha,\beta)$ は，確率 f における累積ガウス分布の逆関数である．

$$\min\ G\left(p;\frac{\overline{\mu}}{k},k\right) \tag{6-64a}$$

$$Y_a\left(\frac{\overline{\mu}}{k},k\right)-Y_0 \leqq \chi^2 \tag{6-64b}$$

図 6-11 から，この分布における 90 パーセンタイルの最適な推定値は 6.5/mL(実線より)といえる．しかし，この確率における 95 %信頼区間は，3.3〜18/mL であり，中央値(50パーセンタイル)の最適な推定値は5.2である．したがって，分布の

*16　EXCEL には，累積ガンマ分布を計算することができる GAMMADIST という関数がある．

パラメータの不確実性は，それらのパラメータによる変動よりもかなり大きいことがわかる*17.

(7)　潜在的な濃度分布のフィッティング

いくつかのケースでは，繰り返し測定された濃度の形でのみデータが与えられている場合もある．表にまとめられた形におけるある試料中の生物数のデータには劣るが，濃度に関する情報は，一定値よりも濃度分布(例えば，ポアソン分布の場合)の方がより適切に表現できているかどうかを確認するためには用いることができる．

この問題を解くには，これまでに述べてきたNB, PLN, PIG, PGIGなどの分布形を用いる．データが個々の測定結果として与えられていれば(個々の試料について数値で濃度が測定できていれば)，混合分布の確率密度関数(式6-43)を用いて尤度を計算することにより解析を行うことができる．x_iを測定された生物濃度とすると，$-2\ln(L)$は以下の式で計算される．

$$-2\ln(L) = -2\sum_{i=1}^{n}\ln[f(x_i);\beta] \tag{6-65}$$

ここで，$f(x)$は，確率密度関数(例えば，対数正規分布，ガンマ分布，逆ガウス分布，一般逆ガウス分布)，βは，フィッティングにより得られたパラメータ(群)である．$-2\ln(L)$を最小にするβ(これをYと書くことにする)が，最尤法により推定されるパラメータ(群)である．

複数の分布形についてフィッティングを行った場合，同じパラメータ数の分布形の中では，数値的に$-2\ln(L)$を最も小さくする分布形を最も適当であるとする．異なるパラメータ数を持つ分布形で比較する場合は，それぞれのYの値の差と，パラメータ数の差を自由度とするχ^2分布と比較する．分布の適合度は，階級分けしたデータを用いて，式6-27で得られる値と階級の数からパラメータ数を引いた値を自由度とするχ^2分布を用いて，推定された値と測定された値とを比較することで検定される．さらに，正規分布や対数正規分布のような特殊な分布形については，検出力が高い特別な検定法が開発されている[60,89,98,99]．**例6-15**にそのようなデータの解析例を示す．

*17　この結果より，あるリスク評価において，他の分布形と比較して微生物濃度の分布形が結果に大きな影響を与えるのであれば，その微生物濃度についての知識の不確実性を減らす(例えば，さらに試料を採取する)ことが重要である，と結論付けられる(後の章で述べる).

例 6-15 一次処理されて塩素添加後の下水の流出口近傍の海水(深さ 60 m)中の腸球菌(指標細菌の1つ[12,22])を測定した．右に(100 mL 中の)濃度測定結果(試料数 70)を示す．このデータセットに最も適した濃度分布形を決定せよ*18．

2	2	6	20
2	2	6	20
2	2	6	22
2	2	6	22
2	2	6	26
2	2	8	28
2	2	8	28
2	2	8	36
2	2	8	38
2	2	8	40
2	2	10	40
2	2	10	42
2	2	10	46
2	4	10	56
2	4	14	58
2	4	16	66
2	4	16	76
	4		92

解 このようなタイプの(すべてのデータが正しく測定されている)データにおいて，対数正規分布のパラメータ ξ と s は，それぞれ測定値の対数の平均値と標準偏差と等しい．したがって，$\xi=1.855$，$s=1.237$ となる．対数正規分布の密度関数式6-48と式6-65より対数正規分布の最適な $-2\ln(\Lambda)=487.14$ と計算できる．

逆ガウス(inverse Gaussian)分布については，数値的最適化から求めた最適なパラメータ群は，$\overline{\mu}=14.17$, $\phi=0.356$，この時 $-2\ln(\Lambda)=475.035$ を得る．ガンマ分布についても同様に数値的最適化を行い，最適なパラメータ群として $\alpha=0.752$, $\beta=18.850$ を得る．この時の $-2\ln(\Lambda)$ の値は，506.977 である．パラメータを2つ持つ分布形では, IG 分布の $-2\ln(\Lambda)$ が最も小さいため, パラメータを2つ持つこれらの分布形の中では最も適当であるといえる．

GIG 分布について MATLAB を用いて数値的最適化を行った結果, 最適化された逸脱度として 473.939 を得た．その時のパラメータ群は，以下のとおりであった．

$$\lambda=-0.802$$

$$\omega=0.2762$$

$$\eta=23.80$$

GIG 分布と IG 分布とを比較して，$\Delta=1.096$ を得る．この値は，自由度1の χ^2 分布において統計学的に有意な値ではない．したがって，GIG は IG と比較して，フィッティングに有意な改善を与えていないといえる．

次に, IG 分布のこのデータへの適合度を検定する必要がある．それぞれの区間において，式から予測される測定値数が等しくなるような幅でデータセットを分

*18 このデータセットでは，それぞれの試料の水量は不明であり，おそらく試料ごとに異なっているであろう．したがって，この問題は，計数の分布ではなく，濃度の分布形に関する問題として解析されなければならない．

表 6-22　例 6-15 の結果

濃度範囲		観測数	F_{IG}		予測
下限	上限		下限	上限	
0	2.79	30	0	0.25	17.5
2.79	6.11	10	0.25	0.5	17.5
6.11	14.96	10	0.5	0.75	17.5
14.96	∞	20	0.75	1	17.5

類する．次にそれぞれの「階級」に含まれる測定の回数を入れる(**表 6-22**)．式 6-24 を用いて予測される測定値の数 f_{ML} を算出し，計算により $-2\ln(\Lambda)=15.296$ を得た．自由度 2(4 つの「階級」−2 つのパラメータ)の χ^2 分布において，この値は上側 0.05 %値であるので，この分布は，不適切であるとして棄却される．IG 分布は，極端に高い範囲および極端に低い範囲において分布を過小評価をしていることがわかった．

したがって，データ解析によりここで扱った分布形の中には，よく適合する分布形は存在しないという結果を得た．これは，他の濃度調査においても見られるような結果であり，より複雑な分布形を用いる必要がある(例えば，このデータセットでは，気象条件や海の状況により微生物の分布形態が異なるため，測定日により濃度に変化が生じている可能性がある)．

微生物濃度データのフィッティングが難しいことの最大の要因は，多くの濃度測定値が検出限界以下であり，測定値が計数できないということである．微生物濃度は，計数と試料の量の商，または(MPN 法のように)定性的な結果により求められる．微生物が検出されなかったり，MPN 法において陽性反応が得られなかった場合，明確な数字で濃度を記録することができない．例えば，平板を用いた手法で 1 000 mL の試料について測定を行った場合，もし微生物が検出されなければ，濃度は 0.001/mL 未満としか記録することができない．

さらに，よく知られていることではあるが，濃度がちょうど検出限界であった場合(先の例では 0.001/mL)，測定値に偏りが生じる可能性がある[25,43,45]．測定値が最も適切に表現されるような間隔となるように測定点を検討するのが最も適当な対処法である．試料 i の検出限界を x_i とすると，そのような検出限界以下(below-detection-limit：BDL)のデータは，式 6-59 の $f(x_i)$ の項を累積分布 $F(x_i)$ (式 6-38 参照)に置き換えて計算を行う．ある試料の測定値が検出限界を超えている(適切な測定値となっている)時は 1 となり，BDL である時は 0 となるような指標値 δ_i を用いて，尤度関数はより一般化された形として，以下のように表される(式 6-8 と比較せよ)．

$$-2\ln(L) = -2\sum_{i=1}^{n}\{\delta_i[\ln(f(x_i);\beta)] + (1-\delta_i)[\ln(F(x_i);\beta)]\} \qquad (6\text{-}66)$$

表 6-23 にこのようなデータの例として，原水中の *Giardia* 濃度の測定結果を示す．この測定結果を分布形にあてはめた結果を**例 6-16** に示す．

例 6-16　**表 6-23** のデータを対数正規分布，逆ガウス分布，ガンマ分布にあてはめ，比較せよ．

解　パラメータを 2 つ持つこれら 3 つの分布形(対数正規分布，逆ガウス分布，ガンマ分布)について，最適な逸脱度(式 6-66)を計算し，**表 6-24** のような結果を得た．これらの分布形の中で，最も小さな逸脱度(Y)となったのは，ガンマ分布であった．GIG 分布は，ガンマ分布と比較してより適合させることはできなかった．したがって，このデータセットに最もよく適合する分布形は，ガンマ分布であるといえる．

表 6-23　推定された浄水の原水中の *Giardia* の数

x_i(個/100 L)	検出の有無 δ_i	x_i(個/100 L)	検出の有無 δ_i
0.68	0	25.06	1
3.39	0	30.45	1
4.38	0	30.94	1
5.1	0	38.15	1
5.36	1	40.91	0
11.24	1	50	1
11.51	0	68.83	1
11.55	0	80.65	1
15.2	0	95.63	1
15.71	1	97.36	1
15.95	0	116.38	1
16.46	0	138.46	0
22.47	0	411.53	1

このような BDL を含むデータに対しては，**例 6-15** のような分布の適合度に関する検定を行うことができない．例えば，**表 6-23** のようなデータについては，10/100 L を切るようなデータについてはっきりとした濃度の値を決定することは容易では

表 6-24 例 6-16 の結果

対数正規	ξ	2.37
	s	1.99
	Y	181.504
ガンマ	α	0.326
	β	134
	Y	178.25
IG	$\overline{\mu}$	43.8
	ϕ	0.0834
	Y	187.09

ない．確かにこの値以下の 5.36 でも定量されているが，それ以下の検出域の 4 つの試料については定量されなかった．しかし，高い検出域の試料(例えば，検出域 138.46 を超えている試料)であっても実際には 10/100 L を下回っている．これらのデータに関して確実にいえることは，定量されなかった最大の測定値以下の測定点に関することのみである(例えば，411.38/L という点があるが，他の測定値はこの値以下である)．これ(2 つの階級)だけでは，**例 6-15** で行ったような分布の適合度に関する検定を行うことができない．もし，検出されない最大の測定点より高い濃度に対してより多くの測定がなされていれば，**例 6-15** で行った χ^2 分布を用いた分布の適合度に関する検定を行うことができる．濃度分布の信頼限界を決定するために，**図 6-10** と**図 6-11** の作成に使ったように式 6-22 を用いることができる．

いくつかの測定結果が「検閲され」ていない場合(ある測定限界以下であることしかわからない)このようなタイプのデータセット(濃度データ，またはより一般的には，連続的な分布を持つ試料の測定データ)には，特別な方法での分布の適合度に関する検定がなされるべきである．ここでは，Hollander と Proschan[47,59]により開発された方法について述べる．まず，検出限界の値(x)と指標値(適切に測定されている時 $\delta=1$，検出限界以下であることしかわからない時 $\delta=0$)からなる測定結果を，高い順にランクを付ける(最大値は $i=1$，最小値は $i=n$；測定データ数)．次に，累積分布関数 F_i を経験的に以下の式により計算する．

$$F = \prod_{j=1}^{i} \left(\frac{n-i}{n-i+1} \right)^{\delta_i} \tag{6-67}$$

この関数は，よく Kaplan-Meir 推定関数と呼ばれる．「飛び値」である f_i は，F_i と定量された測定値の中で次に高い F_iとの差で求められる(または，最も高い定量された測定値を 1.0 から引いたもの)．

適合度についての検定を行う分布形の最も適切なパラメータ群を使い，累積分布関数 $F_i^0(x_i)$ をそれぞれの値において計算する．次の統計量を計算する．

表 6-25 例 6-17 のデータ

(1) i	(2) x_i	(3) δ_i	(4) $\frac{n-i}{n-i+1}$	(5) F_i	(6) f_i	(7) F_i^0	(8) $\delta_i F_i^0 f_{i_i}$
1	411.53	1	0.9615	0.9615	0.0385	0.9932	0.0382
2	138.46	0				0.9111	
3	116.38	1	0.9583	0.9215	0.0401	0.8870	0.0355
4	97.36	1	0.9565	0.8814	0.0401	0.8597	0.0344
5	95.63	1	0.9545	0.8413	0.0401	0.8569	0.0343
6	80.65	1	0.9524	0.8013	0.0401	0.8288	0.0332
7	68.83	1	0.9500	0.7612	0.0401	0.8015	0.0321
8	50	1	0.9474	0.7212	0.0401	0.7441	0.0298
9	40.91	0				0.7075	
10	38.15	1	0.9412	0.6787	0.0424	0.6948	0.0295
11	30.94	1	0.9375	0.6363	0.0424	0.6569	0.0279
12	30.45	1	0.9333	0.5939	0.0424	0.6540	0.0277
13	25.06	1	0.9286	0.5515	0.0424	0.6195	0.0263
14	22.47	0				0.6006	
15	16.46	0				0.5484	
16	15.95	0				0.5433	
17	15.71	1	0.9000	0.4963	0.0551	0.5409	0.0298
18	15.2	0				0.5356	
19	11.55	0				0.4929	
20	11.51	0				0.4924	
21	11.24	1	0.8333	0.4136	0.0827	0.4888	0.0404
22	5.36	1	0.8000	0.3309	0.0827	0.3882	0.0321
23	5.1	0				0.3821	
24	4.38	0				0.3641	
25	3.39	0				0.3356	
26	0.68	0				0.1998	

$$C = \sum_{i=1}^{n} \delta_i F_i^0 f_i \tag{6-68}$$

次も同様に得られる.

$$\sigma = \frac{1}{4}\sqrt{\sum_{i=1}^{n}\left\{\frac{n}{n-i+1}\left[(F_{i-1}^0)^4-(F_i^0)^4\right]\right\}} \tag{6-69}$$

ここで $F_0^0=1$ とする. 最後に, 以下の式で C^*を計算する.

$$C^* = \left(C-\frac{1}{2}\right)\frac{\sqrt{n}}{\sigma} \tag{6-70}$$

(9) $A=(F^0_{i-1})^4-(F^0_i)^4$	(10) $B=\dfrac{n}{n-i+1}$	(11) AB
0.0268	1.0000	0.0268
0.2841	1.0400	0.2955
0.0701	1.0833	0.0760
0.0726	1.1304	0.0821
0.0072	1.1818	0.0085
0.0673	1.2381	0.0833
0.0593	1.3000	0.0770
0.1060	1.3684	0.1450
0.0560	1.4444	0.0809
0.0176	1.5294	0.0268
0.0468	1.6250	0.0761
0.0032	1.7333	0.0056
0.0357	1.8571	0.0663
0.0172	2.0000	0.0344
0.0396	2.1667	0.0859
0.0033	2.3636	0.0079
0.0016	2.6000	0.0041
0.0033	2.8889	0.0095
0.0232	3.2500	0.0755
0.0002	3.7143	0.0009
0.0017	4.3333	0.0073
0.0344	5.2000	0.1789
0.0014	6.5000	0.0090
0.0037	8.6667	0.0324
0.0049	13.0000	0.0637
0.0111	26.0000	0.2882

C^*の絶対値が累積正規分布の上側 $\alpha/2$ パーセンタイルより大きい時は，帰無仮説である分布の適合性は棄却される(例えば，有意水準5％では，限界値は1.96である)．以下の例は，この検定の適用法を示している．

例 6-17　**表 6-23** のデータに最も適合しているガンマ分布(**例 6-16** で計算した)は，このデータの分布形として適当であるか？

解　計算の概要を**表 6-25** に示す．データは x_i(測定値または検出限界)の大きいものから順に並べられている．初めの3つの列は，順位(i)，測定値，測定の指標値(δ_i)である．4列目と5列目は，Kaplan-Meir 推定関数の算出に用いた値である．計量されたすべての測定値($\delta_i=1$)について，推定関数 F_i は，F に計量された中で隣接する高いデータと $(n-i)/(n-i+1)$ (4列目)を掛け合わせることで計算できる．6列目は，飛び値である．計量された中で隣接する高いデータの F(1行目については1)から F_i を引くことで計算される．

7列目は，前回のガンマ分布のパラメータを用いて，帰無仮説である分布形の適合を計算している．8，9，10列目は，これらの値から計算される値である．

8列目の値の和(0.4514)は，式 6-68 の統計量 C に当たる．σ の値は，11行目の和の平方根を4で割ることで求められる(式 6-69)．計算により $\sigma=0.3398$ となった．

C と σ の値を($n=26$ とともに)式 6-70 に代入することで統計量 $C^*=-0.7296$ を得る．C^*の絶対値が限界値である1.96より小さいため，ガンマ分布は適合しているという帰無仮説は棄却されない.

微生物の量分析を用いた解析, 例えば, MPN法による大腸菌の測定などは, 他の(ポアソン分布以外の)分布形を用いた方が良いかどうかについて調べるのに用いられる. MPN法による測定結果の適用においても, (**図6-2**に示したものよりも大きな)偏りを生じる可能性がある[113].

MPN法による測定結果から非ポアソン的な挙動を得るには2つの方法がある. 1つ目は, 希釈法における希釈がポアソン的挙動を示していなければ, **例6-9**や**例6-10**のように, 試料間のランダム性の検定によりこの偏りを知ることができる. ポアソン分布に従う試料については, ある体積において1つの陽性反応が得られる確率は, 式6-13のようにポアソン分布(式6-5)に0を代入することで計算できる. 濃度がNB分布に従う場合は, 陽性反応を起こす確率は, 式6-47に$x=0$を代入して計算できる. もしくは,

$$\pi = 1 - \left(1 + \frac{\overline{\mu}V}{k}\right)^{-k} \tag{6-71}$$

同様に, PLN, PIG, PGIGについても, 陽性反応が1つ起こる確率はポアソン分布の時と異なる.

図6-12は, ポアソン分布, NB分布のそれぞれの場合について, 平均濃度と陽性反応を起こす確率との関係を示した図である. Wadly[113]が指摘しているように, ある確率で陽性反応を起こす試料の濃度は, NB分布よりもポアソン分布の場合の方が低く, NB分布のパラメータkが小さくなるにつれてよりその差は大きくなることが見てとれる.

試料間の非ポアソン的な分布状態は, 計数の過程で計数値に変動を与える要素が存在することを意味する. もしもとになる試料が一定なポアソン分布の平均値μ^*を持ち, また計数過程で「実質的な」濃度が$\gamma\mu^*$(ここでγは, 対数正規分布, ガンマ分布, IG分布, GIG分布などに従う独立な変数)であれば, 体積V中の微生物数の分布は, それぞれPLN, NB, PIG, PGIGであると予想される.

一般に, 希釈やMPN法により, γの分布の影響を受けないμ^*を推定することは不可能である. 言い換えると, 我々は, 効果的な濃度($\gamma\mu^*$)を推定していることになる. この手法ではγの平均値を算出することはできないため, 試料間の非ポアソン的な変動は, 手法的偏りによる平均濃度(もしくは生物量)推定の偏りと並存して発生していると考えられる.

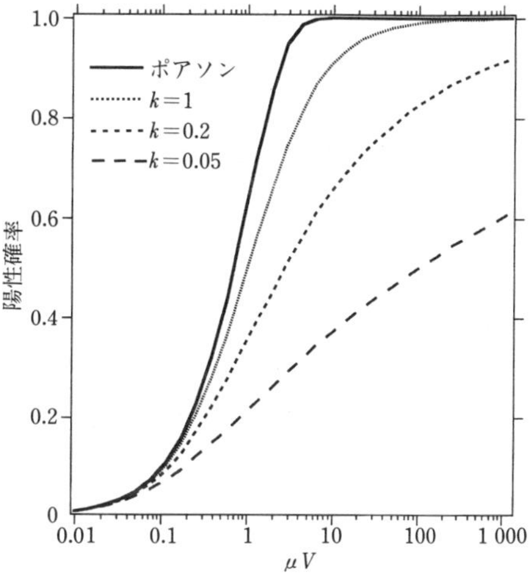

図 6-12　ポアソン分布と負の二項分布における陽性試料の割合の比較

したがって，ポアソン分布を仮定してMPN法によって微生物濃度分布の最尤値を求めることはできるが，仮定が怪しいのであまり勧められない．それよりも，試料間の非ポアソン的な変動は，計数手法における誤差を生じさせる原因について調べるために用いることができる．

例 6-8 のような計数したデータについても同様の調査を行った．もし試料間の陽性反応がポアソン的分布から外れていれば，試料間の分布特性は測定手法の欠点に起因しているといえる．

MPN法において，試料間の検出結果がポアソン的挙動を示すかどうかを調べる手法は，多数存在するが，固定値としてのポアソン分布の平均値はないという結果となった．これはまさに**例 6-10**(*Staphylococcus aureus* についての例)で示した状態と同じである．

ポアソン分布以外にも，個々の試料は，(試料間で)ガンマ分布，IG分布，GIG分布，対数正規分布に従う平均濃度 μ を持つとするシナリオがある．ここで，計数されたデータについて行った**例 6-13** や**例 6-16** と同様の手法で，これらの濃度分布のパラメータを決定してみる．

この解析は，まず式6-14(濃度を与えた場合の陽性列の数の発生確率)と，式6-43(測定されて得られた確率への混合分布の影響)に似た式とを用いる．試料間に非ポアソン的な関係が見られるのであれば，量的解析における尤度関数は，式6-14に混合分布の式を加えたものを積分して以下のように表される．

$$L=\int_0^{\infty}\left\{\prod_{i=1}^{k} p_i!\,\frac{n_i!}{(n_i-p_i)!}\,[1-\exp(-\overline{\mu}V_i)]^{p_i}[\exp(-\overline{\mu}V_i)]^{n_i-p_i}\right\}h(\overline{\mu};\beta)\,\mathrm{d}\overline{\mu} \tag{6-72}$$

式6-72において，$h(\overline{\mu};\beta)$ は，これまでに用いたような対数正規分布，IG分布，ガンマ分布，GIG 分布などの中の1つである．Thomas[107]は，ガンマ分布を用いたMPN 法による測定結果の解析法を提案したが，数学的には処理できないため，積率法を用いて概算したと述べている．原則として，式 6-72 にある積分を用いれば混合分布のパラメータを最適化することができるが，この計算は現在の計算能力を超えている．これまでに取り上げた混合分布は，式 6-72 の積分の解析的解法を持たないことが知られている．

(8) NB 分布および PLN の平均濃度推定

濃度分布が推定されると，その濃度分布から取り出される濃度も推定することができる．ポアソン分布，NB 分布，PIG 分布では，平均濃度はパラメータの1つとして使われている．**表 6-26** に対数正規分布，ガンマ分布，IG 分布，GIG 分布におけるパラメータを用いてそれぞれの平均濃度と標準偏差の算出に用いる式を示す．これらの値は平均値や標準偏差として最もふさわしい推定値である*19．特に平均濃度は，リスク推定において入力値として用いられる(摂取量の推定などとともに，曝露量推定に用いられる)．濃度に適合させた分布(**図 6-11**)を用いて，濃度の変動や，不確実性を算出することができる．リスク解析が変動および不確実性を考慮に入れている場合は，**図 6-10** や**図 6-11** のような情報を入力する．

表 6-26 様々な混合分布の平均値と標準偏差

確率分布	平均濃度	濃度の標準偏差
ガンマ分布	$\bar{\mu}$	$\dfrac{\bar{\mu}}{\sqrt{k}}$
対数正規分布	$\exp\left(\xi+\dfrac{s^2}{2}\right)$	$\sqrt{\exp(s^2)-1}\exp\left(\xi+\dfrac{s^2}{2}\right)$
逆ガウス分布	$\bar{\mu}$	$\dfrac{\bar{\mu}}{\sqrt{\phi}}$
一般化逆ガウス分布	$\eta\dfrac{K_{\lambda+1}(\omega)}{K_\lambda(\omega)}$	$\lambda\sqrt{\dfrac{K_{\lambda+2}(\omega)}{K_\lambda(\omega)}-\left[\dfrac{K_{\lambda+1}(\omega)}{K_\lambda(\omega)}\right]^2}$

*19 特に試料数が少ない場合，最尤推定量は潜在的な偏向を持っていると思われる．個別の状況に応じて不偏最小分散推定量(UMVE)に関する研究は数多くなされている．しかし，一般的には，これらの計算は困難であり，また推定した分布からの小さなずれに対しより敏感であろう．

6.2.3 最終的な製品の直接的分析への応用

これまでは，曝露の源となる地点での濃度分布形を推定するフレームワークについて述べてきた．いくつかのケースでは，既に最終段階での濃度分布を推定することができる．しかし，他のケースでは，発生源での濃度分布や最終段階までの変遷についての情報を用いて最終段階での濃度分布を推定する．

例えば，畜牛から最終的に調理されたハンバーガーに至るまでには，様々な過程(畜牛を殺し，切り分け，挽肉にし，保存し，調理する，など)が存在する．それぞれの過程は，微生物レベルに影響を与える．したがって，生の材料中の微生物濃度分布と加工過程についての情報があれば，最終的な分布形を推定することができる．他の例として，例えば飲料水の場合は，飲料水中の生物濃度が比較的低いため[82]，人間が摂取する時点での濃度を測定する代わりに，このような間接的な濃度推定が必要である．以下では，このような工程ごとの微生物濃度の変遷に関して考察する．

6.2.4 病原体の評価における実験上困難な点

他の項目はともかく，病原体の測定技術が必ずしも完璧ではないことは強調しておかなければならない．例えば，測定能力の評価については，現在，*Cryptosporidium* のオーシストを添加した試料を研究室に送って標準的な手法での検出力を検査するという研究がUSEPAの資金援助により行われている．**図 6-13** に，検出率のヒストグラムと，このデータをベータ分布にフィッティングさせた曲線を示す．ベータ分布は，0～1 までで定義された変数 x について の連続的な分布形であり，パラメータ α と β を持つ．確率密度関数は以

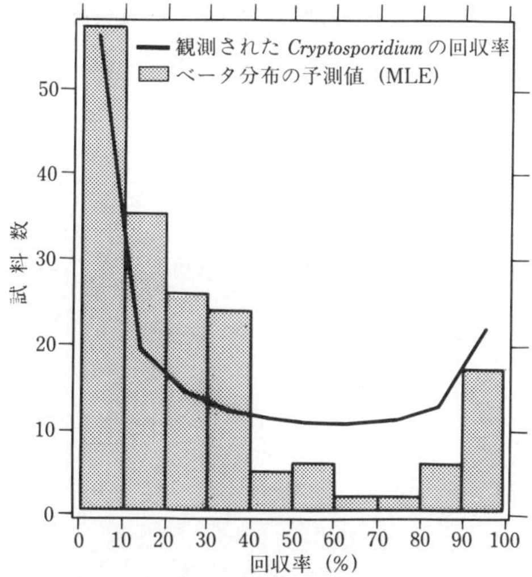

図 6-13 研究室間の検出能力評価の研究での *Cryptosporidium* の回収率

下の式で示される．

$$f(x) = \frac{\Gamma(\alpha + \beta)}{\Gamma(\alpha)\Gamma(\beta)} x^{\alpha-1}(1 - x)^{\beta-1} \tag{6-73}$$

これらのデータから，検出率の平均値は，かなり小さく，さらに，試料間でかなりの変動を持つ(ここでは示していないが，研究室間で組織的な差がある)ことがわかる．これらの事実は他の研究者によっても報告されている[15]．残念なことに，そのような検出力に関する研究は，ほとんどの病原体(それに，多くの指標微生物)に対してはなされていない．したがって，実験技術の正確さについては十分には確認されていない．

6.2.5 移行過程の解析による推定

ここでは，原料から最終的な(摂取される)製品に至るまでのたくさんの病原体の変遷(微生物数の増減)の特徴を調査する．家庭で消費されるハンバーガーの作成と，家庭に送られる飲料水の作製における連続的なプロセスを**図 6-14** に示す．図にあるように，この2つの連続するプロセスの中で，同じような過程がいくつか見られる．共に，製造過程，つまり屠殺場／精肉工場や浄水場のような大規模な工場においての工業的作業を含んでいる．次に，製品の移動(冷凍挽肉の搬送や配水管)がある．最後に，それぞれに独特な消費点がある．原則的に，それぞれの過程においての微生物量の変化を定義することができる．それにより，入力値を与えることで，消費

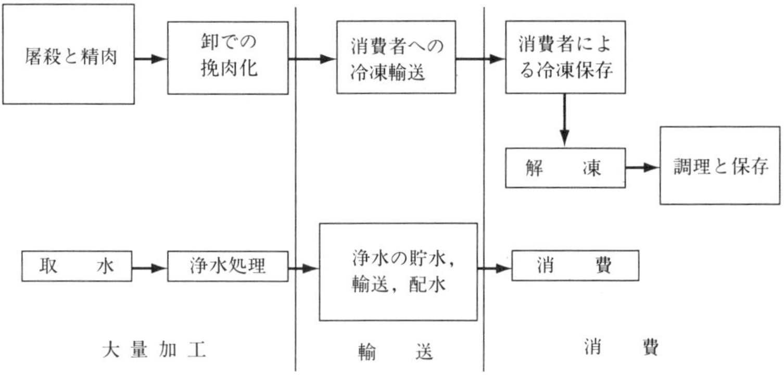

図 6-14　ハンバーガー生産-消費の流れ(上段)と浄水処理-消費の流れ(下段)の概念図

の段階での出力値(またはその分布)を得ることができる.

他の例として，Haas ら[40]は，地下埋設処分している処分場の水が混入している地下水を(処理せずに)飲料水として使用しているヒトへの病原ウイルスによる感染リスクを調査した．ここでは，**図 6-15** に示したように，埋立処理場での固形廃棄物へのウイルスの混入に始まる多くの中間過程が考慮されている．その中には，処分場での不活化，固形廃棄物から浸出液への溶出，処分場のシートへの吸着，帯水層中の土壌への吸着，それに地下水中での不活化が含まれている．

一般的には，k 個の過程があり，最初の微生物濃度を μ_0，i 番目のプロセスから出てくる微生物濃度を μ_i とすると，以下の式が得られる．

$$
\begin{aligned}
\mu_1 &= f^{(1)}(\mu_0, y_1^{(1)}, y_2^{(1)}, \cdots, y_{c_1}^{(1)}) \\
\mu_2 &= f^{(2)}(\mu_1, y_1^{(2)}, y_2^{(2)}, \cdots, y_{c_2}^{(2)}) \\
&\vdots \\
\mu_k &= f^{(k)}(\mu_{k-1}, y_1^{(k)}, y_2^{(k)}, \cdots, y_{c_k}^{(k)})
\end{aligned}
\qquad (6-74)
$$

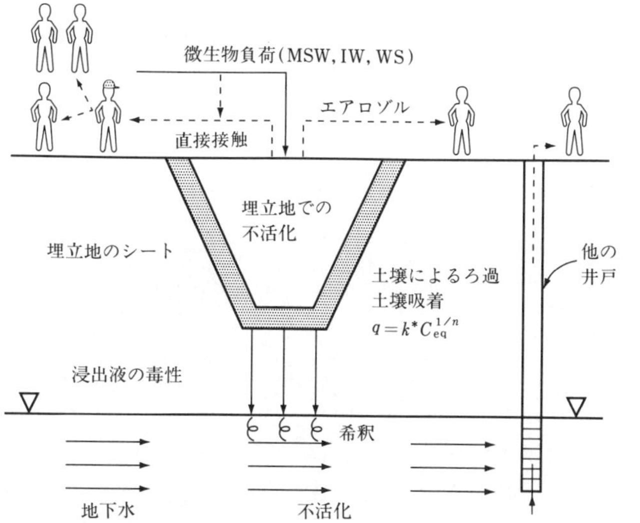

図 6-15 ウイルスの移動経路の概念図(参考文献 40 より Water Environmental Federation の許可を受けて作成)

重要なのは，これらの式は，i 番目の過程から出てくる微生物濃度(μ_i)がその過程に入ってくる微生物濃度(μ_{i-1})と，その過程の様子(定数であったり変数であったりする．例えば，温度，pH，化学的影響の強さなど)を特徴付ける変数群(y)との関数であるとしている点である．それぞれの過程における関数(f)は，それぞれ異なっている．

実際には，特にある段階においてプロセスを逆行する過程がある場合，すべての状態を関数でうまく描写できない．そのような場合には，(微生物の)物質収支，反応速度，その他の要素などに基づいた詳細なモデルが必要である．このような考慮が必要な例として，浄水処理システムをあげることができる．

図 6-16 に示したのは，逆洗浄の水を再利用する膜ろ過浄水システムの概要である．膜処理の逆洗浄に用いた水を流入水が入る沈砂池へ戻しているような場合，すべてのシステムの物質収支を同時に考慮する必要がある(沈殿池に入る膜ろ過の逆洗水が膜ろ過に影響を与える)．

単純な系においては，各過程がすべて一次反応的なシステムであることが多い．言い換えると，あるプロセスから出てくるものは，その過程への流入濃度の定数倍で得られる(これは変数 y に依存する)．このような場合に，変動や不確実性がなければ，初めの微生物濃度(μ_0)と各過程の増減率[*20]($\varepsilon_1, \varepsilon_2, \cdots, \varepsilon_k$；プロセス数が k の場合)がわかれば，最終的な濃度(μ)は，以下のように単純な掛け算で計算できる．

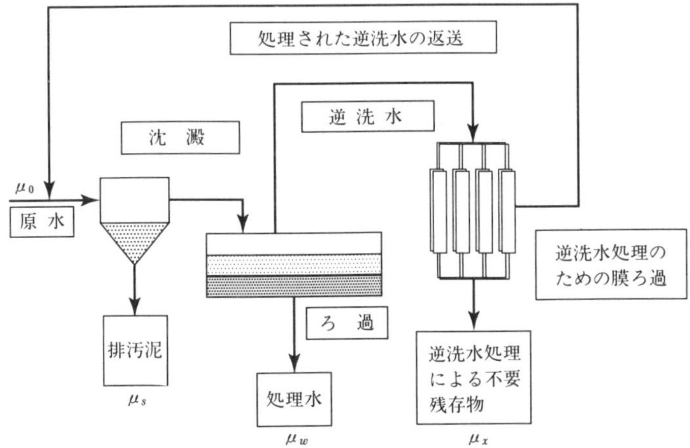

図 6-16 水処理施設の概略図

$$\mu = \prod_{i=1}^{k} \varepsilon_i \tag{6-75}$$

しかし，個々の ε の値は変動や不確実性を含んでいる場合もあり，その時は，その分布形(本項で詳述する)を推定し，その分布形を最終的な分布形(後述)の推定に用いる必要がある．

ε の値が変動や不確実性を持つ場合，その表現法は一般的に2つある．一つは，確率分布として表現する方法である．各 ε について，最良の分布形と，最良のパラメータと，そのパラメータの不確実性を評価する必要がある．

もう一つは，ε は，従属的な情報(温度，時間など)により一義的に決まる関数であると推定する方法である．この決定論的なモデルでも，不確実性を持つパラメータが存在する場合もあり，包括的に ε を評価する時に，従属的な情報に関する固有の変動を考慮する必要がある．

(1)　移行プロセスにおける増減の分布形の描写

プロセス中の生物の動きを単純な一次的関係で示すことのできる状況はたくさんある．**図 6-17** に Water Factory 21 という水再利用施設内の石灰処理場への流入水および処理水中の BGM(Buffalo Green Monkey)細胞による動物ウイルスの測定結果を示す[51]．上の図は，組になった測定結果の散布図である．また下の図は，対数正規確率紙に残存率をプロットしたものである．これらのグラフより，この処理過程での残存率は，対数正規分布に従うランダムな値としてモデル化できるということがわかる．

しかし，このデータを適切に表現できる分布形が他に存在する可能性があるため，最適な分布形やその分布形における最適なパラメータを決定する方法についてきちんと記述しておく必要がある．ここで用いる手法を用いるためには，すべての測定データが適切に測定されている(階級に分けたデータや，検出限界以上／以下のデータを含んでいない．このようなデータのモデル化には微生物モニタリングで用いたのと同様な手法を用いるべきである)必要がある．

微生物濃度の変化率が0～1の間で分布するものに対しては，データの分布形に

---

*20　ここでは「増減率」という言葉をより一般的な意味で用いている．配水システムにおける再増殖や適切に冷蔵保存されなかった食品における増殖などのように，微生物の成長や増加があった場合，この値は1より大きい値もとり得る．

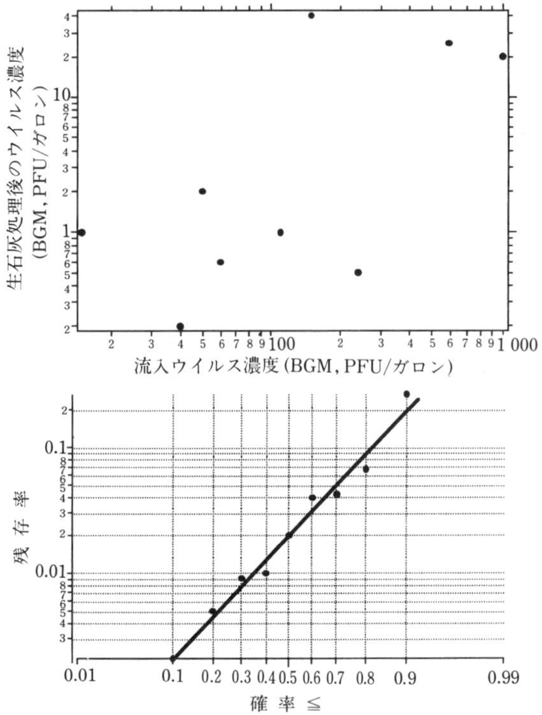

図 6-17　Water Factory 21 水再利用施設における生石灰によるウイルス除去率[51]

は，ベータ分布(式 6-73)を用いることができる．この分布は，パラメータを増やすことで任意の間隔をカバーすることができる．Vose[112]は，リスク解析に有用な分布形を幅広く紹介した．すべての正の実数*21にわたるような変化率の分布形としては，対数正規分布(式 6-48)，ガンマ分布(式 6-44)，IG 分布(式 6-53)，GIG 分布(式 6-57)などの他の分布形の適用も可能であるが，これ以外にも有用な分布形の1つとして，ワイブル分布がある．確率密度関数 $f(x)$ と累積密度関数 $F(x)$ は，以下の式で与えられる．

*21　これらのデータは，その性質上 0～1 までの間に制限されていない分布であっても，得られたデータの上側の裾が幅広くなければ，ベータ分布で適切に表現できる．

$$f(x) = \frac{c}{\alpha}\left(\frac{x}{\alpha}\right)^{c-1} \exp\left[-\left(\frac{x}{\alpha}\right)^{c}\right] \tag{6-76}$$

$$F(x) = 1 - \exp\left[-\left(\frac{x}{\alpha}\right)^{c}\right] \tag{6-77}$$

ワイブル分布の平均と分散は，以下の式で求められる．

$$\bar{\mu} = \alpha\Gamma\left(\frac{1}{c}+1\right)$$

$$分散 = \alpha^2\left\{\Gamma\left(\frac{2}{c}+1\right) - \left[\Gamma\left(\frac{1}{c}+1\right)\right]^2\right\} \tag{6-78}$$

パラメータ β の値が与えられて，ある観測値 x に対する確率を計算できる確率分布関数 $f(x;\beta)$ が与えられると，最適なパラメータ β の値は，次に示す負の対数尤度関数（ここで，観測値は $x_1, \cdots, x_k$ とする）を最小にすることで求められる．

$$Y = -2\sum_{i=0}^{k} \ln[f(x_i\,;\beta)] \tag{6-79}$$

これは，先に示したものと同じ式である．同じパラメータ数の分布形は，最適化した Y の値を比較することで順位付けが可能で，最小の Y を持つ分布形が選択される．パラメータ数の多い分布形を使うことにより統計学的に有意な改善がなされるかどうかについての比較は，Y の値の差と，パラメータ数の差を自由度とする χ^2 分布とを比べることで検定できる．

ちなみに，測定データ数が少なく，かつ相対標準偏差があまり大きくない場合，分布形の選定を誤る恐れがある[38]．この場合，リスク分析においては，その入力分布の遠い尾の点にあまり重点を置かないように気を付けなければならない*22．

分布形を選択した後，Y の値を最小にするパラメータをその分布の最適なパラメータとする．古典的な「階級分けした」分布の適合度についての χ^2 検定を行うのに十分な測定データがあれば，その方法で分布の適合度を検定する．そうでなければ，特殊な方法で検定を行わなければならない*23．パラメータの信頼限界は，式6-62を

*22　入力値に対する感度解析の重要性については後で述べるが，もしあるパラメータが最終的な結果にほとんど影響を与えないような場合，より大きな影響を与えるパラメータよりも「そのパラメータに関する」分布形の特定の必要性は低い．

適用することで得られる．フィッティングの全体的な流れを以下の例で示す．

例 6-18 **図 6-17** の下の図に示したウイルス除去率 k_{10}(/day)のデータ群は以下のとおりである．

0.00208333	0.04
0.005	0.0423729
0.00909091	0.0666667
0.01	0.266667
0.02	

この情報を用いて，ベータ分布，対数正規分布，ガンマ分布，ワイブル分布，逆ガウス分布の中から，最適な分布形とその時のパラメータを決定せよ．選択した分布形の適合度について考察せよ．

解 データから**表 6-27**(Y の小さい順に並べてある)を得る．逆ガウス分布の Y が最も小さく，この分布が最も適しているといえる．

分布の適合度に関する検定を行うためには，測定結果の頻度と分布から予測される頻度を表にしたヒストグラムを作成する必要がある．この方法で検定するためには，予想頻度が等しくなるように階級を決める必要がある．5つの階級を作成し，各階級で予測される頻度を計算すると 1.8(=9/5)になる．各階級にその階級に入る測定結果を振り分けて分布の適合度に関する統計量を計算する．その結果

表 6-27 例 6-18 の結果

分布形	最適パラメータ値		Y
逆ガウス分布	$\overline{\mu}=0.0513$	$\phi=0.211$	−39.019
対数正規分布	$\zeta=3.899$	$s=1.388$	−38.755
ワイブル分布	$c=0.734$	$\alpha=0.0409$	−37.328
ガンマ分布	$\alpha=0.656$	$\beta=0.0783$	−36.715
ベータ分布	$\alpha=0.615$	$\beta=11.045$	−36.424

*23 いかなる場合であっても，パラメータの推定値に対して，重要度を考慮した特別な補正が行われていなければ，以前述べたような Kolmogorov-Smirnov 検定を適用することは不適切である．**表 6-8** は今回の例に適用することは「不適切」である．正規分布(あるいは対数正規分布)については，**表 6-8** を改良したものが Lilliefors[60]により開発されている．Stephens[99]は，このような検定の適用法について概説している．

表 6-28 例 6-18 における分布の適合度に関する検定

階級範囲		観測数	予想生起確率	$-2f_{obs}\ln\frac{f_{pred}}{f_{obs}}$
下限	上限	f_{obs}	f_{pred}	
0	0.00556	2	1.800	0.421
0.00556	0.0113	2	1.800	0.421
0.0113	0.02328	1	1.800	−1.176
0.02328	0.05975	2	1.800	0.422
0.05975	∞	2	1.800	0.422

を**表 6-28** に示す．最後の列の和 0.510 が統計量となる．この値は，自由度 3(5 つの階級－2 つのパラメータ)のχ^2分布の限界値より小さいため，帰無仮説(この分布は適当である)は採択される．もし，計算した統計量が 7.84(上側 5 パーセンタイル)より大きければ，帰無仮説は棄却される．しかし，サンプル数が小さいため，分布の適合度検定は他の選択肢に影響力を持っていないこと，つまり，(感度解析の結果この分布の入力としての影響が大きい場合)このデータを極端に高い(低い)濃度の部分に外挿する場合，注意を必要とすることを考慮しなければならない．

(2) 他のパラメータの関数で表現される不活化率

補助的な要素(およびランダムな変動)に依存する可能性のある不活化率の一次反応係数の例として，飽和地下水中を通過する際の微生物の不活化をあげた．公表されているデータ(主にポリオウイルスについて)から地下水中での不活化率は，以下のように表される[40]．

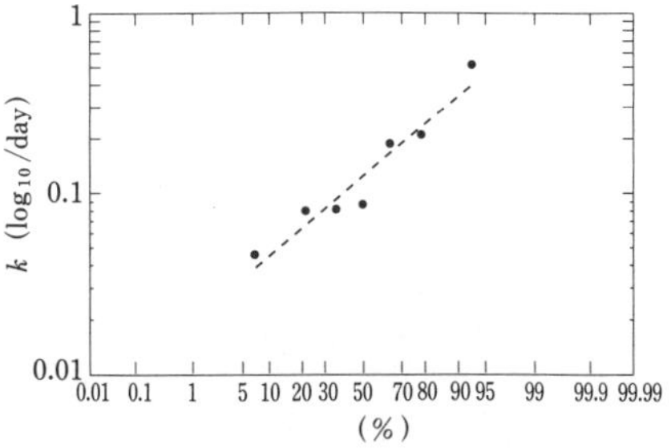

図 6-18 地下水環境中でのウイルスの不活性速度係数(底は 10)

$$\varepsilon = 10^{-k_{10}t} \qquad (6\text{-}80)$$

ここで，t は，地下水中での経過時間である．さらに，いくつかの研究により，不活化係数(周囲の温度や状況において)の常用対数(k_{10})は，対数的に分布している(**図 6**

-18) ことが知られている．データ解析から，k($\log_{10}$/day) の対数正規分布の最適なパラメータは，$\xi=-2.07$，$s=0.754$ となった．

ここで，消費されるまでの地下水中での経過時間(t)それ自身も確率分布に従っている．例えば，AWWA(American Water Works Association)は，(地区内の)浄水を供給している井戸から，一番近い汚染源までの距離について調査を行った．こ

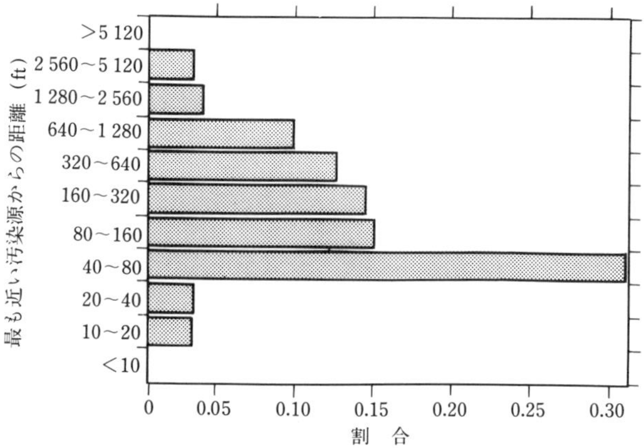

図 6-19 地域の水供給用井戸から最も近い汚染源までの距離
(C. Dery and C.N. Haas による未公表の調査より)

の情報と地下水流の速度分布により，t(正確には t の分布)を求めることができる．

図 6-19 から，複雑な分布形を示していることがわかる．理論的には解析的にランダムな変数を含んだ確率分布を作成することができる(式 6-70) [102,103] が，数学的に解析するのはかなり難しい．したがって，ランダム性を示す関数を持つ入力を表現するプロセスは，モンテカルロ法を用いて行われる．この手法については，8章で説明する．

しかし，このような情報に対して今の段階でできることは，ある値を用いて不活化率を計算することである．例えば，地下水の流速を 1 ft/day とし，汚染源までの距離を 60 ft(**図 6-19**)とすると，掛かる時間は 60 days と計算できる．k の中央値である 0.02/day を用いて，ε は，$10^{-(0.02)(60)}=0.063$ と計算できる．しかし，この計算では確かに k の値を求めたが，その値が不活化率の平均値か中央値なのか，もしくはある特定のパーセンタイルであるのかを知ることはできない．したがって，この

手法は比較的簡単であるが，得られる情報量は少なく，計算の信頼性に欠けるといわざるを得ない．

いくつかのプロセスについては，微生物の除去についての広い情報源が使用できる．例えば，表流水安全規則では，*Giardia* や他のウイルスをあるレベルまで減少させる必要から，水中の病原体の塩素，オゾン，二酸化塩素による不活化についてのデータベースの開発を行ってきた[63]．食品業界では，高温処理により微生物を10分の1まで不活化するのに必要な時間についての研究が数多くなされている[114]．近年，予測微生物学という分野の発達により，緩やかな温度上昇がある状態下(「温度過誤」条件という．例えば，冷蔵時の故障など)での食物中の病原体の増加速度に対する注目が集まっている．これらの研究では，食物中の病原体数の動的挙動を示す基本式が使われている．多くの研究において，Gompertz 式が適用できることがわかってきている[2,8,85,95,117]．この式は，以下の関数で表され，ある時間における微生物の平均濃度 $\mu(t)$ を予想することができる．

表 6-29　Gompertz モデルを用いた微生物増殖速度論についての(入手可能な)データ例

微生物	用いられている変数	参考文献
Yersinia enterocolitica	温度，pH，塩化ナトリウム濃度，亜硝酸ナトリウム濃度	7
E. coli O 157:H 7	温度，pH，塩化ナトリウム濃度，酸化電位	9，105
Listeria monocytogenes, *Aeromonas hydrophila*, *Yersinia enterocolitica*	温度，酸化電位	48，49
Clostridium botulinum	温度，添加塩／水活性	33
Staphylococcus auleus	温度，初期 pH，塩分，亜硝酸ナトリウム，嫌気／好気状態	10

$$\mu = \exp\{A + C\ \exp[-\exp(-B(t-M))]\} \tag{6-81}$$

ここで，A，B，C，M は，成長条件の特徴を示す．

このようなデータ収集の中で，この式と物理-化学的条件(温度，酸度，保存濃度など)との相互関係についても調査されている．現存のデータを用いた例として，**表 6-29** にこれまでなされた研究の一部をまとめている．残念なことに，水環境中での微生物増加について比較できるデータはない．

A と C を一定とし，B と M を変化させた場合の Gompertz 式のプロットを**図 6-20** に示す．A と C は，それぞれ微生物の初期濃度と漸近濃度を表現し，B と M は，増殖が始まるまでのラグタイムと，増殖速度が最も大きい時の傾きを表現している．

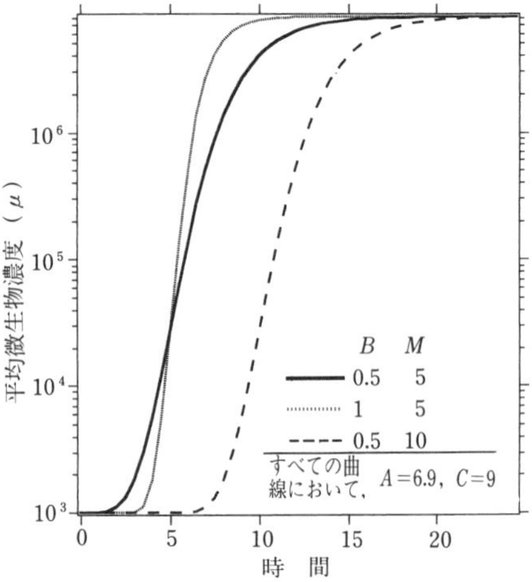

図 6-20 A と C を固定し，B と M を変化させた時の Gompertz 増殖式のプロット

Gompertz モデルを式(6-81)の形で使用すると，温度(や他の条件)のパラメータへの影響が組み込まれている場合でも，温度や他の条件がこれらのパラメータに与える影響の限界は異なっている．限界とは以下のことを意味している[110]．

① Gompertz モデルでは，微生物の増加に関してのものであり，不活化は考慮していない．

② 成長を始める前の状況を考慮できない．

③ 増加と不活化の移行についての予測ができない(例えば，高温下において)．

これらの難点を考慮して，van Impe ら[110,111]は，いろいろな温度条件下で微生物数の挙動を推定できるように Gompertz モデルを一般化した．このモデル(一定温度下では Gompertz モデルに単純化できる)は，以下の 2 つの式から成り立っている(n は，微生物濃度の自然対数，変数 n_0 は，仮定の微生物濃度の自然対数で，これは，不活化を起こすような阻害が起きない場合の実際の初期微生物濃度の自然対数と等しい)．

$$\frac{\mathrm{d}n}{\mathrm{d}t} = [1 - f_{\mathrm{trans}}(T)]c(n - n_0)\ln\frac{A_0 - n_0}{n - n_0} - f_{\mathrm{trans}}(T)k(T) \qquad (6\text{-}82)$$

$$\frac{\mathrm{d}n_0}{\mathrm{d}t} = \gamma f_{\mathrm{zero}}(T)\{n - n_0 - A\exp[-\exp(b)]\} \qquad (6\text{-}83)$$

式 6-82 の第 2 項は，温度による死滅を表現している．k は，温度による死滅係数で，温度の関数である．この式の初期条件($t=0$)は，以下のとおりである．

$$n = \ln(N_0) + A\exp[-\exp(b)]$$

$$n_0 = \ln(N_0)$$

基本的なパラメータ群の温度依存性は，Ratkowsky の平方根タイプのモデルや，反応表面モデルを解くことで得られる．温度(および環境)依存性を示すパラメータ k は，一次反応的微生物死滅速度である．関数 f_{trans} と f_{zero} は，増殖からゼロ不活化までの変化を示しており，以下の式で定義される．

$$f_{\text{trans}}(T) = \exp\{-\exp[\alpha(T_{\text{trans}} - T)]\}$$
$$f_{\text{zero}}(T) = \exp\{-\exp[\beta(T_{\text{zero}} - T)]\} \qquad (6\text{-}84)$$

ここで，T_{zero} は，以下の式の解である(式 6-82 の右辺)．

$$[1 - f_{\text{trans}}(T_{\text{zero}})]c(n - n_0)\ln\frac{A_0 - n_0}{n - n_0} - f_{\text{trans}}(T_{\text{zero}})k(T_{\text{zero}}) = 0 \qquad (6\text{-}85)$$

パラメータ α，β，γ，T_{trans} は，正／負の増殖速度変動範囲の幅と位置を示す．ある時系列に対して温度条件(より広い意味では環境条件)を与えると，これらの式を対象とする微生物に関するパラメータの値について解くことができる．この例として，図に示したある時系列温度変化を van Impe モデルを用いて解いた結果を**図 6-21** に示す(パラメータは原典に示してある)．

van Impe によるモデルは，突然の温度変化に対する微生物濃度の変化を扱うことができる．したがって，食品を扱う各過程において環境条件を仮定すると，最終的に消費する段階での微生物濃度の平均値を推定することができる．

食品中の微生物数の挙動に対する様々な環境条件，特に温度の影響を記述する方法は他にもある．Baranyi らは，他の疑似機構的な方法を開発してきた[2〜4]．この 2 つの手法の相対的な妥当性については評価されていない．さらに，どちらの手法も，温度変化に加えて(またはその代わりに)，化学的変化(例えば，pH，酸素濃度，水の活性)がある条件下での微生物数の挙動については記述していない．

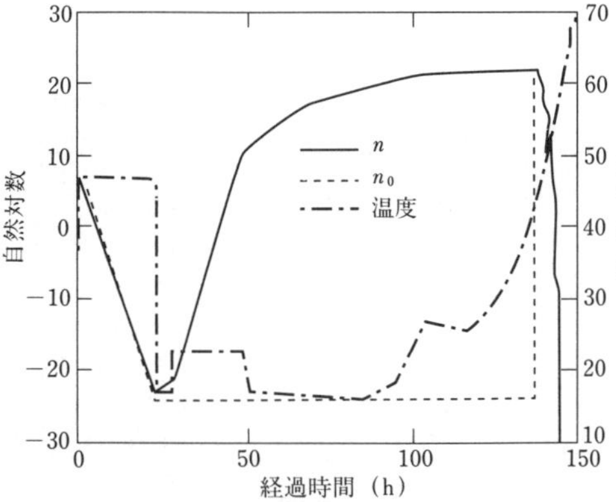

図 6-21　ある時間と温度のデータをもとにした van Impe モデル

6.3　病原体の消費量の分布

病原体への曝露量の評価には，ヒトが曝露される種々の物の中の生物濃度の知識に加えて，ヒトが飲込みあるいは他の接触で取り込む可能性がある生物を含んでいる媒体の量が必要である(式6-1)．本節では，消費または接触の分布について利用可能な若干のデータを見直してみる．幸いにも，食物，水，空気，その他への曝露が単に微生物のリスクだけを提起するのではなく，また，他の(例えば，化学的な)薬品からのリスクをもたらす可能性があるから，飲込み／接触分布にはかなり大きいデータベースがある．さらに，これらの分布の多くは，「合意された」値の域に達成しているので，特定のリスク評価のためにこれらの入力用の新情報を開発する必要性は，少なくなっている．

曝露経路にはいろいろある．各曝露経路は，接触率と曝露頻度によって特徴付けられることができる．接触率(contact rate)は，曝露につながる行動が生じる時間の間に，吸入，飲込み，あるいは，その他の直接曝露結果により飲み込まれるその特定の材料の量である．曝露頻度(exposure frequency)は曝露に至る行為が生じる割合である．接触率と曝露頻度は，点推定値および不確実性と変動を反映する分布によって特徴付けられる．**表6-30**は，病原体を媒介する可能性のある多くの曝露における推定値を要約したものである．

表6-30　病原体媒介物消費と接触因子の推定値

経路	接触率	曝露頻度
飲料水の摂取	1.4 L/day	365 days/year
水泳中の表流水の摂取	50 mL/h 2.6 h/水泳	7 水泳/year
子供の土壌摂取	200 mg/day(6歳未満) 100 mg/day(6歳以上)	内容による
吸入	20 m^3/day(成人) 15 m^3/day(子供)	365 day/year
シャワー中の吸入	0.07 m^3/シャワー	365 シャワー/year
魚の摂取	0.113 kg/食事	48 食事/year

出典：参考文献18を改変

微生物リスクでは，化学的リスク評価よりもずっと詳細に曝露ルートを特徴付けることが重要である．そして，微生物リスクに深く関わる特異的な曝露ルートがある．食品の曝露では，これらの曝露頻度と接触率は，かなりよく特徴付けられている．例えば，米国農務省(U.S.Department of Agriculture：USDA) Agriculture Research Service は，現在も進行中である，個人の食品摂取の持続的な調査のスポンサーになっている．生の食品のうち，その消費が過剰な微生物リスクをもたらす可能性があるもののいくつかについて，消費頻度の推定値が人-日比として**表 6-31** に示すように報告されている．これらの複数による曝露を用いて，特定病原体の集団への毎日の総括的「負荷」を評価することは可能である(少なくとも平均または集合体基準のうえで)．以下にその例を示す．

表 6-31　生食品の消費頻度(米国の平均)，1989～90 年

食品	消費を日数で表した割合
生牛肉	$<10^{-4}$
生魚	4×10^{-4}
生貝類	9×10^{-4}
生卵†	9×10^{-4}

† ソース，ドレッシング，マヨネーズの成分としての生卵の消費を除く．
出典：参考文献 81

例 6-19　ある集団が，水の飲用，表流水での水泳，生の貝類の消費により微生物に曝露されるとする．特定のウイルス病原体の 1 日平均負荷を計算するために，**表 6-30，6-31** の情報，および以下の仮定を使いなさい．飲料水中の平均のウイルス量を 0.001/L，リクレーション用の表流水では 0.1/L で，貝類では，1/g とする．貝類 150 g が 1 回につき消費されると仮定する．

解　飲料水では，1.4 L/day の消費で，ウイルスの負荷は，$1.4\times0.001\,(1.4\times10^{-3})$ ウイルス/day と見積もられる．

水泳については，年間 365 日中 7 日泳ぎ，1 日の水泳時間は 2.6 h とし，50 mL/h の飲込みとなるとする．したがって，毎日の平均の飲込み率は，次式のとおりである．

$$\frac{7}{365}\times2.6\times0.05=0.0025\ \mathrm{L/day}$$

0.1/L のウイルスの濃度で，この経路からのウイルスの負荷は，2.5×10^{-4}/day である．貝類については，(9×10^{-4}) (150 g) = 0.135 g/day の毎日の消費がある．ウイルス濃度が与えられると，この経路からの負荷は，0.135 ウイルス/day である．したがって，これらの仮定が与えられると，総括的にウイルスの曝露量は，ほとんど貝類によって非常に支配される．全曝露量は，以下のとおりである．

$$1.4\times10^{-3}+2.5\times10^{-4}+0.135=0.136\ \text{ウイルス/day}$$

接触率と曝露頻度の分布は，多くの研究者によって研究されている．これらの要素の分布形態の特定化の問題が，微生物濃度の問題よりも重要な問題である(より重要でないとしても)点に留意する必要がある．したがって，これらの分布がリスクの

表 6-32 曝露の分布について報告されているもの

曝露	分布	最適パラメータ	参考文献
水道水の消費(mL/day)	対数正規	$\zeta=7.49$ $s=0.407$	84
魚の消費(食品の種類を問わない)†1(g/day)	対数正規†2	$\zeta=3.682$ $s=0.463$	73
自釣魚の消費†1(g/day)	対数正規†3	$\zeta=3.862$ $s=0.531$	73
皮膚に土壌の付着†4(曝露ごとに mg/cm^2)	対数正規	$\zeta=-1.059$ $s=1.448$	31

†1 ミシガン州の人．
†2 この分布で 45 %が魚を食べ，残りの 55 %は魚を食べていない．
†3 8 %が自釣魚を食べ，92 %は食べていない．
†4 手の曝露に基づく接触した皮膚の単位面積当りの土壌の質量．

ための確率分布を開発するために使われる時，分布形態の他の検討内容が本質的な別の結果をもたらすかどうかを決定するために，特定の最も感度の良い入力を慎重に評価しなければならない．

微生物リスクに深く関連する曝露分布について，多くの報告されたものを**表 6-32**に要約した．これらの分布は，平均的な米国の(主に大人の)集団に関するものである．しかし，下記のように，かなりの不均質性がこれらの分布の範囲内にある．だから，ある場合には，関連する部分集団に対する正確な分布の方がより適切である．

特定のリスク評価に重要と思われるあるタイプの曝露にとって最も良く一致する分布のパラメータを正確に決定するのに，不十分なデータしか利用できないこともある．しかしながら，比較的粗い分布を入力パラメータに与えるために，専門知識と直感を使って，不確実性と変動の指標をリスク評価に取り入れることは可能である．この目的のためには，一様分布(uniform distribution)および三角分布(triangular distribution)の 2 つの分布が広く使用されている．

一様分布[53]は，以下の密度関数を持つものである．

$$f(x)=\begin{cases}\dfrac{1}{b-a}, & a \leqq x \leqq b \\ 0, & x<a \text{ または，} x>b\end{cases} \tag{6-86}$$

これには，対応する累積分布関数が存在する．

$$F(x)=\begin{cases}0, & x<a \\ \dfrac{x-a}{b-a}, & a \leqq x \leqq b \\ 1, & x>b\end{cases} \tag{6-87}$$

この分布は，平均が$(a+b)/2$，標準偏差が$(b-a)\sqrt{1/12}$である．リスク評価者にとって，この分布は，上限と下限だけが指定されるという利点があり，その範囲の上に均一なリスクが割り当てられている．

三角分布は，その密度関数(**図 6-22**)の形状に名前の由来がある．三角分布の密度関数は，次式のように最小(a)，モード(b)および最大(c)により記述される[112]．

$$f(x)=\begin{cases}\dfrac{2(x-a)}{(b-a)(c-a)}, & a \leqq x \leqq b \\ \dfrac{2(c-x)}{(c-a)(c-b)}, & b \leqq x \leqq c\end{cases} \tag{6-88}$$

この分布の累積分布関数は，次式で示される．

$$F(x)=\begin{cases}\dfrac{(x-a)^2}{(c-a)(b-a)}, & a \leqq x \leqq b \\ \dfrac{x(2c-x)-c(a+b)+ab}{(c-a)(c-b)}, & b \leqq x \leqq c\end{cases} \tag{6-89}$$

三角分布では，平均と分散は，次式で与えられる．

$$\text{平均}=\frac{a+b+c}{3}$$

$$\text{分散}=\frac{a^2+b^2+c^2-ab-ac-bc}{18} \tag{6-90}$$

もし，$(c-b) \neq (b-a)$ならば，分布は非対称である．モード，最大値および最小値だけが特定される必要があるという点で，三角分布は，リスク分析者にとって柔軟に使用しやすい分布である．例えば，**表 6-31** の情報を検討する．もし，生卵の消費に関してリスク分析をして，生卵の消費*24について不確実性と変動を調査したいならば，両側においてたぶん 1.25 の要因で与えられる範囲(すなわち，$a=7.2\times10^{-4}$，$c=1.13\times10^{-3}$)で，モード値(b)が 9×10^{-4} の人-日比に対する三角分布を使うのが(他の情報がない場合は)良いだろう．

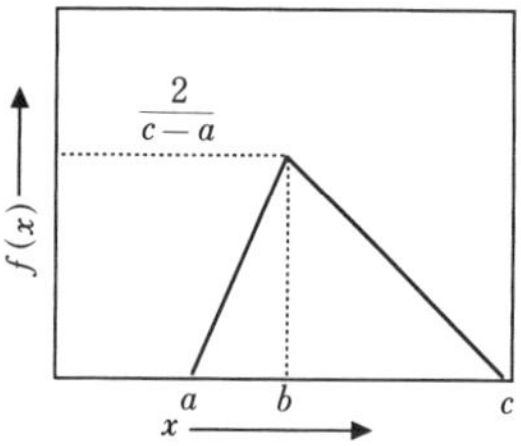

図 6-22　三角分布の密度関数

化学物質の曝露経路とは異なるヒトへの微生物曝露の経路が多くある．これらの特定の経路では，利用できる量的移動効率についての知識はずっと限られており，実際，明らかにそのような曝露経路を総合的にまとめたものはない．これらの曝露経路と範囲の広大さの量的推定値の一部を以下に述べる．将来，これらの微生物の移動プロセスの多くがより適切に定量されるということを期待したい．

食物を調理する時，多くの生食物，特に生の動物性食物(肉，家禽，魚)に潜在的微生物リスクが存在する．生の食物と接触がある表面の衛生状態が不適当である場合，最終的にヒトへ移動し，さらに，手-口経由で移動する可能性がある．この可能性の例として，ニュージャージーの *E.coli* O 157：H 7 事件の調査では，2 つの統計学的に有意なリスク要因が示された．生牛挽肉を取り扱った後に石鹸と水で手を洗わないこと，および，生牛挽肉との接触後，石鹸と水で調理台を洗わないことである[66]．牛挽肉の微生物の負荷量を知っていることに加えて，曝露量を正しく把握するには，下記の点について知っておくのが望ましい．

- 生牛肉に曝露された一定の表面積(例えば，まな板の)で，接触により移動した生牛肉質量の総量がどれだけか(もしこれが既知であり，牛肉中の 1 g 当りの微生物濃度が既知であれば，移動した微生物量を評価することができるだろう)？
- もし，第 2 番目の食品(例えば，野菜)または手が汚染されたばかりの表面と接触した場合に，表面の微生物量のどれだけが手または第 2 番目の食品へ移動するか？

*24　感度解析を行ってこの仮定が重要なものか調べるが，尤度についての若干の再試験(および，たぶん，分布への一致を支持する追加データの入手も)行わなければならない．

保育所では，下痢の流行が，手および手洗い器や蛇口の微生物の汚染と関係することが知られている[57]．この環境で正しくリスクプロセスを把握するために，汚染された糞便材料の手から表面および表面から手への移動の傾向を知っておくのが望ましい．

また，上記の状況の双方で，汚染された表面と接触のあった手から不注意に汚染された材料を摂取する傾向(すなわち，手の病原体のどれだけが1日当り不注意に飲み込まれるだろうか？)を知っているのが望ましいが，残念なことにこれらの移動現象はまだ十分に把握されていない．

Marples と Towers[64]は，手へおよび手からの微生物の移動を調査するための試験方法を開発した．細胞の10％(接触面に基づいて)が，1回の接触により微生物を含んでいる湿った布から手へ移動した．湿った手から湿った織物まで，微生物の85％が移動した．水で手を洗うと，移動の95％が減少した．そして，70％エタノールによる洗浄では，移動の99.99％が減少した．Pether と Gilbert[76]は，データを接触確率として求めるのは困難であるが，指先の生物が接触によって料理された食物へ移されることができることを確定した．

Mackintosh と Hoffman[62]は，Marples の成果を数種の細菌に対し進めた．彼らの実験結果の要約を**表 6-33** に示す．一般に，汚染された布から手への生物の移動は，手から布への移動より効率が低い．さらに，明らかに生物によりかなり複雑な違いがある．*Staphylococcus saprophyticus* は，*Klebsiella aerogenes* より手に効率的に移動するが，布への移動の効率は低いことから，手に対して，*Staphylococcus saprophyticus* には明らかに *Klebsiella aerogenes* より強い親和性がある．布から手お

表 6-33 皮膚-手間の細菌の移動

微生物	移動率	
	布→手	手→布
Staphylococcus saprophyticus	0.0167	0.17
E. coli	0.0047	0.88†
Pseudomonas aeruginosa	0.0036	0.76
Klebsiella aerogenes	0.0029	0.86
Streptococcus pyogenes	0.00007～0.00021	報告なし
Serratia marcescens	0.0046	報告なし

† 増殖力欠如のため疑わしい．
出典：参考文献 62

よび手から布への移動の間の介入時間が微生物に成長や減少の時間を与え，また微生物が入りにくい(あるいは入りやすい)皮膚孔に入る時間を与えることで，移動プロセス全体を変化させる可能性がある点に留意する必要がある．さらに，手と他の湿った表面の間の移動効率は，研究される必要がある．これらは，調査の期に熟した追加領域である．

Scott と Bloornfield[88]は，*E.coli*, *Salmonella* 属または *Staphylococcus aureus* で汚染された調理台から手とステンレス製ボウルまでの移動を調査した．これらの実験は，**表 6-33** の方法のように移動確率を計算する方法で立てられてはいなかったが，それでもなお，下記の流れに沿った曝露経路の存在を裏書きする．

- 台所環境における，たぶん，生の動物製品との接触による布巾の汚染．
- 布における微生物の生存や増殖．
- 布を他の表面を拭うのに使用した場合の他の表面への微生物汚染の拡大．
- 他の食材(例えば，生で食する野菜またはチーズ)の二次汚染，あるいは，手が口へ接触した後の手の汚染．

牛挽肉と表面の直接の接触は，汚染移動源となる可能性がある．Miller ら[68]は，$10^{-6.7}$/g の濃度で好気性従属栄養微生物を含んでいる牛挽肉とプラスチックまな板の接触による移動直後に，まな板でおよそ 1 000 個/cm² の表面負荷に至ることを示した．これは，まな板表面(そして，たぶん他の表面で)と牛挽肉の接触でおよそ 0.2 mg/cm² が付着することを意味する．これは，他の研究(**表 6-32** 参照)で報告されている土から皮膚への移動速度に類似した絶対値であるが，もっと追試したいものである．

Humphrey ら[50]は，病原性の *Salmonella enteritidis* の既知量を接種した卵で研究を実施した．ボランティアが卵を割り，「洗浄した指」上の *Salmonella* を測定した．**表 6-34** に結果を要約する．これは，一種の MPN 実験としてみなすことができる．y_i を卵当りの平均細胞濃度(曝露量 i)とする．f を曝露当りの病原体が移動した卵の割合とすると，ポアソン分布の 0 項から，1 個以上の生物が接触により指先まで移されている確率は，1−exp(−

表 6-34 卵を割った時に指先に *Salmonella* が付着する確率と新鮮な卵に付いている *Salmonella enteritidis* の量との関係

細胞数/卵	全実験者	陽性実験者
1 000	20	1
10 000	50	6
100 000	40	10
1 000 000	40	8

出典：参考文献 50

fy_i)と記述できる(これは，式 6-14 と類似)．f の最適値は，最尤フィッティングによって得られる．しかし，式 6-31 による不適合検定によりこの適合は棄却される．

むしろ，実験の性質(たぶん，卵の割り方のヒトによる違い)がプロセスに若干の変動をもたらすと思われる．したがって，式 6-71 に基づく NB 分布式をデータに適合させることを試みた．これは試行当り微生物が移動する卵の割合がガンマ分布型の変数であると仮定することによって展開するものである．そこで，正の応答確率は，下記のごとくになる．

$$\pi_{\mathrm{NB},i}=1-\left(1+\frac{fy_i}{k}\right)^{-k} \tag{6-91}$$

1 回の曝露で観察される反応に基づく経験的な反応の確率は，観察された陽性(P)と全対象(N)に基づいて以下のように定義される．

$$\pi_i^0=\frac{P_i}{N_i} \tag{6-92}$$

これらの定義で，NB 分布適合のための逸脱統計値(式 6-31 の導出と同様)が組み立てられる．これは，個々の経験的な反応確率が実験をより良く記述するという対立仮説に対する NB 分布適合の帰無仮説を考慮している．

$$Y=-2\sum_{i=1}^{k}\left[P_i\ln\frac{\pi_{\mathrm{NB},i}}{\pi_i^0}+(N_i-P_i)\ln\frac{1-\pi_{\mathrm{NB},i}}{1-\pi_i^0}\right] \tag{6-93}$$

逸脱度を最小にする f と(負の二項式パラメータ)k の値は，最適であるとされる．そして，χ^2 分布を使って 2 つの自由度(4 つの曝露量－2 パラメータ)に対して検定される逸脱度の値を適合度検定に用いる．パラメータと逸脱統計値の最適の値は，次のようである．

$$f=1.919\times10^{-4}$$
$$k=0.03282$$
$$Y=1.484$$

Y 値が有意にχ^2 値(5.99)を上回らないので，適合していると受け入れられる．したがって，曝露量ごとに微生物に汚染される卵の平均量は，1.919×10^{-4} であると結論する．これはまた，平均卵重量として 50 g を使うと，曝露につき 9.6 mg の移動を意味する．根底にあるガンマ分布によって，信頼限界もまた計算可能である．

関連する研究において，Humphrey ら[50]はまた，手による混合および電気的混合をしている時，卵を含むバターのはねたものが隣接した表面を汚染する程度を測定した．しかし，提示されたデータでは，定量的解析をやりにくい．

6.3.1 部分集団の組織的差異

表 6-32 からわかるように，多くのありうる「消費」(例えば，水消費に対して)に適合する分布がある．しかし，活動(消費，あるいは，食物から皮膚への材料の移動のような)の分布は，(どんな統計値，例えば，曝露の平均または中央値と同様に)リスクに曝露される集団の識別可能な特徴の関数であると考えられる．消費分布を計算し集団に関する特定の情報を取り入れることによって，リスク評価の全体的な正確度が高まる可能性がある．

特定の部分母集団のリスクは，その集団が本質的に病原体に感受性が高いか低いか，曝露量がより大きいかより小さいという点で，もとの母集団の中で異なる可能性がある点に注意する必要がある．感受性の差は，7章において論議される．本項では，いろいろな曝露に関係する若干の明らかになっている要素の性質を数値化する．

まず，曝露量に影響する可能性がある生活様式選択肢の問題がある．人々は，液体摂取方法を変えること(例えば，瓶詰の水または家庭用浄水器)により，飲料水への曝露を変えることができる．人々は，消費する食品の性質を変更することができる(例えば，加工食品から生鮮食品に)．文化的，地域的あるいは民族的規範が消費

表 6-35 食品消費行動の地域および人種による相違

地域	人種	1人が消費する日数の%			
		鶏肉	牛挽肉	貝類	卵
全米	全アメリカ人	17.6	15.5	1.8	8.8
北東部	全アメリカ人	21.3	12.7	1	6.7
北中部	全アメリカ人	4.3	15.9	1	7.8
南部	全アメリカ人	19.8	16.8	1.6	7.1
西部	全アメリカ人	14.4	15.4	2.3	14.8
全米	ヒスパニック系	22.5	16	1.3	15.7
	ヨーロッパ系	15.7	15.4	1.7	7.8
	アフリカ系	26.2	17.3	2.4	9.4
	その他	20.4	6.6	2.3	16.3

出典：参考文献 81

嗜好を変えることもある．USDA の調査は，鶏肉，牛挽肉，貝類，卵の消費(生と調理済の合計)において，本質的な地域的かつ民族的な違いが存在することを示した(**表 6-35**)．例えば，**表 6-35** は，卵の消費量が米国西部において，また，ヒスパニック系アメリカ人およびその他のアメリカ人の間で，全米平均あるいは他の範疇より実質的に多いことを示している．したがって，卵の消費と関連する可能性がある微生物病原体が原因する潜在的なリスクは，はっきりと特定できる部分母集団でより大きい可能性がある．

曝露量を変える可能性がある問題として，職業もある．例えば，大人の男性において，1 呼吸(ブリージング)の速度は，休息時の 7.5 L/min から軽い活動をする時の 23 L/min に増加した[17]．したがって，吸入経路を経由の微生物曝露量は，活動レベルにより明らかに異なる．

水道水の消費量は，年齢や他の要因に関係がある．カナダの研究では，生水消費量は，アメリカ人集団と類似であるとわかった[27]．しかし，この消費は，ヨーロッパの若干の国，特に，オランダとイギリスでは少しも見つからない．したがって，他の国へ米国および北米の曝露データを用いることは系統的偏りをもたらす可能性がある．

表 6-36　米国民の水消費(mL/day)に対する年齢別確率分布パラメータ(対数正規)

年齢層 (年齢)	ξ	s
0～1	6.979	0.291
1～11	7.182	0.34
11～20	7.49	0.347
20～65	7.563	0.4
>65	7.583	0.36

出典：参考文献 84

Rosebeny と Burmaster[84]は，年齢による水消費量分布を示した．分布は，**表 6-36** で示すパラメータを持つ対数正規分布であった．年をとるにつれて水消費量が増加する傾向がある．したがって，年輩の人は，水の消費に起因する，より大きい曝露量を持つ傾向があると考えられる．さらに，妊婦においては，水消費分布の上側の末尾の増加がある．妊婦の 15％が 2 L/day を超えて消費しているが，妊娠していない大人の女性の場合は 10％である[28]．

6.4 むすび

本章のむすびとして，7章へ向けてパラメータ推定に最頻または尤度法による方法をとった点に注意していただきたい．Bayesの定理を使って推定することも代替方法として実行可能である．この方法で，事後分布という1組の所与の観測値(y)，$p(\beta|y)$の1組の未知パラメータ(β)の確率分布は，下記の式によって与えられる．

$$p(\beta|y)=\frac{L(y|\beta)\pi(\beta)}{\int_{\beta}L(y|\beta)\pi(\beta)\mathrm{d}\beta} \tag{6-94}$$

ここで，$L(y|\beta)$は，尤度関数(例えば，式6-60)であり，$\Pi(\beta)$は，パラメータの事前分布*25と呼ばれる．この方法には，多くの問題がある．まず，式6-94の分母の積分は，数値解析法以外で求めるのは非常に困難である．したがって，$p(\beta|y)$の最大値で得られるパラメータの最適組を決定するためには，関数の最適化を数値積分で実行しなければならず，これを，計算するのには非常に難しい．

二番目に，最適推定値は，データと同様に事前分布の関数である．厳密なBayes的思考は，その人の認識の事前の状態が事前分布で具体化されなければならないことを要求している．しかし，異なる分析者が認識の事前状態にそれぞれ異なる見方をするため，結果は単一の「Bayes推定値」はないということになる．この主観性を緩和するために，情報価値がない事前分布を使うことができるが，しかし，この場合，最終結果は，直裁的な尤度推定値の結果と少しも異ならないこともある．これらの困難故に，本書は，Bayes法推定することを控える．推定にBayes法を使いたい人のためにいくつかの手がかりを提供しておく[5,23]．

*25　確率分布ともいう．

6.5　付　　録

本章および7章において提示される多くの推定問題には，数値的最適化手法を使用している．最適化手順が利用できるならば，これらは多くの表計算ソフトで容易にプログラム可能である．2種類の問題について，マイクロソフトEXCELを使った解法を示す．すべてのスクリーン-スナップショットは，アップル-マッキントッシュ版のバージョン4からである．無拘束の最適化を必要としている問題の解を示す．7章の付録で，表計算ソフトを使った制約つき最適化問題の解を示す．

6.5.1　無拘束最適化問題の解

例6-9の解を示す．目的は，MPN試験で平均濃度を評価することであった．表計算ソフトの数値をAからCの列の問題データとともに**図6-23**に示す．**図6-24**には，問題を解くために挿入した式のスクリーン画面を示した．ユーザーはセルE14に$\ln(\overline{\mu})$の推定値を入力する．セルE13は$\overline{\mu}$のために計算された値が入力されている．列Dにおいて，行ごとのMPN$(\overline{\mu}_{\mathrm{ML},i})$の値が計算されている．列Eの2〜8行で，行ごとのMPNおよび(推定MPNとしての)E13の値を用い，式6-31により$-\ln(\Lambda_i)$の値が計算されている．セルE10は合計であり，これは最小になることに

unconstr

	A	B	C	D	E
1	Volume	total tubes	positive tubes	μ_ml_i	objective function
2	0.032	29	7	8.633	0.153
3	0.026	30	4	5.504	0.117
4	0.021	28	3	5.397	0.104
5	0.018	30	4	7.950	0.035
6	0.016	29	2	4.466	0.228
7	0.011	25	2	7.580	0.007
8	0.005	30	2	13.799	0.379
9					
10				sum	1.023
11					
12				assumed ln(mu)	1.939
13				mu	6.949

図6-23　例6-9の解のための数値を表すスクリーン画面

	D	E
1	μ_ml_i	objective function
2	=-(1/A2)*LN((B2-C2)/B2)	=+A2*($E$13-D2)*(B2-C2)-C2*LN((1-EXP(-$E$13*A2))/(1-EXP(-D2*A2)))
3	=-(1/A3)*LN((B3-C3)/B3)	=+A3*($E$13-D3)*(B3-C3)-C3*LN((1-EXP(-$E$13*A3))/(1-EXP(-D3*A3)))
4	=-(1/A4)*LN((B4-C4)/B4)	=+A4*($E$13-D4)*(B4-C4)-C4*LN((1-EXP(-$E$13*A4))/(1-EXP(-D4*A4)))
5	=-(1/A5)*LN((B5-C5)/B5)	=+A5*($E$13-D5)*(B5-C5)-C5*LN((1-EXP(-$E$13*A5))/(1-EXP(-D5*A5)))
6	=-(1/A6)*LN((B6-C6)/B6)	=+A6*($E$13-D6)*(B6-C6)-C6*LN((1-EXP(-$E$13*A6))/(1-EXP(-D6*A6)))
7	=-(1/A7)*LN((B7-C7)/B7)	=+A7*($E$13-D7)*(B7-C7)-C7*LN((1-EXP(-$E$13*A7))/(1-EXP(-D7*A7)))
8	=-(1/A8)*LN((B8-C8)/B8)	=+A8*($E$13-D8)*(B8-C8)-C8*LN((1-EXP(-$E$13*A8))/(1-EXP(-D8*A8)))
9		
10	sum	=SUM(E2:E9)
11		
12	assumed ln(mu)	1.938576980883
13	mu	=+EXP(E12)

図6-24　例6-9を解くための式を示すスクリーン画面

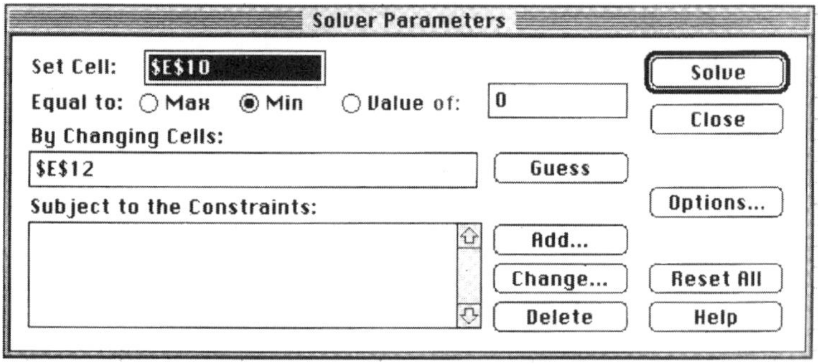

図6-25　例6-9を解くためのSOLVERのセットアップ

なっている．

EXCELのSOLVERアドインがすべての実ライン(すなわち−8から+xの)に無拘束最適化を行うので，平均的な濃度そのものでなく平均的な濃度の対数を推定値として用いる．対数は，このすべての範囲の値に仮定することができ，そして，対数を累乗することにより負でないMPNを得る．

SOLVERアドインは，ln(MPN)の値を求めるのに使われる．セルE 12の値は，表計算シート上の特定のセルを最適化する(この場合，E 10の値を最小にしたい)．SOLVERマクロは，Formulaメニューの下に起動される(EXCELバージョン4で，幾分異なるメニューコマンドが後のバージョンにある可能性がある)*26．**図6-25**にSOLVERマクロへのコマンドを示した．最小となるセルは，E 10で，セルE 12を変えることにより変化する(Minと分類されるボタンがチェックされている点に注意せよ).

単に1つのセル(E 12)に入ることよりむしろ変化してほしい複数のパラメータがあるのなら，一連のセル番地(コンマやコロンを使うこと)を入力できる．ここで，解を求めてSOLVEと書かれたボタンをクリックできる．

通常，いくつかの当初推測から問題を実行し本当の「大域」最適条件を見つけたことを保証したい．SOLVERで使われるような数値検索手順は，局所的な最適条件に向けられる．そして，特に多重パラメータのある問題では，局所的ないくつかの最適条件があると考えられ，そのうち1つだけが大域的である．

6.6 問　　題

6-1　**例 6-1** の各試料で，一定の平均濃度(各試料について)を持つポアソン分布がデータに合うかどうか調べなさい．

6-2　**例 6-1** のデータのPLNおよびNB分布への適合を目的とした(ポアソン分布に対する)適合改良を試みなさい．その改良が統計学的に有意か？

6-3　**例 6-3** で計算された鶏肉の中の *Salmonella* のMPN推定値に対して，式6-17を使って偏り補正した推定値を計算しなさい．

6-4　4段階希釈(10，1，0.1，0.01 mL)各希釈段階5本のMPN実験において，以下のコードのMPNを計算しなさい．

3-0-0-0
5-4-1-0
1-2-0-0
0-3-0-1
1-1-0-0

6-5　**例 6-8** では，研究のセット間の平均的な濃度が単純なポアソン分布と一致していないとわかった．以下の対立仮説を検定しなさい．

---

*26　それがまだインストールされていないならば，マクロ自体を起動する前に，THE SOLVERマクロファイルを開く必要もあるだろう．

(a) 分析される体積に関係なく，各試料(表でのA，B，C)は，単一濃度によって特徴付けられる．

(b) 分析される体積に関係なく，各分析体積は単一濃度によって特徴付けられる．

6-6　**例 6-8** でのすべてのデータセットは，すべてのデータセットに対する単一の平均と k 値を持つ NB 分布によって特徴付けられるか？

6-7　**問題 6-4** の MPN コードの個々について，適合度の検定をしなさい．5％の有意水準で，どのコードがありそうもないとみなされるか？

6-8　**例 6-3** で提示した鶏肉中の *Salmonella* についての MPN データを用い，平均濃度に対する全不確実性分布を計算しなさい．

6-9　**例 6-6** の *Cryptosporidium* のデータと最適合致ポアソン分布について以下の計算を行いなさい．

(a) あなたが2つ以上の生物を検出するかもしれない1L試料の割合．

(b) その部分の95％信頼区間．

6-10　単一の平均値のポアソン分布に適合していないことがわかっている**例 6-5** のデータについて，以下のものを求めなさい．

(a) PLN，NB，PIG および PGIG 分布を使っての適合性の改良の統計的有効性．

(b) このデータセットに対するすべての代替分布の総括的な適合度．

6-11　PLN，PIG および PGIG に対して，所与の値 μV (NB 式の式 6-71 に類似している)の場合の陽性試料の期待割合の式を記述せよ．これらの分布に対して，所与の μV 値で陽性のものの割合がポアソン分布に対するよりも小さいのは確かか？

6-12　牛肉中の *Listeria monocytogenes* の存在量の研究[109]は，下記の濃度分布を示した．もしあるならどの分布に適合するか．平均濃度試料の1％だけが上回るだろう濃度を見積もりなさい．

計数範囲(数/cm²)	試料数
＜0.03	53
0.03～0.30	20
0.3～3.0	4
＞3	5

6-13　**問題 6-12** のデータのあなたの解析から，上位 1 パーセンタイルの濃度の推定値に対する 95 %の信頼限界を計算しなさい．

6-14　**表 6-34** の割れた卵のデータに NB 式適合を用い，f と k に対する 95 %の信頼限界のための**図 6-10** と類似のグラフを作りなさい．

6-15　**例 6-18** で提示されたウイルス比率について，データへの逆のガウスおよび対数正規適合から，最適合のための上位 99 パーセンタイルを計算しなさい．

6-16　**例 6-18** のデータに逆ガウス適合を行い，比率の上位 99 パーセンタイルの 95 %の信頼限界を計算しなさい．

参考文献

1. American Public Health Association, American Water Works Association, and the Water Pollution Control Federation. 1989. Standard methods for the examination of water and wastewater, 17th ed. APHA, AWWA, and WPCF, Washington, DC.
2. Baranyi, J., and T. Roberts. 1994. A dynamic approach to predicting bacterial growth in food. Int. J. Food Microbiol. 23:277–294.
3. Baranyi, J., T. A. Roberts, and P. McClure. 1993. A non-autonomous differential equation to model bacterial growth. Food Microbiol. 10:43–59.
4. Baranyi, J., T. P. Robinson, A. Kaloti, and B. M. Mackey. 1995. Predicting growth of *Brochothrix thermosphacta* at changing temperature. Int. J. Food Microbiol. 27(1):61–75.
5. Berger, J. O. 1985. Statistical decision theory and Bayesian analysis, 2nd ed. Springer-Verlag, New York.
6. Best, D. J. 1990. Optimal determination of most probable numbers. Int. J. Food Microbiol. 11:159–166.
7. Bhaduri, S., C. O. Turner-Jones, R. L. Buchanan, and J. G. Phillips. 1994. Response surface model of the effect of pH, sodium chloride and sodium nitrite on growth on *Yersinia enterocolitica* at low temperatures. Int. J. Food Microbiol. 23:233–245.
8. Buchanan, R. L. 1992. Predictive microbiology: mathematical modeling of growth in foods, pp. 250–260. *In* J. W. Finley, S. F. Robinson, and D. J. Armstrong, eds., Food safety assessment, Vol. 484. American Chemical Society, Washington, DC.
9. Buchanan, R. L., L. K. Bagi, R. V. Goins, and J. G. Phillips. 1993. Response surface models for the growth kinetics of *Escherichia coli* O157:H7. Food Microbiol. 10(4):303–315.
10. Buchanan, R. L., J. L. Smith, C. McColgan, B. S. Marmer, M. Golden, and B. Dell. 1993. Response surface models for the effects of temperature, pH, sodium

chloride and sodium nitrite on the aerobic and anaerobic growth of *Staphylococcus aureus* 196E. J. Food Safety 13(3):159–175.

11. Bulmer, M. G. 1974. On fitting the Poisson lognormal distribution to species abundance data. Biometrics 30:101–110.
12. Cabelli, V. J. 1983. Health effects criteria for marine recreational waters. U.S. Environmental Protection Agency, Washington, DC.
13. Chang, S. L., G. Berg, K. A. Busch, R. E. Stevenson, N. A. Clarke, and P. W. Kabler. 1958. Application of the "most probable number" method for estimating concentrations of animal viruses by the tissue culture technique. Virology 6:27–42.
14. Chase, G. R., and D. G. Hoel. 1975. Serial dilutions: error effects and optimal designs. Biometrika 62:329–334.
15. Clancy, J. L., W. Gollnitz, and Z. Tabib. 1994. Commercial labs: how accurate are they? J. Am. Water Works Assoc. 86(5):89–97.
16. Cochran, W. G. 1950. Estimation of bacterial densities by means of the most probable number. Biometrics 6:105–116.
17. Cohrssen, J. J., and V. T. Covello. 1989. Risk analysis: a guide to principles and methods for analyzing health and environmental risks. National Technical Information Service, U.S. Department of Commerce, Springfield, VA.
18. Covello, V. T., and M. W. Merkhofer. 1993. Risk assessment methods. Plenum Press, New York.
19. Crohn, D. M., and M. V. Yates. 1997. Interpreting negative virus results from highly treated water. J. Environ. Eng. 123(5):423–430.
20. de Man, J. C. 1977. MPN tables for more than one test. Eur. J. Appl. Microbiol. 4:307–316.
21. de Man, J. C. 1975. The probability of most probable numbers. Eur. J. Appl. Microbiol. 1:67–78.
22. Dufour, A. P. 1984. Health effects criteria for fresh recreational waters. U.S. Environmental Protection Agency, Washington, DC.
23. Efron, B. 1986. Why isn't everyone a Bayesian? Am. Stat. 40:6–7.
24. Eisenhart, C., and P. W. Wilson. 1943. Statistical methods and control in bacteriology. Bacteriol. Rev. 7:57–137.
25. El-Shaarawi, A. H. 1989. Inferences about the mean from censored water quality data. Water Resour. Res. 25(4):685–690.
26. El-Shaarawi, A. H., S. R. Esterby, and B. J. Dutka. 1981. Bacterial density in water determined by Poisson or negative binomial distributions. Appl. Environ. Microbiol. 41(1):107–116.
27. Environmental Health Directorate. 1981. Tapwater consumption in Canada. 82-EHD-80. Minister of National Health and Welfare, Ottawa, Ontario, Canada.
28. Ershow, A. G., L. M. Brown, and K. P. Cantor. 1991. Intake of tapwater and total water by pregnant and lactating women. Am. J. Public Health 81:328–334.
29. Everitt, B. S. 1985. Mixture distributions, pp. 559–569. *In* S. Kotz and N. L. Johnson, eds., Encyclopedia of statistical sciences, Vol. 5. Wiley, New York.
30. Finkel, A. M. 1990. Confronting uncertainty in risk management. resources for the future. Center for Risk Management, Washington, DC.

31. Finley, B. L., P. K. Scott, and D. A. Mayhall. 1994. Development of a standard soil-to-skin adherence probability density function for use in Monte Carlo analyses of dermal exposure. Risk Anal. 14(4):555–569.

32. Garthright, W. E., and R. J. Blodgett. 1996. Confidence intervals for microbial density using serial dilutions with MPN estimates. Biom. J. 38(4):489–505.

33. Gibson, A. M., N. Bratchell, and T. A. Roberts. 1987. The effect of sodium chloride and temperature on the rate and extent of growth of *Clostridium botulinum* type A in pasteurized pork slurry. J. Appl. Bacteriol. 62:479–490.

34. Greenwood, M., and G. U. Yule. 1920. An inquiry into the nature of frequency distributions representative of multiple happenings with particular reference to the occurrence of multiple attacks of disease or of repeated accidents. J. R. Stat. Soc. Ser. A 83:255–279.

35. Greenwood, M., and G. U. Yule. 1917. On the statistical interpretation of some bacteriological methods employed in water analysis. J. Hyg. 16:36–56.

36. Haas, C. N. 1994. Dose–response analysis using spreadsheets. Risk Anal. 14(6) 1097–1100.

37. Haas, C. N. 1989. Estimation of microbial densities from dilution count experiments. Appl. Environ. Microbiol. 55(8):1934–1942.

38. Haas, C. N. 1997. Importance of distributional form in characterizing inputs to Monte Carlo risk assessment. Risk Anal. 17(1): 107–113.

39. Haas, C. N., and B. A. Heller. 1986. Statistics of enumerating total coliforms in water samples by membrane filter procedures. Water Res. 20:525–530.

40. Haas, C. N., J. Anotai, and R. S. Engelbrecht. 1996. Monte Carlo assessment of microbial risk associated with landfilling of fecal material. Water Environ. Res. 68(7):1123–1131.

41. Haas, C. N., and B. A. Heller. 1988. Test of the validity of the Poisson assumption for analysis of MPN results. Appl. Environ. Microbiol. 54(12):2996–3002.

42. Haas, C. N., and J. B. Rose. 1996. Distribution of *Cryptosporidium* oocysts in water supplies. Water Res. 30(10):2251–2254.

43. Haas, C. N., and P. A. Scheff. 1990. Estimation of averages in truncated samples. Environ. Sci. Technol. 24:912–919.

44. Haldane, J. B. S. 1939. Sampling errors in the determination of bacterial or virus density by the dilution method. J. Hyg. 39:289–293.

45. Hartley, H. O., and R. R. Hocking. 1971. The analysis of incomplete data. Biometrics 27:783–823.

46. Holla, M. S. 1966. On a Poisson-inverse Gaussian distribution. Metrika 11:115–121.

47. Hollander, M., and M. A. Proschan. 1979. Testing to determine the underlying distribution using randomly censored data. Biometrics 35:393–401.

48. Hudson, J. A., and S. J. Mott. 1993. Growth of *Listeria monocytogenes, Aeromonas hydrophila* and *Yersinia enterocolitica* on cooked beef under refrigeration and mild temperature abuse. Food Microbiol. 10(5):429–437.

49. Hudson, J. A., and S. J. Mott. 1993. Growth of *Listeria monocytogenes, Aeromonas hydrophila* and *Yersinia enterocolitica* in pate and a comparison with

predictive models. Int. J. Food Microbiol. 20(1):1–11.
50. Humphrey, T. J., K. W. Martin, and A. Whitehead. 1994. Contamination of hands and work surfaces with *Salmonella enteritidis* PT4 during the preparation of egg dishes. Epidemiol. Infect. 113:403–409.
51. James M. Montgomery Consulting Engineers Inc. 1979. Water Factory 21 virus study. Orange County Water District, Orange County, CA.
52. Johnson, N. L., S. Kotz, and N. Balakrishnan. 1994. Continuous univariate distributions, Vol. 1, 2nd ed. Wiley-Interscience, New York.
53. Johnson, N. L., S. Kotz, and N. Balakrishnan. 1995. Continuous univariate distributions, Vol. 2, 2nd ed. Wiley, New York.
54. Johnson, N. L., S. Kotz, and N. Balakrishnan. 1994. Discrete univariate distributions, Vol. 2, 2nd ed. Wiley-Interscience, New York.
55. Jørgensen, B. 1982. Statistical properties of the generalized inverse Gaussian distribution. Lecture notes in statistics, Vol. 9. Springer-Verlag, New York.
56. Kappenman, R. F. 1982. On a method for selecting a distributional model. Commun. Stat. Theor. Methods 11(6):663–672.
57. Laborde, D. J., K. A. Weigle, D. J. Weber, and J. B. Kotch. 1993. Effect of fecal contamination on diarrheal illness rates in day care centers. Am. J. Epidemiol. 138(4):243–255.
58. Lawless, J. F. 1982. Statistical models and methods for lifetime data. Wiley, New York.
59. Lee, E. T. 1992. Statistical methods for survival data analysis, 2nd ed. Wiley-Interscience, New York.
60. Lilliefors, H. W. 1967. On the Kolmogorov–Smirnov test for normality with mean and variance unknown. J. Am. Stat. Assoc. 62:399–402.
61. Loyer, M., and M. Hamilton. 1984. Interval estimation of the density of organisms using a serial dilution experiment. Biometrics 40:907–916.
62. Mackintosh, C. A., and P. N. Hoffman. 1984. An extended model for transfer of microorganisms via the hands: differences between organisms and the effect of alcohol disinfection. J. Hyg. 92:345–355.
63. Malcolm Pirnie, and HDR Engineering. 1991. Guidance manual for compliance with the filtration and disinfection requirements for public water systems using surface water sources. American Water Works Association, Denver, CO.
64. Marples, R. R., and A. G. Towers. 1979. A laboratory model for the investigation of contact transfer of microorganisms. J. Hyg. 82:237–248.
65. Matuszewski, T., J. Neyman, and J. Supinska. 1935. Statistical studies in questions of bacteriology: the accuracy of the "dilution method." J. R. Stat. Soc. Suppl. 2:63–82.
66. Mead, P. S., L. Finelli, M. A. Lambert-Fair, D. Champ, J. Townes, L. Hutwagner, T. Barrett, K. Spitalny, and E. Minz. 1997. Risk factors for sporadic infection with *Escherichia coli* O157:H7. Arch. Intern. Med. 157(2):204–208.
67. Mehrabi, Y., and J. N. S. Matthews. 1995. Likelihood-based methods for bias reduction in limiting dilution assays. Biometrics 51:1543–1549.
68. Miller, A. J., T. Brown, and J. E. Call. 1996. Comparison of wooden and polyethylene cutting boards: potential for the attachment and removal of bacteria from

ground beef. J. Food Prot. 59(8):854–858.

69. Moran, P. A. P. 1954. The dilution assay of viruses. J. Hyg. 52:189–193.

70. Moran, P. A. P. 1954. The dilution assay of viruses, II. J. Hyg. 52:444–446.

71. Morgan, B. J. T. 1992. Analysis of quantal response data. Chapman & Hall, London.

72. Morgan, M. G., and M. Henrion. 1990. Uncertainty: a guide to dealing with uncertainty in quantitative risk and policy analysis. Cambridge University Press, Cambridge.

73. Murray, D. M., and D. E. Burmaster. 1994. Estimated distributions for average daily consumption of total and self-caught fish for adult in Michigan angler households. Risk Anal. 14(4):513–519.

74. Norden, R. H. 1972. A survey of maximum likelihood estimation. Int. Stat. Rev. 40(3):329.

75. Norden, R. H. 1973. A survey of maximum likelihood estimation: part II. Int. Stat. Rev. 41(1):39.

76. Pether, J. V. S., and R. J. Gilbert. 1971. The survival of *Salmonellas* on fingertips and transfer of the organisms to foods. J. Hyg. 69:673–681.

77. Pipes, W. O. 1977. Frequency distributions for coliform bacteria in water. J. Am. Water Works Assoc. 69:664.

78. Plummer, R. A. S., S. J. Blissett, and C. E. R. Dodd. 1995. *Salmonella* contamination of retail chicken products sold in the UK. J. Food Prot. 58(8):843–846.

79. Press, W. H., B. P. Flannery, S. A. Teukolsky, and W. T. Vetterling. 1989. Numerical recipes in Pascal: the art of scientific programming. Cambridge University Press, New York.

80. Quenouille, M. H. 1949. A relation between the logarithmic, Poisson and negative binomial series. Biometrics 5:162–164.

81. Ralston, K. 1995. Identifying frequent consumers of foods associated with foodborne pathogens, pp. 41–50. *In* T. Roberts, H. Jensen, and L. Unnevehr, eds., Tracking foodborne pathogens from farm to table: data needs to evaluate control options. Miscellaneous Publication 1532. Economic Research Service, U.S. Department of Agriculture, Washington, DC.

82. Regli, S., J. B. Rose, C. N. Haas, and C. P. Gerba. 1991. Modeling risk for pathogens in drinking water. J. Am. Water Works Assoc. 83(11):76–84.

83. Reid, D. D. 1981. The Poisson lognormal distribution and its use as a model of plankton aggregation. Stat. Distrib. Sci. Work 6:303–316.

84. Roseberry, A. M., and D. E. Burmaster. 1992. Lognormal distributions for water intake by children and adults. Risk Anal. 12(1):99–104.

85. Ross, T., and T. McMeekin. 1994. Predictive microbiology. Int. J. Food Microbiol. 23:241–264.

86. Salama, I., G. Koch, and H. Tolley. 1978. On the estimation of the most probable number in a serial dilution experiment. Commun. Stat. Theory Methods A7(13): 1267–1281.

87. Savage, G. M., and H. O. Halvorson. 1941. The effect of culture environment on results obtained with the dilution method of determining bacterial population. J. Bacteriol. 41:355–362.

88. Scott, E., and S. F. Bloomfield. 1990. The survival and transfer of microbial

contamination via cloths, hands and utensils. J. Appl. Bacteriol. 68:271–278.

89. Shapiro, S. S. 1990. How to test normality and other distributional assumptions. American Society for Quality Control, Milwaukee, WI.
90. Sichel, H. S. 1992. Anatomy of the generalized inverse Gaussian–Poisson distribution with special applications to bibliometric studies. Inf. Process. Manag. 28(1):5–17.
91. Sichel, H. S. 1985. A bibliometric distribution which really works. J. Am. Soc. Inf. Sci. 30(5):314–321.
92. Sichel, H. S. 1975. On a distribution law for word frequencies. J. Am. Stat. Assoc. 70(351):542–547.
93. Sichel, H. S. 1974. On a distribution representing sentence length in written prose. J. R. Stat. Soc. A 137(1):25–34.
94. Sichel, H. S. 1982. Repeat-buying and the generalized inverse Gaussian–Poisson distribution. Appl. Stat. 31(3):193–204.
95. Skinner, G. E., J. W. Larkin, and E. J. Rhodehamel. 1994. Mathematical modeling of microbial growth: a review. J. Food Saf. 14(3):175–217.
96. Spika, J. S., J. E. Parsons, and D. Nordenberg. 1986. Hemolytic uremic syndrome and diarrhea associated with *Escherichia coli* O157:H7 in a day care center. J. Pediatr. 109:287–291.
97. Stein, G., W. Zucchini, and J. Juritz. 1987. Parameter estimation for the Sichel distribution and its multivariate extension. J. Am. Stat. Assoc. 82(399):938–944.
98. Stephens, M. A. 1983. Anderson–Darling test for goodness of fit, pp. 81–85. *In* S. Kotz and N. Johnson, eds., Encyclopedia of statistical sciences, Vol. 1. Wiley, New York.
99. Stephens, M. A. 1986. Tests based on EDF statistics, pp. 97–193. *In* R. B. D'Agostino and M. A. Stephens, eds., Goodness of fit techniques. Marcel Dekker, New York.
100. Stevens, W. L. 1958. Dilution series: a statistical test of technique. J. R. Stat. Soc. B Methodol. 20:205–214.
101. Stewart, J. 1994. The Poisson-lognormal model for bibliometric/scientometric distributions. Inf. Process. Manag. 30(2):239–251.
102. Stuart, A., and J. K. Ord. 1987. Kendall's advanced theory of statistics, 5th ed., Vol. 1: Distribution theory. Oxford University Press, New York.
103. Stuart, A., and J. K. Ord. 1987. Kendall's advanced theory of statistics, 5th ed., Vol. 2: Classical inference and relationship. Oxford University Press, New York.
104. Student. 1907. On the error of counting with a hemocytometer. Biometrika. 5: 351–360.
105. Sutherland, J. P., A. J. Bayliss, and D. S. Braxton. 1995. Predictive modeling of growth of *Escherichia coli* O157:H7: The effects of temperature, pH and sodium chloride. Int. J. Food Microbiol. 25:29–49.
106. The MathWorks Inc. 1994. MATLAB, 4.1 ed. MathWorks, Natick, MA.
107. Thomas, H. A., Jr. 1952. On averaging results of coliform tests. Boston Soc. Civil Eng. J. 39:253–270.
108. Thomas, H. A. 1955. Statistical analysis of coliform data. Sewage Ind. Wastes

27:212–222.

109. U.S. Department of Agriculture. 1994. Nationwide beef microbiological baseline data collection program: steers and heifers. Food Safety and Inspection Service, USDA, Washington, DC.

110. van Impe, J. F., B. M. Nicolai, T. Martens, J. de Baerdemaeker, and J. Vandewalle. 1992. Dynamic mathematical model to predict microbial growth and inactivation during food processing. Appl. Environ. Microbiol. 58(9):2901–2909.

111. van Impe, J. F., B. M. Nicolai, M. Schellekens, T. Martens, and J. de Baerdemaeker. 1995. Predictive microbiology in a dynamic environment: a system theory approach. Int. J. Food Microbiol. 25:227–249.

112. Vose, D. 1996. Quantitative risk analysis: a guide to Monte Carlo simulation modeling. Wiley, New York.

113. Wadley, F. M. 1954. Limitations of the zero method of population counts. Science 119:689–690.

114. Whiting, R. C., and R. L. Buchanan. 1994. Scientific status summary: microbial modeling. Food Technol. 48(6):113–120.

115. Woodward, R. L. 1957. How probable is the most probable number? J. Am. Water Works Assoc. 49:1060–1068.

116. Wyshak, G., and K. Detre. 1972. Estimating the number of organisms in quantal assays. Appl. Microbiol. 23:784–790.

117. Zwietering, M. H., I. Jongenburger, F.M. Rombouts, and K. Van't Riet. 1990. Modeling of the bacterial growth curve. Appl. Environ. Microbiol. 56(6):1875–1881.

第 7 章　用量-反応の評価の実施

用量-反応評価の目的は，微生物曝露のレベルとその結果としての影響が生じる確率の関係を求めることである．もし，許容できる微生物のリスクが十分に高く（ヒトあるいはおそらく動物を用いて），実際に実験を行って観察可能な範囲のリスクを直接評価できるならば，一般には用量-反応解析は必要ないであろう．しかし，1 回の曝露でのリスクレベルが 1/1 000 未満ということがよくあるので，このようなリスクを評価するために，直接的な実験を実施することは，「許容」用量を確認するのに 1 000 を超える個体を必要とするため，（倫理的に疑問であるだけでなく）非現実的である．したがって，低用量（かつ低リスク）への外挿を行うため，パラメータの用量-反応曲線への利用が必要になる．

用量-反応モデルは，最も一般的には，負でない任意の数の用量の測定値を変数とし，0（全く影響がない）と，1（完全に悪影響を生じる）の範囲に区切られる，ある悪影響が生じる確率を与える数学的な関数である．このような可能性のある関数は，無限の数あり得る．（用量が増加するにつれて，反応の確率が減少しない）単調増加で，（用量が 0 である時，全く反応がなく，用量が無限大の時，反応がすべて起こるという）0 と 1 の範囲に区切られた関数形の世界に限ってみても，可能な関数形は，無限に存在する．特に最後の条件は，累積分布関数に求められる関数形と同一で，$\langle 0,\infty\rangle$にわたるどのような累積分布関数も用量-反応関数の候補となりうる．逆に，$\langle 0,\infty\rangle$をとり，単調増加で 0 と 1 の範囲に限定されたどのような用量-反応関数も累積分布関数となる．このことは都合が良い．というのは多くの分布関数に対して数学的性質がよく研究されてきたからである．

利用する用量-反応モデルに生物学的に合理的な説明がつくことが最も望まし

い．したがって，感染性媒体に対する用量-反応モデルのうち生物学的に合理的なものについての属性をまず示す．次に，これらのモデルのうちいくつかを誘導し，解析する．続いて，（合理性には欠けるが）経験的モデルについても説明する．本章の最後では，モデルへのデータフィッティングの問題と，独立したデータを用いて妥当性の評価の問題を扱う．

7.1　合理性のある用量-反応モデル

感染性微生物と他のヒトの健康リスク（例えば，化学物質やイオン化放射線など）とは，2 つの鍵となる特徴で区分される．それらの因子を考慮していないどのような用量-反応モデルも生物学的な合理性に欠ける．第一に，特に低用量では，（6 章で述べたように）微生物の分布の統計性により，感染性媒体に曝露された人々の集団は，実際には必ずある分布を持った用量を受けるということになる．例えば，人々のあるグループが微生物の平均濃度が 0.1 個/L である水をそれぞれ正確に 1 L 飲むとすると，（用量にランダム，つまりポアソン分布を仮定すると）約 90 %[exp(−0.1)] のヒトは，実際には全く微生物を含まない水を飲み，9 %[0.1×exp(−0.1)] のヒトは，1 個の微生物を飲み，0.45 %のヒトは，2 個の微生物を飲み，0.015 %のヒトは，3 個以上の微生物を飲むと予想される．もし用量における微生物の分布がランダムでない（例えば，負の二項分布など）ならば，その割合は明らかに異なるであろう．どの生物学的に合理的な用量-反応のフレームワークでも，この現象を考慮していなければならない．この点は，多くの化学物質に関するものとはきわめて異なる．なぜなら化学物質は，（分子という視点で見る限り）十分高い濃度で存在しており，曝露される物質量である用量は，個体ごとに差がないといってよい．

感染性の病原体を特徴付ける第二の点は，影響を受けやすい宿主の体内のある特定の場所で繁殖する能力を有することである．事実，微生物の病原性の特徴は感染性病原体とヒトとの相互進化の過程から生じたかもしれないと示唆されている[46]．きわめて特徴的な病原性のメカニズムや，人体の数多くある抗微生物的防御機構をかいくぐる方法があるが，感染と発病の過程は，感染性病原体がこれらの障壁を克服したことを示している[12]．微生物感染の時間的経過は，宿主内での新生と死の競争過程として記述することができる．つまり，影響を及ぼすある限界レベルより大きい負荷を生むのに十分な新生がある場合に感染が生じる[2,72]．

病原体への曝露によって，**図 7-1** に示したような一連の感染結果(エンドポイント)に達しうる．つまり，まず個々の人々の一部 P_{I} が感染する．感染は，宿主内での微生物の増殖とともに明白となり，続いて排泄が始まる．さらに，血中の抗体の目立った上昇，あるいは体温の上昇が感染したことを示す．感染者のうち，一部 $P_{\mathrm{D:I}}$[ここでは，罹患率(morbidity ratio)と定義する]が病気になる．病気になったヒトのうち，一部 $P_{\mathrm{M:D}}$[ここでは，死亡率(mortality ratio)と定義する]が死亡する．

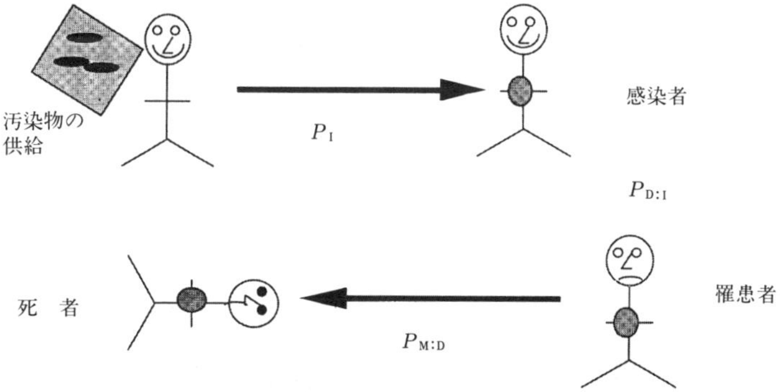

図 7-1　微生物の曝露のエンドポイントの概要

ある感染性病原体に対しては，結果の進展はきわめて複雑で，複数の病理的症状とその結果となって表れるかもしれない．この例として，全米の発病統計に基づいて**図 7-2** に *E.coli* O157:H7 の場合を示している[10]．この図では，多くの感染性病原体の別の側面も示している．つまり，より深刻な結末の頻度は，感染を含むあまり深刻でないエンドポイントの頻度よりも，より正確に記録されている．なぜなら，後者のエンドポイントは，健康管理システムでは認識されない個人個人によるものである(しかも，医学的注目を集めない)からである．

用量-反応評価では，初期の過程，特に感染に対して主な注意を払い，P_{I} と用量との関係の特性を明らかにする．公衆衛生の視点から，感染を最小限とすることで保守管理的要素を分析に導入することになるので，研究の第一の目的として感染に焦点を当てることは妥当である．

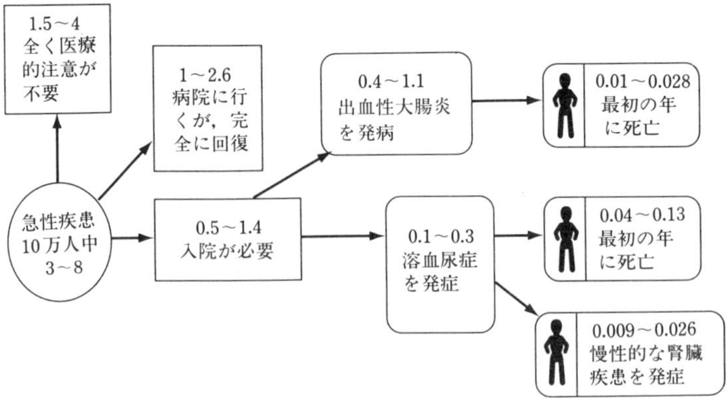

図 7-2　*E.coli* O157: H7 によって生じる結果の過程(参考文献 10 をもとに作成)

7.2　用量-反応関係のメカニズムのフレームワーク

感染のプロセスは，2 つの連続したプロセスが起こることが必要と考えられる[33].

① 宿主であるヒトが病気を起こす能力を持つ 1 個以上の微生物を飲み込む.

② その微生物は死滅するか，宿主の応答により感染や病気を起こさない程度に増殖が阻害される．そして飲み込まれたごく一部の微生物が感染の始まる部位に到達する.

平均の用量が d(主として飲み込んだ量と濃度の積となり，ともに前述した方法で推定される)である 1 回の曝露で，飲み込んだ微生物が正確に j 個である確率(最初のステップ)を $P_1(j|d)$ と書き，その中で生残して感染のプロセスを起こす微生物が k 個($\leqq j$)である確率(第 2 ステップ)を $P_2(k|j)$ と書く．もし，この 2 つのプロセスが独立とみなせるなら，k 個の微生物が生残し，感染性の疾患を起こす全体の確率は，(独立の法則から)次のように与えられる.

$$P(k)=\sum_{j=1}^{\infty} P_1(j|d)\,P_2(k|j) \tag{7-1}$$

関数 P_1 は，飲み込まれる，あるいは曝露される微生物の実際の数が個人個人で変化することを示し，関数 P_2 は，微生物の一部が生残し，感染性の疾患を起こすという生体内での微生物と宿主との相互作用の因子を表す．

少なくとも，感染を開始するためのある限界数の微生物が生残すると，感染が始まる．もしこの最少数を $k_{\min}$ と表すと，感染の確率(つまり，平均の用量が d の曝露を受け，感染する被験者の割合)は，次のように書ける．

$$P_{\mathrm{I}}(d) = \sum_{k=k_{\min}}^{\infty} \sum_{j=k}^{\infty} P_1(j|d) P_2(k|j) \tag{7-2}$$

式 7-2 での $k_{\min}$ は，正確な意味では，「最小感染量(minimal infectious dose)」[12,16]としてしばしば使われる用語とは一致しないことを強調しておきたい．この用語は，摂取する平均用量に対して適用され，被験者の半分がある反応を示すのに必要な平均用量に関係して用いられることが実際には最も多い．したがって，これに対しては，「感染量中央値(median infectious dose)」という用語を使いたい．後で示すように，$k_{\min}$ が大きいか小さいか(ただし最小でも 1)は，感染量中央値の大きさから推定することはできない．Meynell と Stocker[50]が次のように明らかにしている．

> 接種された細菌間の関係は，次の 2 つの極端な形態の 1 つをとる．細菌が協同的に行動しているとみなし，協同作業の結果として死が生じているのか，あるいは，独立的に行動しているとみなし，ある細菌が致死的である確率は 1 未満であるから，1 個より多い細菌を必要とするかのどちらかである．LD_{50} の用量が多くの微生物数を含む場合の状況は，下手な射手が瓶をねらっている状況と似ている．彼の腕は劣っているので，少々の弾を撃つくらいでは瓶は割れそうにないが，もし彼が我慢強ければ，最後には彼は瓶に当てることができよう．近くにいる人は，1 つの弾で瓶が割れたということだけしかわからないかもしれない．反対に，遠くにいる人は，瓶が割れるまでに撃った弾の数全体しか知らされないかもしれないので，瓶の破壊は，すべての撃たれた弾が生み出したストレスが積み重なって生じたとの仮説を排除することができないだろう．

その 2 つの概念は，原則として $k_{\min}$ は 1 に等しいとする「独立行動仮説(hypothesis of independent action)」と，$k_{\min}$ は 1 より大きいある数であるとする「協同的相互作用仮説(hypothesis of cooperative interaction)」と呼ばれている．

もし，$k_{\min}$がある一つの数ではなく，ある確率分布であるかもしれない(この可能性を認め，後に式7-2を一般化する)とわかれば，式7-2あるいはその一般形がすべての合理的な用量-反応モデルを含むように十分拡張できる．$k_{\min}$の数値とP_1とP_2の関数形を決めることで，特有の有用な用量-反応関係の多くを導くことができる．

7.2.1　指数型用量-反応モデル

定式化できる最も簡単な用量-反応モデルは，用量ごとの微生物の分布がランダム(つまりポアソン分布)であり，それぞれの微生物は独立で同一の生残確率[*1]rを有し，さらに$k_{\min}$が1であるという仮定をしている．ポアソン分布を仮定することから，

$$P_1(j|d)=\frac{d^j}{j\,!}\exp(-d) \tag{7-3}$$

生残に関する仮定は，次の二項分布が使えることを意味している．

$$P_2(k|j)=\frac{j\,!}{k\,!\,(j-k)\,!}(1-r)^{j-k}\,r^k \tag{7-4}$$

式7-3と式7-4を式7-2に代入すると，次式が得られる．

$$P_1(d)=\sum_{k=k_{\min}}^{\infty}\sum_{j=k}^{\infty}\left[\frac{d^j}{j\,!}\exp(-d)\right]\left[\frac{j\,!}{k\,!\,(j-k)\,!}(1-r)^{j-k}\,r^k\right]$$

$$=\sum_{k=k_{\min}}^{\infty}\frac{(dr)^k\exp(-dr)}{k\,!}\sum_{j=k}^{\infty}\frac{[d(1-r)]^{j-k}}{(j-k)\,!}\exp[-d(1-r)] \tag{7-5}$$

第2項の総和は，1(ポアソン分布の級数の和)であるので，

$$P_1(d)=\sum_{k=k_{\min}}^{\infty}\frac{(dr)^k}{k\,!}\exp(-dr)=1-\left[\sum_{k=0}^{k_{\min}-1}\frac{(dr)^k}{k\,!}\exp(-dr)\right] \tag{7-6}$$

---

*1　厳密には，これは微生物が生残して感染を引き起こす確率である．

最後に，$k_{\min}=1$ を仮定すると，これは，

$$P_{\mathrm{I}}(d)=1-\exp(-rd) \tag{7-7}$$

となる*2．これが指数型用量-反応の関係である．これは，プロセスを特徴付ける 1 つのパラメータ r を持つ．感染量中央値(N_{50})は，次のように与えられる．

$$N_{50}=\frac{\ln(0.5)}{-r} \tag{7-8}$$

平均用量は，ある定数を乗じたものとなることに注意されたい．実はこれは，微生物用量に厳密に比例する微生物用量の測定値を利用できることを意味している．4 章で述べたように，ある測定法は，不完全であるという事実が与えられているにもかかわらず，パラメータ r がその方法特有なものであると認識すれば，それらの測定方法を指数型モデルの用量-反応評価に使うことができることを意味している．このことは，以下で考慮する他の用量-反応モデルにもあてはまるであろう．

指数型用量-反応の関係は，低用量で線形性を有している．もし $rd \ll 1$ ならば，$\exp(-rd) \fallingdotseq 1-rd$ で，式 7-7 は，次のように近似できる．

$$P_{\mathrm{I}}(d) \approx rd \quad ただし\ rd \ll 1 \tag{7-9}$$

これ(と筆者らが調べた他の用量-反応曲線)のもう 1 つの特徴は，中央値($P_{\mathrm{I}}=0.5$)での曲線の傾きである．式 7-7 の微分は，

$$\frac{\mathrm{d}P_{\mathrm{I}}}{\mathrm{d}d}=r\exp(-rd) \tag{7-10}$$

中央値で $\exp(-rd)=0.5$(式 7-7 参照)なので，これは次のように書ける．

$$\left.\frac{\mathrm{dP_I}}{\mathrm{d}(rd)}\right|_{P_{\mathrm{I}}=0.5}=0.5 \tag{7-11}$$

同様な解析により，指数型用量-反応式の両対数の座標上での中央値での傾きは，次のようになる．

*2 これは，$k=1/r$ と置いて別の形にも書くことができる．すなわち，$P_{\mathrm{I}}(d)=1-\exp(-d/k)$．

$$\left.\frac{\mathrm{d}\ln(P_{\mathrm{I}})}{\mathrm{d}\ln(d)}\right|_{P_{\mathrm{I}}=0.5}=-\ln(0.5)=0.69 \tag{7-12}$$

7.2.2 ベーター-ポアソン(beta-poisson)型用量-反応モデル

指数型モデルでは,病原体の宿主での生残確率 r が一定であることを仮定した.ある病原体やヒト宿主の中には，この病原体の生残が成功する割合が変化する場合もあるかもしれない．このような変動は，ヒトの反応の多様性，病原体の競争性の多様性，あるいはその両方が原因となっているであろう．この違いは, r がある確率分布で支配されるということで捉えることが可能である．宿主に変動があるという現象は，おそらくMoran[51]によって初めて唱えられた．Armitage[3]は，ベータ分布によってこの変動を最初に表現したようであるが，彼は計算上の制約からこのモデル，つまりベーター-ポアソン分布やその他の抵抗性分布を使えなかった．FurumotoとMickey[23,24]が微生物に関する用量-反応関係の概念にこのモデルを最初に使用したようである．

相互作用の確率の変動を誘導するため,式7-4を6章で誘導された混合分布(mixture distribution)と同様なある混合分布に置き換える．しかし，式7-13で，パラメータ r に関して二項分布の混合分布を用いると，

$$P_2(k|j)=\int_0^1\left[\frac{j\,!}{k\,!\,(j-k)\,!}(1-r)^{j-k}\,r^k\right]f(r)\,\mathrm{d}r \tag{7-13}$$

混合分布 $f(r)$ は，r 自身の変動の許容範囲に対応して⟨0, 1⟩の範囲の値を(唯一)与える．式7-13を利用することは，もし用量間での変動にポアソン分布を仮定するならば，式7-7に混合操作を直接適用することと同じであるので，次式を得る．

$$\begin{aligned}P_{\mathrm{I}}(d)&=\int_0^1[1-\exp(-rd)]f(r)\,\mathrm{d}r\\&=\int_0^1 f(r)\,\mathrm{d}r-\int_0^1\exp(-rd)f(r)\,\mathrm{d}r\\&=1-\int_0^1\exp(-rd)f(r)\,\mathrm{d}r\end{aligned} \tag{7-14}$$

きわめて大きな柔軟性を与える理論的な分布(logical distribution)がベータ分布(式 6-73)である．これを式 7-13 に代入すると，

$$P_{\mathrm{I}}(d)=1-\int_0^1\left[\frac{\Gamma(\alpha+\beta)}{\Gamma(\alpha)\Gamma(\beta)}r^{\alpha-1}(1-r)^{\beta-1}\right]\exp(-rd)\,\mathrm{d}r \tag{7-15}$$

式 7-15 の積分は，合流型超幾何関数(confluent hypergeometric function)として表現できる．

$$P_{\mathrm{I}}(d)=1-{}_1F_1(\alpha,\alpha+\beta,-d) \tag{7-16}$$

この関数の性質は，代表的な参考文献[1,43]に示されている．特に，級数展開すると次のように書くことができる．

$${}_1F_1(\alpha,\alpha+\beta,-d)=1+\frac{\Gamma(\alpha+\beta)}{\Gamma(\alpha)}\sum_{j=1}^{\infty}\left[\frac{\Gamma(\alpha+j)}{\Gamma(\alpha+\beta+j)}\frac{(-d)^j}{j\,!}\right] \tag{7-17}$$

したがって，ベータ-ポアソンモデルの厳密な解は，次のように書ける．

$$P_{\mathrm{I}}(d)=\frac{\Gamma(\alpha+\beta)}{\Gamma(\alpha)}\sum_{j=1}^{\infty}\left[\frac{\Gamma(\alpha+j)}{\Gamma(\alpha+\beta+j)}\frac{(-1)^{j-1}(d)^j}{j\,!}\right] \tag{7-18}$$

Furumoto と Mickey[23,24]は，式 7-18 の近似として次を導いた．

$$P_{\mathrm{I}}(d)=1-\left(1+\frac{d}{\beta}\right)^{-\alpha} \tag{7-19}$$

式 7-18 と式 7-19 の近似性は，式 7-19 を Taylor 展開し，式 7-18 と一致性を比べればわかる．β が小さな値か，d が大きな値(そして大きなリスク)であると，近似性は劣る．しかし，両者(厳密解と近似解)とも，低用量で線形性がある性格を有している．さらに数理的な研究により，用量-反応データをフィッティングする時に，厳密解と近似解の相違の程度は，それほど重要ではないことが示されている[65]．したがって，式 7-19 をベータ-ポアソンモデルとして使うこととする．ついでにいうと，式 7-19 は，パレート(Pareto) II 型あるいはロマックス(Lomax)型の分布の累積分布関数を示している[41]．

式 7-19 を感染量中央値を用いたパラメータで再定義して，書き換えると便利である．解くと，次のようになる．

$$N_{50}=\frac{\beta}{2^{1/\alpha}-1} \tag{7-20}$$

式 7-20 をβに対して解き，式 7-19 に結果を代入し，改めたパラメータによるベータ-ポアソンモデルは，次のように書ける．

$$P_{\mathrm{I}}(d)=1-\left(1+\frac{d}{N_{50}}\left(2^{1/\alpha}-1\right)\right)^{-\alpha} \tag{7-21}$$

式 7-21 を微分し，感染量中央値での傾きを求めると，

$$\left.\frac{\mathrm{d}P_{\mathrm{I}}}{\mathrm{d}(d/N_{50})}\right|_{P_{\mathrm{I}}=0.5}=\frac{\alpha}{2}\left(1-2^{-1/\alpha}\right) \tag{7-22}$$

両対数軸での傾きは，

$$\left.\frac{\mathrm{d}\ln(P_{\mathrm{I}})}{\mathrm{d}\ln(d)}\right|_{P_{\mathrm{I1}}=0.5}=\alpha\left(1-2^{-1/\alpha}\right) \tag{7-23}$$

α は非負であるので，式 7-22 と式 7-23 は常に指数モデルのそれぞれに相当する式 7-11 と式 7-12 より小さくなる．言い換えると，ベータ-ポアソン分布は，指数モデルよりもより浅い形となる．このことを**図 7-3** に示したが，ここでは$\alpha\to\infty$となる場合にベータ-ポアソンモデルが指数モデルに近づくことも示している．**図 7-3**(上図)はまた，すべてのモデルは，十分小さな用量においては両対数軸上では傾きが 1，つまり線形であることを示している．

7.2.3 簡単な閾値モデル

ベータ-ポアソン用量-反応モデルは，微生物と宿主との相互作用の確率に分布があることを許容することで指数分布を修正したものである．指数モデルを修正する他の方法は，1 個を超えるある最低限度の生残微生物が感染のプロセスを起こすのに必要である，という条件を仮定することである．このモデルは，既に式 7-6 で示している．しかし，式 7-6 でのポアソン項の合計が不完全ガンマ関数で置き換えることで求められ，式 6-6 のようによりコンパクトな次の形となる．

$$P_{\mathrm{I}}(d)=\Gamma(k_{\min},dr) \tag{7-24}$$

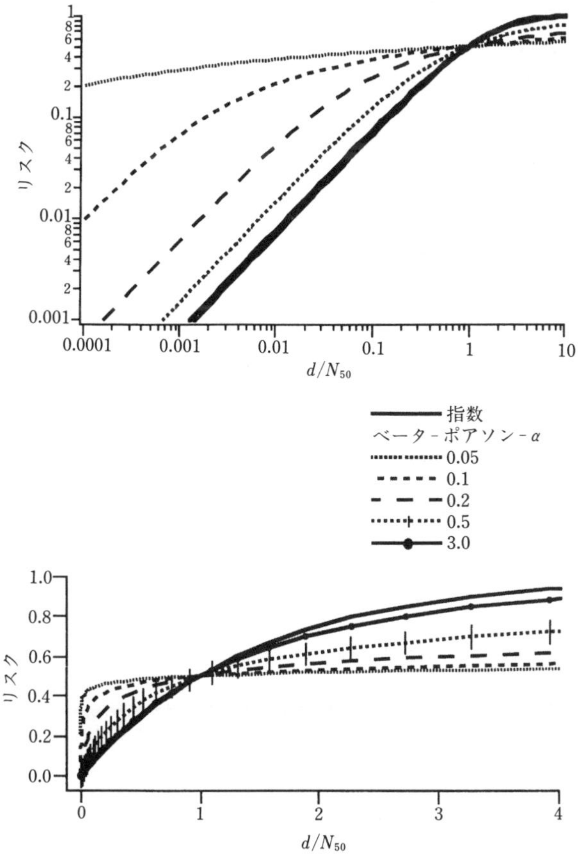

図 7-3 両対数スケール(上)と線形スケール(下)上での指数モデルとベーター-ポアソンモデルの比較

関数形は，ガンマ確率分布[41]に対するものと一致するので，ガンマ分布の性質が閾値モデルの意義を知るのに利用できる．この閾値モデルは，1945 年には既に，(細胞培養法であったが)微生物の用量-反応評価の概念として使われていた[45]．ベーター-ポアソンモデルや式 7-14 で表現されるすべての混合モデルと違って，$k_{\min}>1$ であるマルチヒットモデルは，用量-反応に線形性(つまり，両対数軸上で 1：1 の傾き)を持たず，感染量中央値での傾きは，単純な指数モデルを上回る．両対数軸上では，低用量での傾きは，実際に $k_{\min}$ と一致する．直線軸上では，低用量時のリスクの傾きは，用量の $k_{\min}$ 乗に比例する．これらの曲線の挙動を**図 7-4** に示す．この曲線は，感染量中央値が10の微生物であるとして計算している．

「閾値」という言葉は，病原体と宿主であるヒトとの相互作用のレベルで，生き残って感染を起こすのに1を超える微生物が必要であることを示すのに使われている．これは，協同的仮定，つまりMeynellとStockerが先に示した複数の弾丸説と同様の仮説である．放射線の用量-反応の解析で用いられている単一の標的に複数回ヒットするモデルと同じなので，「ヒット」という用語もまたこれらのモデルに関連して使われている[69]．

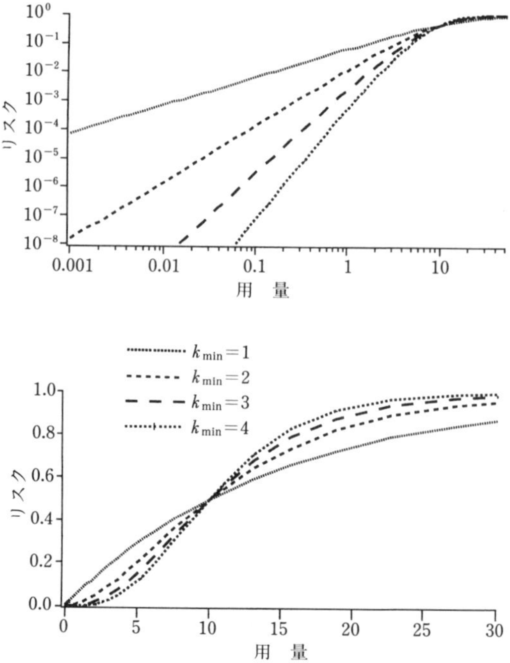

図7-4　**$k_{\min}$の関数とした時の閾値モデルの挙動．すべてのモデルは，感染量中央値が10個の微生物であると計算している**

実際の実験データすべてにおいて感染量中央値での傾きが単純な指数モデル以下であるので，一般に閾値モデルは，微生物のリスク評価ではあまり広く用いられていない．したがって，最もよく用いられる両者の性質の違いは，**図7-4**で示されるものより**図7-3**で示される方向にある．

(1)　宿主の感受性の変動についての閾値

閾値というアプローチはまた，変動する宿主の感受性（ベータ混合形でのrの値）を含むモデルを修正するためにも使われる．閾値$k_{\min}$に対する式7-6から始めることにしよう．これは，式7-15と同様に，r値のベータ分布に関して積分される次式を得る．

$$P_{\mathrm{I}}(d)=1-\sum_{k=0}^{k_{\min}-1}\left\{\int_0^1\left[\frac{\Gamma(\alpha+\beta)}{\Gamma(\alpha)\Gamma(\beta)}r^{\alpha-1}(1-r)^{\beta-1}\right]\left[\frac{(dr)^k}{k\,!}\exp(-dr)\right]\mathrm{d}r\right\} \tag{7-25}$$

式 7-25 の[ ]内のそれぞれの積分は,式 7-15 と同じような関数形である.したがって,この結果は,次の合流型超幾何関数の級数として書くことができる.

$$P_{\mathrm{I}}(d)=1-\frac{\Gamma(\alpha+\beta)}{\Gamma(\alpha)}\sum_{k=0}^{k_{\min}-1}\frac{\Gamma(\alpha+k)}{\Gamma(\alpha+\beta+k)}d^{k}{}_{1}F_{1}(\alpha+k,\alpha+\beta+k,-d) \tag{7-26}$$

両対数座標では,この式は $k_{\min}$ の傾きを持つので,閾値を持たない($k_{\min}=1$)場合よりもかなり低い用量でのリスク推定をすることになる*3.

7.2.4 用量における負の二項(NB)分布

一般的な用量-反応関係(式 7-2)に関する別の可能な変種として,実際の用量の分布がポアソン分布と異なる場合がある.このことは,曝露された個人に取り込まれた微生物がいる媒体中において,システマティックな変動があるために生じるのかもしれない.ここではポアソン分布の代わりに NB 分布を考えるが,どのような別の離散的な分布も使うことができる.

NB 分布は,ポアソン分布のガンマ関数の混合関数として得られることを思い起こしていただきたい.ポアソン分布の混合関数で用量の分布が表現される時の用量-反応は,混合分布自身と対応するポアソン型用量-反応関係を平均化することで与えられる.言い換えると,もし $P_{\mathrm{I,Poisson}}$ が微生物の用量についての単純なポアソン分布に対応した用量-反応関係であるなら,混合密度関数 $h(d)$ とポアソン分布の混合形を仮定した用量-反応関係は,次のように与えられる.

$$P_{\mathrm{I,mixture}}(\overline{d})=\int_{0}^{\infty}P_{\mathrm{I,Poisson}}(q)\,h(q)\,\mathrm{d}q \tag{7-27}$$

---

*3 これは簡単には導けない.しかし,式 7-24 とベータ分布を用いて積分することからスタートすると,等号の結果が得られる.指数級数としての不完全 Γ 関数を展開し,項ごとに項積分すると次の結果が得られる.

$$P_{\mathrm{I}}=\frac{d^{k_{\min}}}{B(\alpha,\beta)\Gamma(k_{\min})}\sum_{i=0}^{\infty}\left[\frac{(-d)^{i}}{i\,!\,(k_{\min}+i)}B(\alpha+k_{\min}+i,\beta)\right]$$

ここで,$B(x,y)$ は,$B(x,y)=\Gamma(x)\Gamma(y)/\Gamma(x+y)$ として定義されるベータ関数である.もし級数が最初の項($i=0$)で打ち切られる場合,少用量では支配的であるので第 1 項が $k_{\min}$ 乗であることが明らかである.

(1) 宿主の感受性が一定の場合

もし,宿主の感受性が一定(定数 r)な場合に NB 分布を仮定すると,非ポアソン型用量分布の効果は,式 7-7(単純なポアソン分布)とガンマ分布を混合することで得ることができる.後で明らかとなる理由から,ガンマ関数の通常用いられるパラメータ表示を逆数にし,平均用量の分布を次のように記述する(平均用量は,$\bar{d}=\alpha\beta$ として導くことができることを思い出していただきたい).

$$h(d)=\frac{1}{\beta\Gamma(\alpha)}\left(\frac{d}{\beta}\right)^{\alpha-1}\exp\left(-\frac{d}{\beta}\right)$$
$$=\frac{1}{(\bar{d}/\alpha)\Gamma(\alpha)}\left(\frac{d\alpha}{\bar{d}}\right)^{\alpha-1}\exp\left(-\frac{d\alpha}{\bar{d}}\right)$$
$$=\frac{1}{\Gamma(\alpha)}\left(\frac{d\alpha}{\bar{d}}\right)^{\alpha}\exp\left(-\frac{d\alpha}{\bar{d}}\right) \quad (7\text{-}28)$$

式 7-28 を用いて式 7-27 の $P_{\mathrm{I,Poisson}}$ として式 7-7 を使うと次のようになる.

$$P_{\mathrm{I}}(\bar{d})=\int_0^{\infty}[1-\exp(-rd)]\left[\frac{1}{\Gamma(\alpha)}\left(\frac{d\alpha}{\bar{d}}\right)^{\alpha}\exp\left(-\frac{d\alpha}{\bar{d}}\right)\right]\mathrm{d}d$$
$$=1-\int_0^{\infty}\exp(-rd)\left[\frac{1}{\Gamma(\alpha)}\left(\frac{d\alpha}{\bar{d}}\right)^{\alpha}\exp\left(-\frac{d\alpha}{\bar{d}}\right)\right]\mathrm{d}d$$
$$=1-\left(1+\frac{r\bar{d}}{\alpha}\right)^{-\alpha} \quad (7\text{-}29)$$

このモデルの最終結果は,ベータ-ポアソンモデル(式 7-19)に関数的には一致することに注意が必要である.したがって,もしあるデータセットを式 7-19 あるいは式 7-29 にフィットさせるならば,追加情報がないならこの関数形が得られた 2 つの仮定を区分することは不可能である.さらに,別の仮定を用いた誘導形が全く同じモデルを生み出すという保証はない.

(2) 宿主の感受性が変化する場合

用量に関して NB 分布するという仮定と,用量間での病原体の生残の確率がベータ分布するという仮定を組み合わせることも可能である.近似的なベータ-ポアソン形を $P_{\mathrm{I,Poisson}}$ として使い,(α^*をガンマ関数パラメータとして用い,α をベータ-ポアソンの指数として残していることを除いて)前述したパラメータを持つガンマ関数の混合分布を用いると，次が得られる．

$$P_{\mathrm{I}}(\bar{d})=\int_0^\infty\left[1-\left(1+\frac{d}{N_{50}}(2^{1/\alpha}-1\right)^{-\alpha}\right]\left[\frac{1}{\Gamma(\alpha^*)}\left(\frac{d\alpha^*}{\bar{d}}\right)^{\alpha^*}\times\exp\left(-\frac{d\alpha^*}{\bar{d}}\right)\right]\mathrm{d}d \tag{7-30}$$

積分で $q=d/N_{50}$ を代入すると，これは次のように変形できる．

$$P_{\mathrm{I}}(d)=1-\frac{1}{\Gamma(\alpha^*)}\left(\frac{N_{50}\alpha^*}{\bar{d}}\right)^{\alpha^*}\int_0^\infty\frac{q^{\alpha^*-1}}{[1+q(2^{1/\alpha}-1)]^{\alpha}}\exp\left(-\frac{q\alpha^* N_{50}}{\bar{d}}\right)\mathrm{d}q \tag{7-31}$$

残念ながら，この式の積分には解析的な解が存在しないようである．しかし，数値積分によって評価できる．ここでは示さないが，この式のパラメータに関する研究で，用量間が NB 分布となっていることは，感染量中央値あるいはその付近あるいは低用量でも，用量-反応関係にほとんど影響を与えないことが示されている．したがって，ここではこれ以上このモデルの検討を加えないことにする．

7.2.5　変動閾値モデル

ここで紹介する機構を考慮したモデルの最後のグループは，閾値が変動する可能性を考慮したものである．曝露されたヒトのグループが，ある反応を起こすに違いない最低限の数の感染体に関して，ある分布を持つことを考えてみる．言い換えれば，パラメータ $k_{\min}$ をある分布で記述する．それは離散的であるので，離散分布を使うことにする．もし $k_{\min}$ が 0 である宿主(ヒト)がいるならば，微生物が全くいなくても感染が起こることに注意されたい．したがって，0 ではない正の整数に関するある範囲を持つ離散分布を使う必要がある．

このモデルを検討する最初の点は，(独立した同一の二項分布型生残確率を仮定した) k 箇所の感染部位を生じる十分な微生物を受けた宿主の割合を与える式 7-6 の個々の項，つまり $[(dr)^k/k\,!]\exp(-dr)$ についてである．もし宿主が $k_{\min}$ という閾値を持っている場合に，感染が起こることを考える．しかし，$k_{\min}$ は，閾値が $k_{\min}$ に等しい被験者の割合を $P^*(k_{\min})$ とするような離散型確率分布で与えられる．このことから，閾値を超えるある用量を実際に受ける被験者の割合は，次のように記述される．

$$P_{\mathrm{I}}(d)=\sum_{i=1}^{\infty}\left[\frac{(dr)^{k}}{k\,!}\exp(-dr)\sum_{j=1}^{i}P^{*}(j)\right] \tag{7-32}$$

$P^{*}(j)$の分布は，数多くの可能性がある．最も単純なものは，0で打ち切ったポアソン分布で，それは，0項を残したポアソン分布である．$x=1$，…，∞の範囲で，

$$P^{*}(x)=\frac{1}{\exp(\Theta)-1}\exp(-\Theta)\frac{\Theta^{x}}{x\,!} \tag{7-33}$$

Θが1に近づく時，$x=1$で100％の重みを持つと，この分布は，1に近づく(つまり，式7-32のモデルが指数モデルに近づく)．**図7-5**は，その結果の用量-反応関係を示している．これらのグラフは，感染量中央値がすべての場合とも200個である条件で描かれている．単純な閾値モデルのようにΘが1よりも十分に大きいならば，感染量中央値での傾きが単純な指数モデルよりも大きくなる．しかし，両対数座標では，(Θの値が大きい時には)明らかに勾配の変化がある．低用量であると，最も感受性の高い(つまり，小さな$k_{\min}$を持つ)人々にまず作用することとなる．高い用量では，より感受性の低い(つまり，より大きな$k_{\min}$の)人々を感染させることとなり，したがって，急な勾配となる．これは，両対数軸で低用量では一定となる**図7-4**のパターンときわめて大きく異なる．

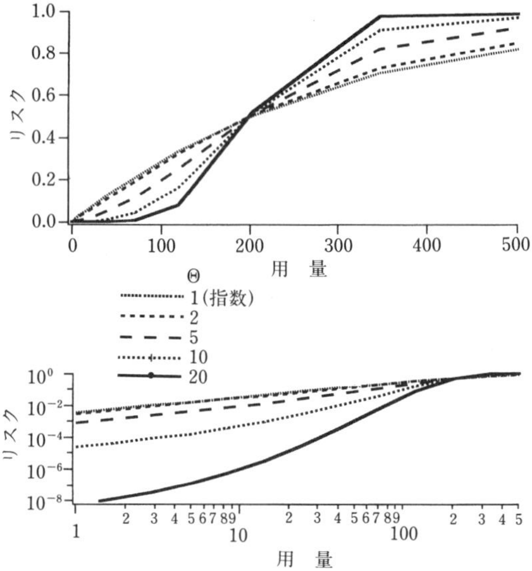

図7-5　宿主と微生物の相互関係(r)が一定で，$k_{\min}$に対して打切りポアソン分布とした用量-反応モデル．すべての曲線は，感染量中央値が200で固定している

7.2.6　その他の混合モデル

この他にも，合理性のある微生物の用量-反応モデルには多くの変形があり得る．式 7-2 を思い起こすと，$k_{\min}$ に対して数値あるいは分布(そして関連するパラメータ)を用いるだけでなく，2 つの確率分布(P_1 と P_2)を選ぶことができる．上述の議論は，モデルのこれらの面でのあるオプションを述べたに過ぎない．

表 7-1 は，用量-反応モデルの分類についてまとめたものである．数多くのものが示されているが，これら多くのモデル(より複雑なもの)は，示されているように導くことができる．さらに，問題とする微生物の用量間での変動を，ガンマ関数以外の混合分布(例えば，逆ガウス分布)で導入することや，あるいは r に関する変動を記述するためにベータ分布以外の分布(例えば，Johnson ら[42]は，2 つではなく 3 つのパラメータで記述される一般的なベータ分布について述べている)を用いること，さらに $k_{\min}$ の変動を記述するために，打切りポアソン分布以外の分布を用いることで，多様な可能性が現れる．モデルの可能な範囲を示す指標として，Turner[69]による放射線効果に関する「ヒット理論」モデルの開発の業績は，一つの模範を示している．

表 7-1　存在可能な機構を反映した用量-反応モデルの分類表

$k_{\min}$	P_2の関数型	P_1の関数型	
		ポアソン	負の二項分布
$k_{\min}=1$	二項分布	指数関数 式 7-7	ベータ-ポアソンモデル式 7-27 を形成
	二項分布の混合型(ベータ)	ベータ-ポアソン関数 式 7-19	式 7-29
$k_{\min}$一定で>1	二項分布	マルチヒット 式 7-24	式 7-24 のガンマ混合関数
	二項分布の混合型(ベータ)	式 7-26	式 7-26 のガンマ混合関数
$k_{\min}$変動	二項分布	式 7-32	式 7-32 のガンマ混合関数
	二項分布の混合型(ベータ)	式 7-32 のベータ混合関数	ガンマ混合関数の結果に従う式 7-32 のベータ混合関数

7.2.7 ワンヒットモデルについての生物学的論争

例えば,**図 7-4, 7-5** で見られたように,(ポアソン型の用量間の変動であろうが,一定での r であろうが)ワンヒットモデルと閾値モデルとの間にかなりの違いがある.この違いは,特に低用量への外挿域で存在することになる.ワンヒットモデルとツーヒット単純閾値モデル(**図 7-4**)を比べると,10^{-4} のリスクに相当する用量は,同じ感染量中央値を持つにもかかわらず,これら2つのモデルでは1.5オーダー以上異なっている.少数の被験者しか使われず,用量も感染量中央値近くで設定される実験では,それらのモデルへのフィッティングにおける適合性を区分することは難しくなる(**図 7-4** の下図を参照).したがって,宿主が取り込んだ1個の微生物で十分感染を起こすという可能性を支持するか,あるいは否定するか,さらなる補足情報を得ることが望ましい*4.もちろん,もしデータが単一微生物の仮説から導かれるモデルを支持するに十分で,閾値を有する過程から導かれたモデルを否定できるならば,1つの微生物でも十分感染を起こすという考え方を支持することができる.しかし,個々のモデルは,複数の仮定から導かれるという事実を見る限り,モデルがあるデータセットと矛盾しないという観察は,そのモデルを導くために使われたある仮説の組合せが正しいと証明することにはならない.

しかしながら,単一微生物の仮説は,観察された感染の用量-反応と矛盾していないという強い証拠が50年以上にわたって存在している.これは,本章および以降の章での事例で詳しく述べられる.この点に関する初期の歴史的な業績には,ウイルスに関する Lauffer と Prince の研究[45],呼吸器系の細菌やウイルスに関する Goldberg らの研究[29]や,*Salmonella* に関する Meynell と Stocker[50]の研究がある.

基本的には,それぞれの活性を持つ微生物は,増殖するのに必要な情報をすべて持っている.実際には生きているが培養できない細菌と呼ばれ,活性を有していると認識されないある微生物も発病作用を生じるかもしれない[40,59,62].用量-反応曲線への純粋なフィッティング以外で,最も説得力のある単一微生物仮説の証拠が Rubin によって報告されている[60].複数種の微生物を低用量で感受性の高い(動

*4 1個の微生物が常に感染を起こすということではなく,少なくともある環境下で感染を生じるのに十分であるといえることに留意されたい.この仮説を打ち消すためには,感染を起こすには2個あるいはそれ以上の微生物が常に必要であるということを示す証拠が必要である.

物の)宿主への曝露に使うという数多くの研究が従来から行われてきた．感染あるいは発病が始まった後，生体中での個々の微生物の相対的な広がりが評価されてきた．独立の仮定では，「[ある大きな用量を与えられた]すべて[の動物]からの試料の病原体構成は，試した用量の場合と似ているはずであり，低用量を与えられた[動物]からの試料は，[動物個体間で]構成が変動し，1 あるいは<1[致死量中央値]を与えられた[動物からの]ほとんどの試料では，それぞれ 1 つの変化だけが表れるはずである」[50]ということが期待できる(議論する)であろう．このことは，実際にも見出されてきており，したがって 1 個の微生物だけで感染するという仮説は支持されるとみなされている．

7.3 経験的モデル

機構に基づく仮定から導かれたモデルとは対照的に，前述したような合理的規準を持たない経験的モデルを使うことも可能である．これらは，化学物質の毒性解析に使われてきた典型的なモデルである．数多くのものがあるが，ここではこのうち 3 つを取り上げる．これらのモデルは，感受性の高い宿主(ヒトあるいは動物)のグループが，悪影響をもたらす因子に対して固有な耐性の分布を持つことを事前に仮定する Gaddum による考え方[25]から始まっている．もしそのグループがあるレベルの因子に曝露された時，その用量レベル以下の耐性しか持たないその母集団は全員が影響を受けるであろう．ここで，用量-反応曲線を評価する問題は，同時に，感受性を持つグループの耐性力の分布を評価することになる．

これらのモデル(後に述べるように，ある耐性力の分布がある生物学的に合理的な根拠から導かれていたとしても)を，本質的に合理的とは考えていない．さらに，ある点では，モデルが生物学的に合理的という耐性力分布モデルの確かな誘導が見つからないとも限らないが，ここでの 3 つの経験的なモデルを誘導する過程が存在することは現在知られていない．

微生物の用量-反応に関する耐性の分布は，微生物用量(1 回の用量に含まれる平均的な微生物数)$f(d)$に関するある確率密度関数である．原理的には，正の値に対するどのような密度関数も耐性に関する分布であり得る．そこで，感染に関する用量

-反応曲線は，積分で定義される．

$$P_{\mathrm{I}}(d) = \int_0^d f(y)\,\mathrm{d}y \tag{7-34}$$

便宜上，$P_{\mathrm{I}}(d)$の簡単な評価をすると，耐性分布の積分(つまり，累積分布関数に相当するもの)が解析的な積分であることが望まれる．実際，前節で導かれたどのような用量-反応関数も d に関して微分可能であり，累積分布関数の性格を持っているので，暗黙のうちにある耐性分布を特定しているとみなすことができる．例えば，ガンマ分布の累積分布関数は不完全ガンマ関数であるので[41]，単純な閾値モデル(式7-24)は，ガンマ分布で表せる耐性力を持つ耐性分布モデルであるとみなすこともできる．

表 7-2 は，(主に化学物質に対してではあるが)注目されてきた3つの経験的用量-反応モデルの用量-反応関係を示している[8,9,22,54]．対数ロジスティックモデルは，耐性分布として対数ロジスティック分布を使っている．対数プロビットモデルは，耐性分布と

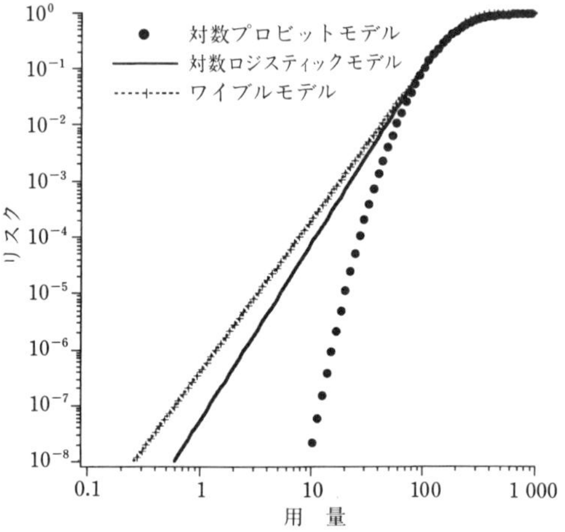

図 7-6　対数プロビットモデル，対数ロジスティックモデル，ワイブルモデル．すべての曲線は，感染量中央値が200個で，平均用量が100個の微生物で10％の感染量である

表 7-2　経験的な用量-反応関数

名称	用量-反応関係
対数ロジスティックモデル	$P_{\mathrm{I}}(d) = \dfrac{1}{1+\exp[q_1 - q_2 \ln(d)]}$
対数プロビットモデル	$P_{\mathrm{I}}(d) = \Phi\left(\dfrac{1}{q_2}\ln\dfrac{d}{q_1}\right)$ ここで，$\Phi(y) = \dfrac{1}{\sqrt{2\pi}}\displaystyle\int_{-\infty}^{y}\exp\left(-\dfrac{x^2}{2}\right)\mathrm{d}x$
ワイブルモデル	$P_{\mathrm{I}}(d) = 1 - \exp(-q_1 d^{q_2})$

して対数正規分布を用いている．ワイブルモデルは，ワイブル分布を用いている．**図 7-6** は，低用量での 3 つの分布を比較している．すべての分布は，感染量中央値が同じ値(200 個の微生物)で，10 %感染量が同じ(100 個の微生物)であるとして計算している．高い用量では 3 つのすべての分布ともきわめて似た値を示す．しかしながら，低用量では，対数ロジスティックモデルとワイブルモデルが両対数座標上で線形であるのに対し，対数プロビットモデルでは実際には曲線形となり，ずっと小さなリスクの推定値を与えることになる．

7.4 得られたデータのフィッティング

感染あるいはその他のエンドポイント(例えば，疾患あるいは死亡)に関するデータセットが与えられると,次のような用量-反応推定に関する基礎的な疑問を問いたくなるであろう．

① ある用量-反応モデルを仮定する時,手元にある実験データを使った最も良いパラメータ推定値は何か？

② 合理的なモデル群の中で，そのデータに最もフィットするモデルをどのように選べばよいか？

③ その最もフィットするモデル自身は適切なのか？ それともかなりの数の説明できない変動がまだ残っているのか？

④ 手元にあるデータに対してあるモデルのパラメータ推定値に存在する不確実性は何か？

⑤ 2 あるいはそれ以上のデータセットの結果は，用量-反応のパラメータに関するある共通のセットで適切に記述されるのか？

⑥ フィットされない部分をどのように説明できるのか？

このような課題を順々に述べるとともに，その過程で(ある仮定のデータとともに)実際の用量-反応データを紹介することにする．

7.4.1 データセットの分類

一般に，用量-反応解析に使えるデータセットは，次の2つのどちらかである．初めのデータタイプは，（ヒトあるいは動物の）被験者のセットが既知の平均用量を重複して与えられ，感染，疾患，あるいは死亡のような反応が決められる．もう一つのデータセットのタイプは，ある感染事故の研究の調査から典型的に得られるもので，被験者のそれぞれのセットに摂取された平均用量が推定され，それぞれのグループの罹患率が評価されている場合である．このどちらのデータセットでも全く同じ記号を用いて記述することができる．希釈法(6章)での濃度推定の問題との類似性を強調するために，**表6-3**で使った記号を用いる．用量-反応研究の記号を**表7-3**に示す．

表7-3　用量-反応法の概念的レイアウト

組合せ	微生物の平均用量	組合せでの被験者の数	陽性被験者の数†
1	d_1	n_1	p_1
2	d_2	n_2	p_2
3	d_3	n_3	p_3
4	d_4	n_4	p_4

† 感染，疾患，死亡あるいはその他の陽性を示す反応を伴うもの．

ヒトの被験者を使った多くのデータは利用できるが，動物データしか使えるデータがない場合もあることに注意が必要である．動物実験からヒトのリスク評価へ結果を外挿する原理は，いまだ完全に研究がなされているわけではない．動物データが使われる場合には，感染事故での調査と比較することで検証を行うことがきわめて重要である．検証に関する課題は，本章の終わりに述べ，動物からヒトへの外挿に関する例は次章で述べる．

(1) 最適フィット推定

ある用量-反応モデルを研究のために選ぶ．このモデルは，用量と1以上の用量-反応のパラメータが与えられて正の反応を示す割合を予測する関数によって記述される．一般的には，予想される反応を$\pi_i = P_{\mathrm{I}}(d_i;\Theta)$として書くことができる．ただし，$\Theta$は用量-反応パラメータ群である．厳密に観察に基づいた各データセットに対

する反応を $\pi_i^0 = p_i/n_i$ として定義する．もしそれぞれの被験者が独立した反応を示すとすると，システム全体は，希釈法を解析するのに用いられたような，ある同様な尤度のフレームワークを用いて記述することができる．

記号 Y を $-2\log$ 尤度比(1％値)を示す意味で用いる．ここでは，これを逸脱度(deviance)と呼ぶことにする．**表 7-3** での用量-反応評価で，逸脱度の統計値を次のように定義できる．

$$Y = -2\sum_{i=1}^{k}\left[p_i \ln\frac{\pi_i}{\pi_i^0} + (n_i - p_i)\ln\frac{1-\pi_i}{1-\pi_i^0}\right] \tag{7-35}$$

最適値，つまり用量-反応パラメータの最尤度の推定値は，π_i への影響を通して逸脱度 Y を最少化する Θ の値を見つけだすことで得ることができる[52]．

この問題は，(もし用量-反応モデルがいくつかのパラメータを持つ場合)いくつかのパラメータによる可能性があるが，非制限的最少化問題の 1 つである．この問題は，6 章の付録で示したのと同様の方法で，EXCEL を使って解くことができる[32]．この方法の使い方を次の例に示す．使用するデータセットは，ロタウイルスを用い，感染をエンドポイントとするヒトの用量-反応研究である[70]．反応が感染であるデータを**表 7-4** に示す．

例 7-1　**表 7-4** のデータを指数モデル，ベータ-ポアソンモデル，対数プロビットモデルを用いて解析しなさい．

解　EXCEL にある SOLVER を使えば最適化を実行できる．**表 7-5** は，最もフィットしたパラメータを要約したものである．明らかに，逸脱度で示されるとおり，ベータ-ポアソンモデルが最小の逸脱度を与える．次項で，これらのモデルのうちどのフィットが許容されるのか，指数モデルからベータ-ポアソンモデルにすることで(後者が前者のモデルの特殊な場合で

表 7-4　Ward ら[70]によるヒトへの用量-反応に関する研究

用量	全被験者	陽性被験者
90 000	3	3
9 000	7	5
900	8	7
90	9	8
9	11	8
0.9	7	1
0.09	7	0
0.009	7	0

あるので)フィットが改善することが統計的に有意かどうか，を考えることにする．

表 7-5 例 7-1 で最適フィットさせたパラメータ

モデル	最適フィットしたパラメータ	逸脱度, Y
指数	$r=0.0126$	129.48
ベーター-ポアソン	$\alpha=0.265$ $N_{50}=5.597$	6.82
対数プロビット	$q_1=10.504$ $q_2=4.137$	11.87

データを**図 7-7** のモデルと比較する．明らかに，指数モデルはデータと比べると，上昇の度合いがあまりに急である．観察された範囲では，定性的には，ベーター-ポアソンモデルと対数プロビットモデルは同じように見え，0 と完全な反応(つまり 1)の間で指数モデルよりも緩やかな増加を示している．しかし，中に組み込まれた図が示すように，低用量では 3 つのモデルでかなりの相違がある．おもしろいことに，この場合，最もフィットした対数プロビットモデルは，(**図 7-7** の低用量での挙動を**図 7-6** と比べると)他の 2 つのモデルよりも低用量で大きな推定リスクを与えることになる．

さらに考えるべき疑問は，合流型超幾何関数を使った厳密解(式 7-16)に対するベーター-ポアソンモデル(式 7-19)の近似の適切性である．**表 7-4** のデータは，式 7-16 のモデルにフィットしており，次のフィットが得られる．

$$N_{50}=10.08$$
$$\alpha=0.173$$
$$Y=5.05$$

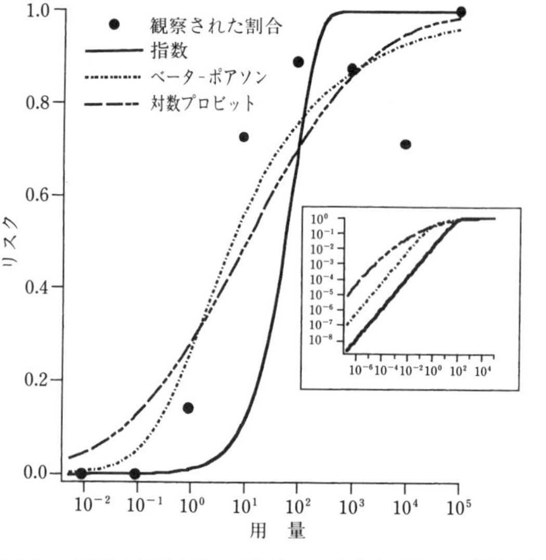

図 7-7 ロタウイルスのデータにフィットするモデル．内部のグラフは，最もフィットしたモデルを両対数でプロットした

残差逸脱度(Y)が近似解よりも厳密解に対してさえより小さくなることに注意する必要がある．いくらかパラメータに数値的な相違がある．**図 7-8** には，観察される範囲と低用量での近似値と厳密値のフィットを比較したものである．厳密解では β の計算値は，0.188で，（良いものであるためには β がベータ-ポアソンモデルに対する近似値に対して大きくなければならないという規範からは）かなり小さい．しかしながら，観察できる範囲では関数形に違いがあるにもかかわらず，外挿された低用量時のリスクには実質的には何ら影響を与えない．式7-19が式7-16よりずっと簡単にフィットできるし計算できるので，このことは，応用的観点から再度確認されている[*5]．

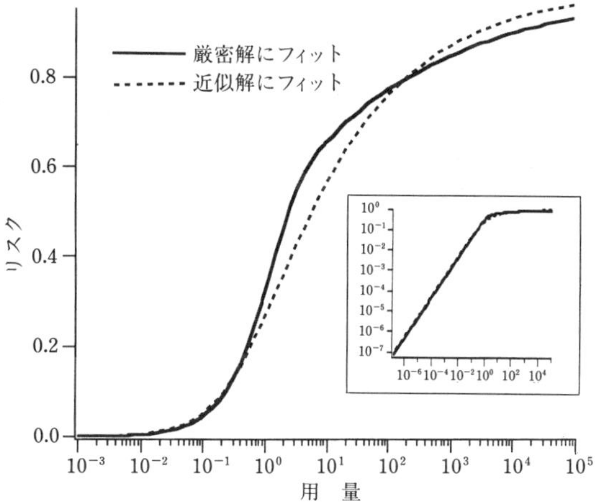

図7-8　ベータ-ポアソン式の厳密解と近似解でのウイルスのフィッティングの比較

(2)　適合度の決定

適合度を確かめないで，モデルを使うことは許されない．この問題に6章の方法を適用してみる．最適化された逸脱度の値（ここでは Y^* と表記する）は，$k-m$ の自由度を持つ χ^2 分布（ここで，k は，用量の数で，m は，用量-反応モデルのパラメータの数である）と比較される．もし Y^* が分布のあるパーセンタイル（例えば，5パーセンタイル）を超えるならば，フィッティングの許容度に関する帰無仮説が棄却される（つまり，用量-反応モデルは否定される）．

---

*5　技術的な注意としては，正確なフィットはMATLABで計算した．しかし，合流型超幾何関数は，現在，組込み関数としてはないので，${}_1F_1(a, c, x)$ の値は，微分方程式[41]を必要な x での y の値と定義して解いた．

$$x\,\frac{\mathrm{d}^2y}{\mathrm{d}x^2}+(c-x)\,\frac{\mathrm{d}y}{\mathrm{d}x}-ay=0$$

ただし，初期条件，

$$x=0 \qquad y=1 \qquad \frac{\mathrm{d}y}{\mathrm{d}x}=\frac{a}{c}$$

つまり，これは初期値問題で，数値積分で解ける．0で除することを避けるため，初期値問題を解く際に x がきわめて小さな値（$\fallingdotseq 10^{-16}$）で初期条件を与えた．

例 7-2 **例 7-1** でのロタウイルスに対する用量-反応のフィッティングに関して，3つのモデルでの適合度を決定しなさい.

解 **表 7-6** は，自由度，χ^2 分布の上位5パーセンタイル，p 値(つまり，もし帰無仮説が実際に真であるなら，低いあるいはより低いフィッティングが見出される確率)を表している.指数モデルに対する最適な逸脱度が実質的に限界値よりも大きい[つまり，p 値がきわめて小さい($\ll 0.05$)]ので，これらのデータへの指数モデルのフィッティングは否定される.同様に，ベーター-ポアソンモデルや対数プロビットモデルからの残差逸脱度は限界値より小さい，つまり，p 値が>0.05 なので，統計的な場において はフィッティングは否定できない.

表 7-6 例 7-2 の結果

モデル	逸脱度, Y^*	$k-m$	限界 χ^2	p 値
指数	129.48	7	14.067	80.7×10^{-25}
ベーター-ポアソン	6.82	6	12.591	0.338
対数プロビット	11.87	6	12.591	0.0649

Y^* を χ^2 分布と比べることを基本としたフィッティング程度の検定は，実際には漸近的なもので，(おそらくグループ当りの被験者の数だけでなく)$k-m$ が小さいところでいくらかの偏りがあるかもしれない[64]. これは，Crump ら[11]が発癌に関する用量-反応評価を行ったように,モンテカルロ法によるアプローチを使って正確な有意レベルを決めて，修正できるだろう. 用量-反応解析の概念において，この適合度の検定のうちサンプル数が小さい場合の性質に関する研究がさらに必要である.

(3) モデルの組の比較

6章と同じように,もしそれぞれ m_1 と $m_2(m_2<m_1)$ の数のパラメータを持つ2つの用量-反応モデルがあり,モデル2がモデル1の特別な場合であるとすれば,m_1-m_2 の自由度を持つ χ^2 分布に対して $Y_2^*-Y_1^*$ を調べることでフィッティングに関する改善の統計的有意性を比べることができる. もし逸脱度が限界値を超えるならば，(フィッティングは，区別できないとする)帰無仮説は否定される. つまり，もし限界値を超えて違いがあれば,パラメータをより節約したモデルよりも(より多く

のパラメータを使った)複雑なモデルの方を受け入れる方が合理的であるということになる.

例えば，**例 7-1**，**7-2** で解析したデータを使った指数モデルは，ベータ-ポアソンモデルの特殊なケースである．したがって，差である $Y_2^* - Y_1^* = 129.48 - 6.82 = 122.66$ を比べると，これは自由度 $1(2-1)$ での限界値(3.84)よりも明らかに大きい．したがって，より簡略化した(指数)モデルは否定され，ベータ-ポアソンモデルが好ましいこととなる.

この観察に対する自明な結果として，もし残差逸脱度が 3.84(つまり，自由度 1 の χ^2 分布の上位 5 パーセンタイル)より小さい用量-反応モデルであるデータセットがフィッティングできるならば，よりパラメータの少ないモデルが内在しているどのより複雑なモデルを使ってもフィッティングの改善が統計的に有意でないことになる．これは，*Cryptosporidium parvum* オーシストを経口での用量としたヒトのボランティアの反応を表す**表 7-7** に示すデータを使うことで示される[13,14].

表 7-7　経口投与によるボランティアによる *Cryptosporidium parvum* のヒトへの感染性

用量	陽性被験者	全被験者
30	1	5
100	3	8
300	2	3
500	5	6
1 000	2	2
10 000	3	3
100 000	1	1
1 000 000	1	1

出典：参考文献 13

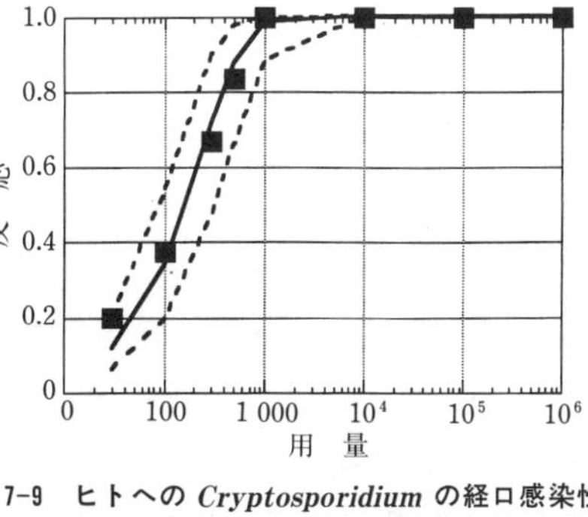

図 7-9　ヒトへの *Cryptosporidium* の経口感染性のデータ(表 7-7)に対する最適フィット(実線)の用量-反応関係の比較．破線は 95 %信頼区間

例 7-3　**表 7-7** に示された *C.parvum* のデータに対する指数型の用量-反応関係のフィッティングを調べなさい.

解　**表 7-7** のデータへの指数型の用量-反応関係をフィッティングすると，最確推定値は $r=0.00419$ となる．このフィッティングでの残差逸脱度(Y^*)は，0.503 である．これは $8-1=7$ の自由度を持つ χ^2 分布の限界値よりも明らかに小さく，そのため容認される．残差逸脱度が 3.84 よりも小さいので，より複雑なモデル(例えば，ベータ-ポアソンモデル)をこのフィッティングの改善のために用いることができない．

フィッティングの適切さは，定性的には**図 7-9** に示されており，モデルでの予測値と観察値が比較されている．また，この図(の破線)では 95 %の信頼区間が示されているが，これは次に概要を述べる方法で求められる．

(4)　信頼区間と領域：尤度

決定された用量-反応曲線の精度(つまり，不確実性)を評価するため，用量-反応曲線のパラメータに対する信頼区間と，用量-反応曲線の(ある信頼係数での)上限と下限の包絡線を決定したい．式 6-62 で使ったように，ある確率に基づいたアプローチを使うことができる．つまり，このアプローチは，より簡単な線形化の方法よりもずっと正確な結果を生み出すことができるようである[52]．$Y(\Theta)$をある任意のパラメータの組合せで評価された逸脱度であるとしよう．その場合，$1-\alpha$ の信頼限界は，次の不等号を満たすすべての Θ に対して設定される．

$$Y(\Theta) - Y^* \leqq \chi^2 \tag{7-36}$$

ここで，χ^2 分布は，m の自由度(パラメータベクトルの次元)と上位 α パーセンタイルで評価される．m のパラメータを持つあるモデルに対しては，これは m 次元の領域に存在する結果となる．

1つのパラメータによるモデルの場合，超過逸脱度 $Y(\Theta)-Y^*$ と Θ との直接的なプロットを作ることができる*6．これを**図 7-10** に示す．このプロットから，このデータセットに対する指数用量-反応モデルの r 値の 95 %信頼区間は 0.00215～0.00757 であると決定される．これらの値を用いて，用量-反応曲線の上下限値は，**図 7-9** の

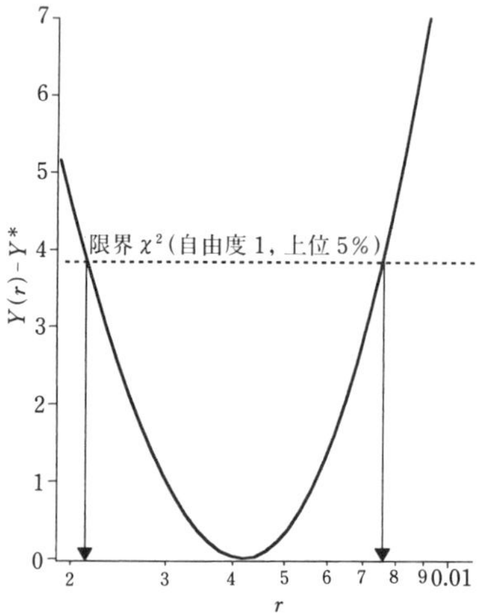

図 7-10　ヒトへの *Cryptosporidium* データに対する尤度比信頼区間の決定

*6　EXCEL では，パラメータ r の異なる値の関数として超過逸脱度の値を決定するために，データ表機能を用いてこれを行うことができる．

ようにプロットされる．さらに，6 章に従う方法を直接使って r の密度関数を得ることができる．

1 より多いパラメータを持つ用量-反応モデルに対しては，$Y(\Theta)-Y^*$の値が 2 以上の次元にわたって評価されなければならないので，尤度に基づく信頼区間の決定は少し複雑になる．限界 χ^2 でのある平面(あるいは，超平面)とこの表面(あるいは，超表面)の交わる所が信頼領域に基づく尤度を定義する．

図 7-11 は，ベーター-ポアソンモデルにフィットするロタウイルスのデータセット(**表 7-4**)に対する信頼度の等高線を表す．これらの曲線を得るのに α と N_{50} 値の 2 次元の格子点にわたって超過逸脱度の計算を行った．これにより，p 値は，累積 χ^2 分布を用いて計算した．等高線は，p 値において描かれた．原理的に，この計算は，表計算ソフトを使って行うことができるが，冗長である．**図 7-11** のグラフを作成するため，超過逸脱度の格子点を作成するために MATLAB[67]プログラムを使った．その結果から，等高線のアルゴリズムに利用することができるが，このグラフを作成するのに，図形のパッケージである IGOR[71]を利用した．

もし，2 以上のパラメータを持つ用量-反応関数に対する用量-反応曲線の信頼限

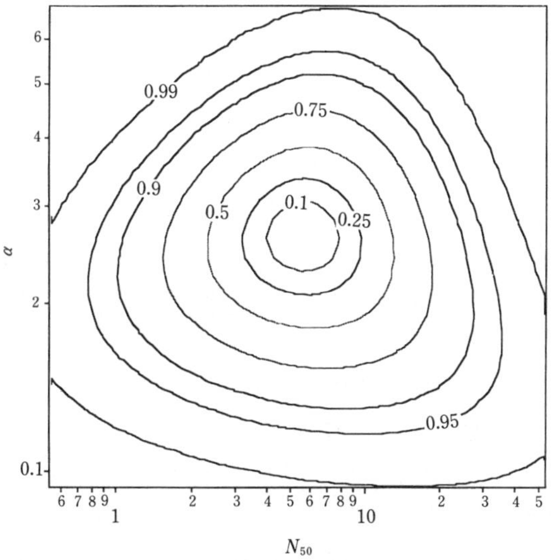

図 7-11 ロタウイルスのベーター-ポアソン用量-反応モデルに対する尤度依存的信頼区間．ラベルは，信頼レベルを示している

界を推定すること（つまり，**図 7-9** の破線と同種のこと）が望ましいなら，式 6-64 と類似の性格を持つ一連の制限的最少化問題を解くことが必要になる．ある用量 d に対して，用量-反応曲線の上限値は，次のプログラムを（用量-反応パラメータを変化させて，例えば，ベータ-ポアソンでは α と N_{50} を変化させて）解くことで決定できる．

$$\max\ P(d;\Theta) \tag{7-37a}$$

ただし，

$$Y(\Theta) - Y^* \leqq \chi^2 \tag{7-37b}$$

同様に，用量-反応曲線の下限値は，示された制約のもとで P を最小化することで見出される．十分な上下限を決定するためには，様々な用量での計算を繰り返し，得られた点を接続することを必要とする．

図 7-12 は，ロタウイルスの用量-反応曲線に対する信頼限界を示している．区間の幅は，低用量で増加する傾向があり，これは特徴的である．一般に，データの中心点から離れると幅が増加する．また，最確推定値ばかりでなく，信頼限界も，両対数座標上では傾き 1 の線形となる傾向がある（これらは，線形座標上でも線形になるであろう）ことに注意が必要である．これは，（対数プロビットモデルと単純な閾値モデルはこの性格を持たないが，低用量で線形な特徴を持つ他のすべてのモデルと同じく）指数モデルとベータ-ポアソンモデルの特徴である．

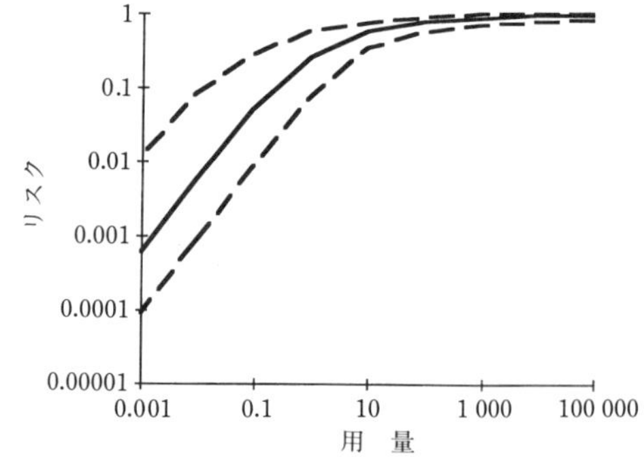

図 7-12　ベータ-ポアソンモデルを用いたロタウイルスの用量-反応に対する最適フィットと 95 %尤度依存の信頼区間

(5)　準最適化のデータ解析

ヒトのロタウイルスとヒトの *Cryptosporidium* のデータは，ともに（少なくとも，対数スケールでは）かなりコンパクトで対称に類似の用量-反応パラメータの信頼度の等高線を示している(**図 7-10, 7-11**). これは, 用量-反応パラメータをうまく決定できる推定値を得るために十分な数の被験者と用量レベルを持つようにした実験計画の結果である. しかし, あるデータでは, 用量-反応モデルにフィットすると認められるかもしれないが, 異常な形をした信頼領域を与えることになるかもしれない. これは, 最適な実験計画より少し劣るものであったことを示している. それにもかかわらず, これらのデータは用量-反応評価に使うことができる.

この特徴を持つ実験データの解析をするために, 次のデータセットを参照に示すことにする. McCullough と Eisele[49]は, ヒトの被験者にもともと卵から単離された *Salmonella anatum* を様々な用量で投与した. 微生物は, 卵酒を媒体として与えた. 反応は, 感染としてとらえた. **表 7-8** のデータは, ある単一の菌株, *S. anatum* I 株に関するものである.

表 7-8　*Salmonella anatum* I 株のヒトボランティアによる感染性の用量-反応

用量	陽性被験者	全被験者
12 000	5	2
24 000	6	3
66 000	6	4
93 000	6	1
141 000	6	3
256 000	6	5
587 000	6	4
860 000	6	6

出典：参考文献 49

このデータセットから生じる最初の疑問は, そもそも用量-反応関係が得られているのであろうかということである. 前述したように, 用量の増加とともに感染する被験者の割合に増加傾向があると予想される. 最確のフィッティングに先立ち, かなり一般的な方法を述べるなら, 傾向について Cochran-Armitage 検定を行うことにする[53]. グループ i での平均用量の対数を $x_i = \ln(d_i)$ とする. このグループはまた, n_i の全被験者と p_i の陽性の被験者がいる. この時, Z_{ca} は, 次式から求まる.

$$Z_{ca} = \frac{\sum_{i=1}^{k}(x_i - \bar{x})p_i}{\sqrt{\bar{p}(1-\bar{p})\sum_{i=1}^{k} n_i(x_i - \bar{x})^2}} \tag{7-38a}$$

ここで,

$$\bar{x} = \frac{\sum_{i=1}^{k} n_i x_i}{\sum_{i=1}^{k} n_i} \qquad \bar{p} = \frac{\sum_{i=1}^{k} p_i}{\sum_{i=1}^{k} n_i} \tag{7-38b}$$

もし, Z_{ca} が正規分布の上位 5 パーセンタイルを超えるなら(片側検定では>1.644),

有意な傾向があると主張できる(つまり，傾向がないという帰無仮説を棄却できる)．

式 7-36 を**表 7-8** のデータに適用すると，Z_{ca} の統計量は，2.19 と計算され，これは，限界値を超える(正確な有意水準は，1.4％である)．したがって，統計的に有意な傾向があり，このことでデータを評価するのに用量-反応モデルを利用することが正当化されることになる．このデータセットは，$\alpha=0.291$，$N_{50}=44\,400$ でベーター-ポアソンモデルにフィットさせることができ，残差逸脱度が 9.53 となる[19]．自由度 6(8 用量－2 パラメータ)で，フィッティングは否定されない(p 値＝0.15)．

ベーター-ポアソン用量-反応パラメータの信頼度の等高線を**図 7-13** に示す．0.25 の曲線を超える等高線すべては，(線形座標ばかりでなく，図に示す両対数座標においても)きわめて不規則な形をしている．0.95 の曲線はまた，左下で開いている．実際，もしベーター-ポアソンモデルとすべての反応が $\overline{p}$ と等しくなる一様分布(式 7-36 参照)とを比べる尤度比検定を行うと，(2 つのモデル間の統計的な有意性に関する)帰無仮説が(p 値が 0.05 未満しかないため)否定できなくなる．したがって，不規則で，開いた信頼領域は，また用量-反応に対する強い証拠が不足していることを示している．

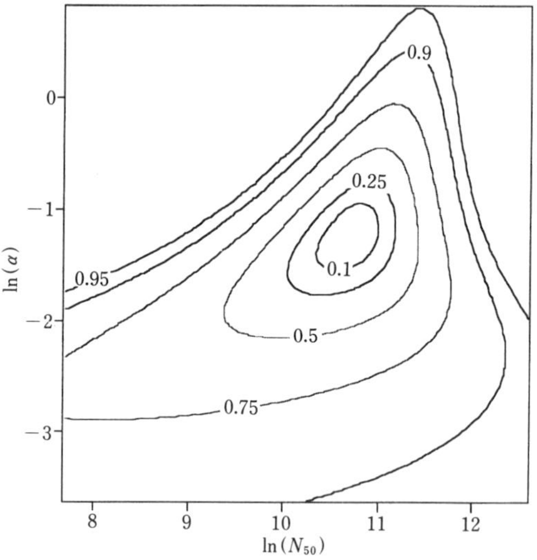

図 7-13　McCullogh と Eisele[49] による *S. anatum* I 株のデータセットに対するベーター-ポアソンの信頼領域

面白いことに，一様分布モデルを否定することができないという不足は，ある傾向があるという(Cochran-Armitage 検定からの)結果とは正反対である．したがって，このデータセットがそのもの範囲以内やそのものであると解釈することは，ある程度注意を払って扱わなければならない．

(6)　信頼区間と領域：ブートストラップ

最尤法は用量-反応パラメータの分布を推定するための道具を提供する．しかし，リスク全般の特性を明らかにするのにモンテカルロ法を使って行う場合には，リスク評価への適用に関してある程度制約がある．

6章で扱ったように，曝露の入力に関しては，これらの入力に対する確率分布をフィッティングする最大の目的は，生じる不確実性や変動のシミュレーションを可能にすることである．これには，後で示すようにモンテカルロ法が最も多く使われている．この方法では，基礎となるそれぞれの分布からランダムに試料を引き出すことにより，リスク計算が何回も繰り返される．基礎となる様々な分布から乱数を発生させる方法は，よく知られており，多くの方法が商業ベースのソフトウエアでも入手できるので，この方法は比較的に簡単である．

しかし用量-反応の分布の場合，特にベータ-ポアソンモデルのように複数の変数を持つ場合には，(例えば，α と N_{50} からなる一組のペアのように)用量-反応パラメータのランダムな組合せを作りたくなる．外側の等高線での**図 7-13** あるいは**図 7-11** の場合でさえ，ある場合には用量-反応パラメータの試料の分布がきわめて不規則であるので,用量-反応パラメータの組合せをランダムにサンプリングするための方法に尤度に基づく信頼領域を用いることはきわめて冗長である．

この問題への別のアプローチは，ブートストラップ法の利用である．特に，用量-反応データに適しているように見える逸脱度をブートストラップする方法の拡張を示すことにする[17]．ブートストラップは，データを再びサンプリングし，再びサンプリングされたデータから統計を再計算することで，ある統計分布のサンプリングを行うための方法である．多くの再サンプリングされたデータからの統計分布は，サンプルが取られた集団においてどのような統計分布であったのかを推定する変数として扱われる．

ブートストラップの論理を**図 7-14** に示す．観察された用量-反応データは，3 つの組合せ(平均用量，曝露された被験者，陽性の被験者)からなる観察値のベクトル(x_1，x_2，…，x_n)である．真のデータから用量-反応パラメータの最確値という統計量が計算される．用量-反応パラメータの不確実性の分布がどのようであるか推定したい．ブートストラップの複製列(x^*)，この場合は 3 つの組合せ(平均用量，全被験者，陽性の被験者)を作成し，ブートストラップの複製値間での用量-反応パラメータの分布を(最尤フィッティングによって)決定することで，後者の分布が真の

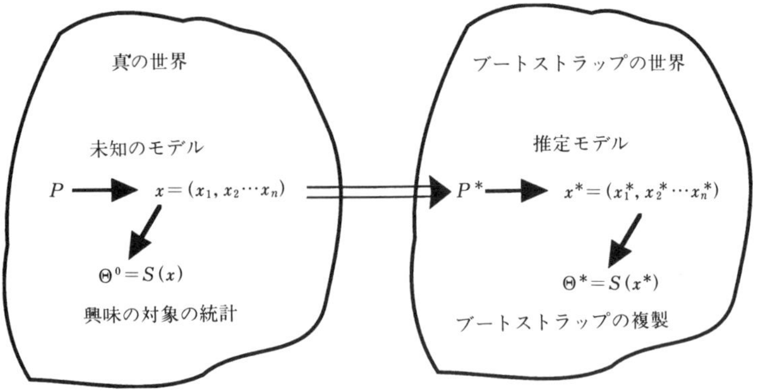

図 7-14 ブートストラップ過程の論理の概念(参考文献 17 を修正)

世界でのすべての構成員から推定された不確実性の分布の良い推定値であることが推察される.次に,鍵となる疑問は,用量-反応データからどのようにブートストラップサンプルを作製するかである.

これは，ブートストラップについての統計理論で完全に解明された課題ではないように思われる. Hinckley[38]による報告では, 独立変数が離散的である場合(今の場合, 整数である), ブートストラップ法に関しては「もっと調べる必要がある」と述べられている. Efron と Tibshirani[17]のモノグラフには，この種のデータ(離散的な独立変数)の言及はされていない. ここでは, Efron のアプローチを用量-反応評価のデータ構造に利用される回帰分析(ブートストラップ残差と名付ける)に拡張する方法を示す．しかし，この方法を発展するにはさらなる理論的研究が必要である.

この方法の中心は，あるモデルのフィッティングからの残差を定義することである. χ^2 残差についての定義を用いると, π_i が用量-反応関係から用量 i で反応を示すもの(例えば, 感染した個人)の推定される割合であり, $\pi_i^0=p_i/n_i$ が観察された割合とする時，χ^2 残差は，次のように表せる.

$$\varepsilon_i=\frac{\pi_i^0-\pi_i}{\sqrt{\pi_i(1-\pi_i)/n_i}} \tag{7-39}$$

用量-反応データに対して，これらの残差は，(漸近的に)平均 0 で 1 の偏差を持って正規分布すると見込まれる[52]．ブートストラップ実行の手順の第一歩は，実際のデータを選択した用量-反応モデルにフィッティングすることである．この結果，(最もフィットしたモデルに対する) π_i と(式 7-39 からの) ε_i に対する一組の値ができる．次に，(ブートストラップで複製される)疑似サンプルは，次の計算によって生み出される．

$$\pi_i^{(m)} = \pi_i^{(T)} + \delta_i \sqrt{\frac{\pi_i^{(T)}(1-\pi_i^{(T)})}{n_i}} \tag{7-40}$$

ここで，添字 (m) は，ブートストラップの繰返し回数 m 番目の組であることを，添字 i は，その組合せでのある用量を，そして δ_i は，ε の値の組からランダムに選ばれた値であることを示す．$\pi_i^{(T)}$ 値は，もとのデータに最もフィットした正の小数である．二項分布に従う小数のパラメータは，0 と 1 の間の値に制約されるので，もし，式 7-40 から計算された負の値あるいは 1 を超える場合は，それぞれブートストラップされた疑似複製値の割合は 0 あるいは 1 に調整される．最終的に，それぞれの i に対して n_i と $\pi_i^{(m)}$ を与えると，二項分布の乱数(整数)は，ブートストラップ繰返し回数 m の用量に対する正の反応に対する値として役立つように引き出される．

それぞれの疑似複製値に対して，最もフィットしたパラメータの組合せ(例えば，ベータ-ポアソン分布での $\langle\alpha^{(m)}, N_{50}{}^{(m)}\rangle$ の組合せ)を一般に $\Theta^{(m)}$ と表記し，それが計算されるように，最尤度フィッティングプロセスが繰り返される．その時，(すべての十分に大きな m に対して)パラメータの組合せは，用量-反応パラメータの不確実性の分布に対するブートストラップ推定値を表している．

図 7-15 は，ロタウイルスに対する 1 000 回のブートストラップを繰り返した試行の結果を表している．ブートストラップの分布は，明らかにもとのデータからの最尤度推定値のようであり，定量的に尤度に基づく信頼領域と類似のある面積をカバーしている．このような 1 000 回の繰返しは，用量-反応に対する不確実性を反映して，次の計算への入力として使うことが可能である．

ブートストラップした用量-反応パラメータはまた，**図 7-12** に示したような尤度に基づいた区間に代わる用量-反応曲線への信頼領域を作成するのに使うことができる．ある用量で，(例えば，1 000 回繰り返した)それぞれの組合せは，推定される反応(指数モデルやベータ-ポアソンモデルなど)を計算するために使われる．次に，あるレベル z で信頼領域(0.95，0.99 など)を得るために，(その用量での)反応の上

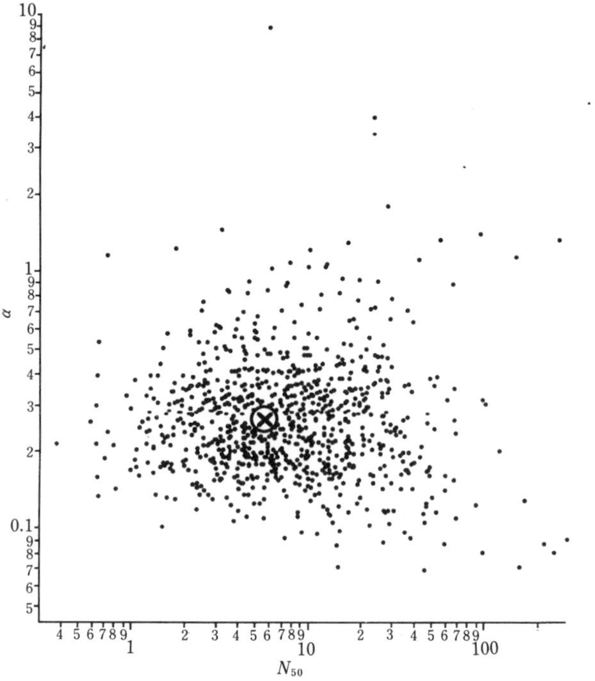

図 7-15　ロタウイルスのパラメータ推定値の分布(ベーター-ポアソンモデル)．1 000 回の試行で 12 回(プロットしていない)は，$\alpha>10$ である．中央の印は，準備されたデータの中での最尤度推定値を示している

位および下位の$(1-z)/2$の部分が見つかり，これらによってその濃度での信頼領域が定義される．

(7)　データセットは一緒にすることができるのか？

もしいくつかのデータセット，おそらく異なる研究者が収集したもの，あるいは異なる微生物についてのもの，さらに(ヒトと動物，あるいは2つの動物のデータセットという)異なる宿主についてのものがある場合，必然的に出る質問は，2つのデータセットを一緒にプールすることができるかどうかということである．言い換えれば，同じ用量-反応関係で，そのようなデータセットを表現できるのかという疑問である．例えば，**表 7-9** は，*E.coli* についてのヒトの用量-反応データをまとめたものである．すべてのグループ間で，ある共通な用量-反応が存在するかどうか(あるいは逆に，それぞれのグループで異なる関係があるという帰無仮説)を尋ねるこ

表 7-9 *E.coli* に関する実験のデータセット

菌株	用量(菌数)	被影響者数	非影響者数	全被験者数	分類†[15]	参考文献
1624(O124)	1.00×10^4	0	5	5	EI	14
	1.00×10^6	1	8	9	EI	14
	1.00×10^8	3	2	5	EI	14
4608(O143)	1.00×10^4	0	5	5	EI	14
	1.00×10^6	0	5	5	EI	14
	1.00×10^8	5	3	8	EI	14
B2C(O6:H16)	1.00×10^8	2	3	5	ET	14
	1.00×10^{10}	3	2	5	ET	14
B7A(O148:H28)	1.00×10^8	1	4	5	ET	14
	1.00×10^{10}	4	1	5	ET	14
H10407(O78:H11)	2.70×10^8	9	7	16	ET	31
O111	7.00×10^6	7	4	11	EP	20
	5.30×10^8	8	4	12	EP	20
	6.50×10^9	11	0	11	EP	20
	9.00×10^9	12	0	12	EP	20
O55	1.40×10^8	6	2	8	EP	44
	1.70×10^9	5	2	7	EP	44
	5.00×10^9	6	2	8	EP	44
	1.60×10^{10}	7	1	8	EP	44

† EI：腸管侵入性，ET：腸管毒素原性，EP：腸管病原性

とは，もっともなことである．2つの腸管系病原体のデータセット同士を一緒にしてもよいかどうかなどを尋ねることも，もっともなことかもしれない．

データをプールすることは，次の2つの理由から有効である場合が多い．第一は，もし微生物の複数の菌株が区別できない用量-反応関係を有している場合，ある異なる菌株の挙動を示す際の信頼が高まることであり，同様にもし同じ微生物が異なる(動物の)種間でも全く同じ用量-反応を示すなら，別の種(例えば，ヒト)への外挿を行う際の信頼性は増大する．言い換えると，プールする場合，一般的にはそのことで用量-反応関係を推定する際の統計的精度が向上するように働く．第二に，データ数(用量の数)が大きくなればなるほど，信頼領域は小さくなる．言い換えると，プールを行うことができるならば，一般的にはそのことで用量-反応関係を推定する統計的精度も増大するように働く．逆に，データをプールすることができなければ，機構についての重要な特徴があることを示しているのかもしれない．このことは，種

間での感受性の相違，あるいは病原体が病気を引き起こす力を有していることの相違を意味しているのかもしれない[18,37,46].

有意性検定は，調査したすべてのデータのサブグループが同じ用量-反応パラメータを有しているという帰無仮説，あるいは逆にそれぞれのデータのサブグループがある異なるパラメータを有しているという代わりの仮説として定式化できる(プールされたものを解析するか，分けて解析するかに関して関数形を別々にしておかなければならないことに注意する必要がある．つまり，モデルは簡単な形式，例えば指数モデル対ポアソンモデルというようなものでなければならない)．データのそれぞれのサブグループは，グループA，B，Cなどといった大文字によって示す．それぞれの用量-反応のフィッティングした時のパラメータの数は，$m_A, m_B, \cdots$である．データセット全体をm_T(例えば，代表的には，1ないし2)の数のパラメータを持つあるモデルにフィットさせる．

それぞれのフィッティングからそれぞれのサブグループでの最小化された逸脱度をY^A，Y^Bなどと表記する．プールされたデータに対する共通モデルのフィットをある逸脱度Y^Tを持つと表記する．さらに，(すべてのサブグループのデータセットがある共通のパラメータの組合せを持つという)帰無仮説の検定を次の統計量を計算することで行う．

$$\Delta = Y^T - (Y^A + Y^B \cdot \cdot \cdot) \tag{7-41}$$

もしΔが自由度$=(m_A+m_B\cdots)-m_T$の限界χ^2分布を超えるならば，帰無仮説は棄却される．もしΔが限界値未満であれば，(ある共通の用量-反応モデルを持つという)帰無仮説は棄却することができない．

例 7-4　**表 7-9** の*E.coli*のデータが与えられる時，O111とO55(という2つの腸管系病原体の菌株)に対する最もフィットしたベータ-ポアソンモデルを決定し，それらがある共通のモデルによってフィットできるかどうか確かめなさい．

解　解答の第1ステップは，個々のデータセットをベータ-ポアソンモデルにフィッティングすることであり，次に一緒に合わせたデータセットをその同じモデルにフィットさせることである．この結果，**表 7-10** に示す3つのパラメータ群と逸脱度に対する3つの値が得られる．ここでp値は，データの点の数から2(ベータ-ポアソンモデルであるため)を差し引いたものに相当する自由度に基づいた，

表 7-10　例 7-4 の結果

	α	N_{50}	Y	点	P
O111	0.2630	3.54×10^6	6.377	4	0.0412
O55	0.0869	194 057	0.481	4	0.786
Combined	0.1748	2.55×10^6	8.927	8	0.1778

そのモデルのフィッティングの適合度に対する有意水準である．O111 のデータセットは，フィッティングの適合度検定を満たさず，そのため異なる用量-反応モデルを開発したいという動機を与えられる．

しかし，プールすることに対する有意性検定は次のように行える．

$$\Delta = Y_{\text{combined}} - (Y_{\text{O111}} + Y_{\text{O55}})$$
$$= 8.927 - (6.377 + 0.481)$$
$$= 2.069$$

これは，(菌株が別々にモデル化された場合と比べて，それらがプールされてモデル化された場合のパラメータに違いがあるかということに対しては) 自由度 2 の χ^2 分布の上位 5 パーセンタイルよりも小さいので，菌株の違いは統計的に有意であるとみなすことはできない．もし，2 つの微生物の信頼領域をプロットするならば，信頼度の等高線にかなりの重なりがあることがわかるであろう．

最後に，もし合わせたデータに対して適合性の検定を行うとすれば (自由度 6 に対して $Y=8.297$)，適合性の帰無仮説は棄却できないことになる．したがって，プールされたモデルは適切であるとみなすことができる (別々に扱われた O111 モデルに対するフィットに不足があるけれども，モデリングをさらに行うとともに，実験作業をさらに行うことが望ましい)．

(8)　フィッティング不足の説明

ある場合には，ある与えられたデータセットに対して上記のモデルは，どれもフィッティングの適合度がある許容レベルでは満たせないかもしれない (つまり，残差逸脱度が限界 χ^2 値を超える)．このような現象が生じうる理由は多くある．これらのうちいくつかについて述べ，複雑な挙動が明らかになる場合に用量-反応の特徴を記述する方法を示すことにする．

すべての場合，逸脱度の個々の項を調べてみることは有効である．(式 7-39 のように) χ^2 残差を計算するのに対して，別の方法は，次のように逸脱残差を計算することである[52].

$$r_i = \mathrm{sign}(\pi_i^0 - \pi_i)\left\{2\left[p_i \ln\frac{\pi_i}{\pi_i^0} + (n_i - p_i)\ \ln\frac{1-\pi_i}{1-\pi_i^0}\right]\right\} \tag{7-42}$$

ここで, sign(x)は, 項 x の符号である. 回帰からの残差の点検[5]と全く同じようにこれらの残差の点検を行うことができる.特に,もしモデルがデータに適切にフィットしているならば, r_i 値が平均0の周りにランダムに分布していると予想できる.

フィットの不足のタイプは, **表 7-11** に示したような3つの仮定したデータセットを使って例示できる. それぞれのデータセットは, **表 7-12** に示した最適にフィットしたパラメータと残差逸脱度を持つベーター-ポアソンモデルにフィットしている. 3つのすべてのケースで, 残差逸脱度は十分大きく, フィッティングの不十分さが示されている(8−2=6の自由度を持つ χ^2 分布の限界値は, 12.592 である). (式 7-40で定義された) π_i の値を計算するため, 最もフィットしたパラメータを使った残差逸脱度が**図 7-16** の用量に対して図示されている. 3つの仮定したデータセットは, フィッティングが不足していることを示す3つの明らかなパターンを示している.

Aのセットでは, 残差逸脱度の「湾曲」があるが, このことが仮定した(ベーター-ポアソン)モデルからの構造的な違いがあることを示唆している.(おそらくパラメータを追加し, 組み込んだ)別のモデルがこのデータセットを適切にフィットするために必要かもしれない. 逸脱残差と用量の間の(あるいは同じことであるが反応の予想される割合の)どのような傾向,つまりシステムとしての関係があることは, フィッティングの不足が

表 7-11　フィッティング不足を示す仮想のデータセット

用量	全被験者	陽性(感染)被験者		
		セット A	セット B	セット C
10	30	4	1	0
30	30	5	6	5
100	30	6	9	1
300	30	7	6	16
1 000	30	11	17	21
3 000	30	17	13	25
10 000	30	25	21	27
30 000	30	28	15	28

表 7-12　仮想のデータセットの最適パラメータの推定

パラメータ	セット A	セット B	セット C
N_{50}	756.7	3088.9	429.2
α	0.265	0.122	0.618
逸脱度	17.954	11.684	14.501

このタイプであることを指し示している．

Bのセットの場合は，逸脱残差に明らかなシステマティックなパターンがない．しかし，残差そのものが予想している規模よりも大きい．これは，過度な分散がある時，つまり複数の被験動物の間で二項分布から予想されるよりも大きな多様性がある時に見られる．これは，前に述べた(非微生物的な)用量-反応の実験[52,61]で報告されてきたし，宿主の反応を記述するベーター-二項分布を使用することで表現することができる．同じ用量を取り込んだ個人間での反応は(正あるいは逆の)相関があることに関して，ベーター-二項分布に対するある機構的な解釈の仕方がある．つまり，すべての個人は，おそらく全く同じ日に全く同じ用量を取り込み，感受性に関して日々の相関が存在するということである．

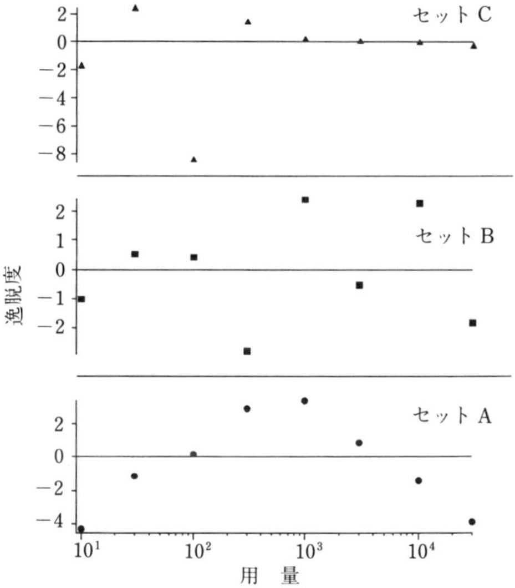

図 7-16　仮想データセットに対する逸脱度

数学的には，被験者間での反応がベーター-二項分布するという内容は，もし反応の期待値が π に等しいとするならば，次に示すように被験した n の中で x の陽性の(例えば，感染した)被験者の確率によって得られる．

$$P(x|n)=\frac{n!}{x!\,(n-x)!}\frac{B\left(x+\frac{\pi}{\Theta},\,n+\frac{1-\pi}{\Theta}-x\right)}{B\left(\frac{\pi}{\Theta},\frac{1-\pi}{\Theta}\right)} \tag{7-43}$$

ここで，$B(a, b)$は，数学上のベータ関数である．この式においてパラメータ Θ は，正の値とみなすことができるが，(二項分布に関連する)過度な分散の度合いを示している．観察された陽性の割合$(x|n)$の偏差は，次式で表される．

$$\frac{\pi(1-\pi)}{n}\left[1+\frac{\Theta}{1+\Theta}(n-1)\right] \tag{7-44}$$

パラメータΘが0に近づくとともに,式7-43は二項分布に近づく.

図7-17は,Θの関数としてのnとπの固定値に対するベータ-二項分布を表している.分散が実質的に増加していることに注意が必要である.この点で,負の二項分布がポアソン分布を一般化したものであるのと全く同じように,ベータ-二項分布は,二項分布を一般化したものである.

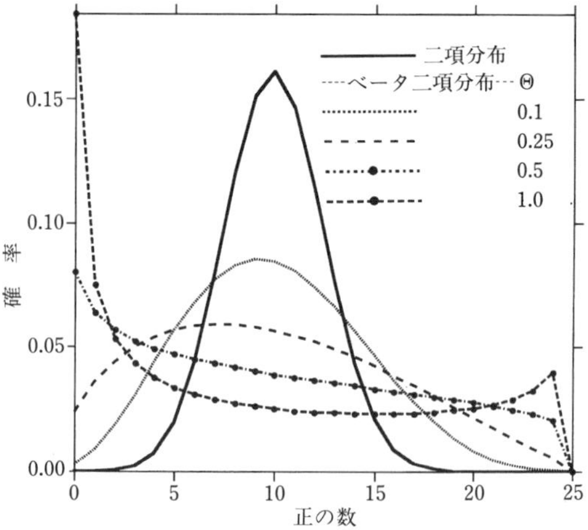

図7-17 ベータ-ポアソン分布と二項分布の比較 (n=25, π=0.4)

(πを用量の関数として予測する)ある用量-反応モデルと組み合わせたベータ-二項分布を用いると,Θの値と一緒に用量-反応のパラメータを推定することができる.どの用量-反応モデルのベータ-二項分布の変動をフィッティングするための分散に関する統計量も,式7-43から予測される確率と通常の二項分布を仮定した反応の観測された割合から予測された確率との比率から(式7-35のように)作成する.これは次のように書ける.

$$Y=-2\sum_{i=1}^{k}\left\{\ln\frac{B\left(p_i+\frac{\pi_i}{\Theta},\,n_i-p_i+\frac{1-\pi_i}{\Theta}\right)}{B\left(\frac{\pi_i}{\Theta},\frac{1-\pi_i}{\Theta}\right)}\right.$$
$$\left.-\left[p_i\ln(\pi_i^0)+(n_i-p_i)\ \ln(1-\pi_i^0)\right]\right\} \quad (7\text{-}45)$$

後ろの項は,実験で(観測された)反応の割合のもとでの二項分布の確率を表している.この式は,最小化することができ,用量-反応モデルのパラメータの値と逸脱度(Y)を最小化するΘを得ることができる.フィッティングの適切性は,$k-1-j$(ここで,jは,用量-反応モデルのパラメータの数である)の自由度を持つχ^2分布に対す

る最小の Y を比較することで検定できる．さらに，二項分布(式 7-35)の仮定のもとで計算される Y の最小値を，ベータ-二項分布の仮定のもとでの Y の最小値と比べることで，過度の分散の統計的有意性が評価できる．

ベータ-二項分布とベータ-ポアソンモデルを使って*7，セット B からのデータをフィットすることができる．最尤度推定値(最小の逸脱度)は，

$$N_{50}=3081.1 \qquad \alpha=0.122 \qquad \Theta=0.016$$

最適な残差の尤度は，11.038 である．これは，フィットの適合度検定をパスしている($p=5.06\,\%$)．残差の尤度は，通常の二項分布でのフィットの場合(**表 7-12**)で得られるものよりも小さい．しかし，フィッティングの改良は，(自由度 1 の χ^2 分布に対する差の尤度と比べると)統計的に有意ではない．したがって，ベータ-二項分布の利用は，暫定的に許容できるだけである．おそらく，より数の多い用量，あるいは特に用量当りの被験者数の増大を行うことで，穏やかな過度の分散について適切に統計の区別を行うことができる．また，過度の分散は，(**表 7-12** と比べて)実質的には用量-反応のパラメータの値を変化させることはないことに注意をする必要がある．

セット C のデータではほずれ値が存在しているように見える．逸脱残差を調べることで(**図 7-16**)，1 回当り 100 個の微生物の用量での反応が疑わしい．理想的には，もし仮に条件に異常なものがあったとしたら，このような発見は実際の実験条件の再点検を行う引き金となるであろう．しかしこのような情報がないならば，潜在的なはずれ値の存在のもとで，用量-反応評価のシステマティックなアプローチを探すことになる．

はずれ値を決定する課題は，複雑であり，回帰分析の分野ではきわめて詳細に扱われてきている[4,6]．本章で考慮したような用量-反応データに関するはずれ値の存在やその意味については，以前にほとんど研究はなされていない．一般に，Barnett と Lewis[4]が示唆するように，分析に先立ってはずれ値を探し，取り除くか，あるいははずれ値の存在に対して強い(つまり感受性が低い)手法を用いるかどちらかであろう．用量-反応データ評価に強い方法の課題は，重要ではあるが，ここ

*7 ここで，ベータ分布の 2 つの目立った利用方法が有効であることを注意しておく．第一は，個々の微生物の生残確率が，ベータ-ポアソンモデルを得るためにベータ分布する場合である．次に第二のベータ分布は，式 7-43 を確率関数を作成する際に使って通常の二項分布型反応確率を修正するのに使う場合である．

ではこれ以上取り上げない.

(用量-反応の最尤度分析のような)一般化された回帰分析の考え方ではずれ値を見つけだすことは，ある特別なモデルに関してであることにまた注意が必要である．より適切なモデル(例えば，別の用量-反応関係)だったら，はずれ値を含めてすべてのデータに適切にフィットするということを念頭から外すことはできない．特に，疑わしい観察が極端に高い用量や低い用量の場合，はずれ値を見つけ，除去することはきわめて注意を払いながら進めるべきである．

これらの注意をもとに，次の手順を提案する．

① 絶対値が最も大きな値を持つ測定値としてはずれ値を見出すために残差逸脱度を使う．

② (はずれ値として疑われるものを除いた)修正したデータセットを最尤度によってフィットさせ，修正した逸脱度 Y^*を得る．

③ もしデータセット全体での最適な逸脱度と，修正したものの逸脱度の差 $Y-Y^*$が除外すべきとしてはずれ値の疑いがある数に相当する自由度を持つχ^2分布よりも大きいならば，はずれ値として疑われているものは，統計的に有意なはずれ値である．

セットCに対して，100個の用量は，絶対値の最大の逸脱度に相当する．修正したデータがベータ-ポアソンモデルにフィットしている時，次の結果が得られる．

$$N_{50}=283.5 \qquad \alpha=0.495 \qquad Y^*=3.52$$

$Y-Y^*$の値は，自由度1のχ^2分布の限界値よりもかなり大きい．したがって，その用量は，はずれ値であるとみなすことになる．さらに，修正したデータセットは許容される逸脱度(Y^*)を生む(つまり，含まれる観測値，7からパラメータの数を差し引いたものに相当した自由度でのχ^2分布の限界値よりも小さくなる)．除外したはずれ値の有意水準は，モンテカルロ法で計算でき*8，その結果，同じような知見が

*8 この計算を行うため，N_{50}とαの値を使用した用量と被験者数に関するデータセット全体へのフィットしたものを仮定した．1回のモンテカルロ法計算では，(データセットからnと仮定し，用量-反応パラメータから計算したπを用いて)二項分布の乱数によって1回ごとの用量で陽性となる乱数をまず計算している．この合成したデータセットを最尤度を使ったベータ-ポアソンモデルにフィットさせ，逸脱度の絶対値のはずれ値を得る．多数回のモンテカルロ計算を繰り返し，逸脱度の最大の絶対値の分布を得るとともに，観察されたデータセットの最大の逸脱度の絶対値が，モンテカルロ法による分布の上位0.1パーセンタイルよりも大きく，したがって，統計的に有意なはずれ値(上位5パーセンタイルよりも外れているので)とみなしている．

得られることにも注意が必要である.

はずれ値の除外は,用量-反応のパラメータに実質的に影響することに注意が必要である.このことは,はずれ値はフィットされたパラメータに大きなテコとして働いていることを示している.統計的に有意なはずれ値は,必ずしも大きなテコを持つものではないけれども,大きなテコを持つはずれ値の存在は,推定されるはずれ値に隠れた実験基盤のありうる不安を増長する(なぜなら,もしそれを棄却できなければ,新しい実験による発見をする方法を指すかもしれないからである).

7.5　免疫状態への潜在的なインパクト

感染微生物に曝露された人々の免疫力は,曝露された用量に対する感受性に影響を与える.微生物に関する要因や,結果の重篤度とともに,用量-反応関係を変えてしまうかもしれない宿主の免疫反応には複雑な組合せがある[12,21,46,63].しかしながら,倫理的な配慮から,これらの効果を定量的な性格を持つヒトを直接使ったデータはほとんどなく,動物を使ったデータもきわめて少ない.しかし,感染事故の結果(例えば,ミルウォーキー[47,48]やラスベガス[30]での *Cryptosporidium* による水系感染事故)から,老人,若年者,免疫不全の集団は,より重篤であることがしばしば見られることは明らかである.しかし,すべての病原性因子が免疫不全者に重篤な結果を押し上げるわけではない.特に,ノーウォークウイルスあるいはA型肝炎はいずれも免疫不全者により重篤な結果をもたらしてはいないようである[27].

Gerba ら[27]は,曝露集団に対して異なる感受性に関係する要因を報告した.多くの腸管系ウイルスについての子供での罹患率は,通常の健康な大人よりも小さい.コクサッキーウイルスBは,自然流産を潜在的に引き起こす因子として示唆されてきた.老人では,様々な因子に対する死亡率が,一般の人に対して高くなる.

(症状が出ようと,出まいと)感染の結果の一つとして,次の曝露に対して完全なあるいは部分的な免疫の獲得が起こる.これらの効果を定量的に評価したデータは,水系感染性,あるいは食品感染性の病原因子のいずれも存在しない.しかし,ある場合には,以前の曝露の結果,次の曝露時に感受性がきわめて高くなる可能性があるということにも注意が必要である[36]. 複数回の曝露についてのリスク評価の定量的な議論は, 8章で行う.

7.6 用量と重篤度(罹患率と死亡率)の関係

本章のこれまでの焦点は, 用量と感染確率の関係の記述についてであった. しかし, **図7-1**と**図7-2**で示したように, 病原体への曝露により異なった重篤度での様々な結果が起こる. これらは, 例えば, **図7-1**の$P_{\mathrm{D:I}}$と$P_{\mathrm{M:D}}$のように, あらかじめ起こる重篤度の低い結果の頻度で, より重篤度の高い結果が起こる頻度を割って定義された一連の比率(確率)で記述されるであろう. より重篤な結果が生じる確率を定量化する鍵となる問題は, これらの比率(例えば, 罹患率や死亡率)が一定かどうか, あるいは(ある微生物に対して)用量依存性があるかどうかということである.

7.6.1 罹 患 率

*Salmonella*の感染事故を回想的に示した結果から, GlynnとBradley[28]は, 水系感染と食品感染の事例で, 用量と重篤度の相関性を評価した. *Salmonella typhi*の感染事故に関しては, 用量と重篤度の間には何らの関係もなかったが, *S.typhimurium*, *enteritidis*, *infantis*, *newport*, *thompson*には, ある関係があった.

*Giardia*の場合に, 感受性者罹患率を感染性と比較して示した結果, 用量-反応関係は罹患率を間接的に評価できることがわかった[57]. この解析から, *Giardia*の罹患率は, 用量依存性がないように見え, 約50%である. *Cryptosporidium*に対しては, 健康な成人の用量-反応の研究[13]に基づくと, 罹患率は一定で, 39%が最も良い推定値である[34].

用量に依存した罹患率の定量的な用量-反応の記述は, 十分には研究されていない. しかし, きわめて単純な仮定*9をすると, ベーター-ポアソンモデルと同じ形式の

*9 特に述べると, 微生物感染を終了するための時間は, 平均用量に線形的に比例する規模のパラメータに関してガンマ分布するとして与える.

関係を誘導することが可能である．これは次のように書くことができる．

$$P_{\mathrm{D:I}}(d)=1-\left[1+\frac{d}{N_{50}^{*}}\left(2^{1/\alpha^{*}}-1\right)\right]^{-\alpha^{*}} \qquad (7\text{-}46)$$

(感染の代わりに)反応として罹患率を表すアスタリスクを付けたパラメータを使っていることに注意する必要がある．

用量依存性のある罹患率の統計学的有意性は，罹患率を反応として用いた場合の最小の逸脱度を与える最適の N_{50}^{*} や α^{*} の値を見つける最尤度分析を使って，評価することができる．この残差逸脱度を罹患率が一定であると仮定した逸脱度と比べる[*10]．もし，逸脱度の減少が，自由度 1(式 7-46 のパラメータ数 2 から一定の罹患率の場合のパラメータ 1 を差し引く)の χ^2 分布の限界値よりも大きい場合，ベーター-ポアソンモデルを使った用量依存性は統計的に有意である．同様に，フィッティングの適合度は，(ベーター-ポアソンモデルあるいは罹患率一定モデルの)残差逸脱度を $k-2$(ベーター-ポアソンモデル)あるいは $k-1$(一定率モデル)の自由度を持つ χ^2 分布と比較することで評価できる．同様に，罹患率のデータは傾向についての Cochran-Armitage 検定で評価することができる．

罹患率データを評価するアプローチは，*Vibrio* に曝露されたヒトのデータを用いて一連の例題として説明する．Honick ら[39]は，健康なヒトのボランティアに対して *V. cholerae* Inaba 型を様々な用量で，重炭酸ナトリウムとともに服用させて曝露させた．後の薬剤は，腸管の pH を緩衝させ，酸による微生物の不活化から守るために与えられた．この研究においては，被験者の数は，次の 3 つの目立ったエンドポイントが使われた．

① 便器中での *V. cholerae* の存在，あるいは陽性の抗体反応の存在．

② 微生物が存在するが，脱水症状からの水補給を必要としない程度の状態での下痢の発生．

③ 静脈からの水補給が必要なほど重い水様の下痢．

今ここでの解析の目的のため，前述したいずれかの反応を示すすべてのヒトは，陽性(感染)症例であるとみなす．前述した反応を何ら示さないヒトは，陰性である

*10　これは，前に示した同じ解析に従うと，すべての感染者数ですべての罹患者数を割って直接推定することができる．

とみなす．陽性の便器や抗体反応を示した陽性症例で，下痢を伴わないものは，無症状であるといい，一方その他の場合は症状がある(あるいは罹患している)ということにする．**表 7-13** は，前述した定義を使って，Hornick ら[39]によって示された結果をまとめたものである．

例 7-5　*Vibrio* のデータに対して，罹患率一定という仮定の適切性を決めなさい．

解　(用量依存性が定式化されるとすれば)罹患率の最尤度推定値は，罹患(有症状)者数を全感染事例(有症状＋無症状)で割ったものである．**表 7-13** から，これは次のようになる．

$$P_{\mathrm{D:I}}=37/44=0.841$$

残差逸脱度は，用量 i での全感染者数に対する用量 i での有症状の者数によって与えられる π_i^0 を式 7-35 にあてはめて決定する．例えば，10 000 個の微生物の用量では，これは 9/11，つまり 0.909 となるであろう．π_i の値は，推定された一定の罹患率 $P_{\mathrm{D:I}}$ で与えられる．n_i と p_i の量は，それぞれ，用量 i での全感染者数と症状のある患者数で与えられる．逸脱度は，無症状であったとしても，少なくとも 1 人が感染する用量で評価される(つまり，微生物数が 10 個である用量では使えない)．修正された式 7-35 を使って，残差逸脱度は $Y=14.344$ として計算される．

自由度 4(少なくとも 1 人は感染する 5 段階の用量から推定すべき罹患率の自由度 1 を差し引いたもの)に対して，これは 0.6 %の p 値(χ^2 分布の 99.5 %の面積がこの値を下回る)を持ち，したがってフィッティングが適当であるという帰無仮説は棄却される．したがって，このデータを記述するのに，一定の罹患率を使うことは適切でない．

表 7-13　**Hornick ら[39]の経験データ．重炭酸を同時に摂取した場合の *Vibrio cholerae* Inaba 569B に対する反応**

用量	全被験者	無反応	感染被験者	
			有症状	無症状
10	2	2	0	0
1 000	4	1	0	3
10 000	13	2	9	2
100 000	8	1	6	1
1 000 000	23	2	20	1
100 000 000	2	0	2	0

原則的には，一定の罹患率を持つ

という仮定が棄却されたことは，用量と罹患率の間の機構的な関係があるためかもしれない．別の理由としては，二項式が余剰に変動があるかもしれない．後者の場合は，ここではこれ以上検討しないが，この問題を扱うにはベータ-二項分布を使うことで十分かもしれない．Cochran-Armitage 検定を用いて，罹患率に機構的な傾向があることを探ることができる．

例 7-6　**表 7-13** の *Vibrio* のデータに対して，Cochran-Armitage 検定を用いて罹患率での傾向の有意性を決定しなさい．

解　用量 i での感染した被験者全部(有症状＋無症状)に等しい n_i および症状のある被験者に等しい p_i を使って，式 7-36 をデータにあてはめる．中間項は，次のようになる．

$$\bar{x}=12.036 \qquad \bar{p}=0.841$$

次に，Z_{ca} の値は，3.039 と計算される．これは，限界値(＞1.64)を超えるため，傾向がないという帰無仮説は棄却される．

一定の罹患率を棄却し，統計的に有意な傾向の存在を確かめたので，この傾向を記述する特別なパラメータとしてのモデルの適切性を決定する．次の例は，ベータ-ポアソンモデル(式 7-44)の利用を示したものである．

例 7-7　**表 7-13** に示した *Vibrio* のデータを表現する，ベータ-ポアソン型罹患率モデルに最もフィットしたパラメータとその適切性を決定しなさい．

解　最尤度を用いて計算を始める．繰り返し計算を行い，残差逸脱度を最小化するパラメータは次のようになる．

$$N^*_{50}=3364 \qquad \alpha^*=0.495$$

表 7-14 は，このパラメータの組合せに対して予想される逸脱度の値と罹患率を与える．残差逸脱度は，右端の列の合計で与えられ，したがって 3.17 となる．フィッティングの適切性を決定するため，これを自由度 3(＝5－2)の χ^2 分布と比べる．これは，上位 5％の限界値($p=0.366$)を下回り，したがってフィッティングが適切であるという帰無仮説は棄却することができない．したがって，ベータ-

表7-14　例 7-7 の結果

用量	感染被験者 n_i	症状を有する被験者 p_i	π_i^0	π_i	Y_i
1 000	3	0	0	0.2737	1.9195
10 000	11	9	0.8181	0.6813	1.0493
100 000	7	6	0.8571	0.8932	0.0874
1 000 000	21	20	0.9523	0.9657	0.09997
100 000 000	2	2	1	0.9965	0.0141

ポアソン型罹患モデルはこれらのデータを記述するのに適切であると考えられる.

7.6.2 死 亡 率

感染から発病への過程での最終的な結末は，病気になった人々の一部が，死亡することである．**図 7-1** に示したように，$P_{\mathrm{M:D}}$ という量は，病気のために死んだ病人の割合である．この量が，潜在的な用量依存性があるというデータはほとんどない．事実，このような推定値のほとんどは，病気(通常重度で，しばしば入院していると認められる)になったと認められた個人の数に対する，(感染によると診断された)死者の比率を表しているため，真の死亡率の推定値は，きわめて不確実である．多くの患者は，入院したり，病院での手当を受けないかもしれないので，多くの病原性因子に対して，特に相対的に症状が穏やかな病気を起こす病原性因子に対して，真

表 7-15　様々な病原体に対する死亡率のまとめ

原因		死亡率
ウイルス	A 型肝炎	0.6
	コクサッキー A 群	0.12～0.5
	コクサッキー B 群	0.6～0.94
	エコーウイルス	0.27～0.29
細菌	*Salmonella*	0.1
	Shigella	0.2
原虫	*Giardia* と *Cryptosporidium*	～0.1†

† 最近の発生から推定.
出典：参考文献 26，27 のデータより

の死亡率はずっと低いようである．病気になった人のうち，病院での手当を受ける(あるいは入院する)人々の割合は，推定するのが困難な量である．1993年のミルウォーキーでの *Cryptosporidium* の感染事故に基づくと，この割合は，実質的には1％未満かもしれない．大規模な感染事故での死亡率はまた，病気になった人のうち，感受性の高い人の割合に強く関係する関数であることがたびたびあるかもしれない．これらの困難性にもかかわらず，様々な病原性因子による(一般には入院あるいは重度の症状の事例に基づく)死亡率が報告されている[26,27]．**表 7-15** は，これらの知見をまとめたものである．

7.7　真実性の点検：検証

用量-反応評価の重要な部分は，検証である．一般には，多くの病原体に対する用量-反応曲線は，ヒトへの経口による実験から推定されるので，そのため化学物質のリスク評価で存在する種間での外挿の問題[7,68]がないけれども[*11]，設定されたヒトへの経口による実験が本当の集団での感受性の適切な推定値になっているかどうかを評価することは重要である．この検証の過程は，用量-反応関係から計算されるリスクを十分に明らかにされた感染事故のリスクとを比較することで実施できる．この過程をケーススタディとして示す．いくつかの検証事例を8章で追加して示す．

8章でさらに検討するが，検証のために必要な結果の1つは，複数回曝露を適切に考慮することである．もし，(例えば，異なる日々に起こる)複数回曝露でそれぞれごとに，p_1，p_2，…，p_jで表現されるある確率の反応が起こるとすると，ある人が少なくとも1回の反応を起こすという全体の確率 p_T は，確率の独立事象の理論として次のように与えられる．

$$p_T = 1 - \prod_{i=1}^{j} (1 - p_i) \qquad (7\text{-}47)$$

*11　実際，動物の用量-反応データに頼らなければならない場合や，したがって，種間の外挿問題に直面する必要がある場合もある．

言い換えれば，少なくとも1回以上起こるという確率は，個々の曝露による反応が1回も起こらないという確率の余事象である．

7.7.1　検証：1993年のミルウォーキー感染事故

ミルウォーキーの感染事故の調査に基づき，次の情報を集めることができる[47].

① 汚染の起こった期間(t)は，最確値が21日間で，15～30日間の推定範囲を持つ．

② 疫学調査から得られた罹病率は0.21であった．

感染事故の過程で，多数の試料が原虫分析のために採取された．感染期間中に製氷された氷の試料は，メンブレンフィルターにより濃縮され，幾何平均値[*12]が0.079/Lであることがわかった[55]．しかし，(オーシストを濃縮する手順そのものだけでなく)凍結，融解によって，90％までもの損失があると考えられる[56]．この修正を加えれば，オーシストの幾何平均濃度は，0.79/Lであった．

解析を完遂するためには，曝露された人々の水の摂取量が必要である．地域に関する情報が不足しているため，水の日摂取量q(mL)が平均1 948 mLで対数正規分布するとしているRoseberryとBurmaster[58]の分布を用いる．

水の消費量とオーシストの濃度から，日平均用量が1.948 L×0.79/L＝1.54オーシストと計算される．*Cryptosporidium*感染に関する用量-反応関係は，DuPont(**例7-3**)のデータから推定される．指数用量-反応モデルの最もフィットしたパラメータを用いて，1回の曝露からの感染リスクは，次のように計算される．

$$P_{\mathrm{I}}=1-\exp[-(0.00419)(1.54)]=0.0064$$

発病するリスクは，用量に依存し，0.39と推定されるので[34]，1回の曝露により発病するリスクは，0.0064×0.39＝0.0025となる．

もし，21日間の曝露期間の毎日が独立で，同一のリスクであれば，どこかの時点

*12　通常ひずんだ分布に対しては，中心となる傾向を示す推定指標である幾何平均をここでは用いる．もし，目的が人口平均のリスクを推定するのであれば，むしろ単純な点推定よりも8章で使われる方法を用いるべきである．

で病気になるヒトの割合全体は，式 7-46 で与えられる．

$$P_{\mathrm{M}} = 1 - (1 - 0.0025)^{21} = 0.052$$

したがって，曝露量と曝露期間の推定値が与えられて，罹病者の割合は 5.2 %であると推定される．これは，実際に見られた割合 21 %と一致しないことに驚く必要はない．この計算を行うのに，多くの仮定をたて，不確実性の原因があり得るにもかかわらず，推定された罹病率と観察された割合は，定量的にはかなり類似している．8 章の予想される罹病率に対する信頼領域の評価方法を使って，(観察された罹病率を推定する不確実性は伴うが)それを観察された罹病率と比較することで，より厳密な比較を行うことができるであろう．このようなもっと正確な計算によって，*Cryptosporidium* の用量-反応は，ミルウォーキーでの感染事故のデータを使って検証されると結論付けられている[35]．

7.8 付　録

最もフィットした用量-反応パラメータの値は，非制限的最適化問題として解くことができる．この計算は，マイクロソフト社の EXCEL のような表計算ソフトにある組み込まれている SOLVER を 6 章で述べたのと同様なアプローチで実行できる．この付録では，用量-反応関係への信頼区間を確認するために表計算の利用を行ってみる．

表 7-4 に示すロタウイルスのデータベースを考える．用量-反応曲線の上位 95 %信頼区間を，0.0001 ウイルスの平均用量で計算してみる．言い換えると，平均用量 0.0001 ウイルスの曝露に関する推定リスクはどれくらいか？　ベータ-ポアソンモデルが 6.82 の残差逸脱度でこのデータセットにフィットすることを思い出されたい．

初めのステップは，逸脱度の限界値を計算することであり，つまりパラメータの組合せが 95 %の信頼領域にあるような逸脱度の最大許容値(そしてそれによって導かれるリスクの推定値)は何かということである．変化させるパラメータは 2 つある(α と N_{50})．したがって，自由度が 2 である．自由度 2 の χ^2 分布の上位 95 パーセン

	A	B	C	D	E	F	G
1		**dose**	**pos**	**total**	**f obs**	**f beta**	**2 ln L**
2		90000	3	3	1.000	0.896	0.656
3		9000	5	7	0.714	0.856	0.932
4		900	7	8	0.875	0.800	0.315
5		90	8	9	0.889	0.722	1.491
6		9	8	11	0.727	0.614	0.626
7		0.9	1	7	0.143	0.464	3.284
8		0.09	0	7	0.000	0.267	4.350
9		0.009	0	7	0.000	0.079	1.153
10							
11							
12							
13		target dose				risk	
14		1.00E-04				0.001232	
15							
16							
17				ln transforms			
18		N50	1.464	0.382			
19		alpha	0.143	-1.946		p value	0.05
20		Y()=2 ln L	12.807			chi sq 2 df,	5.991
21		Y*	6.815				
22							
23		Y()-Y*	5.991				

図 7-18 用量-反応信頼区間の計算を行うスプレッドシート

	A	B	C	D	E	F
1		**dose**	**pos**	**total**	**f obs**	**f beta**
2		90000	3	3	=C2/D2	=1-(1+B2*(2^(1/$C$19)-1)/$C$18)^(-$C$19)
3		9000	5	7	=C3/D3	=1-(1+B3*(2^(1/$C$19)-1)/$C$18)^(-$C$19)
4		900	7	8	=C4/D4	=1-(1+B4*(2^(1/$C$19)-1)/$C$18)^(-$C$19)
5		90	8	9	=C5/D5	=1-(1+B5*(2^(1/$C$19)-1)/$C$18)^(-$C$19)
6		9	8	11	=C6/D6	=1-(1+B6*(2^(1/$C$19)-1)/$C$18)^(-$C$19)
7		0.9	1	7	=C7/D7	=1-(1+B7*(2^(1/$C$19)-1)/$C$18)^(-$C$19)
8		0.09	0	7	=C8/D8	=1-(1+B8*(2^(1/$C$19)-1)/$C$18)^(-$C$19)
9		0.009	0	7	=C9/D9	=1-(1+B9*(2^(1/$C$19)-1)/$C$18)^(-$C$19)
10						
11						
12						
13		target dose				risk
14		0.0001				=1-(1+B14*(2^(1/$C$19)-1)/$C$18)^(-$C$19)
15						
16						
17				ln transforms		
18		N50	=+EXP(D18)	0.381504		
19		alpha	=+EXP(D19)	-1.9457125		p value
20		Y()=2 ln L	=SUM(G2:G9)			chi sq 2 df, 95 %
21		Y*	6.81529			
22						
23		Y()-Y*	=+C20-C21			

図 7-19 用量-反応信頼区間の計算を行うスプレッドシー

タイルは，5.992 である．したがって，6.815＋5.992＝12.807 以下の逸脱度を生むどのパラメータの組合せも信頼領域にある．したがって，(もともとの用量-反応データに関する)逸脱度が 12.807 以下であるという制約条件で，10^{-4} の用量で推定リスクを最大にするパラメータの組合せを探すことにする．

図 7-18，7-19 は計算のための表計算ソフトを示している．**図 7-18** は，数値の画面を，**図 7-19** は，個々のセルに入っている数式を示している．B, C, D 列(2〜9 行)で，もとの用量-反応データが示されている．D18 と D19 のセルは想定される用量-反応パラメータの対数変換値で，C18 と C19 のセルはこれらの値の算術値である．E2〜9 は，観察された反応の割合(π_i^0)である．F2〜9 のセルは，(ベーター-ポアソンモデルでの)仮定した用量-反応パラメータを用いた反応を計算したものである．G2〜9 のセルは，それぞれの行からの逸脱度の寄与を示している．G2〜9 までセルに数式を入れる際，条件判定文(IF 文)が対数値に 0 あるいは無限が入ることを避けるために使われていることに注意する．

B14 セルは，信頼限界を求める目標の用量の数値が入っている．F14 セルは，この値から(F2〜9 までのセルに同じ数式を入れて)計算されるリスクの値が入っている．G19 セルは，信頼限界の有意水準が入っている．この値と自由度から，G20 セルは，χ^2 分布の値を計算している．C20 セルは G2〜9 セルの値を足して得られる逸脱度を含む．G21 セルには，(もとの最適値から得られる)最適の逸脱度の数値が入っている．したがって，余剰の逸脱度は，C23 セルの差によって得られる．

図 7-20 には，SOLVER の実施パネルを示している．目標とする用量(F14 セル)で予想される反応を最大化することを探してみる．

G
2 ln L
=-2*(C2*IF(C2>0,LN(F2/E2),0)+(D2-C2)*IF(E2<1,LN((1-F2)/(1-E2
=-2*(C3*IF(C3>0,LN(F3/E3),0)+(D3-C3)*IF(E3<1,LN((1-F3)/(1-E3
=-2*(C4*IF(C4>0,LN(F4/E4),0)+(D4-C4)*IF(E4<1,LN((1-F4)/(1-E4
=-2*(C5*IF(C5>0,LN(F5/E5),0)+(D5-C5)*IF(E5<1,LN((1-F5)/(1-E5
=-2*(C6*IF(C6>0,LN(F6/E6),0)+(D6-C6)*IF(E6<1,LN((1-F6)/(1-E6
=-2*(C7*IF(C7>0,LN(F7/E7),0)+(D7-C7)*IF(E7<1,LN((1-F7)/(1-E7
=-2*(C8*IF(C8>0,LN(F8/E8),0)+(D8-C8)*IF(E8<1,LN((1-F8)/(1-E8
=-2*(C9*IF(C9>0,LN(F9/E9),0)+(D9-C9)*IF(E9<1,LN((1-F9)/(1-E9
0.05
=CHIINV(G19,2)

トの計算式

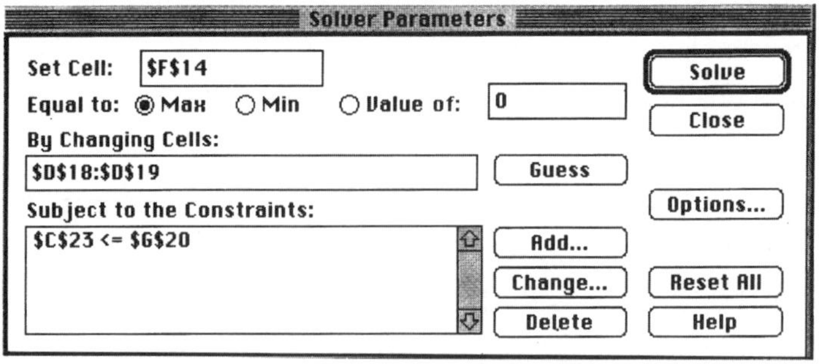

図 7-20　用量-反応信頼区間の計算を行う SOLVER のセットアップ

これは，対数の用量-反応パラメータの数値(D18 と D19 セル)を変化させることで実行できる．余剰の逸脱度(C23 セル)が χ^2 分布の限界値(G20 セル)以下となるという制約条件に従う時の最大化として実施される．用量-反応曲線の下限値を得るために，SOLVER の画面(**図 7-20**)の Min というボタンをチェックすることができる．表計算ソフトを使って，(**図 7-12** の線で示したように)異なる用量の値(B14 セル)でこれを繰り返し，リスクの値の結果を結ぶことで，2 つの信頼幅をすべて得ることができる．

7.9　問　　題

7-1　式 7-21 のベータ-ポアソンモデルで$\alpha \to \infty$となる極限をとりなさい．(極限での)ベータ-ポアソンモデルのパラメータと式 7-7 の指数モデルのパラメータ r の関係に関してこの結果はどのようなことがいえるか？

7-2　**例 7-1** で解析したロタウイルスのデータを対数ロジスティックモデルとワイブルモデルにフィットさせなさい．

7-3　**例 7-2** のデータにフィットするベータ-ポアソンモデルのパラメータを使って，そのパラメータに一致するベータ分布をプロットしなさい．あなたの観察に関する生物学的な合理性について議論しなさい．

7-4　指数型用量-反応関係は，ワイブル型用量-反応関係のある特殊なケースと考えられる．**例 7-2** の答えから，指数モデルと比べ，フィッティングにワイブルモデルが統計的に有意な改善をもたらすかどうかを判断しなさい．

7-5　**表 7-7** の *Cryptosporidium* のデータの傾向について Cochran-Armitage 検定を適用しなさい．

7-6　*Salmonella anatum* のデータ(**表 7-8**)を指数モデルにフィットさせ，ベータ-ポアソンモデルが指数モデルと比べ相対的にフィッティングについて統計的に有意な改善が起こっているかどうか決定しなさい．

7-7　*S.anatum*(**表 7-8**)のベータ-ポアソン用量-反応曲線に関して 95 %信頼限界値を決定しなさい．

7-8　*S.anatum* のデータを対数プロビットモデルにフィッティングし，用量-反応曲線に対する 95 %信頼限界を求めなさい．それらのフィッティングの状況と用量-反応曲線の信頼区間をベータ-ポアソンモデルと比べなさい．

参考文献

1. Abramowitz, M., and I. A. Stegun, eds. 1965. Handbook of mathematical functions. Dover Publications, New York.
2. Armitage, P., G. G. Meynell, and T. Williams. 1965. Birth–death and other models for microbial infection. Nature 207:570–572.
3. Armitage, P., and C. C. Spicer. 1956. The detection of variation in host susceptibility in dilution counting experiments. J. Hyg. 54:401–414.
4. Barnett, V., and T. Lewis. 1994. Outliers in statistical data, 3rd ed. Wiley, New York.
5. Bates, D. M., and D. G. Watts. 1988. Nonlinear regression analysis and its applications. Wiley, New York.
6. Beckman, R. J., and R. D. Cook. 1983. Outlier........s. Technometrics 25(2):119–163.
7. Chappell, W. R. 1992. Scaling toxicity data across species. Environ. Geochem. Health 14(5):71–80.
8. Christensen, E. R. 1984. Dose response functions in aquatic toxicity testing and the Weibull model. Water Res. 18:213–221.
9. Christensen, E. R., and C.-Y. Chen. 1985. A general noninteractive multiple toxicity model including probit, logit and Weibull transformations. Biometrics 41: 711–725.
10. Council for Agricultural Science and Technology. 1994. Foodborne pathogens: risks and consequences. Task Force Report 122. CAST, Ames, IA.

11. Crump, K. S., H. A. Guess, and K. L. Deal. 1977. Confidence intervals and test of hypotheses concerning dose response relations inferred from animal carcinogenicity data. Biometrics 33:437–451.
12. Duncan, H. E., and S. C. Edberg. 1995. Host–microbe interaction in the gastrointestinal tract. Crit. Rev. Microbiol. 21(2):85–100.
13. Dupont, H., C. Chappell, C. Sterling, P. Okhuysen, J. Rose, and W. Jakubowski. 1995. Infectivity of *Cryptosporidium parvum* in healthy volunteers. N. Engl. J. Med. 332(13):855.
14. Dupont, H. L., S. B. Formai, R. B. Hornick, M. J. Snyder, J. P. Libonati, D. G. Sheahan, E. H. Labrec, and J. P. Kalas. 1971. Pathogenesis of *Escherichia coli* diarrhea. N. Engl. J. Med. 285(1):1–9.
15. Dupont, H. L., and J. J. Mathewson. 1991. *Escherichia coli* diarrhea, pp. 239–254. *In* A. S. Evans and P. S. Brachman, eds., Bacterial infections of humans: epidemiology and control, 2nd ed. Plenum Medical Book Co., New York.
16. Edberg, S. C. 1996. Assessing health risk in drinking water from naturally occurring microbes. J. Environ. Health 58(6):18–24.
17. Efron, B., and R. J. Tibshirani. 1993. An introduction to the bootstrap, monographs on statistics and applied probability. Chapman & Hall, New York.
18. Ewald, P. W. 1991. Waterborne transmission and the evolution of virulence among gastrointestinal bacteria. Epidemiol. Infect. 106:83–119.
19. Fazil, A. M. 1996. M.S. thesis. Drexel University.
20. Ferguson, W. W., and R. C. June. 1952. Experiments on feeding adult volunteers with *Escherichia coli* 111 B_4: a coliform organism associated with infant diarrhea. Am. J. Hyg. 55:155–169.
21. Finlay, B. B., and S. Falkow. 1989. Common themes in microbial pathogenicity. Microbiol. Rev. 53(2):210–230.
22. Finney, D. J. 1971. Probit analysis, 3rd ed. Cambridge University Press, Cambridge.
23. Furumoto, W. A., and R. Mickey. 1967. A mathematical model for the infectivity–dilution curve of tobacco mosaic virus: experimental tests. Virology 32:224.
24. Furumoto, W. A., and R. Mickey. 1967. A mathematical model for the infectivity–dilution curve of tobacco mosaic virus: theoretical considerations. Virology 32: 216.
25. Gaddum, J. H. 1933. Reports on biological standards. III. Methods of biological assay depending upon a quantal response. His Majesty's Stationery Office, London.
26. Gerba, C. P., and C. N. Haas. 1988. Assessment of risks associated with enteric viruses in contaminated drinking water. ASTM Spec. Tech. Publ. 976:489–494.
27. Gerba, C. P., J. B. Rose, and C. N. Haas. 1996. Sensitive populations: who is at the greatest risk? Int. J. Food Microbiol. 30(1–2):113–123.
28. Glynn, J. R., and D. J. Bradley. 1992. The relationship between infecting dose and severity of disease in reported outbreaks of *Salmonella* infections. Epidemiol. Infect. 109:371–386.
29. Goldberg, L. J., H. M. S. Watkins, M. S. Dolmatz, and N. A. Schlamm. 1954. Studies on the experimental epidemiology of respiratory infections. VI. The re-

lationship between dose of microorganisms and subsequent infection or death of a host. J. Infect. Dis. 94:9–21.

30. Goldstein, S. T., D. D. Juranek, O. Ravenholt, A. W. Hightower, D. G. Martin, J. L. Mesnick, S. D. Griffiths, A. J. Bryant, R. R. Reich, and B. L. Herwaldt. 1996. Cryptosporidiosis: an outbreak associated with drinking water despite state of the art water treatment. Ann. Intern. Med. 124(5):459–468.
31. Graham, D. Y., M. K. Estes, and L. O. Gentry. 1983. Double-blind comparison of bismuth subsalicylate and placebo in the prevention and treatment of enterotoxigenic *Escherichia coli* induced diarrhea in volunteers. Gastroenterology 85: 1017–1022.
32. Haas, C. N. 1994. Dose–response analysis using spreadsheets. Risk Anal. 14(6): 1097–1100.
33. Haas, C. N. 1983. Estimation of risk due to low doses of microorganisms: a comparison of alternative methodologies. Am. J. Epidemiol. 118(4):573–582.
34. Haas, C. N., C. Crockett, J. B. Rose, C. Gerba, and A. Fazil. 1996. Infectivity of *Cryptosporidium parvum* oocysts. J. Am. Water Works Assoc. 88(9):131–136.
35. Haas, C. N., and J. B. Rose. 1994. Presented at the Annual Conference of the American Water Works Association, New York.
36. Halstead, S. B. 1982. Immune enhancement of viral infection. Prog. Allergy 31: 301–364.
37. Haraldo, C., and S. C. Edberg. 1997. *Pseudomonas aeruginosa:* assessment of risk from drinking water. Crit. Rev. Microbiol. 23(1):47–75.
38. Hinckley, D. V. 1988. Bootstrap methods. J. R. Stat. Soc. B 50(3):321–337.
39. Hornick, R. B., S. I. Music, R. Wenzel, R. Cash, J. P. Libonati, and T. E. Woodward. 1971. The Broad Street Pump revisited: response of volunteers to ingested cholera vibrios. Bull. N. Y. Acad. Med. 47(10):1181–1191.
40. Huq, A., R. R. Colwell, R. Rahman, A. Ali, and M. A. R. Chowdhury. 1990. Detection of *Vibrio cholerae* O1 in the aquatic environment by fluorescent-monoclonal antibody and culture methods. Appl. Environ. Microbiol. 56(8):2370–2373.
41. Johnson, N. L., S. Kotz, and N. Balakrishnan. 1994. Continuous univariate distributions, Vol. 1, 2nd ed. Wiley-Interscience, New York.
42. Johnson, N. L., S. Kotz, and N. Balakrishnan. 1995. Continuous univariate distributions, Vol. 2, 2nd ed. Wiley, New York.
43. Johnson, N. L., S. Kotz, and N. Balakrishnan. 1994. Discrete univariate distributions, 2nd ed. Wiley-Interscience, New York.
44. June, R. C., W. W. Ferguson, and M. T. Worfel. 1953. Experiments in feeding adult volunteers with *Escherichia coli* 55 B_5: a coliform organism associated with infant diarrhea. Am. J. Hyg. 57:222–236.
45. Lauffer, M. A., and W. C. Price. 1945. Infection by viruses. Arch. Biochem. 8: 449–469.
46. Levin, B. R. 1996. The evolution and maintenance of virulence in microparasites. Emerg. Infect. Dis. 2(2):93–102.
47. Mac Kenzie, W. R., N. J. Hoxie, M. E. Proctor, M. S. Gradus, K. A. Blair, D. E. Peterson, J. J. Kazmierczak, K. R. Fox, D. G. Addias, J. B. Rose, and J. P. Davis. 1994. Massive waterborne outbreak of *Cryptosporidium* infection associated with

a filtered public water supply, Milwaukee, Wisconsin, March and April 1993. N. Engl. J. Med. 331(3):161–167.

48. Mac Kenzie, W. R., W. L. Schell, B. A. Blair, D. G. Addiss, D. E. Peterson, N. J. Hozie, J. J. Kazmierczak, and J. P. Davis. 1995. Massive outbreak of waterborne *Cryptosporidium* infection in Milwaukee, Wisconsin: recurrence of illness and risk of secondary transmission. Clin. Infect. Dis. 21:57–62.
49. McCullough, N. B., and C. W. Eisele. 1951. Experimental human salmonellosis: I. Pathogenicity of strains of *Salmonella meleagridis* and *Salmonella anatum* obtained from spray dried whole egg. J. Infect. Dis. 88:278–289.
50. Meynell, G. G., and B. A. D. Stocker. 1957. Some hypotheses on the aetiology of fatal infections in partially resistant hosts and their application to mice challenged with *Salmonella paratyphi-B* or *Salmonella typhimurium* by intraperitoneal injection. J. Gen. Microbiol. 16:38–58.
51. Moran, P. A. P. 1954. The dilution assay of viruses. J. Hyg. 52:189–193.
52. Morgan, B. J. T. 1992. Analysis of quantal response data. Chapman & Hall, London.
53. Piegorsch, W. W. 1994. Environmental biometry: assessing impacts of environmental stimuli via animal and microbial laboratory studies, pp. 535–559. *In* G. P. Patil and C. R. Rao, eds., Handbook of statistics, Vol. 12. Elsevier Science, New York.
54. Prentice, R. L. 1976. A generalization of the probit and logit methods for dose response curves. Biometrics 32:761–768.
55. Rose, J. B. 1993. Results of the samples collected from Milwaukee associated with a waterborne outbreak of *Cryptosporidium*. Personal communication.
56. Rose, J. B., and C. N. Haas. 1994. Presented at the Annual Conference of the American Water Works Association, New York City.
57. Rose, J. B., C. N. Haas, and S. Regli. 1991. Risk assessment and the control of waterborne giardiasis. Am. J. Public Health 81:709–713.
58. Roseberry, A. M., and D. E. Burmaster. 1992. Log-normal distributions for water intake by children and adults. Risk Anal. 12(1):99–104.
59. Roszak, D. B., and R. R. Colwell. 1987. Survival strategies of bacteria in the natural environment. Microbiol. Rev. 51(3):365–379.
60. Rubin, L. G. 1987. Bacterial colonization and infection resulting from multiplication of a single organism. Rev. Infect. Dis. 9(1):488–493.
61. Ryan, L. 1992. The use of generalized estimating equations for risk assessment in developmental toxicity. Risk Anal. 12(3):439–447.
62. Singh, A., R. Yeager, and G. McFeters. 1986. Assessment of in vivo revival, growth and pathogenicity of *Escherichia coli* strains after copper and chlorine induced injury. Appl. Environ. Microbiol. 52(4):832.
63. Smith, H. 1990. Pathogenicity and the microbe in vivo. J. Gen. Microbiol. 136: 377–383.
64. Stuart, A., and J. K. Ord. 1987. Kendall's advanced theory of statistics, 5th ed., Vol. 2: Classical inference and relationship. Oxford University Press, New York.
65. Teunis, P. F. M. Infectious gastroenteritis: opportunities for dose–response modeling. Unpublished manuscript. Rijkinstituut Voor Volksgezondheid en Milieu.

66. Teunis, P. F. M., N. J. D. Nagelkerke, and C. N. Haas. Dose response models for infectious gastroenteritis. Unpublished.

67. The MathWorks Inc. 1994. MATLAB, 4.1 ed. MathWorks, Natick, MA.

68. Travis, C. C., and J. M. Morris. 1992. On the use of 0.75 as an interspecies scaling factor. Risk Anal. 12(2):311–317.

69. Turner, M. E., Jr. 1975. Some classes of hit-theory models. Math. Biosci. 23:219–235.

70. Ward, R. L., D. L. Bernstein, E. C. Young, J. R. Sherwood, D. R. Knowlton, and G. M. Schiff. 1986. Human rotavirus studies in volunteers: determination of infectious dose and serological response to infection. J. Infect. Dis. 154(5):871.

71. WaveMetrics Inc. 1996. Igor Pro, 3.0 ed. WaveMetrics, Lake Oswego, OR.

72. Williams, T. 1965. The basic birth–death model for microbial infections. J. R. Stat. Soc. B 27:338–360.

第 8 章　リスクの特徴付けの実行

リスクの特徴付けとは，「『用量-反応関係と曝露評価』の結果を，単一または複数の定量的リスク推定を含むリスクの文書にまとめること」である[16]. リスク推定を構成する中で決定しなくてはならないのは，どのような推定結果が意思決定者や利害関係者の要請に最も適したものであるかである．例えば，次の結果の算定は，微生物リスク評価として適切なものであろう(それぞれの推定値は，決定すべきことが社会的にどの程度重要なのかを確かめるための，政策選択の一例として評価されることになる).

・典型的なヒトへの感染リスクの期待値.

・ある地域社会における発病数の期待値.

・発病数の期待値における信頼区間上限値.

・「多く曝露された」ヒトの発病に対する信頼区間上限値.

・ある時刻における，ある地域社会に存在する発病数の最大値.

これらのそれぞれの推定値(上記リストが，すべてではない)は，与えられた政策の選択肢に対して単一の数値からなり，これを点推定(point estimate)と呼ぶ. 初めの 2 つの値は，結果の中心部の算定を行おうとしている．次の 2 つの値は，ある多めの値，あるいは結果の「控え目な」算定を行おうとしている．最後の値は，病気のダイナミクス(潜伏期間，発病期間)の情報を，曝露の関数である流行による損失を評価するために必要とした．それら(および他の点推定)のいずれにおいても明らかにできないのは，入力量およびリスクの種類の仮定に対する不確実性と変動を表す値の範囲である.

それとは対照的に，あるリスクの区間推定は，信頼区間かあるいは結果としてのリスクの全確率分布で表される．リスクの特徴付けにおける不確実性と変動の算定は，「不確実性を考慮しない意思決定は，意思決定と呼ぶに値しない」といわれてきている[59]ため，重要である．間接的に，先のリストの3番目と4番目は，基礎となる不確実性と変動を考慮しようとしているが，後で述べるように不明確な方法で考慮されている．

リスクの全確率分布を知ることがなぜ重要か，例を用いて説明しよう．3つの政策の選択肢（A，B，Cで示す）が考えられたとする．点推定を用いて，**図 8-1** の実線で表されるリスクの特徴付けが得られる．推定されたリスクの全確率密度関数は，曲線のように与えられる．その3種の政策において，リスクの中心点推定は，実線のように計算されるであろう（例えば，それらがリスクの算術平均を表すよう意図される）．

しかし明らかに，政策Aは，中心点が超過される確率（あるいは非超過確率）が他の政策よりも低いし，確率分布が相対的に中心点から左右対称である．しかし政策BとCの場合は，それぞれ中心点を下回る，または上回る可能性が高い．それ故，もし意思決定者が予期せぬような大きさのリスク（分布の右側の「尾」）の可能性に対して特に敏感であるならば，中心値が同じような値であるにもかかわらず，政策Cが最も不適切な選択肢となろう．そのため，分布関数（あるいは，一般に区間推定）は，どのような単一の点推定よりも多くの情報を伝達することになる．

次に重要な区間推定の使い道は，信頼区間の広さに対して最も影響が大きい，リスクの特徴付けへの入力の評価にある．例えば，**図 8-1** において，（不確実性や変動の点で）リスク計算のどの入力が政策Cの右側の尾の長さに実質的に最も影響するのか問うことができる．可能であれば，選んだ選択肢の信頼性を意思決定者が大きくするために，この不確実性や変動の原因を減らす（例えば，新たな測定を付け加えるなど）ことが望まれよう．

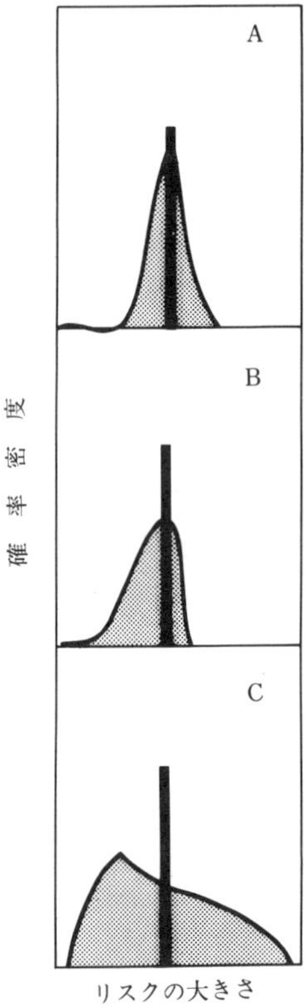

図 8-1　リスクの点推定と区間推定

筆者は，まず点推定に達する過程を概説する．そして，この方法は，微生物リスクの全区間推定へと一般化されることになる．

8.1　リスクの点推定

微生物曝露によるリスクの数値的な点推定に対しては，適切なパラメータの点推定を用い，曝露の点推定を用量-反応式へ直接代入することで，単一曝露のリスクを得ることができる．例えば，ある飲料水曝露のシナリオで，ウイルス曝露の点推定値が曝露当り 10^{-3} 個であると考えよう．用量-反応実験(例えば，**表 7-4** のデータ)より，用量-反応関係がパラメータ α を 0.265, N_{50} を 5.597 とした点評価となるベータ-ポアソン式であると決定できる(**例 7-1**)．このことから，単一曝露によるリスクは，次式により計算できる．

$$\pi=1-\left[1+\frac{10^{-3}}{5.597}(2^{1/0.265}-1)\right]^{-0.265}=6\times10^{-4} \tag{8-1}$$

さらにこれを拡張して，多くの人々がこのように曝露されることを仮定した場合，乗算により感染数の期待値を求めることができる．例を続けると，もしも 10 000人がその用量に曝露されたとすると，$(6\times10^{-4})(10\ 000)=6$ 個という感染数の結果が予測される．リスクの点推定においては，次の例に示されるように，計算に 2 あるいは 3 種より多い項目の入力を必要とする．

例 8-1　ある生の鶏肉の試料が 1 g 当り 10 個の *Salmonella anatum* を含んでいる．用量-反応曲線は，パラメータ $\alpha=0.291$, $N_{50}=44\ 400$ のベータ-ポアソンモデルである(**表 7-8** 参照)．人々は 1 食当り 200 g 消費する．調理の際に *Salmonella anatum* が 99.5 %減少するが，調理後の貯蔵で *Salmonella* 濃度が 50 %増大する．この料理の消費による(1 人当りの)リスクを計算せよ[*1]．

解　調理直後の濃度は，

[*1] **例 8-1** の数値は，例題として意図されただけのものであり，特定の調理法や実際の貯蔵を反映していない．

$$\left(10\,\frac{\text{微生物(個)}}{\text{試料重量(g)}}\right)(1-0.995)=0.05\,\frac{\text{微生物(個)}}{\text{試料重量(g)}}$$

となる．再増殖により，消費の際の微生物濃度は，

$$\left(0.05\,\frac{\text{微生物(個)}}{\text{試料重量(g)}}\right)(1.5)=0.075\,\frac{\text{微生物(個)}}{\text{試料重量(g)}}$$

となる．それ故，食事のたびに15個の細菌を飲み込むこととなる．これをベータ-ポアソンモデルの用量として(感染リスクについての)リスク推定をすると，

$$\pi=1-\left[1+\frac{15}{44\,000}(2^{1/0.291}-1)\right]^{-0.291}=9.7\times10^{-4}$$

となる．

このリスクの計算では5つの入力があることに留意されたい．すなわち，① 生の鶏肉における微生物濃度，② ベータ-ポアソンモデル用量の2つのパラメータ(α と N_{50})，③ 調理による減少，④ 調理後の増加，⑤ 消費される分量，である．

1人当りのリスク，あるいはある母集団中の被害者数の期待値であるリスクの点推定を使うことは，計算が単純でリスク管理者に対し比較的容易に情報を伝達できるという利点がある．しかし，ある状況(おそらく，多くの状況)では，計算結果に確実性の誤りをもたらす欠点がある．さらに，もし中央値がリスクの特徴付けのそれぞれの入力に使われたら，多くの人は結果として中央値が得られると考えるであろう．同様に，もし各入力に信頼区間上限値を用いれば，結果の(同様の信頼度における)上限値が計算されると考えるであろう．そのような推測は，どちらも全く正しくない．次の例題が最初の推測の例であり，その次の例題が第2の推測を扱っている．

x および y(おそらくは,曝露と潜在力をそれぞれ表す)という2変数の基づいたリスクの特徴付けを考える．全体のリスクは x/y となる．入力 x が5つの値(3×10^{-4}，4×10^{-4}，5×10^{-4}，0.001，0.008)のうちのどれかであるとする．また，入力 y は，3つの値(0.1, 0.5, 0.7)のうちのどれか(x と独立)であるとする．x と y の平均は，それぞれ0.00204と0.433である．x と y の中央値は，それぞれ 5×10^{-4} と0.5である．

もしも x/y の値が2つの入力の中央値で計算されれば，0.001になるが，両変数の平均で計算すると0.00471になる．さらに，x/y を x と y の全15種の組合せで計算すると，中央値と平均値は，それぞれ0.002と0.00913となる．このことは，一般に，(確率分布で記述され得る)ランダム変数の関数において，期待値(平均値)は入力の平均値で算定した値と等しくならず，また，中央値は入力の中央値で算定された中央値と等しくならない．(さらに，一般的に，全入力値の n 分の1パーセンタイルを代入して得られる値は n 分の1パーセンタイルには必ずしも等しくならない)そのような差の範囲は，誤差の拡大理論で計算することができる[39]．しかし，いずれ述べるように，数値的なモンテカルロ法を使うことで問題を扱うのが現在では一般に容易である．

8.1.1 複数回曝露

次に進む前に，複数回曝露の問題を扱う必要がある．7章で用量-反応モデルを導く際に用いたデータは，微生物の単一用量[あるいは塊]の曝露が不変なものとして規定されていた．多くの状況において感染体への曝露には，複数あるいは連続的な曝露の可能性がある．人々は水を毎日消費し，毎日食べ物を消費するなどの活動をしているため，頻繁な，あるいは実質的に連続的な曝露の機会を受けることとなる．このように，よく制御された塊に対して得られた用量-反応曲線を複数あるいは連続曝露にどのように適用するかが問題となる．

複数回曝露の理論を支えるようなよく制御された実験データは事実上存在しない．そのため，一般に生物学的に妥当だと考えられているいくつかの経験的仮定を用いることとなる．しかし，将来的には，このフレームワークの改訂を必要とする追加データが蓄積する可能性がある．そのため，そのような追加の情報を扱う方法も提案されるであろう．

食物中の微生物からのリスクを算定する際には一般に，1度の食事が1回の曝露をなすと考える．水や大気中の微生物によるリスクを算定する際には，1日が1回の曝露をなすと考える(すなわち，1日の曝露をなす微生物の総数が適切な用量-反応式へ代入される d であると解釈される)．

複数曝露を扱う方法は，2通りある．第一の方法は，Blissの化学毒物に対する方法[11]に従い，ある曝露によるリスクを他のどの単一曝露によるリスクからも統計的に独立であるとする方法である．この方法では，π_i が用量 d_i への曝露によるリスクであるとすれば，すべての曝露による総リスク(単一あるいは複数の感染，病気の影響がある確率) π_t は，次のように表される．

$$\pi_t = 1 - \prod_{j=1}^{i} (1 - \pi_i) \tag{8-2}$$

この二項定理に従っている結果は，影響の出る確率が，どのすべての曝露からも影響が全くない確率の乗積を 1 から引いたもので得られることを述べている．

第二の方法は，化学の分野で線形等用量法[40]と呼ばれるもので，Berenbaum により定量的に説明されてきた[7～9]ものである．これと同じ方法が，危険度の指標として，生態リスク評価や非発癌化学物質のリスク評価にも用いられてきた[41, 54]．微生物の場合には，この方法は，後で明らかにする理由により「用量蓄積原理の適用」と名付けられる．微生物の用量-反応式は，用量の関数 $f(d)$ で表され，それがリスクとなる．この関数は，逆関数が求まり，決まったリスク π となる用量を計算する関数は，$f^{-1}(\pi)$ と書ける．この表記にしたがって，総リスクは，次の式で表される．

$$\sum_{j=1}^{i} \frac{d_j}{f^{-1}(\pi_t)} = 1 \tag{8-3}$$

しかし，総和の式の各項における分母は同一なので，この式は次のように書ける．

$$f^{-1}(\pi_t) = \sum_{j=1}^{i} d_j \tag{8-4}$$

左辺の逆関数を求めて次の結果を得る．

$$\pi_t = f\left(\sum_{j=1}^{i} d_j\right) \tag{8-5}$$

式 8-5 は，複数回曝露のからの総リスクが，各用量を加算しその総和した値を適切な用量-反応式の用量に代入することで得られることを示している．言い換えれば，この方法では，曝露の順番と時刻は，反応に影響しない．

補足的に説明すると，それら両方の方法は，複数回曝露を受ける順番にかかわらず同じ結果となる．言い換えると，少量の曝露に先んじる多量の曝露は，多量の曝露に先んじる少量の曝露の場合と同じ反応になると予測される．このことは，生物学的には必ずしも妥当でないかもしれないため，追加の研究の必要性を示している．例えば，微生物への初めの曝露は，次の曝露への感受性を少なくするよう影響する免疫反応を起こすかもしれない．それとは別に，ある感染体への初めの曝露が次の曝露への過敏症を引き起こすとする報告(食物，水や他の環境曝露から伝播すると一般にみなされている微生物によるものではないのだが)もある[31].

指数型の用量-反応モデルの場合，式 8-2 と式 8-3 による複数回曝露の結果は，同一となる．これは，式 8-2 に各指数項を置き換えることでわかる．

$$\pi_t = 1 - \prod_{j=1}^{i} \{1 - [1 - \exp(-rd_j)]\}$$

$$= 1 - \prod_{j=1}^{i} \exp(-rd_j) = 1 - \exp\left(-r\sum_{j=1}^{i} d_j\right) \tag{8-6}$$

式 8-6 は，実際，式 8-5 と形が同一である．実際，指数モデルが式 8-2 と式 8-3 の方法で式形が同一の結果となる唯一の用量-反応モデルであると示すことができる(M.J.Frank からの C.N.Haas への私信).

ベータ-ポアソンのように，低用量でおおむね線形である他のどんな用量-反応モデルにおいても(しかし，例えば，対数プロビットモデルやワイブルモデルは異なる)，式 8-2 と式 8-3 による方法は，総リスク自体が低い値であれば，数値的に近い解が得られる．まず，式 8-2 を次のように近似できることを認識されたい．

$$\pi_t = 1 - \prod_{j=1}^{i} (1 - \pi_i) \approx \sum_{j=1}^{i} \pi_i \tag{8-7}$$

この近似は，すべての $u \neq v$ を満たす u と v において，$\pi_u \pi_v \ll 1$ であれば，正しい．さらに，各リスクが次のように書けるとする．

$$\pi_i = ad_i \tag{8-8}$$

式 8-8 を式 8-7 に代入すれば，正しいことが証明される．

しかし，他の条件下においては，複数回曝露により算定されるリスクを，それぞれ独立と仮定するか，蓄積を仮定するかにより相当の差が生じるかもしれない．これを次の例で説明する.

例 8-2 食物を介しての *Salmonella anatum* への曝露を考える. 2 回の食事のそれぞれに対し, 合計 2 回の曝露があると考えられる. 最初の食事では微生物 10 000 個の曝露がある. 次の食事では微生物 25 000 個の曝露がある. その 2 回の曝露によるリスクは, 独立を仮定した場合と, 用量の蓄積を仮定した場合とでそれぞれどうなるか?

解 ベータ-ポアソンの用量-反応式を適用して, 用量 10 000 個と 25 000 個それぞれのリスクを求めると, 0.288 と 0.421 になる. それ故, 独立モデルだと, 総リスクは次のようになる.

$$\pi_t = 1-(1-0.288)(1-0.421)$$
$$= 0.588$$

用量の合計は 35 000 個なので, これをベータ-ポアソン式に代入すると, 0.468 というリスクの値となる. そのため, それぞれの仮定によるリスクの差はおおよそ 20 %となる.

独立モデルと用量蓄積モデルの両者とも, 用量間に共同作用的あるいは対立的どちらかの意味で, 相互作用が反映されるために(パラメータを付け加えることで)変形することができる[28～30]. しかし, (免疫や過敏症の現象を考慮するのに適した)複雑な混合モデルの必要性を評価するデータは存在しない.

8.2 区間推定

区間の推定の目的は, 推定されたリスクがどの程度の正確さを持つのかを判断するための範囲もしくは確率分布(もしくは, 確率分布の組)を求めることである. さらに, 区間推定と感度解析を組み合わせれば, 正確さに欠けている入力がリスク推定にどの程度の不正確さを与えているか確かめられる.

リスクの区間推定を行う時には, まずその入力が正確に与えられているものかどうか(つまりある１つの値なのか)，またある分布や範囲を持って与えられているかどうかを識別しておく必要がある．この評価においては，不確実性(さらにそのタイプも)と変動の概念を区別しておくことが有用である．

8.2.1　不確実性と変動

リスク推定における入力は，もしそれが「経験的研究や定量法上の精度の限界により部分的に不安である」ことを無視したものである場合，不確実なものである[22]．経験的にいってその入力について後から測定を加える努力によって，その不確実性の程度(すなわち，分布を特徴付ける標準偏差)を小さくすることができる．

対照的に，入力値の変動は，入力自身に本来存在している不均一性から生じるものである．例えば，もし，ビーチへ行く人々についてリスク推定(感染因子への曝露に関する)をすると，当然水泳をする程度に依存して，例えば，多く泳ぐヒトは少ないヒトより曝露されやすいというように曝露に(水中の感染因子の)関して変動が生じてしまう．曝露の強さに関連した行動についての人数の相対比率(言い換えると，それは確率分布であろう)を考えることにより，変動の特性評価をすることができる．曝露の違いから発生する不均一性の大きさは，後から(測定を加える)努力をしても小さくすることはできない．

したがって，不確実性と変動を両方持っている入力は，数学的には確率分布によって詳述することができるが，それらが本質的には異なる現象を指しているということを認識しておくことが重要である．そのため，最終的な特性評価に当たり不均一性(リスク推定の)の源を細かく分けることを主張してきた人もいる．それについて議論していこう．実際，リスク評価を実践してきた人の中の少数の人たちは，不確実性を詳述する時には決して確率分布を用いるべきではなく，むしろ区間算術法(もしくはファジーな算術法)を用いるべきだと論じてきた[22]．しかしながら，確率分布と区間算術法を混合した方法よりも，より忠実な方法と考えられている確率的なフレームワークに従うことにする．

(1)　不確実性の原因

リスク評価のための入力に生じる不確実性の原因はたくさんある．これらは，Finkel によって分類学的に区分けされている[23]．これらを図に再構成して**図 8-2**

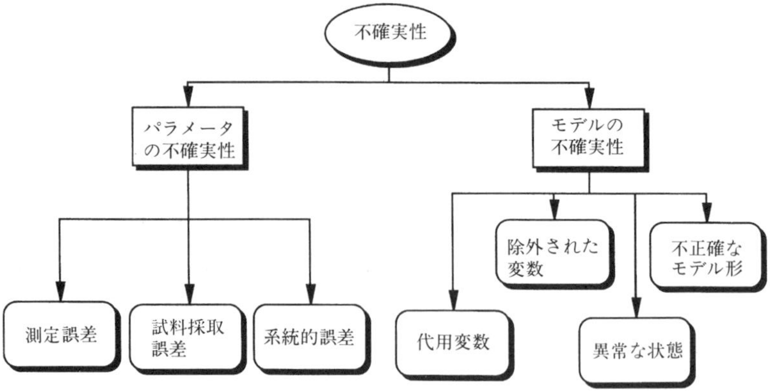

図 8-2　不確実性の分類(参考文献 23 による)

に示した．

「パラメータの不確実性」は，不連続な量の測定により生じる．測定誤差については，どうしても物理的な限界によって正確に決定できないことがある．例えば，飲料水への曝露評価において，その信頼性は，どうしてもアンケート調査により得られた水の消費量の情報によらねばならない．この量の算定法には，不正確さ(系統的な偏りと同様に)があるであろう．

パラメータの不確実性につながるランダムな誤差は，用いるデータ数が少ない時に典型的に起こる．曝露の要素として微生物濃度を測るために，少数の MPN 測定だけを用いることは，よくある典型的なランダムな誤差である．付け加えていえば，用量-反応評価を少ない被験体で行う時も用量-反応のパラメータの不確実性につながることになる．

系統的誤差は，データを集める時の避けがたい欠点により生じ，情報を決定する際の偏りを生む．リクレーション用の水を考えてみると，もし曝露を(例えば)午後3時に採水した試料だけの微生物濃度に基づいて決めるとすると，その微生物濃度に系統的な昼間の変動(潮の干満や，水泳者自身からの入力)が存在すれば，全水泳者へのリスクにおいて系統的誤差があるかもしれない．また，微生物感染に対しより感受性が高いとか，より重篤な影響を受ける一部のヒトがいる可能性を考慮しないことも別の系統的誤差の原因として潜在的にある[26]．

「モデルの不確実性」は，曝露評価や用量-反応評価を導くために用いられる構造的な式や関係式から生じる．モデルの不確実性には，さらに区分できる要素がいくつか存在する．対象とする量とモデル化されている量との間に(ランダムな，あるいは系統的な)違いが潜んでいる場合には,代用変数を用いることがモデルの不確実性を大きくする．代用変数を用いる微妙な類型が，用量-反応測定と環境試料に用いられる微生物の計数方法の特性の違いから，微生物リスク評価に生じる．用量-反応関係を求める際には，高い生物活性を持つ純株の微生物をよく使う．環境中の媒体や食物から微生物を測定する多くの場合には，生物活性の評価は不可能であったり，実用上無理であったり，かなり不正確なものであったりする．それ故，「測定できる」病原微生物量を実際の感染量の代用として使うことは，このタイプの不確実性の原因となる．

除外された変数による誤差は，モデルで考慮されていない要素が実際には非常に重要である場合に生じる．例えば，もし食物中の生物の生残率がpH，水分量や温度の関数としてモデル化されていれば，これを用いて曝露時における病原レベルの予測がなされる[10, 12]．しかし実際は，酸化還元電位の変化が生残率に影響するならば，この項目をモデルから除外しているために誤差の潜在的原因となるだろう．このように意外な事象の可能性は，評価するのが難しく，定量的視点からはあまり考えてこられなかった．

異常な状態が存在することも除外された変数の問題に関連している．稀ではあるが，非常に致命的な可能性を見逃しているとすると，リスクに関連するある側面を見落す可能性があるかもしれない．例えば，ある浄水場から供給される飲料水による微生物起因の病気のリスクをモデル化するとしよう．(消毒用)塩素注入システムと(塩素注入が不十分だと作業員に警告するための)塩素測定器が同時に動かなくなることによる不十分な処理の可能性がある(たぶんごく稀であるし，場所にもよるが)．このように同時に発生することは，非常に稀であると予期されるが，皆無ではない．それ故，そのような可能性をを考慮しなければ，この状況の全リスクへの寄与分を排除していることになってしまう．

モデルの形による不確実性も多くの道筋で生じる．曝露評価において，伝播についての関係式の形がいくつかある．**図 6-17** の例にある石灰処理によるウイルス除去の記述において，生残率は，対数正規分布であることをデータが示しているが，これはガンマ分布やワイブル分布と実質的に区別できないし，さらにそれらの分布は極端な値のところでは大きく異なる挙動を示すかもしれない(回帰確率が高かったり低い時に異なったリスクとなる)．用量-反応の評価の際には，回帰の値がデータに適合するもっともらしい(しかし，低容量へ外挿すれば異なる挙動なる)モデルがたくさんある．この不確実性となる原因の可能性のある事柄を具体化することが望まれている．

(2)　変動の原因

変動の原因は,特別な曝露もしくは特別な用量-反応特性となる理由が明らかである特性から生じる．例えば**表6-35**に示されているように，食物消費のパターンは，人種集団や地域によって系統的に異なる．したがって，そのような不均一性がある食べ物からの微生物リスクに関して，人種集団と地域によって生じる変動があると考えられる．同様に年齢や性別により飲料水の消費量も異なっている[50]．

あまり報告されてはいないが,用量-反応の感受性においても変動が存在するであろう．特に病気の深刻さに関していえば，年輩の人と非常に若い人では，ある生物への感受性が異なっていることが知られている[26]．同様に，栄養状態や他の健康状態(AIDSや免疫不全薬の使用など)の影響により，働く免疫システムの構成の割合が変動することで，その人の用量-反応や病気の深刻さが変わってしまう[18]．

(3)　不確実であるような変動

曝露を受ける人々の間の変動を表すある入力が確実性を持つとは考えられない．つまり不確実である変動を考えることができる．その特性は2つの原則的側面(**図8-2**に類似の)，またはそれらの組合せによって性質を特定できると考えられる．

どの型なのかが確実でないような変動があると考えよう．例えば，水の消費量分布は，通常は正規分布として表される[50]が，特殊な状況では他の代わりの分布型の方が適当なこともある．変動は，それを表す分布を決定付けているパラメータに関しても不確実となる．例えば，**表6-35**の食物消費の分布を考えよう．ある食べ物の値(卵の消費量など)は，調査から得られた平均値を示している．しかしそれは，限定された試料数に依存しており，考慮しておかねばならない採取誤差が存在しているはずである(たぶんこれは,調査結果をより詳細に分析すれば得られる標準偏差を持ち，平均値が中央になるような標準分布となる)．変動におけるこの不確実性が他の結果に結び付くかどうかは，その調査の規模に依存する．

筆者の中の何人かは，不確実である変動についての情報を調べるために，二次の確率変数を使用することについても述べてきた[15]. これについては，この方法がソフトウエアで簡単に実用化できるほど十分にまとまっていないが，概念については簡単に後で示す.

8.2.2 使用できるツール

リスク分析でしなければならないことは，(変動もしくは不確実性，あるいはそれらの組合せによって決められる)入力について既知または仮定の分布型があてはめられた時，全発病数のようなリスク測定値の分布，もしくは曝露した人だけのリスクの確率についての分布の特性を把握することである. このような問題に最も広く使われるのが次に詳細を示すモンテカルロ法である[14].

モンテカルロ法の代わりに使えるような方法は，原理的には存在する. 例えば，選ばれた出力量の確率分布を求めるのに，入力の確率分布に沿って(複数回)積分して行うことが可能である[53]. しかし，そのような積分は，解析的には無理かもしれないし，結果を出すのに用いる形式的な数値積分は，(モンテカルロ法と比較して)必ずしも実行するのに，十分でなかったり単純でないかもしれない. 二つ目の方法は，結果として得られる出力量を評価するために，確率変数の関数として誤差関数を拡げて用いることである[39]. しかしながらこのアプローチは，計算が単純ではなく，さらに出力の中でも極端な値などを計算するのには十分ではない. 以上のようなことから，特にコンピュータを十分に活用させていこうとする場合，リスク量についてより良い分布を求めるための方法としてモンテカルロ法が選ばれてきた.

モンテカルロという用語は，コンピュータで用いられる乱数を拡張して使用するところからきている. ある量 Z を求めたいリスク評価の出力としよう. これは，入力量(X_i, Y_j)の関数として求められる. 言い換えれば，$Z=f(X_i, Y_j)$ ということである. m 個の X_i(つまり $i=1\sim m$)と n 個の Y_j(つまり $j=1\sim n$)があり，X, Y 量は，摂取量(例えば，水の消費量)や微生物濃度(用量中の濃度)や用量-反応のパラメータや入力と出力 Z を結び付けるようなその他の因子を表す. X_i の量は，ある変動や不確実性を持つものとし(つまり，それらはある特定のパラメータによって規定された確率分布によって特定されるとする)，一方 Y_j の量は，固定値であるとする(変動も不確実性も持たない). さらに変動もしくは不確実性を持っている X_i をまず最初に考えながら，Z を求めるための関係式について考えていく限り，この方法の構造は十分に一般的であり(変動が不確実性をそれ自身の中に含んでいる時のように)ある X_i の分布が他の X_i の絶対値に依存してもかまわない.

モンテカルロ法では，何回も繰り返し試行計算が行われる．おのおのの試行計算においては, X 値に乱数値を適用する. 例えば, k 番目の試行計算には, 乱数の X_1^k, X_2^k, …, X_i^k と決めていく．そして Z を求めるための定義式を用いて，出力を以下の式のように計算する.

$$Z^k = f(X_i^k, Y_j) \tag{8-9}$$

膨大な回数(k の値は大きく，例えば，1 000 回)の試行計算を繰り返し，得られる結果の列 Z^k から，不確実性や変動を伴う入力分布から導かれた出力分布を算定する．このモンテカルロ法を単純な問題に適用した例を次に示す.

例 8-3　**例 6-16** で示したような未処理水の供給を考えよう. 流入する *Giardia*(ジアルジア)濃度(単位は，個/100 L である)は，パラメータ値として $\alpha=0.326$, $\beta=134$ で与えられるガンマ分布で表されるとする. 3 回の連続した 2 L 採水の中に合計で 10 シスト以上含まれる場合には, 水の供給を不適とするような規則を決めようとしている．水の供給が不適になる見込みはどれくらいであろうか.

解　この問題では実際に 2 つの別々の分布を含んでいる．一つは，任意の試料中の濃度は，適切なパラメータ値を持つガンマ分布型乱数によって与えられる．二つ目は，その濃度が与えられたとして，試料中に実際に現れるシスト数は，その試料の濃度に等しいパラメータ値を持つポアソン型乱数によって与えられる．それ故，**表 8-1** に示したように 2 段階ステップが必要である．表の 2 列目の欄は,

表 8-1　例 8-3 における試行

試行	試料濃度 (数/100 L)	2 L 中の平均数	2 L 中のシスト数	3 回の合計
1	39.38	0.79	0	4
2	4.32	0.09	0	
3	170.6	3.41	4	
4	72.32	1.45	2	9
5	34.34	0.69	0	
6	309.4	6.19	7	

決められたパラメータを用いた分布(を持つ乱数)から得られたガンマ分布型濃度を示している．3列目の欄は2Lの中にいると予期される平均シスト量(2列目の数字に2L/100Lを掛けたもの)を表している．4列目の欄は，平均値が3列目の値となるポアソン分布から得られる乱数値を整数で表したものである．最も右の欄は3回連続した試料中の合計を表している(合計のシスト量を表す)．

この計算を多数回繰り返した(3回試料を1 000セット行った)結果を**表8-2**に示した．11個以上シストが存在するセットは，36回現れる．したがって，規定値(最大許容値である10シスト)を超過する確率は，3.6％と算定される．

表8-2 例8-3の結果

3回連続した試験中のシスト	試行回数(1 000回から)
0	275
1	198
2	152
3	101
4	79
5	49
6	38
7	24
8	22
9	16
10	10
11以上	36

上記の例は比較的簡単な例である(実際には解析的に計算することができる*2)が，さらに複雑な計算は単純な解析的計算によっては求められない．モンテカルロ法が適用されるのはその後者の方である．

不幸にもモンテカルロ法を使う問題の多くは，簡単なスプレッドシートによって計算はできない．しかし計算表へ付け加えれば，リスク分析問題へのモンテカルロ法の適用が便利になるようなものもいくつか利用可能となっている．これらについては以下を参照されたい．

Crystal Ball
by Decisioneering Inc.
1515 Arapahoe Street, Suite 1311
Denver, CO 80202
phone: 800-289-2550 or 303-534-1515
URL: http://www.decisioneering.com
@Risk

*2 6章で示したように，ポアソン分布とガンマ分布の混合は負の二項分布となる．さらに(独立していて同じように分布している)負の二項分布の合計もまた負の二項分布となる(基礎の分布から得られるパラメータを持つ)．故にこの問題は累積型の負の二項分布を調べることにより解析的に解ける．

by Palisade Corporation
31 Decker Road
Newfield, NY 14867
phone: +(1)800-432-7475 or (1)607-277-8000
URL: http://www.palisade.com/

リスク評価に関するこの種のプログラムには，Vose よる一般的で目的が明確である良い参考があるので参照されたい[55].

また，リスク評価のために上記で示した2つのプログラムの，どちらよりも多くのプログラム数を要求する(本質的に項目数は少ないように心掛けているが)ところの一般的数学手法のパッケージが，別々に数種類ほど有用なものが出てきている．特に筆者は，以下のパッケージを用いて，良い成果を得ている．

MATLAB
by The MathWorks, Inc.
24 Prime Park way
Natick, MA 01760-1500
phone: 508-647-7000
URL: http://www.mathworks.com/

8.2.3 モンテカルロ分析実行の手引き

モンテカルロ法をリスク評価に用いる場合において，何回試行計算を繰り返せば結果が定常値に達するか，ということを考えておくことは重要であろう．これは対象としているリスク計算の個々の状況(例えば，上位のパーセンタイルを求める場合より，平均値もしくは中央値を求めるには回数はかなり少なくてよい)や，結果の本質的な不均一性(変動および不確実性)や，サンプルの取り方，といったことに依存する[*3]. 何回試行を繰り返すべきかという問いに対する最良の答えは，数値実験によって得られる．

---

*3 ラテン格子法による試行数の方が普通のモンテカルロ法の試行数よりも必要な反復数が少ないことがよくある．前者は，乱数をサンプル空間のすべての箇所に置くようにする方法である．また Gibbs sampler や importance sampling といったサンプリングによる改良方法もある．この方法では，特に端の方の値を求める時に計算速度が速い．しかし，これらのアルゴリズムは，まだ多くの一般的で利用可能パッケージに組み込ませる必要がある．

これを**例 8-3** に取り上げられている例で示そう．3 連続試料の合計が 10 シストを超える割合を様々な回数(例えば，50，100，200 回など)で試行計算を繰り返し算定することをそれぞれ 6 回行った．それぞれの試行計算回数での計算を 6 回行った結果から平均値(各回における 10 シストを超えた割合の)と標準偏差を計算した．**図 8-3** に結果として得られた平均値と標準偏差を 20〜1 000 回の範囲における試行計算回数の関数として表した．この分析より，少ない試行計算回数において 10 シスト超過割合の算定結果の不安定さが大きくなっていること，および，試行計算回数が多くなるに従って標準偏差が規則正しく減少していることがわかる．実際この場合では，この減少は，おおよそ試行計算回数の二乗根に反比例している．このように二乗根と反比例関係になるだろうということには理論的な理由がある．これらのことにより，どんな場合でも能力的に十分な計算機があれば，モンテカルロ法の試行計算回数を増やすことにより，どの程度(任意に小さく)までも正確に算定することができるということがわかる．例えば，この問題においては，もし正確さ(標準偏差を平均値で割った値と定義しよう)について 10 %が許容範囲とするならば，試行回数は約 2 000 回が適当となる．

モンテカルロ法による出力計算において試行計算の回数と正確さの関係は，(入力の分布，出力の性質，乱数発生の本質から考えて)正確には一定でないが，リスク分析者は，**図 8-3** に示したような計算をすることで，試行計算回数と算定結果の正確さの関係を探求することはできる．この方法は，決まった試行計算回数におけるモンテカルロ計算によってどのくらいの正確さが保証されるのかということを知ることの手助けとなる．

リスク評価にモンテカルロ法を使用するにあたっては，完全に客観的でなく分析者によって見方が異なるという面が多い．Burmaster と Anderson[14]は，より良く実行するための多くの原理を列記し

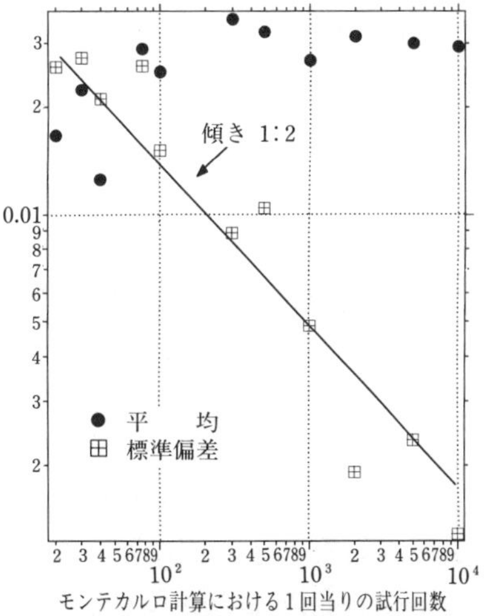

図 8-3　例 8-3 の出力(8 回計算を行ったうちの)の平均値と標準偏差に与える，モンテカルロ計算における 1 回当りの試行回数の影響

表 8-3　良いリスク評価のための原理

① 曝露量，潜在力，エンドポイントを計算するのに使用したすべての公式を文章でも計算表でも付表でも，どの形でもよいから示しておく．
② 区間推定（モンテカルロ法）と同様に点推定の両方を計算する．点推定は必要な最初のステップである．
③ モンテカルロ法を考えるために最も重要な入力を確かめるために，点推定の感度分析を行う．
④ モンテカルロ法の適用を，最も重要な経路，曝露ルート，エンドポイント（潜在リスクの管理者に最も重要なものである）に限定する．
⑤ 入力分布の平均値，中央値，最小値，最大値（先端を切った形の分布に関しては），それと 95 パーセンタイルについて記しておく．データ，専門家の判断，もしくは機構的な考察のいずれかによって，適当な分布を選択する．
⑥ 変動と不確実性が入力にどれだけ関わり，またどれだけばらつかせているかに関してそれぞれの分布ならびにそれらのパラメータについて記す．
⑦ 可能ならば，分布およびそのパラメータを選択するために実データを用いる．
⑧ 入力分布のパラメータを求めるために使用した統計の適合度を記しておく．
⑨ 相関があるといえるほどの相関の有無（順位相関の絶対値が 0.6 以上ある）と計算結果が潜在的に持つ影響についてを議論する．
⑩ すべての出力分布について，図や数的な形によって詳細な情報を出す．
⑪ モンテカルロ解析について蓋然性感度解析を行う．
⑫ 出力のリスク分布の数的な定常性を，シミュレーションに用いた試行回数と関連して記しておく．
⑬ 乱数発生の機構について，そのレベルを記しておく．
⑭ 方法の限界，バイアスおよび分析には用いなかったが考えられる因子について，量的な議論を行っておく．

出典：参考文献 14 から抜粋

た．これは**表 8-3** にまとめてある．この中のいくつかは，今後さらに発展させていくべきであろう．

(1)　入力分布の設定

リスク評価において，入力値へ分布型を指定してその値を算定することは，必要であり，かつ非常に重要なステップである．曝露評価や用量-反応評価に関する問題点は6章と7章でそれぞれ議論してきた．

Moore[45]は入力分布をリスク評価へ発展させるために階層的決定プロセスをまとめた．

① 変数は出力へ重大な影響を与えうるか，もしそうでなければ（入力分布の設定について）考慮する必要はない．
② 入力の変数を表す分布は，既知であるか．
③ もしそうでなければ，入力の変数へ特定の分布を設定するためのしっかりした理論的な理由があるか．

④　もしそうでなければ，分布に適合させるのに適当なデータがあるか．

⑤　もしそうでなければ，適切な代用があるか．そうならば上記のステップ②から④を繰り返せ．

⑥　もしそうでなければ，変数の一部分を示すようなデータが存在するか．そうならば上記のステップ②から④を繰り返せ．

⑦　もしそうでなければ，専門家の意見を聞く[20,26]．

ステップを進めるに従って分布型およびパラメータ値は明らかにより客観的になっていく．したがって，リスク測定における不確実性や変数を定義するのに，定義が不十分な入力を代用する場合は特別な注意が必要である．

8.2.4　簡単な例

モンテカルロ法や他の方法のいずれを用いる場合にも，リスクの区間推定を行うことが重要であることを簡単な例によって示しておく．**例 8-1** において扱った問題を**表 8-4** に示すようなパラメータ値で表される変数を持つように変えて扱う．表中で選んだ分布型は，実験データおよび専門家の判断によってなされたものとする．例えば，*Salmonella* の濃度は，鶏肉の無作為試料によって算定されたものであり，

表 8-4　変数を含むように修正した鶏肉の問題

		平均値	95％信頼区間の上限値
鶏肉中の *Salmonella* 濃度，x_1(数/g)	対数正規分布 平均＝10 標準偏差＝30 $\xi=1.151$ $\delta=1.517$	10	38.69
消費量，x_2(g)	三角分布 最小値＝50 最大頻度値＝200 最大値＝400	216.67	340.73
調理による減少，x_3(比)	ベータ分布 $\alpha=10$ $\beta=0.05$	0.995	0.9725†
保存中の増加，x_4	ワイブル分布 $a=0.5$ $c=2$	0.4431	0.8654

† 信頼下限値

消費する量は，消費者調査によって算定されたものであり，調理における減少率や保存中の増加率は，貯蔵実験(時間および温度を調べた)結果を生物学的予測モデルと組み合わせて算定されたものである．

表 8-4 中の平均値は，分布のパラメータ値と分布の平均値を求める解析式によって計算した．95％信頼区間の上限値は，累積分布関数の解析式から計算した．調理による減少率の場合は，(他の入力値が大きければ曝露が増えるのとは反対に)x_3値の低い方に曝露が増えるために，95％信頼区間の下限値を計算した(つまり，x_3の値より大きい値が分布の95％を占める)．

例 8-1 と同様に，飲み込まれると考えられる生物の平均数[*4](y)は，**表 8-4** 中の入力値から次の関係式を用いて計算される．

$$y = x_1 x_2 (1 - x_3)(1 + x_4) \tag{8-10}$$

y の値は，パラメータの平均値を用いるか，パラメータの95％信頼限界値を用いて(もしくは，中央値や75％信頼限界値などのその他の組合せを用いて)計算することができる．これら2つの場合に対して，式8-10を適用し，次のようになる．

$$y_{\text{mean}} = 10(216.67)(1 - 0.995)(1 + 0.4431) = 15.63 \tag{8-11}$$

$$y_{0.95} = 38.69(340.73)(1 - 0.9725)(1 + 0.8654) = 676.26 \tag{8-12}$$

表 8-4 中の分布を考慮しながらモンテカルロ分析を行う．それぞれの試行において乱数をそれぞれの分布から求め，これらの値(x_1, …, x_4 について)を用いて y の結果を式8-10で求める．それぞれ10 000回の試行によって**図 8-4** に示すような平均曝露値(y)の分布が決まる．**図 8-4(b)**は，累積分布を示している(平均曝露が指標値と等しいかそれ以下である確率のこと)．**(a)**は，その相補累積分布(complementary cumulative distribution：CCD)を示しており，平均の曝露が指標値と等しいか，それ以上である確率を示す．CCDのプロットは，分布の上限部分の詳細な説明の時に特に有用である．例えば，平均曝露値が100個の生物数以上になるのは，約10％であることが明らかである．

10 000回の試行の平均値による，平均曝露量分布における平均値は，生物数54.57個と算定される．その分布における95％信頼区間上限値は，［**図 8-4(a)**の中で5％

---

*4　ここでは平均値を使っているが，その理由は，飲み込まれる生物数を算定したい場合にこの平均値を用いて入力をポアソン分布にするためである．

のところから読み取るか，もしくは 10 000 回試行した値から数量的に求めると］生物数 199.8 個と算定される．これら 2 つの数字を式 8-10 と式 8-11 からの結果と比べると，平均曝露分布の平均値は，全入力の平均値を代用して簡単に計算した場合よりも大きくなることがわかる．平均曝露分布の 95 %上限値は，単純に入力値分布の 95 %を超えている値を個々に計算に代用して得られた値よりも小さい．特に後者については，モンテカルロ法による値は，単純な代用計算に比べて異常状態の発生予測を正確に算定していることになる．

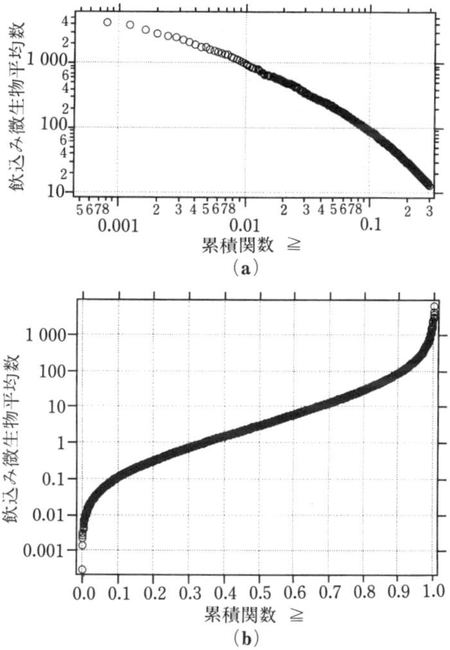

図 8-4　モンテカルロ計算の試行による平均微生物体曝露の分布．(a)相補累積分布　(b)全分布

一般的原理として，乱数を用いて求められる量の平均値は（非常に単純な場合は例外として），その量を求めるための式に乱数の平均値を単純に代用して求めた結果とは異なる．同様に乱数を用いて求めた分布の q パーセンタイルに当たる量は，入力の q パーセンタイルを求める式に代入して得られる値とも一般的に異なる．

モンテカルロ計算の出力の一つとして感度分析がある．言い換えれば，計算に用いる入力値を様々に変えた時の出力への相対的な影響がわかるということである．個々のモンテカルロ計算における試行計算は，特定の入力値の組合せによって行われる．入力と出力の相関を調べることによって，個々の部分の相対的な重要さを確かめることができる．これは相関値[*5]もしくは分散分析法を用いることによって求められる．

*5　最も一般的な方法は，順位相関係数もしくは Spearman 係数によるものである．これは入力と出力をそれぞれの中での順位で置き換える通常の（Pearson）相関と同じように行うものである．通常の相関係数が線形関係の場合でのみ用いられるのに対し，Spearman 係数は，線形ではないが単調な関係（例えば，指数的，対数的，二乗根的な関係）である場合に用いることができる．

図 8-5 は，問題の 4 つの入力値の順位相関係数をまとめた Crystal Ball 分析の実際の結果である．調理による減少率(x_3)と初期値(x_1)は，他の入力値に比べて微生物飲込み量の平均値へ最も大きく影響していることがわかる．したがって，調理後の減少した微生物濃度，および初期値を小さくすることが出力値を小さくするのに最も効果的であることになる．データをさらに集める努力が必要であるということを主張するため，もう一度不確実性と変動の相違点について以下に述べることにする．

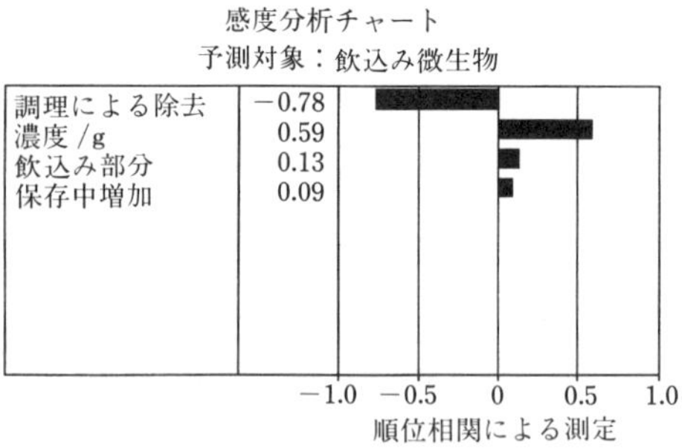

図 8-5　鶏肉中の *Salmonella* の問題における平均微生物用量の算定値に対する入力の順位相関係数

8.2.5　相関のある入力

先ほど示した例は，様々な入力分布のすべてが統計的に独立であると仮定している．単純にいえば，入力がある特定の値になる確率は，他のすべての入力の値に依存していないということである．これは，すべての場合において筋が通っていたり，通っていなかったりする．例えば，例題で考えてみると，調理による微生物除去率は処理前濃度に直接関係するであろう[*6]．このような相関は，モンテカルロ法によるリスク計算による予測値に影響を与えると考えられる．

まずこのような相関をどのように述べていけばよいか考えてみよう．後の計算のたびにこの相関について示していく．

(1)　通常の相関の基本的意味

2 つの分布が独立ということは，2 変数の密度関数[*7]が 1 変数の密度関数の単純な積で求められることを意味する．つまり，

$$h(x_2, x_2) = f_1(x_1) f_2(x_2) \tag{8-13}$$

---

*6　例えば，もしある部分が特に危ないと正しく認識された場合は，より慎重に食べものを扱うことになる．つまり調理による微生物の減少は，大きくなることになる．

*7　本節で使われている記号は，連続型分布に基づいている．離散型分布にも同様な説明が可能である．

f_1 と f_2 は, 2 つの確率変数による 1 変数の密度関数(周辺密度関数ともいう)であり, h は, 2 変数密度関数である. 後者の関数は, (x_1, x_2) の組となる確率密度を示すものである.

もし式 8-13 で定義された関係が厳密には成り立たないとすれば, それらの変数の間には, 何らかの相関が存在する. 例えば, 2 つの変数のそれぞれが 1 変数の正規密度関数で与えられるような 2 変数の正規分布の場合, 通常の Pearson 積率相関係数 ρ は, 2 つの乱数の間の相対関係を完全に特定することになる. その積率相関係数は, 2 つの 1 変数正規関数のパラメータとは独立に決まる(それらの平均値や標準偏差について).

あいにく, その積率相関係数を使用することは, 2 つの正規分布的な確率変数間の関係を述べるのに最も自然な方法であるのに, 関連している変数のどちらかもしくは両者共が正規分布以外の分布をしている時は, 数学的に非常に難しいものとなる. 代わりの方法としては順位相関係数(もしくは, Spearman 係数)を用いる方法がある. これは τ で表すことにする.

(2) 順位相関の概念

順位相関は, 数値例により最もうまく示すことができる. **表 8-5** で与えられるような数値の組を考える. 最初の 2 つの列は, 生データである. もし $x_{i,1}$ と $x_{i,2}$ がデータ i 番目の 2 つの変数とすれば(すなわち, 表の i 行目), 通常の相関係数は, 次のように計算される.

$$\rho=\frac{\sum_{i=1}^{k}(x_{i,1}-\overline{x_{\cdot,1}})(x_{i,2}-\overline{x_{\cdot,2}})}{\sqrt{\sum_{i=1}^{k}(x_{i,1}-\overline{x_{\cdot,1}})^2\sum_{i=1}^{k}(x_{i,2}-\overline{x_{\cdot,2}})^2}} \tag{8-14}$$

表 8-5 仮定した順位値とデータセット(x_1 と x_2)

x_1	x_2	r_1	r_2
7.17	17.65	8	10
0.73	1.73	1	1
3.48	4.36	3	4
4.37	10.03	6	9
1.09	2.26	2	2
11.79	7.01	10	8
4.43	4.39	7	5
4.10	5.40	5	6
3.60	3.87	4	3
10.12	6.73	9	7

ここで，$\overline{x_{\cdot,1}}$ と $\overline{x_{\cdot,2}}$ は，それぞれ x_1 および x_2 の算術平均である*8.

順位相関を得るために，数値データをそれらの変数に関するそれぞれの順位(順番)によって置き換える．もし2つ(もしくは，それ以上のデータ)が非常に近い場合は，それぞれにそのグループを単に順番に並べた場合の順番値の平均値を当てる*9. 例えば，3行目の(x_1 値の)0.73は，$x_{i,1}$ の中では最も小さい値であるので，順位は1と割り当てられる．また(x_1 値の)11.79は，最も大きな値であるので(データは10個であるため)，順位は10となる．x_2 値の4.36は，$x_{i,2}$ の中では4番目に小さいので，順位は4が当てられる，というようにしていく．生データ値をこの順位数に置き換えることによりSpearman相関を単純に求めることができる．つまり次式を得る．

$$\tau=\frac{\sum_{i=1}^{k}(r_{i,1}-\overline{r_{\cdot,1}})(r_{i,1}-\overline{r_{\cdot,2}})}{\sqrt{\left[\sum_{i=1}^{k}(r_{i,1}-\overline{r_{\cdot,1}})^2\right]\left[\sum_{i=1}^{k}(r_{i,2}-\overline{r_{\cdot,2}})^2\right]}} \tag{8-15}$$

しかし，これは参考文献[43]に従えばもっと単純化される[なぜならば，k 個のデータでは，必ずその平均値は，$(k+1)/2$ になるからである].

$$\tau=1-\frac{6\sum_{i=1}^{k}(r_{i,1}-r_{i,2})^2}{k(k^2-1)} \tag{8-16}$$

一般的に，この順位相関の絶対値が大きくなれば，2組の確率変数の間の依存性は，大きいといえる．

例 8-4　**表 8-5** のデータを使ってPearson相関およびSpearman相関を計算せよ．

解　EXCELのPEARSON関数を用いて計算すると，ρ は0.484となる．Spear-

*8 EXCEL環境では，2つの数列を用いて関数PEARSON( )を指定することにより，この相関係数を直接求めることができる．

*9 あいにく，EXCELに関数RANKはあるのだが，この方式には従っていない．したがって，近い値が存在する場合の順位相関係数を計算するために直接用いることはなかなか難しい．

man 相関を算定するには，まず $\Sigma_{i=1}^{k}(r_{i,1}-r_{i,2})^2$ を計算しなければならない．**表 8-5** よりこれは 28.0 となる．$k=10$ なので，式 8-16 を用いると，τ は 0.830 と計算される．

すべてのデータの組が相関していると考える必要はない．例えば，**表 8-6** のデータセット（**表 8-5** の x_2 の順番を置き換えて作ったもの）を考えよう．**表 8-6** の Spearman 相関係数は，τ が 0.030 となる．

表 8-6 仮定データの再アレンジ

x_1	x_2
7.17	17.65
0.73	10.03
3.48	6.73
4.37	5.40
1.09	1.73
11.79	2.26
4.43	4.36
4.10	4.39
3.60	3.87
10.12	7.01

表 8-5, 8-6 にある 2 つのデータセットを参考にして，確率変数から求めた関数値の相関の影響を示すことができる．両方のデータセットは，それぞれ x_1 と x_2 に関して完全に 1 変数の分布であり，これらの確率変数の相関を考えた時のみそれが異なる．言い換えれば，**表 8-6** の x_1 の欄の数値は，**表 8-5** と全く同じ分布を持ち，x_2 についても同じことがいえる．比率 $z_i=x_{i,1}/x_{i,2}$ からなる特別な分布を考えてみよう．2 つのデータセットのそれぞれについてその比率を計算し，相関がある場合（**表 8-5**）と比較的低い場合（**表 8-6**）のデータについてその累積分布をプロットした．さらにすべての $x_{i,1}$ と $x_{i,2}$ の組合せ（全部で 10×10＝100 通り）について，その比率を計算した．これらのプロット結果を**図 8-6** に示す．

相関が比較的低いデータセット（**表 8-6**）から計算によって求めた関数の分布は，すべての組合せから得られた分布と非常に近いものになった（後者の方は完全に独立であるためであろう）．しかし相関のある場合のデータからのものとそれ以外のものとのはっきりとした相違は，特に横軸の大きな領域と小さな領域において見られたにすぎない．

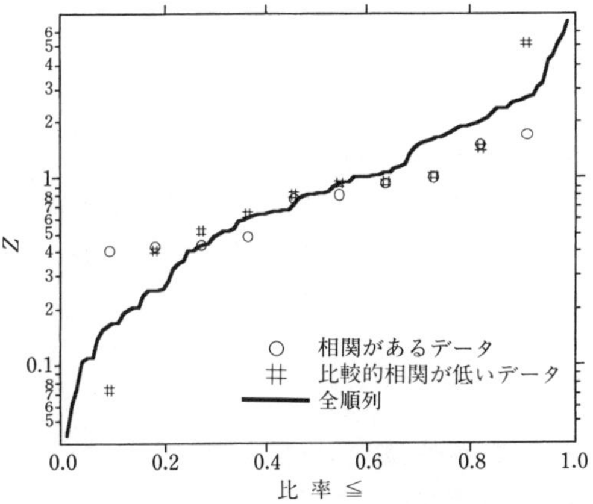

図 8-6 相関がある場合（表 8-5）と比較的相関が低い場合（表 8-6）から求められる関数の分布

一般的に確率変数の間に何か相関があれば，これらの確率変数から得られる関数値の分布は影響を受ける．**図 8-6** の例で提唱したように，この影響は，分布の極端な領域においてより重要になることが多い(得られた値の分布がかなり非対称的であるような場合は，算術平均値付近においてもそうである)．したがって，入力値の間に潜在的に相関が存在するかどうかということは，モンテカルロ法でリスク評価をする時には考慮しなければならないことである．

確率変数の関数値の分散の潜在的拡大や縮小および平均値を算定する場合に，この相関が潜在的偏りへ与える影響については，特に正規分布的変数の場合について Smith ら[52]が研究している．この場合，相関を無視した場合の潜在的誤差の評価のために解析的関係式を使うことができなく，また相関を無視して誤差を算定する場合の分布型への相対的影響はほとんど現れない[13]．これらのことから，順位相関の絶対値が0.6を超えるかどうかという分析によって相関を考えるという Burmaster と Anderson[14]により提唱された方法(**表 8-3**，⑨)は，妥当な方法であるといえよう．

(3) 相関のモデル化

さて，変数が相関を持つ2変数分布を定量的にどうやって記述するかということが問題となる．今のところソフトウエア(@Risk，Crystal Ball)が相互に独立していない入力値間の順位相関を組み込んでいるので有用である．不幸にも使われている正確なアルゴリズムは公表されておらず，それらの関係について説明するような数学的な構造についても公表されていない．

本質的にこの問題は，パラメータとして順位相関をどのようにして式 8-13 に導入すればよいのかということであろう．この問題に最も適した数学的理論は結合理論である．この理論を適用するには，式 8-13 を二次元平面の原点からある点まで積分して，2変数の累積分布関数 H を単一変数累積分布関数 F_1 および F_2 により表すようにすることをまず考える．

$$H(x_1, x_2) = F_1(x_1) F_2(x_2) \tag{8-17}$$

H は，無作為の組(x_1^0, x_2^0)が$<-\infty \cdots\cdots x_1, -\infty \cdots\cdots x_2>$で区切られた範囲の中に存在する確率を示す．

独立なモデルの構造を一般的にするのに便利な方法は，結合理論を用いることである．これは，2 変数の分布を固定した 1 変数分布へ一般化させるような構造を持つ[24]．結合理論は，2 変数の確率モデルであり，その関数 H は単一変数の関数 $F(x)$ と $G(y)$ によって表される[24]．$\psi(H)=\psi(x)+\psi(y)$ で表せる時，結合理論は，アルキメデス的(Archimedean)と呼ばれる[34]．例えば，$\psi(u)=\ln(u)$ ならば，式 8-17 への適用によりその独立的関係は，アルキメデス的であるとされる．Frank 結合値は，Frechet 境界により記述される許容依存性の領域を完全に含む唯一のアルキメデス的結合値である．

$$H=-\frac{1}{\alpha}\ln\left[1+\frac{(e^{-\alpha F_1}-1)(e^{-\alpha F_2}-1)}{e^{-\alpha}-1}\right] \tag{8-18}$$

結合値は，1 変数累積分布関数を用いて直接書くことができることに注意されたい．α が 0 ならば，それは先に独立であると定義した 2 つの組合せの間の相互関係がないということである．またそれは式 8-19 を α を 0 に近づけた時(すなわち，パラメータ α を任意の実数と仮定して)の極限値として解くことにより示される．

$$\lim_{\alpha\to 0} H=F_1F_2 \tag{8-19}$$

式 8-18 をそれぞれの変数(x_1 と x_2)について 1 回微分することにより，2 変数の密度関数は，相互関係のパラメータの Frank 結合値(α)によって書けることになり，密度関数および累積分布関数は，次のようになる．

$$h(x_1,x_2)=\frac{\alpha(1-e^{-\alpha})e^{-\alpha(F_1(x)+F_2(x_2))}}{[e^{-\alpha}+e^{-\alpha(F_1(x_1)+F_2(x_2))}-e^{-\alpha F_1(x_1)}-e^{-\alpha F_2(x_2)}]^2}\ f_1(x_1)f_2(x_2) \tag{8-20}$$

式 8-20 の右辺の第 1 項は，残りの部分が式 8-13 の独立型と等しいということに留意すれば，結合数による寄与分を示すことになる．

結合モデルにおけるパラメータ α は，Spearman 順位相関係数と直接関わることができる．この公式算定法は，次に示すような二重積分を数値的に解くことにより行われる[53]．

$$\tau=12\int_0^1\int_0^1\frac{\partial^2 H}{\partial F_1\partial F_2}\left(F_1-\frac{1}{2}\right)\left(F_2-\frac{1}{2}\right)\mathrm{d}F_1\mathrm{d}F_2 \tag{8-21}$$

Frank 結合値の場合，式 8-21 の導関数は，式 8-20 の右辺の第 1 項によって求められ次式となる．

$$\frac{\partial^2 H}{\partial F_1 \partial F_2}=\frac{\alpha(1-e^{-\alpha})e^{-\alpha(F_1+F_2)}}{[e^{-\alpha}+e^{-\alpha(F_1+F_2)}-e^{-\alpha F_1}-e^{-\alpha F_2}]^2} \tag{8-22}$$

Frank 結合値について，この関係を算定して**図 8-7** にプロットした．図に示されるようにその関係は，ほぼ次の式に近似される．

$$\frac{\tau}{\alpha}=0.026633+\frac{0.17732(1-\tau)^{1.0262}}{0.22377+(1-\tau)^{1.0262}} \tag{8-23}$$

このグラフは，τ と α の正の数によってのみできている．負の数については(1−τ)を(1−|τ|)と置換する以外は同じように用いることができる(τ が負の場合は α も負となる)．

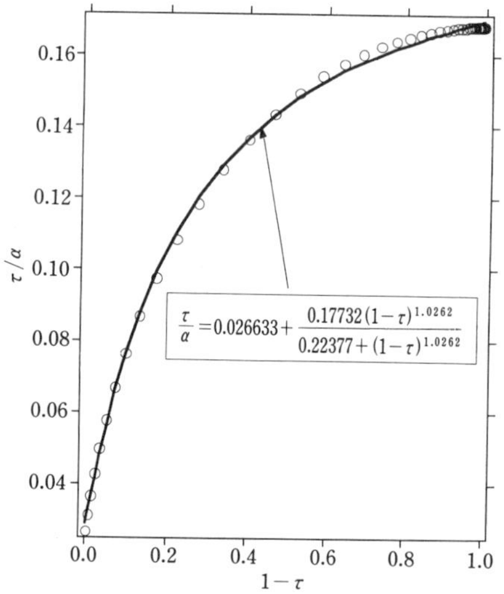

図 8-7 Spearman 相関と Frank 結合値(正の数の)との間の関係．点は積分計算による実値．曲線は近似解析式

例 8-5 Spearman 相関が−0.7 であるような 2 つの乱数がある．これに相当する Frank 結合数 α を計算せよ．

解 相関値が負であるので，式 8-23 には絶対数を用いなければならない．したがって，まず次式を得る．

$$\frac{\tau}{\alpha}=0.026633+\frac{0.17732(1-0.7)^{1.0262}}{0.22377+(1-0.7)^{1.0262}}$$
$$=0.1268$$

相関が負であるため，α の値もまた負である．したがって次の解を得る．

$$\alpha=\frac{-0.7}{0.1268}=-5.52$$

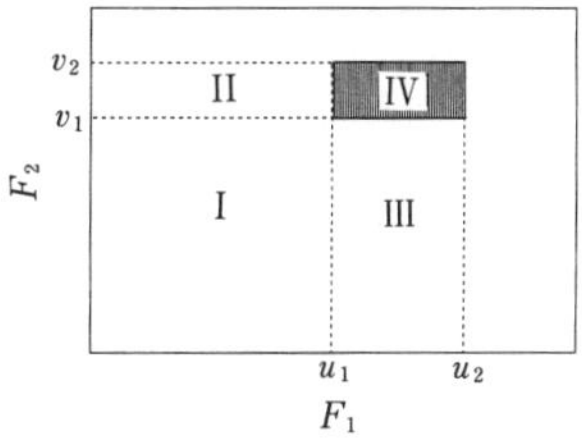

図 8-8 長方形内の 2 変数の存在確率の算定のためのスケッチ．領域IVの確率を求める

表8-7 結合値で表した図 8-8 の領域の面積

領域	面積
A = I + II + III + IV	$H(u_2, v_2)$
B = I + II	$H(u_1, v_2)$
C = I + III	$H(u_2, v_1)$
D = I	$H(u_1, v_1)$

Frank 結合を用いることにより，与えられた範囲にどのくらいの割合で 2 変数の母集団が存在するかを Spearman 順位相関から推論することができる．これは，長方形領域(F_1対 F_2 座標における)の場合非常に簡単である．問題解決の方法を**図 8-8** を参考に示してある．

下のような境界条件で区切られた場合の 2 つの確率変数のデータ組が観察される全確率は，長方形 IV であると算定できる．

$$u_1 \leqq F_1 \leqq u_2 \quad \text{および} \quad v_1 \leqq F_2 \leqq v_2$$

累積結合関数 $H(u, v)$ により，次の境界で区切られる長方形内に存在する確率を直接求められる．

$$0 \leqq F_1 \leqq u \quad \text{および} \quad 0 \leqq F_2 \leqq v$$

図 8-8 に描かれるような割合を適用すれば，IV 領域は，他の領域の足し算や引き算の組合せによって求められる．累積結合関数 H を適用して直接算定される 4 つの組合せを考えよう．

$$\text{A} = \text{I} + \text{II} + \text{III} + \text{IV}$$
$$\text{B} = \text{I} + \text{II}$$
$$\text{C} = \text{I} + \text{III}$$
$$\text{D} = \text{I}$$

表 8-7 で与えられる結合数に関する確率を示している 4 つの領域を用いて，領域 IV の確率は，次のように算定される．

$$IV = (A + D) - (B + C) \tag{8-24}$$

表 8-7 の関数を式 8-24 へ代入することにより，**図 8-8** における長方形IVの面積は，結合数を用いて次のように書ける．

$$IV = [H(u_2, v_2) + H(u_1, v_1)] - [H(u_1, v_2) + H(u_2, v_1)] \tag{8-25}$$

例 8-6　　2変数の組合せ(例えば，飲料水消費量と微生物濃度)がSpearman相関が0.4であるような相関を持っている．両変数が同時にそれぞれの90パーセンタイル以上となる確率は，相関を無視した場合とFrank結合を用いて考えた場合，それぞれどのくらいとなるか．

解　　式8-25を用いて，両方において0.9および1.0で区切られた領域の面積を算定する．したがって，求めたい確率 P は，次のように与えられる．

$$P = [H(1,1) + H(0.9, 0.9)] - [H(0.9, 1) + H(1, 0.9)]$$

α の値に関係なく，$H(1,1) = 1$ および $H(0.9,1) = H(1,0.9) = 0.9$(式8-18に代入することにより確認できる)であることに気付けば，次の式となる．

$$P = [1 + H(0.9, 0.9) - (0.9 + 0.9)]$$
$$= \mathrm{H}(0.9, 0.9) - 0.8$$

まず独立であると仮定する．式8-17より，$H(0.9, 0.9) = 0.9 \times 0.9 = 0.81$．したがって，独立の場合に求める確率は $0.81 - 0.8$，つまり0.01となる．

Spearman相関が0.4である仮定のもとでは，まずそれに相当する α を計算しなければならない．式8-23の関係を適用すれば，相当する α は2.575である．さて，この α を用いて(式8-18に従って)結合関数を計算すると次の解を得る．

$$H(0.9, 0.9) = 0.8117$$

したがって，相関が存在する場合には，どちらの変数も90％上限値を超える確率は，$0.8117 - 0.8 = 0.0117$ となり，独立と仮定した場合の結果より12％上回る結果となる．

2変数分布に従って分布する変数の間の相関がどのような特性であるかが与えられ，また相関を持つ変数を用いた乱数を発生することができるならば，それによって求められる値の分布をモンテカルロ法によって決定することができる．これを次の例題によって示すことにする．

例 8-7　ある母集団による飲料水の消費の平均が0.8 L/dayおよび標準偏差が0.9 L/dayである対数正規分布に従っている．この水には，ある特定の病原菌が平均0.5個/Lおよび1個/Lのガンマ型分布に従って存在している．水の消費量と病原菌濃度は，Spearman相関が−0.7である2変数分布を持つ．生物の個体数は，ポアソン分布に従うと仮定して，飲み込まれる生物数の分布を計算せよ(注意：この例にはモンテカルロ分析用の汎用プログラムが必要である)．

解　V を飲込み量，N を飲込みをするものの中の濃度とする．(実際に飲み込まれる生物数の乱数を計算する時に用いる)ポアソン平均は，NV を適用する．したがって，モンテカルロ法においては，$\langle N, V \rangle$の乱数の組の計算が必要となるので，ポアソン分布型の乱数発生機能にその値を用いる．ガンマ型分布においては，パラメータの値が(平均値と標準偏差から)次のように計算される．

$$\alpha = 0.25$$
$$\beta = 2$$

(Crystal Ballを用いて)5 000回の試行計算により，**表 8-8** に示されるような生物数の分布が得られる．比較すると，(水摂取量と微生物濃度の)相関を0とした場合は(すなわち，分布が独立であると仮定)，表の最後の欄の個数の分布となる．定量的にいえば，(負の)相関が存在する方が独立と仮定する場合に比べてより多くの数の生物を飲み込む見込みは少なくなっている．

モンテカルロ計算において，結合値の基本的方法(もしくは，同様な方法)を変数間相関の記述に用いることは，魅力的で柔軟性に富むものである．Frank結合値は，相関の(Spearman係数で−1から+1までの)全領域を1つのパラメータで記述することができるモデルであるために，上述の議論は，その利用に焦点を絞っていた．あいにく，この特性を持つ結合論はこれだけでなく[24,25]，(多くは1つ以上のパラメータを持つ)結合論は，無限に存在することは疑いない．例えば，Frank(個人的な書簡による)は，1つのパラメータのFrank結合値がその特殊解となるような2つのパラメータの一般化について述べている．加えてJoe[37]は，特殊な場合において相関の全領域を含むような2つのパラメータの類似群について概説している．これからさらに2変数の依存性について仮定した特定の型についての影響の程度を評価していく必要がある．これは，与えられた相関係数と1変数分布について仮定する結合値が異なった場合，2変数分布においてどのくらいの差異が生じるのかいうことである．

表 8-8　例 8-7 の結果

飲み込んだ微生物量(個)	試行回数(5 000 回)	
	相関がある入力	相関がない入力
0	3 907	3 668
1	886	929
2	171	259
3	32	80
4	3	30
5	1	13
6		5
7		7
8		1
9		4
10		1
11		2
12		1

使用されているアルゴリズムは，本質的には実践的であり明らかにはされていないが，2変数もしくは多変数の順位相関を用いて乱数発生可能なリスク評価プログラムソフトが多くあると述べてこなかったことを考慮しておく必要がある．このような方法の大本は，ImanとConover[35]による数値的方法によるものである．

8.2.6　変動に対するモデルの不確実性もしくは分布形の不確実性に関する考察

本章の最初に記したように，リスク評価に用いる入力値は，それらが持っている変動の要素(実際の不均一性を示している固有で小さくすることができない要素)や，それらが持っている不確実性の要素(不完全な知識によって得られているが，さらにデータを集める努力によって小さくすることができる要素)に従った分布を仮定する．分布型もしくはモデル型に従う不確実性は，不確実性の特殊なタイプである．

入力がモデル型*10に従って不確実である時，このことはパラメータの不確実性に

*10　モデル型という言葉は，ここでは入力と出力の変数の関係式を選定する場合(例えば，微生物の死滅は一次反応なのか二次反応なのか)と，および，例えば，水消費量を示すために逆ガウスか対数正規分布かという選択と同様，それ自身の変動もしくは不確実性の性質を示すために使用される特定の分布型から選定する場合の，両者を含んだかなり一般的な感覚で用いられている．

よるものではない不確実性の特殊なタイプを代表している(**図 8-2** を参照されたい). これを解決するには様々な方法がある. 一つの方法は, 選んだ特定の代替モデルそれぞれについてシミュレーションを行い, ある特定の方法と比較するという方法である. 二つ目の方法は, その合計が 1 となるような信頼度をそれぞれの代替モデルに割り当てる方法である. この方法では, その結果は, 通常, 混合もしくは組合せ分布の結果と同様になる. またモンテカルロ法に都合がよい.

あるパラメータを余計に含む(ベクトル$\overline{\beta}$で与えられる)関係式によって相互に関連している入力変数(x)と出力変数(y)を考える. 関数f_1とf_2で記されるように, この関連を決定するための関係式を 2 つ選ぶ. 言い換えれば次の式になる.

$$y=f_1(x,\overline{\beta}) \tag{8-26}$$

もしくは,

$$y=f_2(x,\overline{\beta}) \tag{8-27}$$

これらの 2 つの関係においては, 最初のモデルの利用可能性に信頼程度値 α を用い, 2 つ目のモデルの利用可能性には信頼程度($1-\alpha$)を用いる. そしてモンテカルロシミュレーションのある試行において, 入力 x について数値を選び, もし問題によって決まっている時は, パラメータベクトルについて数値を選ぶ. それから均一な分布から無作為的に分率(0 と 1 の間で)を得る. もしこの無作為的な分率が α 以下であれば, 式 8-26 を出力 y の計算に用いる. そうでなければ式 8-27 を用いる.

上の段落は入力と出力の関係を決定する方法を示している. しかし, もしモデルの不確実性によって分布型が決定するならば, 式 8-26 と式 8-27 は, y についての確率変数を選ぶためのプロセスとして見ることができ, (信頼程度 α と比較することにより)無作為分率をそれらの二者択一に用いる. 純粋に関係式のために使用するにしても, 分布型の二者択一の規則として用いるにしても, この方法は, 3 つもしくはそれ以上の候補から選定する時にも十分通用するものである.

8.2.7　用量-反応のパラメータの不確実性の考察

(モンテカルロ法を用いた)例題では, 曝露分布を評価することに焦点を当てていた. しかしリスクの特性評価をすべてにわたって行うためには, 曝露評価における変動および不確実性と用量-反応評価における不確実性(可能ならば変動も)を組み合わせて考える必要がある．したがって，7章に示した方法を用いて，用量-反応のパラメータの分布(本質的には2つ以上のパラメータを持つモデルに関係すると思われるが)を発展させて，すべてのリスク特性評価のための入力値の1つとして用いていかねばならない．

用量-反応のパラメータの分布を得るための最適な方法は，7章で述べたブートストラップ法である．この方法を用いて，用量-反応に関する情報の不確実性がどのように曝露に関する情報と組み合わさるのかについて，次の3つの方法について考えてみる．

① リスク特性評価を行う際のモンテカルロ計算の個々の繰返しの段階において，用量-反応実験のブートストラップサンプルを作り，得られる用量-反応のパラメータの組を特定の繰返しにおいて使用する．

② 数多くの用量-反応曲線のブートストラップサンプルを用いて，多くの用量-反応のパラメータの組の一般化を行う．(その用量-反応のパラメータの組からなる)点を1つ無作為に選び，それをモンテカルロ計算の個々の繰返しに用いる．

③ 数多くのブートストラップサンプルから，2変数分布をパラメータの分布に適合させる(例えば，用量-反応関係には2つのデータ点，指数関数のような1つのパラメータの用量-反応関係のためには，1変数分布で十分である)．引き続き，この情報からそれぞれのモンテカルロ計算の繰返しにおいて，無作為な点を得ていく(2変数分布からの無作為なベクトルを一般化するアルゴリズムを用いる)．

方法②において用いられるブートストラップの反復数が十分大きい限り(ここでは，計算法の手引きをより改良しておく必要があるが)，方法の①と②は同じ結果になると予測される．方法③は，うまく適合するような経験的ブートストラップ分布を見つけられるかどうかによっているが，すべての可能性について行うと単調で大変である．本章での計算では，方法②を用いることにする[*11]．

[*11] スプレッドシートを用いる環境においてブートストラップ計算を行うことは可能であるが，MATLABのような数学的プログラム環境で最適化がされている場合に比べ，それに掛かる時間は一般的に長い．したがって，実行することを考えると，MATLABでの非線形的最適化が必要であり，さらに2変数の用量-反応のパラメータの分布のブートストラップ算定の結果の点をEXCELのスプレッドシートの環境に移して，全リスク特性評価に用いるようなブートストラップ計算を行っていく方が現在では望ましい．代用としてEXCEL環境において全リスク特性評価を行うこともできる(ただし，この方法ではより専門的なリスク用のプログラムが持っているようなより洗練された後計算能力が幾分欠けてしまう)．

鶏肉の *Salmonella* 問題(曝露に関する分布の仮定を**表 8-4** に概説してあるが)で取り上げげたような，エンドポイントにおいて単一の曝露を受けるという単一の個々のリスクを用いて得られる全リスクの特性評価結果については，用量-反応の情報と組み合わせることによって改良される．そのためには，*Salmonella* についての用量-反応情報が必要である．

経口曝露による非チフス型 *Salmonella* に関する用量-反応の情報は，Fazil[21] によって報告されている．これについては 9 章においてさらに詳しく述べてある．しかしこの分析では，菌種の濃度から得られる用量-反応関係は，単一ベーター-ポアソンモデル用量-反応曲線に組み合わせる方が良いと報告している．46 のデータ点のすべてについてのベーター-ポアソンモデル用量-反応のパラメータの最尤推定値は，$\alpha = 0.294$ および $N_{50} = 16\,211$ である．統計的適合度(残差逸脱度)は，51.52 である．この場合，p 値が 0.26 となり，したがって，この適合は，許容できるとみなされる．

利用可能な用量-反応データから，7 章で概説した方法を用いて(1 000 回のブートストラップの繰返しを行った)ブートストラップサンプル分布を得る．**図 8-9** は，実験的ブートストラップサンプル分布を散布図で表示したものである．図の左の低い値の方へ向かう大きな尻尾部分があることに注意されたい．また 2 つの用量-反応の

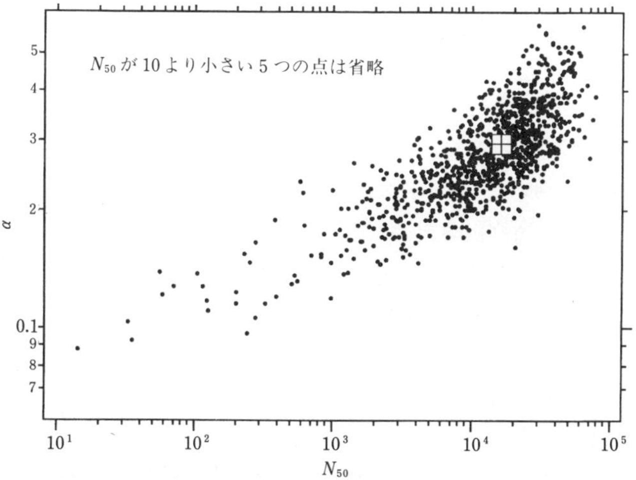

図 8-9 ***Salmonella* の用量-反応曲線の(1 000 回ブートストラップを繰り返した時の)ブートストラップ分布．中央の四角十字は最尤値**

パラメータ間には明確な相関もあり，これは2変数入力として考える必要があることを示している．**図 8-9** 中のブートストラップサンプルの Spearman 順位相関係数は，0.746 であり，十分に値が大きいため，この相関を考慮する必要がある(Burmaster と Anderson 規則による)．リスク特性評価のための入力として，**図 8-9** 中の用量-反応の母数のブートストラップ分布を用いて**表 8-4** の曝露に関する分布を用いたシナリオにおけるリスク特性評価を行った．

表 8-9　*Salmonella* のリスクの特徴付けにおける統計量のまとめ

統計量	値
平均	0.0219
中央	0.00186
標準偏差	0.0734
最小範囲	8.79×10^{-8}
最大範囲	0.696

統計的にまとめた計算したリスクを**表 8-9** に示す．算定リスクの平均値(0.0219)は，明らかに中央値(1.86×10^{-3})に比べて大きく，非対称性の高い分布であることを示している．**図 8-10** にシミュレーションによる累積分布曲線および補間累積分布曲線を示した．これをもとにすれば，「リスクの算定 95 %信頼区間は，9.30×10^{-5}と 0.24 の間にある」というような形で結果を報告することになる．過度に幅広い信頼区間に注意する．これらは，多くのリスク(生物的だけでなく化学的にも)において不典型とはいえない．計算されたリスクが大きな範囲を持つことになれば，入力のパラメータが不均一性を潜在的に持つかどうかを評価するのが望ましい．これは入力値(モンテカルロ法の個々の試行において用いられる)とその出力値の間の順位相関を調べることによって行うことができる．これらの相関については，**図 8-11** に示してある．

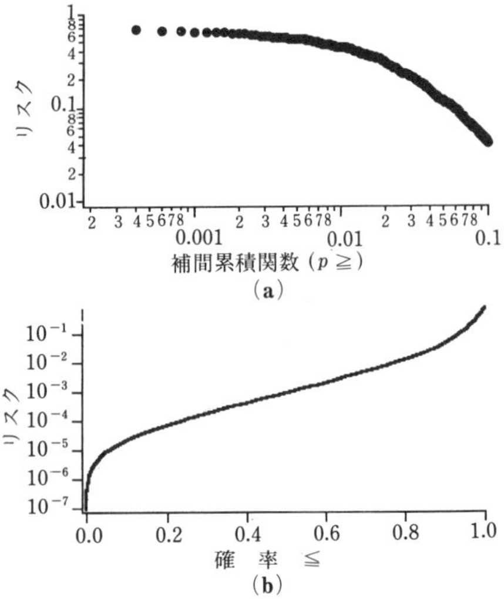

図 8-10　*Salmonella* のケーススタディにおけるリスク算定についての(b)累積分布および(a)補間累積分布

入力とその出力の間の相関を試験した結果(**図 8-11**)，出力のリスク分布が広がる主原因を順番に並べると，調理による減少率，初期濃度，そして用量

-反応パラメータであることがわかった．**図 8-11** の情報と**図 8-5** の情報を比較すると，用量-反応の不確実性を組み合わせることにより曝露の変化を示している相関の程度が減少していることがわかる．それにもかかわらず，曝露の変動(特に調理による減少の変動と初期濃度の変動)は，用量-反応の情報が組み合わさった場合の不確実性に関しても主要因のままである．この発見によれば，リスクを減らすためには，調理による減少に努力を集中させることが最も重要であるということをリスク管理者に提案することができる．たぶん，教育的指導を行ったり，適切な温度管理を行うことが調理による減少についての分布(ばらつき)に影響を与えるだろう(好ましくは，望まれる温度-時間以下で調理をするような人たちを減らすことである)．しかし，用量-反応のパラメータに関しても相関はかなり高いので，新しい用量-反応情報を獲得することでより正確なリスク算定が可能になると提案できる．

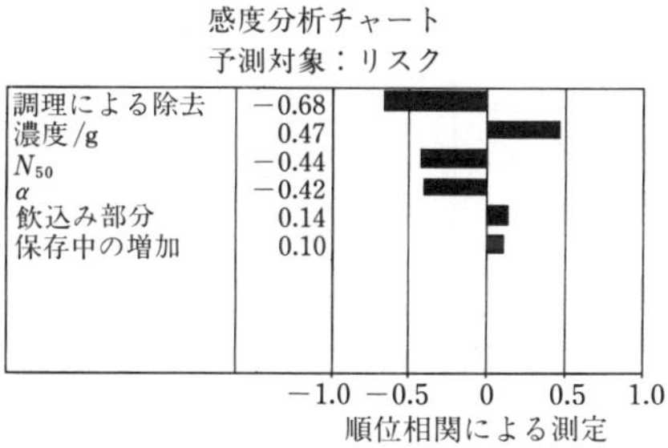

図 8-11 ***Salmonella* のケーススタディにおける感度分析チャート**

8.2.8 結果の表現：二次元の確率変数

上記の分析では，変動も不確実性もリスク分布の不均一性から起こるものとしてひとまとめにしていた．それが好ましくない場合もある．なぜならば，この 2 つの因子は，異なる原因から発生するものだからである．つまり本質的な因子(変動について)と，原理的には付加的情報を与えることで小さくすることができる因子のことである．したがって，ある人は，情報を表現する時には変動と不確実性を区別することを提案している[15]．このことは，データを二次元で取り扱い，二次元でそれを表す必要を示している．

リスク算定のための入力は，不確実性(例えば，典型的には用量-反応のパラメータである)として特徴付けられる変数(モデルのパラメータなど)の組と，変動(例えば，摂取量)を記述するものとして特徴付けられるその他の変数の組に分類される．これらをそれぞれ Θ_U と Θ_V とする．さらにこれらの変数の組のそれぞれからなる無作為試料のベクトルを次の例のように書くことにする.

$$\begin{bmatrix} \Theta_V^1 \\ \Theta_V^2 \\ \vdots \\ \Theta_V^m \end{bmatrix} \qquad \begin{bmatrix} \Theta_U^1 \\ \Theta_U^2 \\ \vdots \\ \Theta_U^n \end{bmatrix}$$

上付数字は, 特定の無作為試料(変動入力には, m 個無作為に選び, 不確実性入力には, n 個無作為に選んでいる)を示している. 一般的には, $f(\Theta_U, \Theta_V)$ と表すそれぞれの組合せによるリスクを計算する. これは, 次のような行列となる.

$$\begin{bmatrix} f(\Theta_U^1, \Theta_V^1) & f(\Theta_U^2, \Theta_V^1) & \cdots & f(\Theta_U^n, \Theta_V^1) \\ f(\Theta_U^1, \Theta_V^2) & \ddots & & \\ \vdots & & & \\ f(\Theta_U^1, \Theta_V^m) & & & f(\Theta_U^n, \Theta_V^m) \end{bmatrix}$$

今度は, 上の行列中のそれぞれの列で独立的に順番に並べる. そうすると一番上の行は, (m 個の変動の試行の中で)最も低いリスクとなり, 二つ目の行は, 2 番目に低いリスクになるというようになる. それぞれの行において, (その行の中の)中央値やいろいろなパーセンタイルを計算することができる. これは, **図 8-12**(*Salmonella* の例についての)に示されるように, x 軸方向が変動による分布を示す幅を持つこ

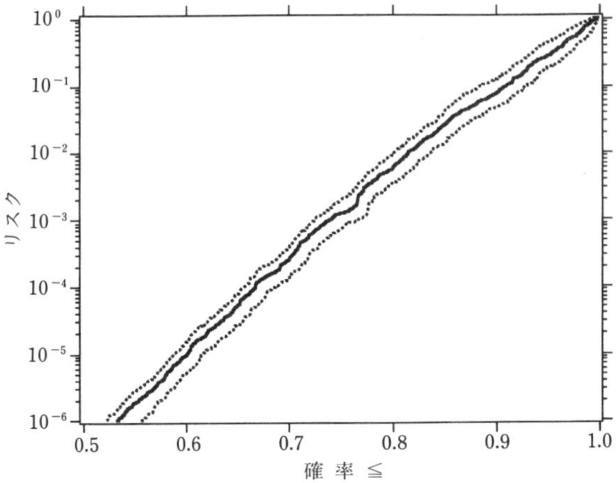

図 8-12　*Salmonella* のケーススタディのモンテカルロ計算の二次元的表現. x 軸は変動を表す次元である. 複数の線は不確実性の領域を示している(点線により 97.5 パーセンタイル(上側)と 2.5 パーセンタイル(下側)が示されている)

とになり，さらに帯が不確実性の分布を示すことになる．この計算は，計算機的(特にメモリー)な制約がある．なぜならば，各次元における繰返しの数が多くなれば，計算途中でとめておかなければならない行列の数が多くなるからである．例えば，**図 8-12** で考えてみると，不確実性の繰返しの数(n)は 300 であり，変動においては繰返しの数(m)は 1 000 であったため，計算途中でとめておいて作業に使う行列は，300 000 の要素を持つ必要がある．これは MATLAB において行うことができたが，現時点で筆者の知るところでは，この二次元分析を行える(@Risk や Crystal Ball のような)単純なソフトウエアはない．

図 8-12 で試した結果から，**図 8-11** に示す順位相関によって得られた「変動(初期濃度，調理による減少，再増殖および食べる量)の項目が不確実性(用量-反応)の項目の主なものである」という感度に関する情報も確認できる．中央値と上側 97.5 % 順位値の間で示されるリスクの幅はかなりの大きさにわたる(x 軸で 0.5 と 0.975 における帯の中央線の値を読み取ればわかる)．しかし変動の中心($p=0.5$)において不確実性の 95 %信頼区間(帯の点線間の距離)を示すリスクの幅を見ると，1 オーダーよりかなり小さい値になっている．したがって，この問題においては，不確実性による影響が相対的に小さいという考え方になるわけである．

図 8-13 は，不確実性が相対的に重要な役割を果たしている場合(左側の図)と不確実性が変動に比べて大きな役割を果たしている場合(右側の図)が起こった場合の様子を示したものである．前者の場合では，不確実性を示す幅の大きさに比べて傾きが大きいが，一方，後者の場合は，不確実性の示す幅に比べて傾きが小さくなっている．

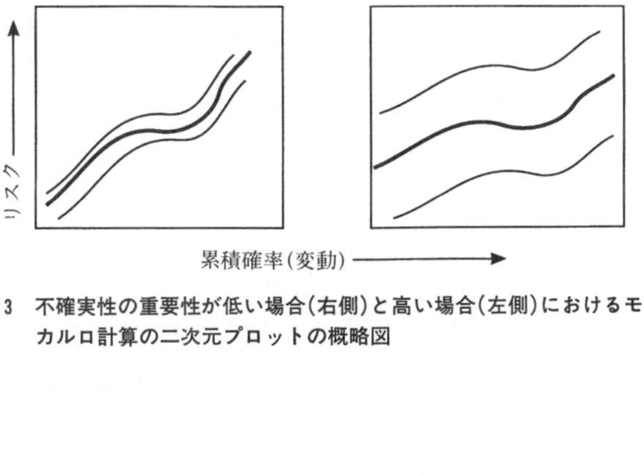

図 8-13 不確実性の重要性が低い場合(右側)と高い場合(左側)におけるモンテカルロ計算の二次元プロットの概略図

8.3　母集団に対するリスク：母集団や地域社会の病気に対するモデル

ここまで，リスクの特徴付けを，エンドポイントとして1人に対する単一曝露のリスク(感染の第1段階として)を用いる場合に限って議論してきた．ある場合には，他のエンドポイントの使用が望ましいかもしれない．罹患率や死亡率，あるいはそれらの用量依存性との関係の情報を用いることにより，(1人に対する単一曝露のリスク以外の)他のエンドポイントを使うことができよう．しかし，ある特別な場合には，単なる各個人よりも「地域社会」における病気発生の特殊性を詳細に調べる方が望ましいかもしれない．例えば，発症者が異常に多く集まっているような，いわゆる流行している状態においては，反応，すなわち診断と治療の費用は，通常の流行と関係ない発症の経過よりも，患者当りだと非常に大きくなるであろう(例えば，地域の水道水に対して煮沸をさせる実際の経済的費用と同様，相当の社会費用が掛かる)．このことは，地域に広がる病気のダイナミクスの詳細を評価することを必要とする．

地域レベルの感染症についてのダイナミクスを記述する際に，理解が必要な3つの基本的な情報がある．

① 感染性微生物の潜伏期間(すなわち，初めの飲込みあるいは曝露から，病気の症状が始まるまでの期間)．

② キャリアーである状態の期間と，病気の状態である時間(キャリアーであるとは，個人が二次的感染を引き起こすことのできる期間と定義される)．

③ 一次感染者(あるいは，症状のないキャリアー状態のヒト)との直接あるいは間接接触で二次感染が引き起こされる速度．

それら3つの過程の基本的な論点を，地域社会レベルのモデルへの組立て方とともに下記に述べる．

8.3.1　潜伏期間

Startwell[51]により，通常の感染症における潜伏期間の分布の組織的分析がなされた．よくわかった感染の流行(同一の食事のように，時間がわかる比較的短い曝露

表 8-10　Startwell による潜伏期間分布のまとめ[51]

病原体	参考文献	流行の形態	潜伏期間の中央値(days)	分散係数†
Salmonella typhimurium	47	食品起因	2.4	1.47
腸チフス菌	49	食品起因	13.3	1.58
赤痢アメーバ	2	水起因	21.4	2.11

† 潜伏期間の下側 16 パーセンタイルに対する潜伏期間の中央値の比[すなわち ln(2×分散係数)]が対数正規分布における対数の標準偏差に等しいとする.

期間により生じた流行)における(ある感染性微生物への)曝露と症状が始まる間の時間を調べることで，潜伏期間の分布がしばしば対数正規分布に近似されることを見出した(彼は，他の分布の適用性を調べなかったし，フィッティングの方法は定性的で，本質的には図表的であったのであるが). Startwell の分析より，いくつかの(食物と水において特に関心の持たれる)病原体についての情報を**表 8-10** に抜き出した.

この表に示されたように，様々な病原体を特徴付ける潜伏期間の中央値には，広い範囲がある. それに加え，分散からわかるように(例えば, *Salmonella typhimurium* の場合のように)，潜伏期間の中央値が 2.4 日であったとしても，5％の患者が感染後 4.5 日後にやっと出始めることから示される. このように潜伏期間の長さに関して曝露を受けた個人の間に相当なばらつきがある.

潜伏期間分布を機械的な論理から記述することに関心が持たれてきた. 微生物がひとたび飲み込まれると，宿主の中で増殖と死滅過程を経る，ということが一般的枠組みである. 病気は，体内での微生物による負荷がある限界点を超えることで引き起こされる. それ故，潜伏期間の分布は，初期の接種量から病気の閾値まで増殖する時間の分布の反映である[3,44].

Williams[57,58]は，この問題の分析を数学的モデルで定式化している. k を微生物の生体内における死滅率(1/時間)，μ を生体内における出生率(1/時間)，N をある時刻における微生物数とすると，次の遷移規則を微生物数 N の状態から $N-1$ あるいは $N+1$ になる遷移の決定に用いることができる*12.

・もしも N が 0 であれば，変化できない(すなわち，ひとたび微生物が宿主から失

*12　ここで出生と死滅に用いた記号は，微生物の増殖モデルで一般に使われているものと整合させるため Williams の原著と異なるものを用いた.

われたら，他の曝露がない限り，再出現することはできない)．それ故，感染に要する時間は無限大である．

・そうでない場合，指数的に分布する時間間隔において，期待値が $1/N(k+\mu)$ である時，次の遷移のどちらかが起こる．

確率 $\mu/(k+\mu)$ で，$N \to N+1$
確率 $k/(k+\mu)$ で，$N \to N-1$

ここで，注意すべきことは，ある特定の宿主における初期微生物数 N_0 は，ポアソン分布に従うランダムな変数であることである(平均投与量は，曝露により決まる)．このモデルを多くの数の「宿主」に対して計算することにより，病原体による生体への負荷が特定の閾値を超えるのに要する時間の分布を確かめることができる．

Williams によって提案されたモデルは，潜伏期間と最終的な感染の確率の両者を実質的には予測している(つまり，閾値を超える時間が有限である)．Williams による用量-反応モデルは，指数関数的である．すなわち，多くの宿主における初期用量の平均 N_0 が与えられた場合の感染の確率は，次のようになる．

$$\pi = 1 - \exp\left[-\overline{N_0}\left(1 - \frac{k}{\mu}\right)\right] \tag{8-28}$$

用量-反応モデルと潜伏期間モデルを関連付けた研究は多くはなされてこなかった．しかし，増殖率と死滅率の比の宿主間での多様性を仮定すれば，この定式化からベータ-ポアソンモデルを導くことは可能であったかもしれない．

どのような場合でも，上記の遷移規則を用いることにより，潜伏期間分布を数学的シミュレーションで計算することができる．この例を**図 8-14** に示す．ここでは，5 つの計算結果の軌道(5 つの宿主を代表している)が示されている．それら宿主は，微生物がポアソン分布し平均 5 個の用量を飲み込んでいる．

増殖率と死滅率は，それぞれ 25 と 30 を仮定している．5 例のうち 1 例が宿主から微生物が消失していることを示しており，4 例が(少なくとも計算した時間内において)増殖を示していることに注目すべきである．もし閾値が特定されれば，曲線を横切る水平軸により潜伏期間分布の点が得られる(ここでのシミュレーションは微生物数が 0 になるか 20 という閾値になった時点で打ち切ってある)．

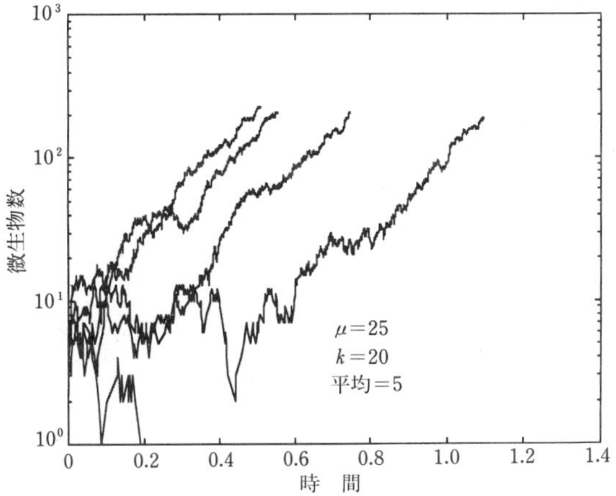

図 8-14　生体内における微生物数の変化の計算例(5 例を示している)

この計算を多くの回数繰り返すことによって潜伏期間の分布を数値的に求めることができる．**図 8-15** は，100 回の結果を示したものである(100 回中 36 回は微生物の消滅に至った)．潜伏期間の分布が大いにばらついていることがわかる．Startwell[51]による経験的結果について，潜伏期間のデータを対数正規分布でフィッティングする観点から考えると，このことは驚くことではない．実際，**図 8-15** のヒストグラムは，対数正規分布に非常に良く合う．

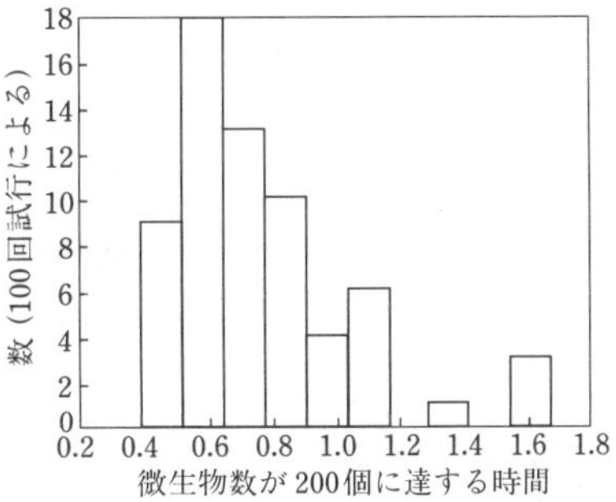

図 8-15　図 8-14 の条件による 100 回シミレーションの結果

Williams は，反応の閾値(N_c)が十分に大きい条件では，潜伏期間が左右対称の形にならないことを示した．まず潜伏期間を無次元数(τ)に変形する．

$$\tau=(\mu-\lambda)\,t-\ln\left(N_c\frac{\mu-\lambda}{\mu}\right) \tag{8-29}$$

τ に対する確率密度関数は，次のようになる(範囲は全実数となる)．

$$f(\tau)=\frac{\sqrt{\delta}}{\exp(\delta)-1}\left\{\exp\left[-\frac{1}{2}\tau-\exp(-\tau)\right]\right\}I_1[2\exp(-\tau)\sqrt{\delta}]$$
$$\delta=\overline{N_0}\left(1-\frac{\lambda}{\mu}\right) \tag{8-30}$$

ここで，$I_1(z)$は，階数が1で引数がzの修正Bessel関数である．

残念なことに，Williamsの業績には実質的な展開がなく，式8-30で定義される分布は，研究されてこなかったようである．しかし，この分布形は，対数正規分布に似ている(再度**図8-15**に注目すると対数正規分布に良く合っていることがわかる)ので，おおよその理論的確証がStartwellによって得られている．

Williamsによって研究が進められ，中庸の用量において用量と平均潜伏期間(あるいは潜伏期間の中央値)に対数の逆関数的関係があるとの結果が導かれた．言い換えれば，低い用量では，潜伏期間の長さは，用量の減少の対数に従って長くなる(潜伏期間の変動がそうであるように)．Williamsの簡単な理論と観察[3]に定量的な差があるかもしれないが，それは，増殖と死滅のパラメータ(μとλ)に時間と濃度への依存性を仮定することで解消し，多くの研究が定性的にそれを認めてきている．

例えば，Ercolani[19]は，植物への病原体*Pseudomonas syringae*による豆類の葉への感染に逆対数の関係を見出した．時間を感染のデータへフィッティングして求めた増殖と死滅の定数は，計数値から測定した増殖速度と同様のものであった(定量的には同一ではなかった)．

食物によるA型肝炎の流行の研究において，IstreとHopkins[36]は，汚染された食事に曝露されている期間中に感染した個人が記憶している食べた量と，潜伏期間に逆相関があることを示した．彼らのデータは，線形を基礎に提示されていたが，一方，その検討の結果，対数-線形関係も結果と整合性があった．

そのため，一次汚染源からの感染症の地域社会レベルへの広がりを記述するには，潜伏期間の平均を飲み込まれた用量の関数とみなす．それ故，実際に曝露された集団においては，飲み込まれた用量自体が不均一なので，見かけの潜伏期間分布は曝露量分布自体と同時に(用量に依存する)実際の(式8-28で示されるような)潜伏期間分布が複合した結果となる．それ故，経験的モデリング手法のように，対数正規分布，逆ガウス分布などの正の値に対する連続分布を用いるのが，流行ごとの見かけ上の潜伏期間分布を解析するのに合理的な方法のようである．

潜伏期間分布により，初期曝露後のある時間経過した時に初めて病気になるヒトの割合を計算することができる．しかし，感染する経路にいる個人の数を定義することがまず必要である．リスクに瀕するある母集団において，リスクを受ける可能性がある，時間に依存しない人数を N としよう．パラメータ $\beta(t)$ を時刻 t における瞬間的な感染速度と定義する．言い換えると，$N(t)\beta(t)$ は，最終的に感染するヒトの「集団」に入る人数の瞬間的な増加率である．すると，N に関して次のような微分方程式を書くことができる．

$$\frac{\mathrm{d}N}{\mathrm{d}t} = -\beta N \tag{8-31}$$

一般的潜伏期間の分布 $F(t)$ を，いずれ発病するヒトの中で，持続する曝露の後 t 日ちょうど，あるいはそれよりも前に発病するヒトの累計割合として定義する．これを微分して潜伏期間の密度関数 $f(t)$ を定義することができる．そして，時刻 t における瞬間的な病人の増加率は，たたみ込みの形で書ける．

$$Q(t) = \int_0^t \lambda\beta(\tau)N(\tau)f(t-\tau)\,\mathrm{d}\tau \tag{8-32}$$

定数 λ は発病した感染者の割合，すなわち罹患率である（また，$1-\lambda$ は，発病しない感染者の割合である）．この式は，$\beta(\tau)N(\tau)$ が時刻 τ において感染状態に入った新たな感染者の瞬間的な増加率（人数/時間）であることを考えれば導かれる．これらのうち，割合 λ が最終的に発病する．それらの個人個人は，頻度分布 $f(t-\tau)$ に従って病気の状態になる．ここで，t は，病気の状態に入る時刻である．その結果，時刻 t に病気の状態になる人数を求めるには，それ以前の全時刻に感染者の集団に入るヒト全体に対して積分することが必要である．時刻 0 における瞬間的な曝露のように単純な場合，この積分の結果は，新たな病人の発生率が潜伏期間自体の定数倍になる[*13]．式 8-32 において，$N(\tau)$ は，時刻 τ における病原体のリスクに曝されている人数である．この単純な概念より，集団の発病に関する単純なモデルを次に示すように形成することができる（次に述べるように，X は，不顕性感染者の数，Y は，ある時刻における発病者の数である）．

[*13] そのような場合，I に初期状態（普通 0）からその最大値への瞬間的な上昇が見られる．

$$\frac{\mathrm{d}N}{\mathrm{d}t}=-\beta N$$

$$\frac{\mathrm{d}I}{\mathrm{d}t}=\beta N-\frac{Q(t)}{\lambda}$$

$$\frac{\mathrm{d}X}{\mathrm{d}t}=\frac{1-\lambda}{\lambda}Q(t) \tag{8-33}$$

$$\frac{\mathrm{d}Y}{\mathrm{d}t}=Q(t)$$

このモデルにより，新たな患者が出る速度($\mathrm{d}Y/\mathrm{d}t$ で与えられる)を，感染の瞬間的な増加率，病人の割合および潜伏期間分布の関数として表すことができる．このモデルでは，ある時刻の母集団における全患者数や不顕性感染者の数を予測することはできない．なぜなら，病気の期間や不顕性感染の存在についての定式化を行っていないからである．

ある単純な例として，1時間の間(例えば，1度の食事)曝露が生じていることを考えよう．感染の瞬間的な増加率は，矩形波(曝露された人々が1時間にわたって均一に食事をすると考える)として，次に示すようにモデル化できる(ある微生物レベルを仮定し，それを感染の瞬間的増加率に変形すると考える)．

$$\begin{aligned} &0<t<1\,\mathrm{h} \qquad \beta=0.02/\mathrm{h} \\ &t>1\,\mathrm{h} \qquad \beta=0 \end{aligned} \tag{8-34}$$

例えば，もし感染性微生物が *Salmonella typhimurium* の性質を持つならば，Sartwellによる分析(**表 8-10**)から，潜伏曲線は，中央値が2.4日(57.6時間)，16パーセンタイルが 57.6/1.47＝39 時間の対数正規分布に従う．6章の表記を用いて，対数正規分布のパラメータ(「時間」による時間表記で)は，$\zeta=\ln(57.6)=4.05$(中央値からの計算)，$\delta=0.388$(下位パーセンタイルからの計算)となる．

これら対数正規分布のパラメータを用いて，式8-33を時間の関数として数値的に積分することができる．簡単のために，N を1 000人であるとしよう．つまり，1 000人が微生物で汚染された食事をしたとする．積分-微分式システムであるそれらの式を，与えられた初期値($t=0$ において，$N=1\,000$ かつ $I=X=Y=0$)を用いた積分を数値的に行う必要がある．本章の伝染病のモデルの例では，MATLAB中の微分方程式解析ツールを用い，台形法による積分ツールを呼び出す間は式8-32の積分をするよう改良したプログラムを用いた．

上記の仮定によれば，この計算で，ある時刻における感染者の全数に対する瞬間的な発生率と患者の累計数について**図 8-16** の結果が得られる．注意すべきなのは，全累計患者数は，時間に対して$\beta(t)$，λと$N(t)$の積を単に積分するだけで求まることであり，この例だと，単純に1 000×0.02×1×0.5＝10 となる．

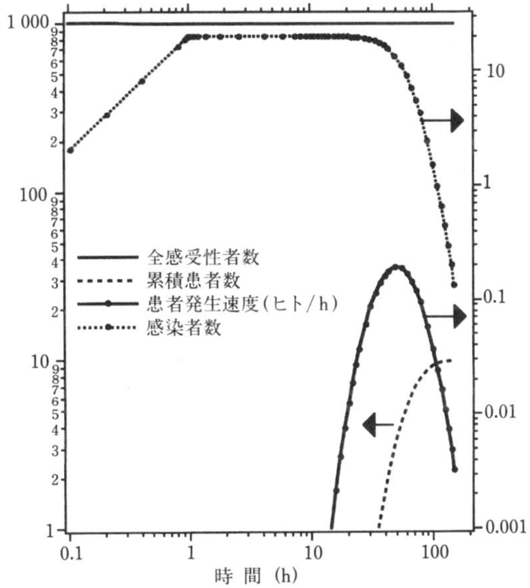

図 8-16　単純な流行の経時変化(t＝0～1 時間の単一曝露)

明らかに，病気の罹病率の複雑な形は，例えば，もし感染速度が複雑であれば導くことができる．少し変更して前のシナリオを考えよう．すなわち，0～1 時間までの 1 時間の 1 回の曝露より，むしろ 0～1 時間までと 24～25 時間までの 2 回の 1 時間曝露(例えば，連続する 2 日それぞれの汚染された食事)を考える．**図 8-17** は，このシナリオの結果である．**図 8-16** との比較によれば，罹病率の曲線は，幾分右に動き，さらに広くなっている．広くなっていることは，先に示した点，すなわち流行で見られる潜伏期間分布の広さ(あるいは，ばらつき)は，生体内での微生物の正味の増殖と感受性のある母集団への病原体の曝露の両者に影響されることを補足している．それ故，疫学データから正味の潜伏期間分布を求めるために，曝露分布の影響を取り除くことが必要である．この「逆」の問題は，さらに難しいが，それにもかかわらず解くことはできる．

(1)　罹病率と用量-反応の関係

潜伏期間のモデル構築は，中心関数$\beta(t)$を含んでいる．その関数は，用量-反応関係と同様に微生物の曝露レベル(濃度と摂取した食物の量)に関係していると考える．しかし，今得ようと努力している定量的で数式的な関係は考慮されてこなかったようである．あいにく，いずれ手短に述べるように，この問題を考える2つの異なった方法があるがそれは，2種の関数関係に至る，一定の投与率で指数的な用量-反応関係を示す場合を除いている．それ故，問題の病原体の経時変化を実験的に求める研究がこの問題を解くのに必要である．

関係を求める出発点は，式8-2あるいは8-3のいずれかを用いることである．曝露は，投与率d'(単位時間当りの微生物数)と時間を積分することで以下のように求まる．

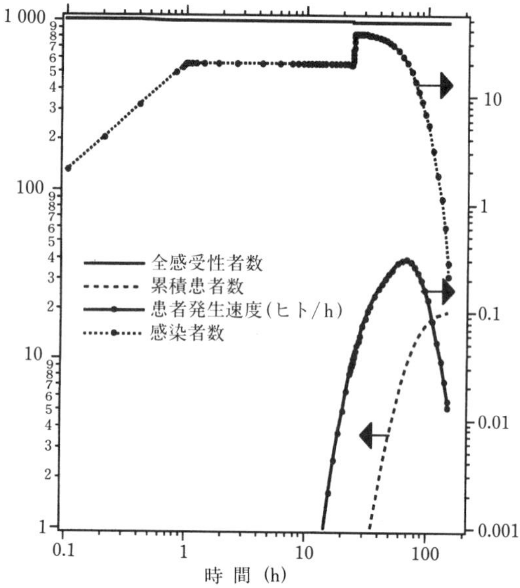

図 8-17 流行の経時変化($t=0$〜1時間と$t=24$〜25時間の1時間2回曝露)

$$d=\int_0^t d'\mathrm{d}t \tag{8-35}$$

投与率が一定であれば，積分は，単純に$d't$になるが，そうでないなら数値的に(あるいは，もしd'が解析的に積分可能であれば解析的に)求めることになる．式8-2と式8-3を用い，2種の用量dと$d+\Delta d$に対する反応を考える．これの極限をとり，式8-35から関数βを得るために$\mathrm{d}d=d'\mathrm{d}t$を用いる．関数$\beta$は，リスクの時間微分で定義され，次のようになる．

$$\beta=\mathrm{d}\pi/\mathrm{d}t$$

独立反応モデル(式8-2)に対し，2つの用量dと$d+\Delta d$に対して予測される反応は，以下のようになる．

$$\pi(d+\Delta d)=1-[1-\pi(d)][1-\pi(\Delta d)] \tag{8-36}$$

これから用量dへの反応を引いて，次式と等しい$\Delta\pi=(d+\Delta d)-\pi(d)$を得る．

$$\Delta\pi = \pi(\Delta d)[1-\pi(d)] \tag{8-37}$$

両辺を Δd で除し，極限をとると，次式を得る．

$$\frac{\mathrm{d}\pi}{\mathrm{d}d} = [1-\pi(d)]\left.\frac{\mathrm{d}\pi}{\mathrm{d}d}\right|_{d=0} \tag{8-38}$$

これに $\mathrm{d}d/\mathrm{d}t = d'$ を掛け，時間の関数として β を得る．

$$\beta = \frac{\mathrm{d}\pi}{\mathrm{d}t} = d'[1-\pi(d)]\left.\frac{\mathrm{d}\pi}{\mathrm{d}d}\right|_{d=0} \tag{8-39}$$

ここで，特定の用量-反応関数を与えると，式 8-39 および式 8-35 による累積用量を計算することにより，時間に対する β の値が求まる．

線形等用量法により，用量 d と Δd の和への反応を考え，式 8-3 を用いると，次式が得られる．

$$\frac{d}{\pi^{-1}[\pi(d+\Delta d)]} + \frac{\Delta d}{\pi^{-1}[\pi(d+\Delta d)]} = 1 \tag{8-40}$$

これを変形し同値の次式を得る．

$$\pi(d+\Delta d) = \pi(d+\Delta d) \tag{8-41}$$

そして，β を直接見出すことができる．

$$\beta = d'\left.\frac{\mathrm{d}\pi}{\mathrm{d}d}\right|_{d} \tag{8-42}$$

明らかに式 8-42 と式 8-39 は，異なる式である．しかし，下に示すように，ある時間ごとの用量-反応の分布や用量-反応モデルに対しては，それらは同一の結果をもたらすかもしれない．

例 8-8　投与率が一定値 d' であるとして，指数的な用量-反応モデルを考える．時間に対する感染速度(β)の式を導きなさい．

解　独立モデルにおいて，用量-反応関数 $\pi = 1-\exp(-d/k)$ の微分形は次のようになる.

$$\frac{\mathrm{d}\pi}{\mathrm{d}d}=\frac{\exp(-d/k)}{k}$$

この用量が 0 の時を考えると,傾きは, $1/k$ になる. 式 8-35 へ代入すると, $d=d't$ となり, 次式を得る.

$$\beta=\frac{d'}{k}\left[\exp\left(-\frac{d't}{k}\right)\right]$$

線形等用量的モデルの場合, 微分形をそのまま式8-38に代入すれば, 次の結果が得られる.

$$\beta=\frac{d'}{k}\exp\left(-\frac{d't}{k}\right)$$

ここで, どちらの方法でも同じ関数形が得られることに注意すべきである. また興味深いことに, 指数モデルでは曝露一定の場合, 感染速度が時間とともに正味は減少するよう予測されている.

他の用量-反応モデルや他の用量-反応の時間変化分布においては, それら 2 種の方法は, 結果として感染速度の時間変化に対する異なった式になる. それら両モデルのどちらの方法も,明らかに用量-反応モデルと流行の曲線をつなげるシナリオとして完全でない. しかし, 流行発生時あるいは動物のモデル系を用いたよく設計された研究において, 投与率のより良いデータを集めることなど, さらに深い研究が必要である. 他の用量-反応モデルによる別々の結果の例として, 用量一定の場合のベーター-ポアソンモデルを次に記す.

例 8-9　ベーター-ポアソンモデルを用いて投与量一定の場合を考えよ. 感染速度の式を導け.

解　ベーター-ポアソンモデル用量-反応を用量で微分すると次式が得られる.

$$\frac{\mathrm{d}\pi}{\mathrm{d}d}=\left[\ ;\ \alpha\frac{2^{1/\alpha}-1}{N_{50}}\right]\left[1+\frac{d\,(2^{1/\alpha}-1)}{N_{50}}\right]^{-(\alpha+1)}$$

独立モデルにおいて，この微分形を $d=0$ で計算すると，$\alpha(2^{1/\alpha}-1)/N_{50}$ となるので，感染速度は，次のように計算される．

$$\beta = d' \frac{\alpha(2^{1/\alpha}-1)}{N_{50}} \left[1 + \frac{d't}{N_{50}}(2^{1/\alpha}-1) \right]^{-\alpha}$$

線形等用量的モデルにおいては，微分形を式 8-3 に代入して次式を得る．

$$\beta = d' \frac{\alpha(2^{1/\alpha}-1)}{N_{50}} \left[1 + \frac{d't}{N_{50}}(2^{1/\alpha}-1) \right]^{-(\alpha+1)}$$

それら 2 つの関数が最後の項の指数で異なっているのは明らかである．しかし，指数モデルのように，どちらの式も感染の強さの減少を投与率一定の曝露シナリオで時間の関数として表している．

8.3.2　病気の期間

式の積分は，新たな患者の瞬間的な発生率を定義している．ある時刻における全患者数に関心を持ち，そのデータを手に入れることができればよい．それ故，人々が病気の状態でいる時間の長さを考えるためにモデルを拡張する必要がある．この点で，動的モデルの形式を考えることから始めるのが有用である．

これまでのところ，暗黙のうちにある特定の母集団が時間の関数として感染し得る個人 N 人からなっていると考えてきた．さらにここで，X をある時刻に感染した人数，Y をある時刻に病気である人数としよう．また，Z を感染後あるいは病後の人数と考える．

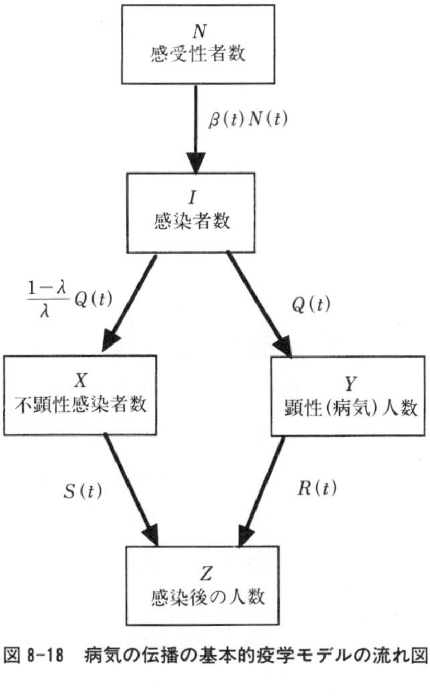

図 8-18　病気の伝播の基本的疫学モデルの流れ図

図 8-18 は，それぞれの状態間の基本的な経路を定義している．既に $Q(t)$，すなわち，感染し得るヒトの中から発症する速度は定義した．パラメータ λ を用いる際に，暗黙のうちに不顕性感染者の発生率が定義されていた．感染してからが発症する基本的な潜伏期間分布 $f(t)$ は，不顕性の状態においても同じであると仮定してきたが，これはあてはまらないかもしれないし，別の分布関数を用いることが必要かもしれない(どの他の確率分布関数も可能性がある)．あいにく，その2つの潜伏期間分布が実際に同じなのか，異なっているのか判断するのに用いるデータはほとんどないので，ここではそれらが同一であるとする．将来の情報によっては，もっと複雑な式の構築が正しいとされるかもしれない．

発症した個人と不顕性の個人は，感染後の状態へと移行する．そこで，ここでは2つの速度を示す．すなわち，単位時間当りに感染後の状態へ入る発症者数の変化率 $R(t)$ と，感染後の状態になる不顕性の人数の変化率 $S(t)$ である．

ある病気は複数の感染後の状態があるかもしれないが，感染後の状態は，単一であることを仮定する[*14]．

関数 $R(t)$ と $S(t)$ が得られるならば，「物質収支」を各状態 (N, X, Y, Z) に対して設定することで，各状態の人数となる時間を求めることが可能となる．関数 $R(t)$ は，病気の期間に依存している．

もしも，時刻 t ちょうどかそれ以前に病気の状態を抜け出したヒトの割合で累積確率分布関数 $G(t)$ を表し，その密度関数が $g(t)$ であるなら，式 8-29 と同様に，病気の状態から出る速度は，次式のように定義される．

$$R(t)=\int_0^t Q(\tau)g(t-\tau)\mathrm{d}\tau \tag{8-43}$$

$g(t)$ に関する情報は，荒っぽい言い方をすれば，普通の参考文献[5]に見出すことができ，典型的な値と範囲が与えられる．他の情報がない場合では，三角分布がこの分布をモデル化するのに用いられる．

$S(t)$ の決定に役立つ情報はさらに少ない．不顕性感染の喪失は，ほとんど測定され

---

*14 例えば，続く曝露に対する免疫を考慮する際には，感染後の状態 Z を考慮することが重要となる．状態 Z から N になる個人においては仮定を付け加える必要があるかもしれない．言い換えると，感染後の個人は，(免疫を失うことにより)再度感染可能になり得る．この状況では，発病した感染後の状態の個人と不顕性だった個人とでは異なる性質を考えることになる．

ていない．デイケア環境で曝露された子供からのロタウイルス感染の場合に，そのような測定が Pickering ら[48]により報告されている．この研究では，発病後の子供によるロタウイルスの排出を測定している．これは，まず症状が出たヒトからの感染の喪失なので，$S(t)$を補う直接の測定ではない．しかし，症状のある個人における感染の喪失が不顕性感染の個人と同様であると考えるのは合理的であろう．病気後の時間に対する測定値を単一指数回帰と比較して**図 8-19** に示している．このデータセットに関して，感染性の指数的な喪失は，データによく一致している．$H(t)$を感染して t 日後以内に感染後の状態に変わる不顕性の人の累積割合とし，$h(t)$をその微分とすると，ある特定の流行において $h(t)$を指数関数と置く，すなわち $h(t)=\exp(-0.42t)/0.24$ と置くことができる．そして，次の積分で $S(t)$を計算することができる．

$$S(t)=\int_0^t \left[\frac{1-\lambda}{\lambda}Q(\tau)\right] h(t-\tau)\mathrm{d}\tau \tag{8-44}$$

式 8-44 は，もし不顕性感染状態に対する潜伏期間分布が発病の時と異なると仮定すれば，変形することが必要となる．

先に述べた Q, R と S の定義とともに，**図 8-19** のモデルに対応する物質収支を形式的に定義することができる．各ボックスから出入りする速度を考え，見かけの出入りの時間微分を式で表すことで，システムの変化を記述する 5 つの微分方程式が得られる．

$$\begin{aligned}
\frac{\mathrm{d}N}{\mathrm{d}t}&=-\beta(t)N\\
\frac{\mathrm{d}I}{\mathrm{d}t}&=\beta(t)N-\frac{Q(t)}{\lambda}\\
\frac{\mathrm{d}X}{\mathrm{d}t}&=\frac{1-\lambda}{\lambda}Q(t)-S(t)\\
\frac{\mathrm{d}Y}{\mathrm{d}t}&=Q(t)-R(t)\\
\frac{\mathrm{d}Z}{\mathrm{d}t}&=R(t)+S(t)
\end{aligned} \tag{8-45}$$

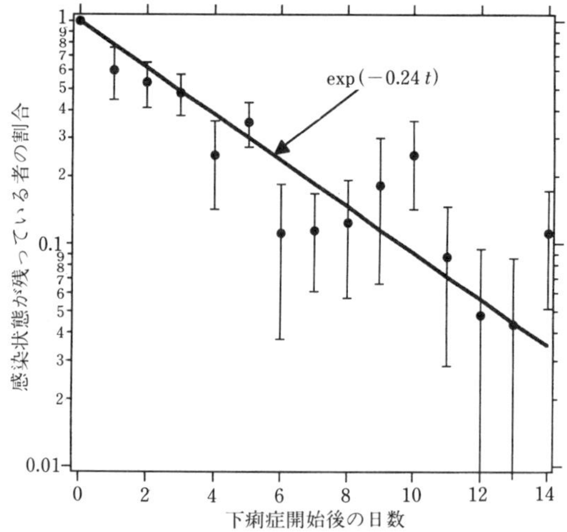

図 8-19　下痢症の発生後の子供によるロタウイルスの排出．直線は最適な指数関数である．誤差範囲を示すバーは二項分布から得られる標準偏差である

この系は，通常の場合，時刻0における各状態の集団の大きさが既知かあるいは仮定することができる(すなわち，$N=N_0, X=Y=Z=0$)ので，初期値問題として扱うことができる．しかし，Q，R と S は，積分式(あるいは多重積分，すなわち R と S は，積分式である Q の積分である)であるので，問題は，単なる微分方程式システムではなく，むしろ数値的に解かねばならない積分微分方程式のシステムである．

図 8-20(b)は，式 8-41 について先の例の潜伏期間分布をして用いたモデル計算の結果である．初期20時間における罹病率の時間変化[**図 8-20(a)**]を仮定した．発病状態の期間分布(密度関数 g)と不顕性感染の期間分布(密度関数 h)を，それぞれ平均が48時間，36時間で標準偏差が10時間，72時間の対数正規分布であることを仮定している．λ の値は，0.2を仮定した．症状のある人数と不顕性の人数の最大値が求まる(それぞれ約100，20である)ことに留意されたい．

これらの種類のモデルを使うことには，含まれているパラメータ(および分布形)に実際には得られていないデータが不足しているにもかかわらず，多くの有利な点がある．まず，患者(あるいは，不顕性の個人)の数の時間分布を知ることで，感染症の地域社会レベルの流行による正確な影響の評価(経済的，あるいはそれ以外)を，特に影響が患者数と罹患期間に関係する場合に算定することができる．第2に，以下で記述することになるが，感染体である微生物に特有の点(化学物質と比較した場合)は，二次感染(汚染された水，食物などに曝露されなかった人に対してさらに感染と病気を起こす)の可能性があるということである．式 8-45 と**図 8-18** の枠組みをそのまま拡張することで，この影響を定量的に考察することが可能となる．

8.3.3　二次感染

病気伝播の地域社会レベルのモデルを使うことにより，二次感染伝播の可能性を明瞭に考察することが可能となる．**表 1-2** で示したように，汚染された食物や水の摂取やデイケアから始まる流行において，明らかな二次的発病の記録がある．その仕組みとしては，糞便汚染微生物の伝達を含むヒトからヒトへの接触，家庭内や食器の共用による汚染微生物の伝達，あるいは，共用の表面(例えば，食事を用意する場所)の汚染などの結果から二次的な感染および患者が生じている．例えば，White ら[56]は，発病中から病後までホテルの厨房で働いた給仕担当者によって保存された汚染食物によって長引くことになったノーウォークウイルスによる食物経由の流行を記述している．

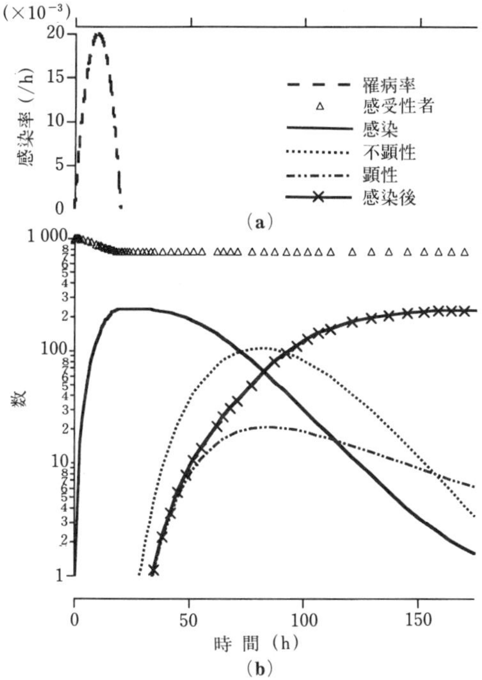

図 8-20　発病および不顕性状態の期間を考慮した流行の変遷

少なくともある病気については，病原体の伝播が感染後と同様，感染前に起こる証拠がある．**図 8-19** は，ロタウイルス下痢症の子供からの糞便試料にロタウイルスが存在することを示している．同じ研究の一部では，発病前の子供の集団によるロタウイルスの排出が調べられている．**図 8-21** に結果を示す．発病の 5 日も前に，10 %以上の子供がロタウイルスを排出していた．実際(示さないが)，ある子供(16

歳)は，下痢症が出る13日前にロタウイルスを排出した．発病前のロタウイルスの排出は，伝達の一経路を示している．

症状が出る以前の微生物の排出は，多くの微生物についてよく報告されてきた．しかし，感染開始に先立つ生体内での微生物増殖と潜伏期間の分布(**図 8-14，8-15** 参照のこと)を必要とすることは明らかで，他の多くの微生物が発症前に排出されたとしても驚くべきことではない．

発症前および発症後のヒトからの伝達に加え，不顕性感染者からの伝達の可能性がある．サルモネラ症の場合[5]に報告されており，他の病気でも同様であるかもしれない．

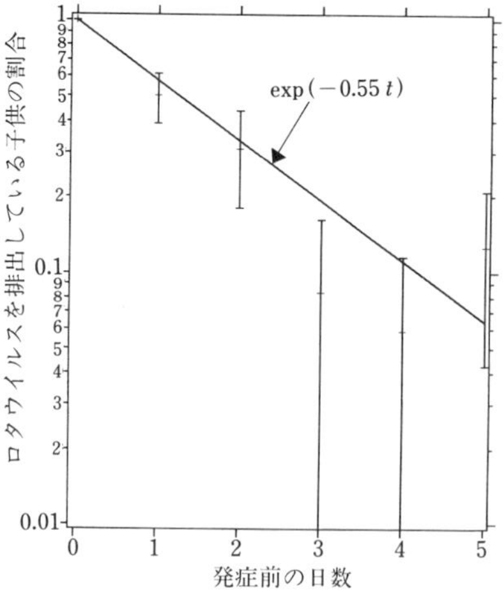

図 8-21　発症前の子供からのロタウイルスの排出．誤差範囲を示すバーは，観察された割合の1標準偏差である(参考文献48を使用)

二次感染の発生は，前述したフレームワークを変形してあてはめることができる．二次感染の罹病率の扱いは，最初にKermackとMcKendrick[38]によって説明された．彼らによると，二次感染の罹病率は，感染可能な人数と感染者数の積に比例するとした．この定式化をより複雑に拡張して，二次感染速度(単位時間当りの新たに感染する人数)への空間的時間的不均一性あるいは年齢依存性(感染する可能性のある人数と，感染した人数の両者において)を記述できる[1]．式8-45のモデルを拡張することで，二次感染速度は，$\gamma(t)N(X+Y)$のように書ける．このモデルにより，症状があるヒトと不顕性のヒトの両者は，感染者の状態の変化がない期間中，新たな個人に対する感染源となり得ることを表している．この付加的な過程を用いれば，新たに病気になる人数の瞬間的増加率を得る積分を変形することができる．その結果は，式8-45と式8-32を置き換えることで次のように得られる．

$$\frac{\mathrm{d}N}{\mathrm{d}t}=-\beta(t)N-\gamma(t)N(X+Y)$$

$$\frac{\mathrm{d}I}{\mathrm{d}t}=\beta(t)N+\gamma(t)N(X+Y)-\frac{Q'(t)}{\lambda}$$

$$\frac{\mathrm{d}X}{\mathrm{d}t}=\frac{1-\lambda}{\lambda}Q'(t)-S(t) \tag{8-46}$$

$$\frac{\mathrm{d}Y}{\mathrm{d}t}=Q'(t)-R(t)$$

$$\frac{\mathrm{d}Z}{\mathrm{d}t}=R(t)+S(t)$$

$$Q'(t)=\int_0^t \lambda\{\beta(\tau)N(\tau)+\gamma(t)N(\tau)[X(\tau)+Y(\tau)]\}f(t-\tau)\mathrm{d}\tau \tag{8-47}$$

式 8-47 への変形は，新たに感染した人数 I が一次感染と二次感染の両者から生じることを考えている．もし発症者と不顕性感染者の二次感染を起こす性質が異なっていたら，この式は，各状態に対する異なる γ の値を適用して容易に対応することができる．

二次感染の存在は，ある流行の疾病の負荷を増加させるだけでなく，流行期間を長引かせる．あいにく，水系あるいは食物からの流行に関して，二次感染速度のパラメータ γ を評価するのに必要なデータは容易には入手できない．しかし，二次感染の伝播過程の影響は，式 8-46 と式 8-47 で与えられるモデルを積分することで知ることができる．

図 8-20 が基づく仮定と同じ仮定を用いて，二次感染を含むモデルを解くことができる．二次感染のパラメータ γ を時間・人当り 5×10^{-5} と仮定した．新たな発症者，全感染者数，発症者数，感染を終えた人数の瞬間的な増加率を**図 8-22** に示

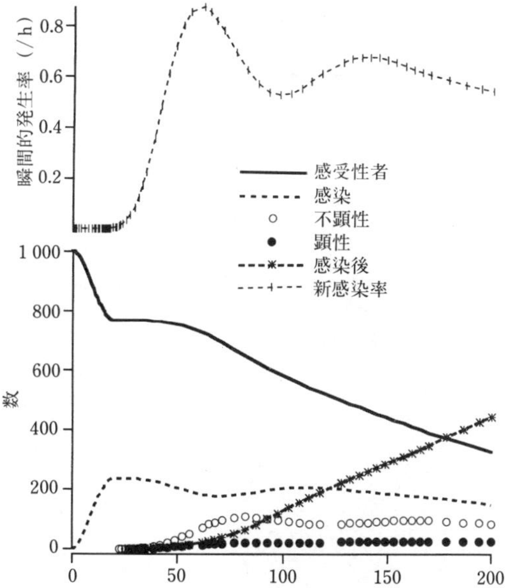

図 8-22 二次感染の発生過程

す．二次感染過程を付け加えることで新たな患者数(上のグラフ)が二項分布になることが明らかである．また，ある時刻の全発症者と不顕性感染の人数(下のグラフ)より，有意な二次感染の負荷が存在していることが明らかである．

もしも二次感染のパラメータの方が大きければ，二次感染から一次感染を分けることが不可能ではないにせよ難しくなる．言い換えると，二次感染は，一次感染が実質的に終結する前のある時点において開始することになる．この場合，時間に対して新たに感染する速度(あるいは，全患者の発生速度)を調べても二次感染の存在は外見上わからない．

8.3.4　免疫の影響

前に用いた地域社会レベルのモデル(二次感染がある場合とない場合)は，感染後のヒトは，もはや感染しないことを仮定している．

これは，感染の速度が非常に小さいか，あるいは，一次的な感染源への集団の曝露が始まってすぐの期間には特に合理的な仮定だが，長期的には合わなくなる．多くの感染症において[1,4]，免疫は，まさに一時的なものである．このような場合，過去に感染した個人が感染の可能性がある集団へ戻る速度を考える必要がある．

先に述べた議論を拡張することにより，感染後の免疫状態にとどまることを表す密度関数である別の分布 $i(t)$ を定義することが合理的であろう．これを用いて，個人が感染後(しかも，免疫を持つ)の状態から感染可能な状態へ戻る瞬間的な速度を以下の数論的関数のたたみ込みにより計算することができる．

$$T(t)=\int_0^t [R(\tau)+S(\tau)]\,i(t-\tau)\,\mathrm{d}\tau \tag{8-48}$$

$$\frac{\mathrm{d}N}{\mathrm{d}t}=-\beta(t)N-\gamma(t)N(X+Y)+T(t)$$

$$\frac{\mathrm{d}I}{\mathrm{d}t}=\beta(t)N+\gamma(t)N(X+Y)-\frac{Q'(t)}{\lambda}$$

$$\frac{\mathrm{d}X}{\mathrm{d}t}=\frac{1-\lambda}{\lambda}Q'(t)-S(t) \tag{8-49}$$

$$\frac{\mathrm{d}Y}{\mathrm{d}t}=Q'(t)-R(t)$$

$$\frac{\mathrm{d}Z}{\mathrm{d}t}=R(t)+S(t)-T(t)$$

式 8-49 で定義されたような感染可能者の再計算は，一度一次感染源が生じると，二次経路からの感染が引き続くことを示すかもしれない．言い換えると，それは，環境からの曝露の初期に一時的感染源から風土病が誘発される機構である．関係する分布の相対速度と分布形および分布の定数によって，この風土病の発生率は，不明確に続き，時に消え去るかもしれない．数学的疫学の分野には，（ここで定義したように）二次感染が持続するか，それとも時が経つと消え去るのかに注目した多くの文献が見られる．

8.3.5　地域社会レベルのモデルにおける最終警告

地域社会レベルのモデルに関して最終的コメントで締めくくる．筆者らは，慎重に変化を検討するための決定論的定式化を選んできた．言い換えると，患者数とその変化は，1 組の（積分）微分方程式の解によって記述される．これは，暗黙のうちに患者数を連続関数として扱っている．

これは，患者数や人口が大きければ，合理的な仮定である．しかし，患者数が少ない場合，確率過程の条件で問題を再構成する必要がある．

完全な確率過程モデルは，コンパートメント（**図 8-18** 中の箱）が特定の数値のセットである確率の時間変化を扱う．例えば，$P_{i,j,k,l,m}$ は，次の条件がすべて同時に真である確率を表す．

$$N=i,\ I=j,\ X=k,\ Y=l,\ Z=m$$

決定論的モデルにおけるコンパートメント間のそれぞれの速度は，各確率の変化速度と言い換えられ，各 $P_{j,k,l,m}$ の項に対する微分方程式で示すことができる．例えば，一次感染だけを考えると，微分方程式 $\mathrm{d}P_{i,j,k,l,m}/\mathrm{d}t$ に対して，新たな一次感染の成立を示す $\beta(i+1)\Sigma_{j,k,l,m}P_{i+1,j,k,l,m}$ という項を得る．確率過程モデルは，とても大きな対の微分方程式の羅列になる．これは，ある程度行列公式を用いて単純化できるが，確率過程モデルを用いた複雑なシナリオの解は，決定論的定式化よりも難しい問題となる．より進んだ地域社会レベルの疾病の拡散のモデル化への確率過程アプローチの議論(一次感染よりも二次感染に重きを置いているが)は，Bailey[4]を参照されたい．

8.4 流行の検出性

1章で記述したとおり(**図 1-2**)，時と場所が近い発症が注意すべきあるレベルを超えると，感染の流行が検出される．これは，曝露された人数，曝露された用量と期間，発症の強さに依存する．例えば，最初にHIV陽性のヒトに影響を与えた*Cryptosporidium*(クリプトスポリジウム)の水系感染は，症状の重篤度が非常に高かった(高い致死率)ため，比較的発症率が低い際に検出された[27]．ミルウォーキーにおける強大な流行においては，病気になった通常の健康な個人が示した症状が比較的穏やか(しかも一般的)なものであった(すなわち，下痢，腹痛)ため，曝露段階後期まで検出されなかった．

それ故，発生数を監視することによって流行を検出できるかどうかは，その微生物自体の要因や曝露自体と同様，その地域社会におけるそれらの病気や症状のバックグラウンド，あるいは風土的なレベルに依存することは明らかである．本節では，流行を検出する問題へのアプローチのフレームワークを手短かにまとめる．米国では一般に食物や水からの発症の報告数が1年当り2万人以下である(**表 1-1**，**1-2** 参照)ことと，食物由来，水由来の推定されている発病数[6]が相対的に大きく毎年650万人，100万人とそれぞれ見積もられているが，この報告例数と推定数の明らかな喰い違いがこの問題へ取り組むようになったきっかけである．

まず，「普通の流行」と「異常な流行」とを区別する．前者は，ある特有の条件を通して地理的に近接した地域において短期間に病気が集中して起きる(すなわち，浄水場の運転や通常の条件での食品生産)．

非常におおまかな計算を行うと，米国人口(この計算では2億8 000万人とする)のうち1年に100万人の水による発病数があるとすると，年間の発生率は，1年当り0.0036との結果になる．1日当りにすると，365日をもとに，毎日の発生率は9.8×

10^{-6}の結果になる．ある感染性微生物の用量-反応定数を用いて，この日間リスクに対応する微生物の日間飲込み量を計算することができる．結果を**表 8-11** に示す．Bennett からの情報を用いれば，観察されるリスクの結果を生じる感染性微生物の日間飲込み量の平均は非常に小さい．浄水や食物中における低濃度の微生物を定量的に測るのが非常に難しいため，特にそのようなレベルが測定できることはまずなさそうである*15．それ故，消費される際の食物や水の病原体を測定することが一般にできないことは，食物や水からの感染症の流行が測定できるレベルでないということである．

もしも水や食物起因の病気が相当な率(米国で年間数百万人)で生じているとすると，検出できる流行に対応する発病の非常に小さな部分を予測することしかできないということになる．まえがきや1章で述べた報告や自主的な監視システムの問題以外に，流行検出の重要な初期のきっかけは，病気の普通と違うパターンを認識することである．比較的通常の症状に対して，このことはこれから説明するように非常に難しいことであろう．

単一の診断を単位として考えてみよう．これは医学行為，あるいは実験室あるいは医師各個人のことであろう．この単位は，病気の異常な集合体の初めの認識者である．重篤な病気が生じた時の単位であるとみなせる人数 N_t がいるとする．多くの個人がそのような医学的な注意を穏やかなあるいは中庸の病気に対して求めないた

表 8-11　報告された米国の水系感染リスクに関連する微生物の日間飲込み量

微生物	用量-反応パラメータ	9.8×10^{-6}のリスクに対応する飲込み量(個/日)
ロタウイルス	ベータ-ポアソン $N_{50}=5.60$ $\alpha=0.265$	1.63×10^{-5}
Salmonella	ベータ-ポアソン $N_{50}=16\,211$ $\alpha=0.294$	0.0565
Cryptosporidium	指数 $r=238$	0.00233

*15　例えば，*Cryptosporidium* の場合，すべての曝露が飲料水により，消費の量として1日1人当り2Lとすると，**表 8-11** は，0.001個/L ということになる．そのため，検出方法が100％の効率であったとしても(実際そうではない)少なくとも1000Lの試料が，実質の検出可能性を知るために必要となる．

め，穏やかな病気の異常な数の発生はそのような単位として認識されないだろう．その地域社会が関連するすべての地域社会において，感染伝播速度 p_0(1人1日当りの患者数)があるとする．この単位は，異常な事例が認識されたある日数 t にわたる事例にグループ分けされることになる．すると，この単位により予期されるこの期間全体で予想される「通常の」患者数は $N_t p_0 t$ となる．もしも異常な発病の集中がなければ，患者の発生する頻度がポアソン分布に従うと予想する．それ故，地域社会の大きさが異なれば，次式で予想される患者発生率を計算することができる．

$$P(N) = \exp(-N_t p_0 t) \tag{8-50}$$

いろいろな診断の単位である総人口に対して式 8-50 を用い，その数に達する確率が 0.95 以下(患者数の信頼限界の上限)である最大の患者数 N を計算することができる．基礎的速度 0.000294(Bennett による1日当りのデータを 30 日にして求めた)に対し，それらの限界は**表 8-12** に示されている．信頼区間の幅(信頼限界の上限の平均に対する割合)は，ポアソン分布から予想されるように，人口の大きさに応じて小さくなる[*16]．

この概念を用い，もしも実際の病気の発生速度が様々な人口における基底の速度の数倍に増えた時に「超過」が検出される確率を調べる．これは，異常な発生かどうかを確かめるため個人の単位によって用いられるある規則(あるいはアルゴリズム)による．これはさらに研究が必要である．しかし，ここで2つの可能性を説明する．① もしも患者数が基底の値の 95 %信頼限界の上限(**表 8-11** の最後の欄)を上回ると異常事態が気付かれる，あるいは，② 患者数が基底状態の2倍を上回ると異常事態が気付かれる，という可能性である．

表 8-12　地域の大きさの関係で表した観察症例数に対する信頼限界[†]

人口	予測数の平均	95 %上限値
1 500	0.441	1
2 250	0.6615	1
3 500	1.029	2
5 000	1.47	3
7 500	2.205	4
10 000	2.94	5
15 000	4.41	7
25 000	7.35	11
40 000	11.76	17
60 000	17.64	24
90 000	26.46	34
150 000	44.1	54
225 000	66.15	79
400 000	117.6	135

† ヒト当りのリスク定数＝0.000294/ヒト

[*16] 変数がポアソン分布の平均と等しくなるため，標準偏差の平均への割合は $1/\sqrt{\text{平均}}$，となり，単位の大きさが増えると小さくなる．

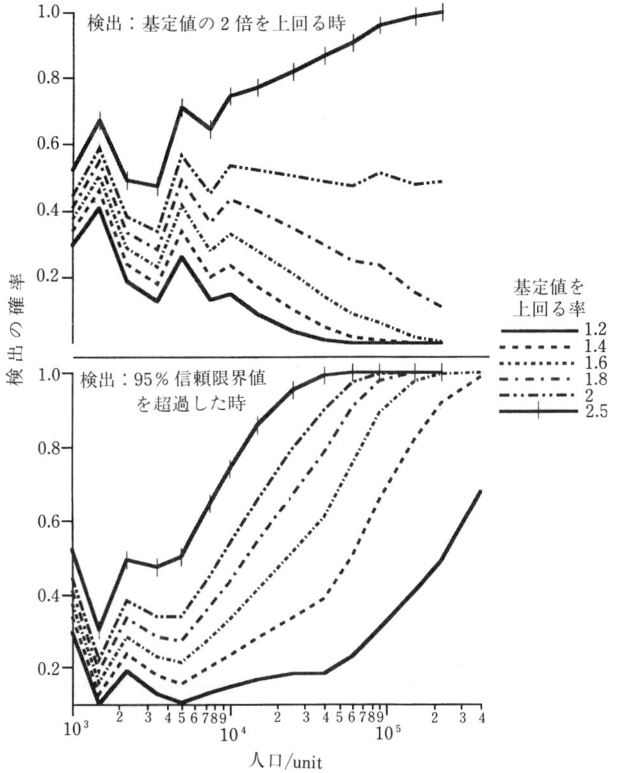

図 8-23　表 8-12の基定値を用いて，2 つの検出ルールによる集団検出の確率

図 8-23 は，罹病率が地域社会の大きさの関数として通常の発病率の数倍に上昇した状況での検出の確率をまとめたものである(**表 8-12** が基づく仮定と同じ仮定をしている)．

この図からは，次にまとめられるようにいくつかの重要な目立つ点が見受けられる．

- 一般的に，小さな診断の単位においては，基底値を 2 倍にする方法が 95 %信頼限界を用いた方法より，超過事例の検出できる割合は大きい(しかし，同時に誤検出の割合も大きい)．
- 基底値を 2 倍にする方法は，実際の罹病率が基底値の 2 倍以上の時以外は，良くない結果となった．例えば，最大の地域のサイズで，基底値の 1.8 倍となる例の20％以下しか，この同定アルゴリズムで検出できない．

・95％信頼区間の方法は大きい地域でより良い結果を与えるが，10 000人の地域において基底値の1.8倍の速度となっても，検出の割合は60％以下であった．

図8-23において，厳密には正しくない多くの仮定があることは明らかだが，これが明らかに示していることは，普通の集中事例(もともとのランダムな変動から生じている)に対しては，やや高いリスクの検出は，いまだ全く不完全なものであるということである．そのため，基底速度を少し超過した場合があまり検出されないのは驚くべきことではない．それ故，水や食物からの多くの感染症が異常事態というよりむしろ少しの超過の結果であれば，高い検出確率とはならないであろう．このことに，報告された流行の罹病率と全病気数の推定値間の不一致の説明がないことを確かめる理由がある．

8.5 感染症の経済影響

全感染者(あるいは患者)数や地域社会への影響(疾病モデルを通じて)の点で結果の範囲が評価されると，リスクを地域社会への経済影響の点で定量化する必要が生じてくる．リスク管理を行うある一つの方法(唯一の方法ではないが)は，リスク便益計算の使用である．もしいろいろな手段(例えば，水処理のレベル)をその相対的経済費用で評価し，それらの代替手段から生じる微生物(や他の)リスクが経済費用として評価されれば，同一規準で比較考量することができる．ここで注意すべきは，病気の経済影響を決める際には倫理的問題と同様に多くの技術的問題が存在することである．

技術的な問題の中には，雇用について以外(すなわち，余暇時間)に，病気の程度や失った時間に対してどのような経済価値を置くかを含む．加えて，Harrington ら[32]は，病気の結果として不安，あるいは振舞い(あるいは態度)の永続的な変化の評価を考慮する必要があるとしている．強大な流行においては，都市，あるいは会社や雇用者(食品からの流行の場合のように)の価値が永続的に喪失するかもしれない．結局，典型的に報告された影響の費用は，影響を避けるために「喜んで払う」額よりむしろ，直接掛かった費用に基づいて見積もられている．

手に入る論文の多くは，流行の状況に関係する影響の評価に重点を置いている．風土的な病気による個人への直接の費用(失った賃金，医者の費用)が，同じ感染性微生物の流行で必要となる費用と同等であることを，言わずとも仮定している．しかし，風土的な状況では，多くの回避できる費用がより小さいか存在しないと予想するのが合理的である．例えば，風土的な水系感染症において，影響を受けた個人がその病気のもとが水であることを知らない場合，水を代替(例えば，ボトル水)に替えたり浄水器を使うような行動に至ることは期待できない．それ故，水系感染症の経済評価の問題は最も広がりのある専門領域である．そのため，それに続く検討の出発点として用いることのできる原型的な価値を得ることを狙って，多くの既存の研究を再吟味したい．

1981 年のコロラド州 Eagle-Vail における下痢症の水系伝播による流行は，患者数が全部で 1 706 人と見積もられ，すなわち 3 540 人の地域の 48.2 %に影響した[33]．電話による調査から，影響した人々による支払った費用の見積りが計算された．集団と(病気の)患者当りの支払い費用を**表 8-13** にまとめた．病気の患者当りの費用は，＄97.20(1981 年のドル)であった．明らかに，重篤な患者(致死性の患者)は，この事態の際にはいなかった．浄水場の改善に対する長期的な費用は，相当のものである．

表 8-13　Eagle-Vail における胃腸炎の水系流行の費用(1981 年ドル)

	地域全体	患者当り
直接費用		
医療の診察	2 423	1.42
投薬	3 119	1.83
失った労働時間	138 281	81.06
ボトル水	22 007	12.90
個人費用合計	165 830	97.20
処理場の緊急修理	92 400	54.16
直接費用合計	258 230	151.37
間接的費用		
長期的な修繕	931 200	545.84
検査費用	8 700	5.10
間接的費用合計	939 900	550.94
費用合計	1 198 130	702.30

出典：参考文献 33

Harrington ら[32]は，1983年のPennsylvaniaのLuzerne Countyにおけるジアルジア症流行の経済影響を算出している．人口25 000人の地域で全部で6 000人の患者と，病気が確認された370人の患者があった．それらの患者における支払費用を算定する調査がなされた．調査に加わった筆者らは，病気の人による直接の費用と同様，介護者における費用(失った賃金など)にも重点を置いた．その地域で別の調査が行われ，行動の変更，特に水源を変更する費用(流行の期間に)を算定した．長期間の行動の変更に対する費用は，算定されなかった．水供給の代替は，水源の変更，沸騰によってなされ，ボトル水への変更は実質的になかった．回避行動の費用は，必要な時間に時給を乗じて求めた．

それらの筆者の結果をまとめると，地域全体での値と個人当りの値が**表 8-14** にあるとおりとなった．患者当りの直接費用(医者の費用と失った労働の合計)は，Eagle-Vailの流行(**表 8-13**)よりも，ジアルジア症の(下痢症より)重篤なせいで，相当に大きい．**表 8-14** でとても注目すべきことは，直接の医者の費用や失った賃金，活動/余暇の費用よりも，流行の期間の病気を避ける(他の供給源から水を得る)ために実質的に多い費用が掛かっていることである．先に述べたように，回避行動の費用は，流行状態でない時にはたぶん支出なされない*17ため，風土病の状況(流行でない)よりも，流行の状況下で病気を避けることがより高い(経済的に)ものとなる．

2，3の食品経由の病気に関する直接の医療と生産性の費用がMauskopfとFrench[42]により見積もられている．それは避ける行動の費用を含んでいない．筆

表 8-14 Pennsylvania 州 Luzerne County のジアルジア症流行の経済費用(1984 年ドル)†

損失の種類	地域全体での費用			患者当りの費用		
	A	B	C	A	B	C
医療費用	1 070 000	1 050 000	1 030 000	178	175	172
職業費用	2 150 000	1 630 000	1 250 000	358	272	208
失った生産性と余暇時間	3 780 000	2 910 000	2 310 000	630	485	385
回避行動の費用	38 510 000	12 940 000	12 120 000	6 418	2 157	2 020
合計	45 510 000	18 530 000	16 710 000	7 585	3 088	2 785

† この3つのシナリオでは，失業者，専業主婦，退職者に対して税を差し引いた後の賃金を，時間当り6.39ドル(A)，6.08ドル(B)，2.65ドル(C)と仮定した．
出典：参考文献32

*17 流行時のみ，沸騰指示や他の公的指示がなされるため，それが避ける行動となる．

表 8-15　選び出した食品系流行原因病原体と全医療および生産性費用†

微生物	全米年間患者負担（中間評価）	全米年間費用効果（中間評価）	患者当りの費用
Salmonella	1 920 000	1 388 000 000	723
Campylobacter jejuni	2 100 000	961 500 000	458
E.coli O157:H7	14 058	388 000 000	27 600
Listeria monocytogenes	1 550	211 000 000	142 581

† 回避行動費用は含まず，死亡は含む(1992 年ドル).
出典：参考文献 17 を改変

者らは，特に風土的な状況に関心を持った．加えて，病気の程度で補正した生命年数を用いる他の方法論を用いた．軽度の，中程度の，および重篤のサルモネラ症に対し，患者当り＄197 と＄222，＄622 と＄890，＄86 895 と＄743 000 とそれぞれ見積もられた．重篤なサルモネラ症の大きな影響は，比較的大きな死亡率(13 %)の結果である．しかし，軽度のサルモネラ症の費用影響は，下痢症の場合(**表 8-13**)と同様であり，中程度のサルモネラ症はジアルジア症(**表 8-14**)と同程度であることに着目すべきである(病気を避けるための費用を除く).

食品起因疾病の全経済費用を評価することが，Council for Agricultural Sciences and Technology によりなされた[17]．4つの病原体を決めて行い，その評価は**表 8-15** のとおりである．それら病原体が致死性で生命喪失の価値を直接表しているため，先の表よりも一般に大きな値となっている．*Campylobacter jejuni*，*E.coli* O157，*Listeria monocytogenes* に関する非常に高い費用は，より高い重篤性と *Salmonella* より致死性が高い(特に前 2 者)ためである．

8.6 問　題

8-1　未処理の生飲料水の *Cryptosporidium* 濃度が 10 オーシスト/L である．処理プロセスが典型的に 2.5 log の除去をする(すなわち，初期濃度の $1/10^{2.5}$ が処理後に残る)．人による飲料水の消費が 1 日当り 1 L である．もし用量-反応関係が指数的で $r=0.00419$(**例 7-3** を見よ)であるなら，飲料水の 1 日当りの消費からのリスクの点推定を計算せよ．

8-2 ある病原体による1日当りの感染リスクが，連続4日の各日について0.1，0.05，0.003，0.07であるなら，その4日間における感染のリスク全体はいくらになるか．その値と4日間のリスクの単なる和を比較せよ．

8-3 次に示すのは *Salmonella* の用量-反応回帰から得られたパラメータの10組である．この2パラメータのSpearman順位相関を計算せよ．

α	N_{50}	α	N_{50}
0.374	47 237	0.200	10 354
0.205	5 888	0.153	1 139
0.215	4 989	0.370	33 831
0.231	6 747	0.240	9 975
0.255	8 240	0.216	5 394

8-4 次の仮定のデータセットを考えよ(x と y) ［実は $y=(x-3)^2$ から人工的に得られたデータセットである］．

観測数 i	x_i	y_i
1	1	4
2	2	1
3	2.7	0.09
4	3.3	0.09
5	4	1
6	5	4

(a) これらのデータのPearsonおよびSpearman相関係数を求めよ．

(b) 次に示す各関数 $z(x,y)$ に対し，変数の平均を代入した値 $z(\overline{x},\overline{y})$ を求め，6つのセットの平均 $\frac{1}{6}z(x_i,y_i)$ を求めよ．

(i) $z=xy$

(ii) $z=x/y$

(iii) $z=x-y$

(iv) $z=\exp(x-y)$

8-5 2変数が各0.99の信頼限界を超える結合確率を求めて，**例8-7**の計算を繰り返してみよ(直交領域の確率)．

8-6 **例8-8**の結果を考察せよ．

(a) 独立および負相関のシミュレーションの両方に対して，シミュレーションによる平均計数値を計算せよ．これをポアソン分布にあてはめるとした場合に(このような性質のデータに関するポアソン分布への最尤度が，算術平均で与えられることとした6章を参照のこと)，計数値の分布がポアソン分布に十分にあてはまるか定めよ．

(b) それらのデータセットを，6章で論じた他の離散分布で回帰せよ．もしも十分な回帰が得られたら，(両シナリオに対して)20あるいはそれ以上の摂取となる単一曝露の確率を算定せよ．

8-7 ある曝露シナリオにおいて用量が指数的に減少すると考える(すなわち，$d'=d'_0\exp(-\gamma t)$(ここで，d'_0とγは定数)．独立で線形等用量法により，感染速度に対する時間の数式を導け．

(a) 指数的な用量-反応モデルを用いよ．

(b) ベータ-ポアソンの用量-反応モデルを用いよ．

8-8 (この問題を解くにはモンテカルロ法のプログラムが必要である)**表 8-4** に示した問題の分析では，最も重要な入力(出力の変動に最も影響するという意味で)は調理による除去効果であるとの結論だった．この**表 8-4** における入力の仮定を，平均が等しく標準偏差が半分(すなわち，調理による除去の変動がより小さい)の他のベータ分布と置き換えよ．この分布を用い，平均リスクとリスクの95％信頼限界の上限値の結果を，**表 8-4** の分布から得られる結果と比較せよ．

参考文献

1. Anderson, R. M., and R. M. May. 1991. Infectious diseases in humans: dynamics and control. Oxford University Press, Oxford.
2. Anonymous. 1936. Epidemic amebic dysentary: the Chicago outbreak of 1933. Bulletin 166. National Institute of Health, Washington, DC.
3. Armitage, P., G. G. Meynell, and T. Williams. 1965. Birth–death and other models for microbial infection. Nature 207:570–572.
4. Bailey, N. T. J. 1975. The mathematical theory of infectious diseases and its applications, 2nd ed. Oxford University Press, New York.
5. Benenson, A. S. 1990. Control of communicable disease in man, 15th ed. American Public Health Association, Washington, DC.
6. Bennett, J. V., S. D. Holmberg, M. F. Rogers, and S. L. Solomon. 1987. Infectious

and parasitic diseases. Am. J. Prev. Med. 3(5 Suppl.): 102–114.

7. Berenbaum, M. C. 1981. Criteria for analyzing interactions between biologically active agents. Adv. Cancer Res. 35:269–335.
8. Berenbaum, M. C. 1985. The expected effect of a combination of agents: the general solution. J. Theor. Biol. 114:413.
9. Berenbaum, M. C. 1989. What is synergy? Pharmacol. Rev. 41:93–141.
10. Bhaduri, S., C. O. Turner-Jones, R. L. Buchanan, and J. G. Phillips. 1994. Response surface model of the effect of pH, sodium chloride and sodium nitrite on growth on *Yersinia enterocolitica* at low temperatures. Int. J. Food Microbiol. 23: 233–245.
11. Bliss, C. I. 1939. The toxicity of poisons applied jointly. Ann. Appl. Biol. 26: 585–615.
12. Buchanan, R. L., L. K. Bagi, R. V. Goins, and J. G. Phillips. 1993. Response surface models for the growth kinetics of *Escherichia coli* O157:H7. Food Microbiol. 10(4):303–315.
13. Bukowski, J., L. Korn, and D. Wartenberg. 1995. Correlated inputs in quantitative risk assessment: the effects of distributional shape. Risk Anal. 15(2):215–219.
14. Burmaster, D. E., and P. D. Anderson. 1994. Principles of good practice for the use of Monte Carlo techniques in human health and ecological risk assessment. Risk Anal. 14(4):477–481.
15. Burmaster, D. E., and A. M. Wilson. 1996. An introduction to second-order random variables in human health risk assessments. Hum. Ecol. Risk Assessment 2(4):892–919.
16. Cohrssen, J. J., and V. T. Covello. 1989. Risk analysis: a guide to principles and methods for analyzing health and environmental risks. National Technical Information Service, U.S. Department of Commerce, Springfield, VA.
17. Council for Agricultural Science and Technology. 1994. Foodborne pathogens: risks and consequences. Task Force Report 122. CAST, Ames, IA.
18. Duncan, H. E., and S. C. Edberg. 1995. Host–microbe interaction in the gastrointestinal tract. Crit. Rev. Microbiol. 21(2):85–100.
19. Ercolani, G. L. 1985. The relation between dosage, bacterial growth and time for disease response during infection of bean leaves by *Pseudomonas syringae* pv. *phaseolicola*. J. Appl. Bacteriol. 58:63–75.
20. Evans, J., G. Gray, R. Sielken, A. Smith, C. Valdez-Flores, and J. Graham. 1994. Use of probabilistic expert judgment in uncertainty analysis of carcinogenic potency. Regul. Toxicol. Pharmacol. 20:15–36.
21. Fazil, A. M. 1996. M.S. thesis. Drexel University.
22. Ferson, S., and L. R. Ginzburg. 1996. Different methods are needed to propagate ignorance and variability. Reliabil. Eng. Syst. Safety. 54:133–144.
23. Finkel, A. M. 1990. Confronting uncertainty in risk management. Resources for the Future, Center for Risk Management, Washington, DC.
24. Genest, C., and R. MacKay. 1986. The joy of copulas. Am. Stat. 40:280–283.
25. Genest, C., and L.-P. Rivest. 1993. Statistical inference procedures for bivariate archimedean copulas. J. Am. Stat. Assoc. 88(423):1034–1043.

26. Gerba, C. P., J. B. Rose, and C. N. Haas. 1996. Sensitive populations: who is at the greatest risk? Int. J. Food Microbiol. 30(1–2):113–123.
27. Goldstein, S. T., D. D. Juranek, O. Ravenholt, A. W. Hightower, D. G. Martin, J. L. Mesnick, S. D. Griffiths, A. J. Bryant, R. R. Reich, and B. L. Herwaldt. 1996. Cryptosporidiosis: an outbreak associated with drinking water despite state of the art water treatment. Ann. Intern. Med. 124(5):459–468.
28. Haas, C. N., K. Cidambi, S. Kersten, and K. Wright. 1996. Quantitative description of mixture toxicity: effect of level of response on interactions. Environ. Toxicol. Chem. 15(8):1429–1437.
29. Haas, C. N., S. P. Kersten, K. Wright, M. J. Frank, and K. Cidambi. 1997. Generalization of independent response model for toxic mixtures. Chemosphere 34(4): 699–710.
30. Haas, C. N., and B. A. Stirling. 1994. A new quantitative approach for the analysis of binary toxic mixtures. Environ. Toxicol. Chem. 13:149–156.
31. Halstead, S. B. 1982. Immune enhancement of viral infection. Prog. Allergy 31: 301–364.
32. Harrington, W., A. J. Krupnick, and W. O. Spofford, Jr. 1989. The economic losses of a waterborne disease outbreak. J. Urban Econ. 25:116–137.
33. Hopkins, R. S., R. J. Karlin, G. B. Gaspard, and R. Smades. 1986. Gastroenteritis: case study of a Colorado outbreak. J. Am. Water Works Assoc. 78(1):40–44.
34. Hutchinson, T. P., and C. D. Lai. 1990. Continuous bivariate distributions, emphasizing applications. Rumsby Scientific Publishing, Adelaide, Australia.
35. Iman, R. L., and W. J. Conover. 1982. A distribution-free approach to inducing rank correlation among input variables. Commun. Stat. Simul. Comput. 11(3):311–334.
36. Istre, G. R., and R. S. Hopkins. 1985. An outbreak of foodborne hepatitis A showing a relationship between dose and incubation period. Am J. Public Health 75(3):280–281.
37. Joe, H. 1993. Parametric families of multivariate distributions with given marginals. J. Multivariate Anal. 46:262–282.
38. Kermack, W. O., and A. G. McKendrick. 1927. A contribution to the mathematical theory of epidemics. Proc. R. Soc. A 115:700–721.
39. Ku, H. 1966. Notes on the use of propagation of error formulas. J. Res. Nat. Bur. Standards C Eng. Instrum. 70C(4):263–273.
40. Loewe, S., and H. Muishchnek. 1926. Uber Kombinationswirkungen. Arch. Exp. Pathol. Pharmakol. 114:313–326.
41. Marking, L. L. 1985. Toxicity of chemical mixtures, pp. 164–176. *In* G. M. Rand and S. R. Petrocelli, eds., Fundamentals of aquatic toxicology: methods and applications. Hemisphere Publishing, Washington, DC.
42. Mauskopf, J. A., and M. T. French. 1991. Estimating the value of avoiding morbidity and mortality from foodborne illnesses. Risk Anal. 11(4):619–631.
43. Mendenhall, W., and T. Sincich. 1988. Statistics for engineering and computer sciences, 2nd ed. Dellen Publishing Company, San Francisco.
44. Meynell, G. G., and B. A. D. Stocker. 1957. Some hypotheses on the aetiology of fatal infections in partially resistant hosts and their application to mice challenged with *Salmonella paratyphi-B* or *Salmonella typhimurium* by intraperitoneal

injection. J. Gen. Microbiol. 16:38–58.

45. Moore, D. R. J. 1996. Using Monte Carlo analysis to quantify uncertainty in ecological risk assessment: are we gilding the lily or bronzing the dandelion? Hum. Ecol. Risk Assessment 2(4):628–633.
46. Morgan, M. G., and M. Henrion. 1990. Uncertainty: a guide to dealing with uncertainty in quantitative risk and policy analysis. Cambridge University Press, Cambridge.
47. Mosher, W. E., S. M. Wheeler, H. L. Chant, and A. V. Hardy. 1941. Studies of the acute diarrheal diseases. V. An outbreak due to *Salmonella typhimurium* Public Health Rep. 56:2415.
48. Pickering, L. K., A. V. Bartlett, R. R. Reves, and A. Morrow. 1988. Asymptomatic excretion of rotavirus before and after rotavirus diarrhea in children in day care centers. J. Pediatr. 112(361–365).
49. Ramsey, J. H., C. H. Benning, and P. F. Orr. 1926. An epidemic of typhoid fever following a Church Supper. Am. J. Public Health 16:1101.
50. Roseberry, A. M., and D. E. Burmaster. 1992. Lognormal distributions for water intake by children and adults. Risk Anal. 12(1):99–104.
51. Sartwell, P. E. 1950. The distribution of incubation periods of infectious disease. Am. J. Hyg. 51:310–318.
52. Smith, A. E., P. B. Ryan, and J. S. Evans. 1992. The effect of neglecting correlations when propagating uncertaingy and estimating the population distribution of risk. Risk Anal. 12(4)467–474.
53. Stuart, A., and J. K. Ord. 1987. Kendall's advanced theory of statistics, 5th ed., Vol. 1: Distribution theory. Oxford University Press, New York.
54. U. S. Environmental Protection Agency. 1986. Guidelines for the health risk assessment of chemical mixtures. Fed. Reg. 51(185):34014–34025.
55. Vose, D. 1996. Quantitative risk analysis: a guide to Monte Carlo simulation modeling. Wiley, New York.
56. White, K. E., M. T. Osterbolm, J. A. Mariotti, J. A. Korlath, D. H. Lawrence, T. L. Ristinen, and H. B. Greenberg. 1986. A foodborne outbreak of Norwalk virus gastroenteritis. Am. J. Epidemiol. 124(1):120–126.
57. Williams, T. 1965. The basic birth–death model for microbial infections. J. R. Stat. Soc. B 27:338–360.
58. Williams, T. 1965. The distribution of response times in a birth–death process. Biometrika 52(3–4):581–585.
59. Wilson, R., E. Crouch, and L. Zeise. 1985. Uncertainty in risk assessment. *In* D. G. Hoel, R. A. Merrill, and E. P. Perera, eds., Risk quantitation and regularoy policy. Banbury Report 19. Cold Spring Harbor Laboratories, Cold Spring Harbor, NY.

第9章　データの概説

9.1　用量-反応曲線の限界解析

本章では，用量-反応関係について現在までに得られている知見のレビューを行う．本書の内容は，一部の例外はあるが，ほとんどは筆者およびその指導学生諸君らによる研究成果に基づくものである．なお，本章は，特に注目を集めている微生物に関し，データ処理方法を系統的に提示することを目的としているので，前章までと一部の内容は重複している．

9.1.1　ロタウイルス

ヒトロタウイルス(human rotavirus)は，現在まで用量-反応関係の得られているウイルスの中で，最も伝染性の強いウイルスであるといわれている．米国では，表流水を原水とする飲料水質基準の策定における標準ウイルスとして，ヒトロタウイルスが用いられてきた[62]．本項では，このウイルスの感染性の評価方法の概略を示すことにする[32]．ヒトロタウイルスに属するウイルスが病原性ウイルスであることがわかったのは1973年のことであるが，以来，あらゆる世代に対する一般的な感染性微生物であるとされており，特に子供や高齢者に対しては重大な影響を与えている．感染源は，ウイルスで汚染された水道水であると考えられている[35].

(1) データ

ロタウイルスの感染性に関する研究は，Ward ら[82]がボランティアの協力により実施した．実験結果の概要は，**表 9-1** に示すとおりである．

(2) 結　果

予備的な解析の結果，これらの実験データは，ベータ-ポアソンモデルにより最も良好に説明され，指数モデルからは統計的に大きくずれていることが示された．証明は**例 7-1** において示した．

表 9-1　ボランティアに対するロタウイルスの感染性

投与量	感染者数	非感染者数	試験対象者数
90 000	3	0	3
9 000	5	2	7
900	7	1	8
90	8	1	9
9	8	3	11
0.9	1	6	7
0.09	0	7	7
0.009	0	7	7

出典：参考文献 82

ベータ-ポアソンモデルによる点推定を行った結果，最確値は，$\alpha = 0.265$，$N_{50} = 5.597$ であった．尤度フィッティングからの残差逸脱度は，6.82 であり，適合度検定を満足していた．また**図 7-7** に，これらの検定結果が図解されている．また，確率的な考え方によるパラメータの信頼領域は，**図 7-12** に示されている．またブートストラップの信頼性の“雲”が**図 7-19** に示されている．

(3) モデルの有効性の検証

以上の情報をもとにすれば，ウイルスへの曝露に伴うリスクの点推定が可能になる．その計算結果を，モントリオール地域で実施された研究[58]において実測された感染リスクと比較することにしよう．モントリオールにおける研究では，感染リスクは，1 年間に 1 人当り 0.24 であると計算されている．この疫学的研究が実施された地域では，事前にウイルス濃度の測定が実行され[59]，疫学的研究の被験者が曝されていたウイルス数の分布形状がわかっていた(P.Payment，私信)．なお，先の年間リスクは，1 日当りに直すと 0.00082 に相当する．

Payment ら[59]は，モントリオール地域の水道水を調べ，平均 0.0006 個/L のウイルスを検出したが，ウイルス濃度の頻度分布は，対数正規分布に従っていた．曝露量が最大の個人(most exposed individual：MEI)を仮定してリスク評価の点推定を行うため，平均値の2倍のウイルス濃度（0.0012個/L）の値を用いた．Roseberry と Burmaster[69]は，水道水の飲用目的の消費量が幾何平均値で1.7 L/人であると推定したが，この値を用いると，1日当りの感染リスクは，0.000717となる．これは1年当りに直すと，0.23の感染リスクに相当する（年間を通して，1日当りの感染リスク確率が等しく，また日ごとに独立であるとしている）．この値は，Payment による調査結果[58]である，1日当り感染リスク0.00082および年間感染リスク0.24ときわめて近い値となっており，ここで観測された水道水起源の胃腸炎の症状が，ヒトロタウイルスあるいは少なくともそれと同等の感染力を持つ他のウイルスが原因であったと推定される．

9.1.2 *Salmonella*（サルモネラ）*1

非チフス性の *Salmonella* による感染は，1950年代以降，急激に増加している[80]．現在のところ2 000以上の抗原型の *Salmonella* が知られているが，米国における非チフス性 *Salmonella* による感染者は，年間延べ200万[5]～500万人[4]とされている．つまり，米国では，年間1/50～1/125の確率で *Salmonella* に感染する可能性があるということになる．微生物による感染症は，食物あるいは水道水を由来とするが，政府機関が集めた統計において公表されている数値よりもはるかに多くの感染例が実際にはあるとされている．鶏肉中の病原性 *Salmonella* に近年関心が高まっているが，鶏肉中の *Salmonella* が原因で国民が健康を損なうことによる米国全体での損失額は，年間6 400万～3億6 200万ドルであると見積もられている[10]．英国では，小売店で売られている鶏肉中の *Salmonella* の存在確率は，18～25 %であるといわれている[60]．

(1) データおよび解析方法

McCullough と Eisele[48,49]は，卵および卵製品から単離された *Salmonella* の病原性を調査する目的で，人体に直接菌を投与して用量-反応関係に関するデータを得た．感染性に関するデータを要約して**表 9-2** に示す．最尤推定法を用いて，各菌

---

*1 本項は Aamir Fazil により Drexel 大学における修士論文の一部として執筆されたものであり，1996年の AWWA 会議において発表された．

表 9-2 *Salmonella*(非チフス性株)のボランティアに対する感染性

菌株	投与量	陽性数	陰性数	被験者数
S.newport	1.52×10^5	3	3	6
	3.85×10^5	6	2	8
	1.35×10^6	6	0	6
S.derby	1.39×10^5	3	3	6
	7.05×10^5	4	2	6
	1.66×10^6	4	2	6
	6.4×10^6	3	3	6
	1.5×10^7	4	2	6
S.bareilly	1.25×10^5	5	1	6
	6.95×10^5	6	0	6
S.anatum I	1.7×10^6	5	1	6
	1.2×10^4	2	3	5
	2.4×10^4	3	3	6
	6.6×10^4	4	2	6
	9.3×10^4	1	5	6
	1.41×10^5	3	3	6
	2.56×10^5	5	1	6
	5.87×10^5	4	2	6
	8.6×10^5	6	0	6
S.anatum II	8.9×10^4	5	1	6
	4.48×10^5	4	2	6
	1.04×10^6	6	0	6
	3.9×10^6	4	2	6
	1×10^7	6	0	6
	2.39×10^7	5	1	6
	4.45×10^7	6	0	6
	6.73×10^7	8	0	8
S.anatum III	1.59×10^5	2	4	6
	1.26×10^6	6	0	6
	4.68×10^6	6	0	6
S.maleagridis I	1.2×10^4	3	3	6
	2.4×10^4	4	2	6
	5.2×10^4	3	3	6
	9.6×10^4	3	3	6
	1.55×10^5	5	1	6

(表 9-2　続き)

菌株	投与量	陽性数	陰性数	被験者数
S.maleagridis Ⅰ	3×10^5	6	0	6
	7.2×10^5	4	1	5
	1.15×10^6	6	0	6
	5.5×10^6	5	1	6
	2.4×10^7	5	0	5
	5×10^7	6	0	6
S.maleagridis Ⅱ	1×10^6	6	0	6
	5.5×10^6	6	0	6
	1×10^7	5	1	6
	2×10^7	6	0	6
	4.1×10^7	6	0	6
	1.5×10^6	5	1	6
S.maleagridis Ⅲ	7.68×10^6	6	0	6
	1×10^7	5	1	6
	1.58×10^5	1	5	6

出典：参考文献 48，49，50

種ごとのデータ，および全菌種を合計した全体データに対して，それぞれ最も適合する用量-反応モデルを決定した．

(2)　結　　果

まず初めに，ベータ-ポアソンモデルによりデータ全体をフィッティングしようと試みたが，p=0.028 となり，結果は良好ではなかった($p>0.05$ でフィッティングが統計的に有意であるとみなされる)．対数プロビットモデルも試みたが，全体データをフィットすることはできなかった．そこで，データ全体に影響を与えていると見られるはずれ値(outlier)の存在を疑った．

はずれ値の検定として，全データの標準残差を計算した．χ^2残差[55]を以下の式により計算した．

$$\frac{P_{\mathrm{obs}}-P_{\mathrm{pred}}}{\sqrt{T\pi(1-\pi)}} \tag{9-1}$$

ここで，P_{obs} は，観測された陽性被験者数，P_{pred} は，予測された陽性被験者数，T は，各投与量に対する被験者数，π は，感染確率の予測値である．

計算された標準化残差を投与量に対してプロットすれば，標準化残差は，0を中心としてランダムに分布し，ほとんどのプロットは−2と+2の間に集中するはずである．はずれ値の有無は，実験結果に基づく用量-反応関係の傾向からも判断しなければならない．例えば，もし同一の試験において，高い投与量よりも低い投与量において陽性の割合がはるかに大きくなれば，低い投与量の結果は，はずれ値である可能性がきわめて大きいということになる．標準化残差と投与量との関係のプロットを**図9-1**に示す．全50のデータ群の中で4つのはずれ値があることがわかる．図中，はずれ値のプロットには，その時の投与量の値がかっこ内に記されている．

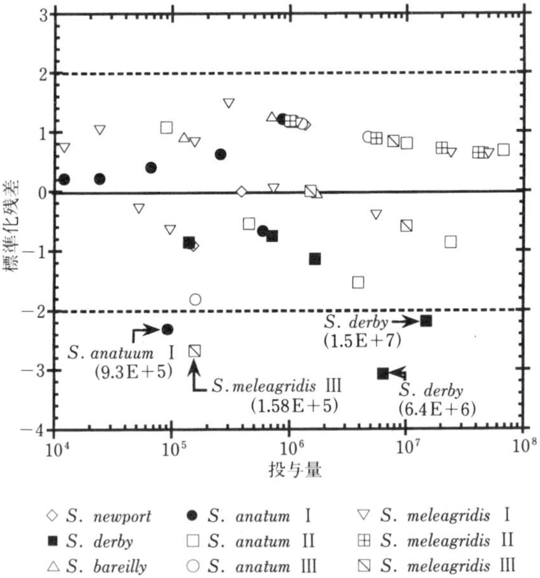

図9-1　投与量と標準化残差との関係

標準化残差の値から判断すると，*S.derby*の投与量1.5×10^7の結果は，はずれ値であるように思える．しかし，原データを調べてみると，データセット中で非単調な挙動を示すとはいえなかったので，このプロットをデータセットから除去しないこととした．その他の3つのはずれ値については，データセットから除外し，改めてモデル計算を行った[*2]．3つのはずれ値を除外した結果，ベータ-ポアソンモデルに

[*2] データからの除外は，同一実験において投与量が近いデータと比較した時に近い結果が得られているか否かにより判断した．

表 9-3　*Salmonella* の全体データに関するベーター-ポアソンモデルのパラメータ値†

	α	N_{50}	$2\ln(L)$	p_{fit}
Salmonella 全体モデル	0.3126	2.36×10^4	49.1877	0.3092

† はずれ値を除いた計算結果.

表 9-4　全体データと個別菌種ごとのデータのモデルの比較

	$\Sigma 2\ln(L)$ 個別データ	$2\ln(L)$ 全体データ	P_{fit}	$\Delta 2\ln(L)$	p_{add}
S.anatum I, II, III *S.meleagridis* I, II, III *S.derby, S.bareilly, S.newport*	28.015	49.1877	0.3091 (自由度 45)	21.1722	0.1719 (自由度 16)

より統計的に有意なフィッティングを行うことができた(**表 9-3**). 有意水準は, $p_{\text{fit}}=0.028$ から $p_{\text{fit}}=0.309$ に改善された. *Salmonella* 一般について 50 %感染率となる投与量(N_{50}で表される)は, 2.36×10^4 個となった.

次に, *Salmonella* に関する全体モデルと, 個々の菌株の挙動を表す個別のモデルとが統計的に区別されるのか否かの検定を行った. その結果を**表 9-4**に示す. P_{add} の値(指数モデルの場合と比較したベーター-ポアソンモデルの適合度の改善に関する検定結果)は, 0.05 以上となった. つまり, 全体モデル(調整可能なパラメータは少なくなるのであるが)は, 個々の菌株の挙動を表すモデルと統計的に区別することはできないことがわかった. したがって, 95 %の信頼性のもとで, ただ 1 つのモデルによってこれらの 5 種の *Salmonella*(うち 2 種については各 3 種の菌株について)の感染性を十分正確に表すことができるといってよい.

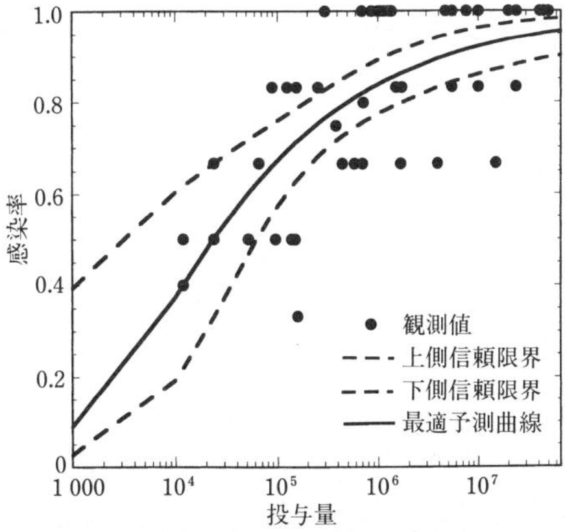

図 9-2　検査範囲内の *Salmonella* の用量-反応曲線

図 9-2 は, 全体データについて, 上側および下側信頼限界の曲線とともに用量-反応曲線を示したものである. 横軸の投与量は, 実験で用いられた範囲のみを表示し,

また縦軸の感染性は，1次で表した．各投与量について被験者数は，6人程度のみであるので，これらのプロットの誤差範囲は，比較的大きくなっており，それらの95％は，信頼限界の曲線をはずれていることに注意されたい．

(3) モデルの妥当性の検証

Salmonella の用量-反応モデルを用いてリスク評価を行う前に，モデルによる推定値の妥当性を検証する必要がある．ここでは，モデルによる推定値と現実の状況を比較する．もしモデルによる推定値が実現象と良好に一致していれば，モデルによるリスク評価に信頼性があるということになろう．逆に，両者が良好に一致していなければ，さらに解析を行い，モデルを改善してより良い推定値が得られるようにする必要が出てくる．

リスク評価の予測の程度を検定するには，感染症の発症流行に関する疫学的な調査結果と比較するとよい．検定にあたって最も効果的な方法は，発症流行における罹病率と病原菌への曝露時間をもとにして，疑われている媒体を通して飲み込んだであろう菌量の最適値を推定し，これを疫学的調査により検出された菌量と比較するのである．水道水が原因となったサルモネラ症の発症流行を用いた検定結果を一例として以下に示す[9,64]．

(4) カリフォルニア州 Riverside における水系感染事故

1965年の5月終わりから6月初めにかけて，カリフォルニア州 Riverside において，16 000人以上の住民がサルモネラ症の症状を示すという発症流行が起こった[9]．疫学的調査の結果，水道水が感染源であり，*Salmonella typhimurium* phage type 2 が原因菌種であると特定された[64]．

現地の病院が集めた情報や戸別調査から，汚染は，12日間にわたってほぼ定常なレベルで継続したか，あるいは断続的に継続したものであることがわかった．市の貯水池や各戸の蛇口などの多くの現場から集められた試料からは *S.typhimurium* が検出され，その最確数は，17個/L であった[9]．また，それとは別に調査活動をしていた米国農務省によっても *S.typhimurium* が検出され，水中濃度は，1 000個/L のオーダーであると報告した[9]．

Riverside 市における給水区域に居住している住民の平均罹病率は，13.1％であった．罹病率が最も高かったのは，Riverside 市の北東地区であり，カリフォルニア大学は，最大罹病率を29.5％であると報告した．市の南部では罹病率は最も低く，5.9％であった[64]．

Riverside市の感染流行と同じ罹病率を引き起こす曝露菌量を予測するため，日ごとの罹病確率は，互いに独立であり，かつ均一に分布していると仮定した．12日間の平均罹病率が0.131である時，1日当りの罹病率は，0.0116となる．最大罹病率の0.295に対しては，1日当り罹病率は，0.0287，最小罹病率の0.059に対しては，1日当り罹病率は，0.0051となる．

モデルによる予測曝露量を観測値と比較するには，水道水の消費量を見積もる必要がでてくる．Riverside Country Health Department（Riverside地域保健局）が感染流行に関する報告書を出しているが，これによると1日当り1L以上の水道水を飲んだRiverside市住民はほとんどいないという．したがって，Riverside市住民の日平均水道水消費量は，0.75Lと推定した．以上をもとに水道水1L当りの菌の存在量をモデルにより計算した．その結果を**表9-5**に示す．感染流行時に採取された試料より検出された菌数の実測値は，モデルによる予測値の信頼区間内に入っているといえる．

表9-5　水道水消費量が0.75 L/dayであるとした時の曝露量の予測値

12日間の罹病率	1日当りの罹病率	菌体濃度の予測値† (個/L) 下側信頼限界	最適値	上側信頼限界
0.295	0.0287	15.76	375.62	1459.41
0.131	0.0116	6.03	146.69	464.83
0.059	0.0051	2.56	62.86	247.17

† 検出された濃度：17～1 000個/L

(5) 推　　定

a. リスクの点推定　　用量-反応モデルの有効性が確認されれば，モデルを種々な場合に適用してリスクの推定ができる．その際に，病原体の分布，発生，生存，増殖，死滅などの情報があればリスク評価の不確実性が最小限度に抑えられるのであるが，これらの情報が入手可能であるか否かが問題となる．また，法令や基準などへの適合度の判断や効果的なモニタリング計画策定の補助的手段としても用量-反応モデルを利用することができる．

米国では,年間200万人以上のサルモネラ症の発病があると推定されている[5].米国の人口は2億5 000万人であるので,年間リスクは8×10^{-3}となり,言い換えれば125分の1の確率でサルモネラ症に罹るということになる.1日当りの発病リスクは,1人当りおよそ2.17×10^{-5}となり,先に示した用量-反応モデルによると,菌体の飲込み量の範囲は0.8〜0.08の間となる.曝露が,1年間のうち7日間に集中したとすると,1日当りのリスクはおよそ1.1×10^{-3}となり,菌体飲込み量は,0.4〜41の間となる.さらに,もし菌体への曝露が特定の1日間に集中したとすると,菌体飲込み量は,3〜292の間となる.

米国において,飲料水に由来するサルモネラ症患者は,年間6万人であると推定されているが[5],飲料水を由来してサルモネラ症に罹るリスクは,およそ4 000分の1の確率であることを意味する.これは,年間発症リスク2.4×10^{-4}に相当する.1日当りリスクが一定であり,また日ごとの曝露確率が互いに独立であると仮定すると,1日当りの発病リスクは,6.58×10^{-7}となり,曝露菌量は,2×10^{-4}〜0.02の間となる.この曝露量に対応する水道水中菌体濃度は,1人1日当り水道水の摂取量を2Lであると仮定すると,0.01〜1個/100Lとなる[62].もし,曝露期間がもっと短く(汚染の事件が起こる時は往々にしてそうなるが),7日間に集中すると仮定すると,1日当りの発症リスクは,およそ3.4×10^{-5}となり,曝露量は,0.01〜1.3個,水道水中菌体濃度は,0.6〜62個/100Lとなる.

表流水処理規則(Surface Water Treatment Rule)[46]では,年間の感染リスクの目標値を10^{-4}(1万分の1)としている.この年間リスクレベルの目標を達成するため,浄水場で処理された水道水中の菌体濃度レベルがどの程度でなければならないかを計算してみよう.毎日のリスクが一定であると仮定すると,年間リスク10^{-4}に対応する1日当りリスクは,2.74×10^{-7}と計算される.水道水の摂取量が1人1日当り2Lであるとすると,水道水中の*Salmonella*濃度は,0.13個/100L以下でなければならないことになる(95%信頼領域は,0.005〜0.49個/100L).モニタリングの視点から見ると,およそ792Lの水道水中1個の菌の検出に相当する.

b. モンテカルロ解析を用いたリスク評価 感染性に関する用量-反応関係を用い,水道水中の*Salmonella*による潜在的リスクの評価を行った.時間的変動と不確実性のどちらの影響が大きいかを調べる目的で,不確実性と変動の原因となり得るすべての要因を確率分布を持つものとして扱い,モンテカルロ計算を実施した.また同時に,部分的モンテカルロ評価も行った.

部分的モンテカルロ解析では，感染性(α, N_{50})に関しては最適フィッティングの点推定値を用い，他の入力要素に関しては確率分布を用いた．それに対し，完全モンテカルロ解析においては，用量-反応モデルにおける入力値として，パラメータ(α, N_{50})についても点推定値を用いる代わりに，不確実性を持つ確率分布を考慮した．モンテカルロ法によるリスク計算と，用量-反応関係を表すパラメータの不確実性分布のブートストラップ推定は，Crystall Ball を用いて行われた．

ベータ-ポアソンモデル中のパラメータの不確実性分布は，ブートストラップ法を用いて決定した．**図 9-3** は 2 000 点からなるブートストラップサンプルの散布図であり，これらの値をモンテカルロ解析の入力として用いた．

モンテカルロ法によるリスク解析を行うためには，さらに入力に関していくつかの分布を決定する必要がある．これは，文献を参考にしてもよいし，あるいはデータがない時は，分布形の推定を行ってもよい．今回のモンテカルロ法によるリスク解析の目的は，様々な水質の原水に対して，飲料水由来の *Salmonella* による感染のリスクがどの程度であるかを解析することである．

感染リスクを評価するためにベータ-ポアソンモデルを用いるためには，2 種類の根本的な入力が必要になる．一つはモデルに含まれるパラメータの入力である．こ

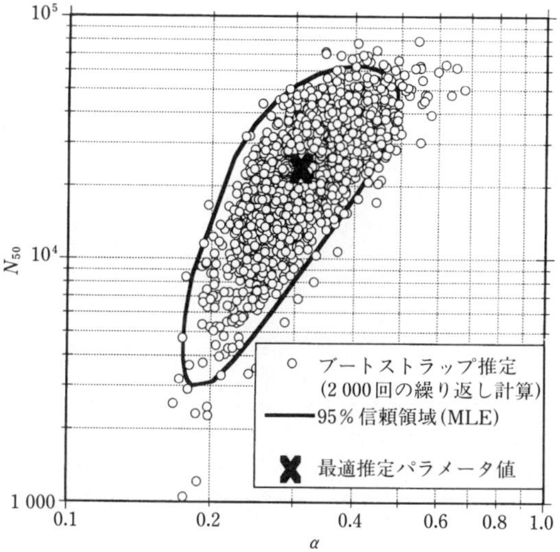

図 9-3　信頼領域とブートストラップ推定

れらの値は，先に図示したようにシミュレーションにより計算され，1 000 組のパラメータの値が用意された．二つ目の入力は，菌体飲込み量である．菌体飲込み量は，シミュレーションによる計算を必要とするいくつかの変数により表示される．**図 9-4** にこのモンテカルロ解析の計算手順を示す．

多様な原水水質のモデル化を可能とするために，原水中の大腸菌群数についてまず検討を行った．Mui[56]は，ミシガン湖における大腸菌群数の頻度分布を実測し，負の二項分布，ポアソン分布，および対数正規分布を用いて頻度分布の説明を試みている．その結果，$\mu=2$，$\sigma=1.41$(単位は，個/100 mL)とした対数正規分布がデータに最も良く適合することを示した．別の水源についても大腸菌群数の頻度分布が

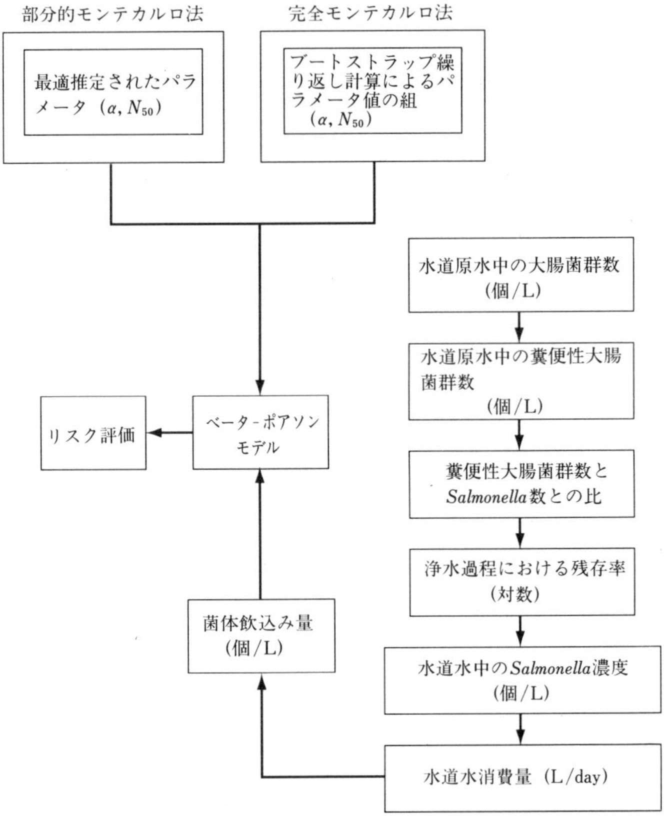

図 9-4　モンテカルロ解析の手順

わかれば，同様にしてその水源の微生物的条件をシミュレートできるわけである．

原水中の糞便性大腸菌群数の頻度分布を求めるために，大腸菌群数と糞便性大腸菌群数の比として5：1の値を用いた[6]．この比を用い，大腸菌群数の頻度分布に関する対数正規分布中の変数値を直接修正した．その結果，原水中の糞便性大腸菌群数に関する対数正規分布のパラメータ値は，$\mu=0.3905$，$\sigma=1.41$［単位：ln(個/100 mL)］(幾何平均値＝1.47個/100 mL)となった．水質の悪い水道原水のシミュレートでは，原水中の糞便性大腸菌群数は2 000個/100 mLであると仮定した．この時の対数正規分布中のパラメータ値は，$\mu=7.6$，$\sigma=1.41$［単位は，ln(個/100 mL)］とした．なお，いくつかの州においては，この糞便性大腸菌群の濃度は，公共水道の原水の水質基準値となっている[57]が，現在，浄水処理前の水道原水の糞便性大腸菌群数に関しては，国レベルの基準は存在しない．以上の2条件とは別に，4種類の中間的な原水水質の場合についてもシミュレーションを行った．全6条件の原水水質に用いられたパラメータ値を**表9-6**に示す．

*Salmonella*と糞便性大腸菌群数との比は場所により異なると考えられるが，*Salmonella*と糞便性大腸菌群数の比として，1：100または1：540が報告されている[6]．ここでは，不確定性を含んだ形でこの値を表現するため，最頻値を1：540とし，最大値を1：5400，最低値を1：54とする三角形分布を用いた．

浄水処理過程における菌数の対数減少率のモデル化においても三角形分布を用いた．この分布形の最低値および最頻値は4 logとし，最大値は5 logとした．これらの仮定は，シミュレーション対象の特定の処理場についてさらに精度を高めることもできる．さらに，処理プロセスの個々の段階ごとにシミュレートすることも可能である．

表9-6 糞便性大腸菌群数の頻度分布に関する対数正規分布パラメータ

原水水質	対数正規分布パラメータ		
	μ	σ	幾何平均値(個/100 mL)
悪い	7.6	1.41	2 000
中間1	6.91	1.41	1 000
中間2	6.21	1.41	500
中間3	4.61	1.41	100
中間4	3.91	1.41	50
良い	0.391	1.41	1.47

最後に水使用量を仮定するのであるが，Roseberry と Burmaster[69]により報告された対数正規分布を用い，6種類すべての原水水質のケースについて5 000回の繰返し計算を行った．**表 9-7** に各原水水質のケースに対するリスクの計算結果を示す．計算されたリスクの最大値と最小値の範囲はかなり大きいが，さらに詳しい情報を入手することにより，このリスク範囲を劇的に小さくすることができる．もっとも，リスク範囲のある程度の部分は，人口のばらつき(つまり，水使用量のばらつき)に起因する潜在的なばらつきである．計算に対する入力値の分布形は，多くの仮定に基づいているので，例えば，ある水道原水の水系において，糞便性大腸菌群の確率分布を実測に基づいて決定し，さらに糞便性大腸菌群と *Salmonella* との比も現地において実測した値を用いるのであれば，リスクの最大値と最小値の差は，劇的に小さくなるであろう．

ここで，すべての原水水質ケースに対する最大リスクが表流水処理規則において定められている感染リスク1/10 000を超えているということに注意しよう．さらに，「悪い」原水水質のケース(糞便性大腸菌群数の幾何平均値＝2 000個/100 mL)における年間リスクの平均値，および「中間1」の原水水質ケース(糞便性大腸菌群数の幾何平均値＝1 000個/100 mL)では，平均値でさえも1/10 000を超えているということである．これらの2ケースは，水系由来の *Salmonella* による感染リスクがおよそ1/4 000であるという推定結果[5]に良く一致している．

表 9-7 完全モンテカルロ法による年間リスクの計算結果

原水水質	原水中の糞便性大腸菌群数の幾何平均値(個/100 mL)	年間リスクの範囲(かっこ内はリスク値の逆数)		
		最低値	平均値	最大値
悪い	2 000	1.12×10^{-7} (8 900 000)	3.09×10^{-4} (3 200)	1.27×10^{-1} (8)
中間1	1 000	3.86×10^{-8} (25 900 000)	1.62×10^{-4} (6 100)	5.64×10^{-2} (10)
中間2	500	1.02×10^{-8} (98 000 000)	8.14×10^{-5} (12 000)	2.4×10^{-2} (40)
中間3	100	3.94×10^{-9} (250 000 000)	1.33×10^{-5} (75 000)	5.13×10^{-3} (100)
中間4	50	1.31×10^{-9} (700 000 000)	7.82×10^{-6} (120 000)	1.62×10^{-3} (600)
良い	1.47	6.07×10^{-11} (16 000 000 000)	2.86×10^{-7} (3 400 000)	1.94×10^{-4} (5 100)

このシミュレーションで対象とした水質の原水，とりわけ水質の悪い 2 ケースの原水を取水源とした水道水によるリスクは，消費者にとって受け入れがたいほど大きいものであることを強調する必要がある．原水中の糞便性大腸菌群数が 100 mL 中 2 000 個という条件では，年間に少なくとも 1 回感染する確率は，およそ 1/3 200 であると計算された．さらに，原水水質(大腸菌あるいは病原体について)に関する国の法規が存在しないことを考慮すると，消費者に対するリスクは，場合によってはさらに大きいかもしれない．消費者へ降り掛かるリスクの大小に対し，原水水質は，きわめて重要な要因となることはいうまでもないことである．下水処理水の放流水質とその規制，さらには，農業由来の排水の規制などの流域の水質保全対策が重要であることの所以である．

今回のモンテカルロ法によるリスク計算においては，入力値における不確実性をさらに少なくする必要があろう．今回の結果のように信頼領域が広いと，現実のリスク管理において役に立つほど信頼性のあるリスク計算を行うことは困難であろう．用量-反応モデルへの 2 種類の入力(モデルパラメータ値および菌体飲込み量)に関しては，どちらがリスクの計算結果の不確実性に対して大きな要因となっているかを見積もることは可能である．部分的モンテカルロ法では，モデルパラメータは最適値を用いるので，計算結果に現れるリスクの幅は，曝露菌量の不確実性が原因であることになるので，そのリスクの幅を完全モンテカルロ法による計算結果の幅と比較すればよい．**図 9-5** に部分的モンテカルロ法および完全モンテカルロ法の計算結果の比較を示す．これによると，曝露量そのものの推定における不確実性に比べると，用量-反応関係のパラメータ値の不確実性は，きわめて小さいことがわかる．

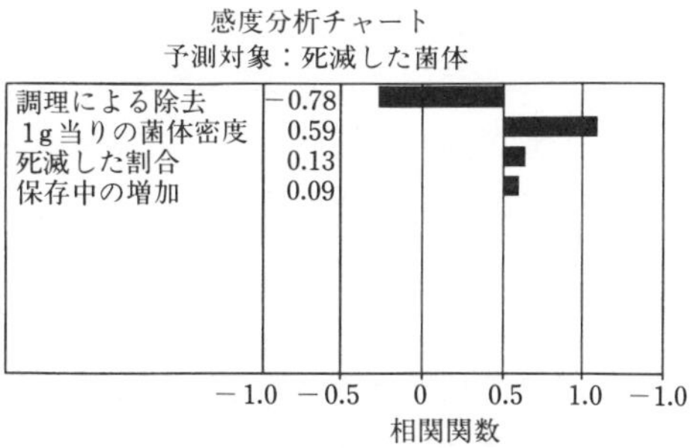

図 9-5　年間感染確率の解析における部分的モンテカルロ法および完全モンテカルロ法の比較

(6)　ま と め

非チフス性 *Salmonella* の用量-反応関係は，ベータ-ポアソンモデルにより表現できた．また同モデルにより，5 種の *Salmonella* と 6 つの異なる菌株の用量-反応関係を十分に表現することができた．*Salmonella* 一般の 50 %感染率の曝露菌量は，2.36×10^4 個と推定された．

モデルを用いて *Salmonella* による感染リスクの点推定を行った結果，米国全土のサルモネラ症の発病が年間 200 万人であると前提し，曝露される菌数がもし 1 日間に集中したとすると，1 人が 1 日に飲み込む菌体数は，3～292 の間となることを示した[5]．年間 6 万件の感染[5]に対して，1 人 1 日当り水道水摂取量が 2 L であること，1 年間で菌体に曝露される期間が 7 日間のみであることを仮定した場合，水道水中の菌体数は，0.6～62 個/100 L の範囲にあると推定された．さらに，表流水処理規則において感染性に関する安全性の目標値となっている「1 万分の 1 の確率のリスク」に基づくと，水道水 791 L 中の菌の検出が 1 個未満でなければ，感染リスクが受容できるレベルにならないであろうことを示した．

完全モンテカルロ法および部分的モンテカルロ法を用いてリスクの確率分布を計算した．数段階のレベルの原水水質を仮定し，これを取水，浄水処理をした水道水を摂取することにより発生するリスクを計算した．その結果，仮定したすべての原水水質のケースにおいて，感染リスク確率は，最悪の場合に 1 万分の 1 を超えた．さらに，水質の悪い 2 つのケース(糞便性大腸菌群数がそれぞれ 2 000 個/100 mL および 1 000 個/100 mL)では，感染リスク確率の平均値でさえも，法規上規定されている値(1 万分の 1)を超える結果となった．しかしながら，完全モンテカルロ法により推定されたリスク確率は，最大値と最小値の幅がきわめて大きくなる結果となった．この不確実性の原因としては，用量-反応関係を表すパラメータ値または曝露菌量のどちらかが考えられ，これを検討する目的で完全モンテカルロ法および部分モンテカルロ法の計算結果を比較した．その結果，用量-反応に関係するパラメータに起因する不確実性は，曝露菌量そのものの推定における不確実性と変動に比較するときわめて小さいことがわかった．

ここで提案した用量-反応関係は，水系由来および食物由来両方に関して，*Salmonella* を原因とするリスク評価に用いることができる．ここで用いたリスク評価モデルは，政府機関が法制度や基準を整備する際に有用なものとなるであろう．

食品産業においては，リスク評価は，危害分析重要管理点(hazard analysis and critical control point：HACCP)プログラムの第一歩として位置付けられている．また，ここで提案している定量的リスク評価の手法は，製造過程中のプロセスの改良や変更により，消費者に対するリスクを軽減することにも利用できる．

水道事業体は，ここで示した手法を，リスクレベルに応じた処理レベルの設定，政策立案，モニタリング計画における目標値の設定，安全飲料水法(Safe Drinking Water Act：SDWA)や水質汚濁防止法(Water Pollution Control Act)などの法規へ適合させるための方法の決定，などに利用することができるであろう．

ここで注意するべきことは，サルモネラ症の発症流行が起こる時は，特に食品中に，*S.typhimurium* や *S.enteriditis* が検出されることが多いことである．用量-反応関係に関する情報(**表 9-2**)の多くにはこれらの菌株が含まれていないので，他の菌株について得られている結果を外挿する際の不確実性が残ることになる．しかしながら，一般的な非チフス性の *Salmonella* に関する用量-反応モデルは，カリフォルニア州 Riverside における発症流行を経て，これと比較することにより適合性が向上してきた．また，非チフス性 *Salmonella* のほとんどの菌株で，用量-反応関係がただ１つの共通モデルで精度良く記述できるということも助けになっている．ただし，今後多くの事例からより多くのデータが蓄積されるようになれば，将来もこのように仮定してよいのかどうかはわからない．

9.1.3 *Shigella*(シゲラ)*3

1933 年にまで遡ると，米国においても細菌性赤痢(shigellosis)による死亡の事例が書類上に残されている[24]．Dupont と Hornick は，高々 10～100 個の *Shigella* が人体に取り込まれるだけで感染が起こることを示した．この菌数は，*Salmonella*，*E.coli*，および *V.Cholerae*(コレラ菌)が感染を引き起こすための必要飲込み菌数がそれぞれ 10^5, 10^8, 10^8 個であると推定されている[19]ことから比較してもきわめて少数である．したがって *Shigella* は，ヒトとヒトとの接触や食物および飲料水を通して，感染を引き起こすための菌数が容易に人体に取り込まれ得ると考えられる．米国内においても，*Shigella* による感染により，年間 30 万人の患者が発生し，600 人が死亡していると推定されているが，それらのうちおよそ 40 %が食物や飲料水を通じて感染したと考えられている[5]．

(1) データの背景

病原性 *Shigella* の 2 菌種に関する用量-反応関係のデータを**表 9-8** に示す．モデ

---

*3 この項は，Crockett ら[16]を改変したものである．

ルへのフィッティングにこれら13データを用いることができる．表中，2A## あるいは2A# と表示されている *Shigella* 種は，同一菌種，同一菌株であるが，それぞれが異なる試験であることを明らかにするために用いたものであり，異なる2つの試験の実験結果の比較検討を可能にしたものである．

表 9-8 *Shigella* に関する実験データ

感染菌[†1]	菌株	投与菌数	陽性人数[†2]	陰性人数	全被験者数	参考文献
S.dysenteriae	Pan M-131	10	1	9	10	43
	Pan M-131	200	2	2	4	43
	Pan M-131	2 000	7	3	10	43
	Pan M-131	10 000	5	1	6	43
S.flexneri 2A##	2457T	10 000	1		4	20
	2457T	100 000	3	1	4	20
	2457T	1×10^6	7	1	8	20
	2457T	1×10^7	13	6	19	20
	2457T	1×10^8	7	1	8	20
S.flexneri 2A#	2457T	180	6	30	36	21
	2457T	5 000	33	16	49	21
	2457T	10 000	66	21	87	21
	2457T	100 000	15	9	24	21

†1 *S.flexneri* 2A## は Dupont と Hornick が 1969 年に実施した試験の結果を表し，*S.flexneri* 2A# は同じく Dupont と Hornick が 1972 年に実施した試験の結果を表す．この記号(#)はデータのもととなる実験が異なることを示すために用いた．

†2 陽性は発熱，下痢，便からの菌の検出，抗体陽性反応など，発病や感染の症状が見られた場合と定義した．

(2) データ解析

表 9-8 に示されているデータより，最尤推定法を用いてパラメータの最適値を求めた[29,32,62]．各データセットについて2種類のモデルを用い，用量-反応モデルのパラメータ値を推定した結果を**表 9-9** に示す．いくつかの列は，フィッティングの信頼性を高めるため，特定のデータを除去した後に用量-反応関係のパラメータを推定した結果である．また同表には，各菌種ごとのデータセットをひとまとめにした全体データに対してフィッティングをした結果も示し，*Shigella* 各菌種の用量-反応関係が1つの共通モデルにより表現できるか否かも検討した．

Shigella flexneri 2A## に関する実験データの検討を行った結果(**図 9-6**)，投与量

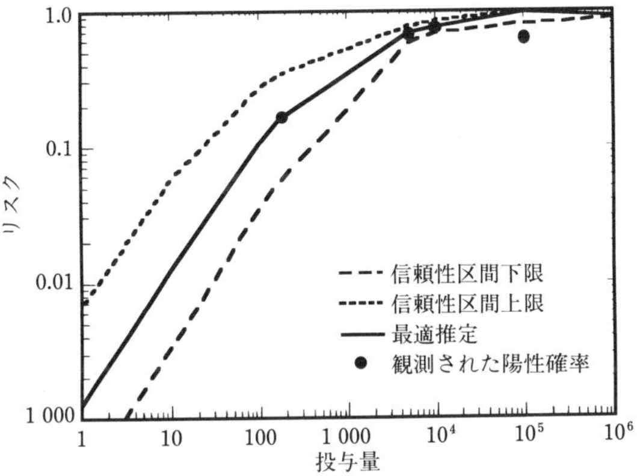

図 9-6　*Shigella flexneri* 2A## の用量-反応関係に関する観測値とフィッティング曲線の比較

10^7 のレベルにおいて「はずれ値」が含まれていることがわかった．さらに検討を加えた結果，この投与量レベルの観測値は，はずれ値であることが明確になった．第一に，このフィッティングの適合度検定において，非適合度に対する寄与の大きさは，他のすべての投与量レベルよりも投与量 10^7 のレベルが最大であることがあげられる．第二に，傾向に関する単調なテストを実施した結果，すべてのデータを含めると傾向なしの帰無仮説を棄却する結果($p=0.057$)となるのであるが，投与量 10^7 のデータを除去すると統計的に有意な結果($p=0.014$)となることがあげられる．以上の解析結果に基づき，*S.flexneri* 2A## の用量-反応関係に関しては，すべてのデータを用いる場合と，投与量 10^7 のデータを除去する場合の 2 通りについてさらに詳しい解析を実施した．

各菌種の全データセットをひとまとめにした全体データを解析した結果，モデルに対して統計的に有意なフィッティング($p>0.05$)を行うことはできなかった．しかし，*S.flexneri* 2A## のデータセットから投与量 10^7 のデータを除去して解析した結果，用量-反応モデルに対して統計的に有意なフィッティング($p>0.05$)を行うことができた．そのため，この後の全体モデルと分離モデルの統計学的比較においては，はずれ値を取り除いた結果のみを用いた．

ほとんどのケースにおいて，ベータ-ポアソンモデルがデータにフィットした一方で，指数モデルは，不適切なデータを取り除いた場合でさえも，全くフィッティングできなかった．**表 9-10** は，指数モデルとベータ-ポアソンモデルの比較を表した

表 9-9　*Shigella* の用量-反応関係のパラメー

		菌種/菌株		
		S.dys 131	*S.flexneri* 2A##	*S.flexneri* 2A##
除去したデータ(投与量)		なし	なし	1×10^7
指数モデル	k	2 210	9 080 000	9 520 000
	$2\ \ln(L)$†1	13.21	73.6	73 55
	p_0†2	0.0042	7.2×10^{-16}	7.35×10^{-16}
ベーター-ポアソンモデル	α	0.277	0.144	0.258
	N_{50}	238	35 400	29 400
	$2\ \ln(L)$†1	0.032	3.44	1.26
	p_0†2	0.9844	0.3288	0.5337

†1　$2\ln(L)$の値は，χ^2 モデルにおいて，データ数からパラメータ数を減じた値である自由度に各モデルについて最尤推定法により求められた尤度の対数をとり，これを2倍したものである.

†2　$P_0>0.05$ であればフィッティングの信頼性あり，$P_0<0.05$ であれば信頼性なしとなる.

表 9-10　指数モデルと比較したベーター-ポアソンモデルによるフィッティン

	菌株			
	Pan M-131	2A##	2A##	2A#
除去したデータ (投与量)	なし	なし	1×10^7	なし
指数モデルによる $2\ln(L)$	13.21	73.6	73.6	168.6
ベーター-ポアソンモデルによる $2\ln(L)$	0.032	3.44	1.26	8.73
$\Delta2\ln(L)$†	13.178	70.16	73.55	159.86
p_0	0.003	5.5×10^{-17}	9.8×10^{-18}	1.2×10^{-36}
改善の有無	あり	あり	あり	あり

†　$2\ln(L)$の値の指数モデルとベーター-ポアソンモデルの差(訳者注).

もので，前者に対して後者によるフィッティングの改善の度合いがいかに大きいかが示されている．また**表 9-11** は，*Shigella* 各菌種のデータセットに対し別個にフィッティングを行った場合と，各菌種のデータを1まとめにしてフィッティングをした場合を比較し，その改善の度合いを表したものである．p_0 の値は，0.1452 で 0.05 より大きくなっており，したがって，各データセットは，互いに区別できないものであるという仮説は否定できないと考えられる.

図 9-7 は，*Shigella* 各菌種ごとの個別のデータセットと全体データに関し，感染子

タ値

S.flexneri 2A#	全体	全体
なし	なし	1×10⁷(2A##)
14 908	14 414	14 415
168.59	551.64	299.03
2.5×10^{-36}	2.2×10^{-110}	1.4×10^{-57}
0.265	0.162	0.2099
1 482	1 127	1 120
8.73	24.0	16.85
0.0127	0.0127	0.0778

相当するものである．2 ln(L)の値は，各データセットの

グの改善

全体	全体
なし	1×10^{7}(2A##について)
551.64	299.03
24	16.85
527.64	282.18
9.2×10^{-117}	2.5×10^{-63}
あり	あり

測リスクの95％信頼領域の上側限界曲線と下側限界曲線を示したものである．この図から，全体データに対するモデルは，2A## 菌種を除く各菌種ごとに計算した感染確率予測曲線を完全に含み，これらと重複していることがわかる．また，2A## 株に関する95％信頼領域の上限値は，1となっているところもあるが，2A## 株に関するモデルと全体データに関するモデルとの間にもある程度の重複領域があることを示している．以上のような重複があることから，*Shigella* の全体データに関するモデルは，*Shigella* 一般の感染性を代表するモデルとして十分であることが保証されているといってもよいだろう．菌種ごとの95％信頼領域の上側限界曲線の中で最大値を示すもの(この場合，Pan M-131)および95％信頼領域の下側限界曲線の中で最小値を示すもの(この場合，2A##)が**図 9-7** 中に示されている(2A## に関する信頼領域の上側限界曲線は除いている)が，*Shigella* の全体データに対するモデルの感染性モデルの曲線は，これらの2曲線に挟まれる領域内を通っており，*Shigella* 全体に関するモデルが *Shigella* 一般の感染性を予測するモデルの代表として有効であることを改めて示している．

図 9-8 は，各データセットおよび全体データに関するリスクモデルのパラメータ値に関し，95％信頼領域を示したものであるが，ここからいくつかの興味深いことがうかがえる．まず，*Shigella* 全体モデルの信頼領域は，菌種ごとに個別データセットのモデルの信頼領域と重複部分があり，*Shigella* 2A# に関する最適パラメータ値を内部に含んでいることである．また，信頼領域の重複部分がかなり広いことか

表 9-11　全体データと各データセットの間の統計的独立性のテスト[†1]

菌株	ベータ-ポアソン法による 2 ln(L)	パラメータ数
Pan M-131	0.0315	2
2A##[†2]	1.2556	2
2A#	8.731	2
全体	16.8464	2
Δ2 in(L)	6.8283	
p_0[†3]	0.1452	4 自由度(個別データセット 6，全体データ 2)

†1　4 自由度の χ^2 モデル＝9.488　(p＝0.05).

†2　2A##のデータセットより異常値を除去したもの.

†3　p_0＞0.05 の時各データセットは統計的に同一とみなされる．p_0＜0.05 の時，各データセットは統計的に独立であるとみなされる.

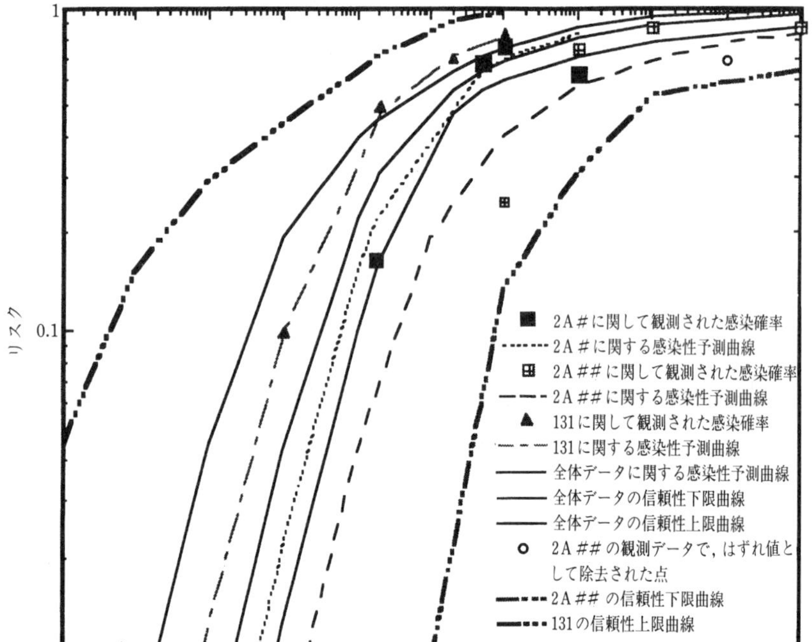

図 9-7　感染性の 95 %信頼性領域および予測曲線に関する各菌種ごとの個別モデルと *Shigella* 全体のモデルの重複

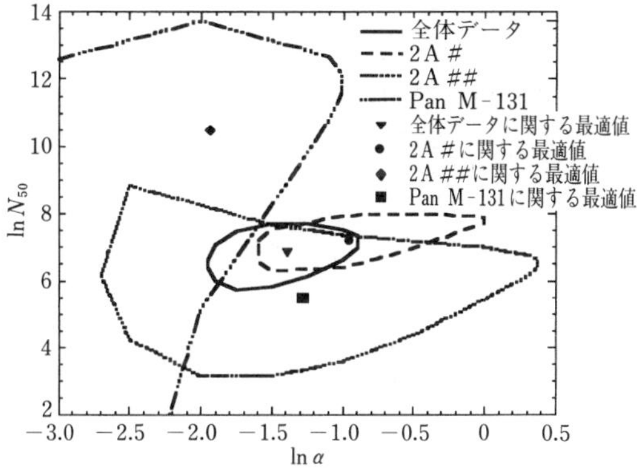

図 9-8　*Shigella* に関する 95 %信頼領域

ら，ここで用いられたフィッティング方法が全体データからのはずれ値の除去においてきわめて有効であったことがわかる．**図 9-8** に示されるように，*Shigella* 全体データの信頼領域は，個別データセットの信頼領域と比較するときわめて狭くなっており，このことは**表 9-9** 中に示される N_{50} の比較からもいえることである．もっとも，観測値の数が増えれば推定値の分散値も小さくなることから，当然に予想されることではある．α 値の信頼領域の上限値は，1.5 を超えておらず，また，その下限値は，1 を下回っているが，これらより，このデータ群が指数モデルから外れていることを示している．全体データにおける α 値および N_{50} 値の推定に関わる不確定性は，それぞれ 3 倍および 8 倍程度である．また，2A## に関する信頼領域は，左方へ開いており，Dupont と Hornick[19]が示したように，50 %感染率に相当する曝露菌数は，10 よりもはるかに小さい値であることもあり得ると考えられる．

(3)　考　　察

米国において，*Shigella* の感染による患者数が年間 30 万人であり，また，そのうち 30～40 %が食物あるいは飲料水が感染源であるとの前提に立ち，全米 2 億 5 000 万人に対する感染リスク確率が年間を通して等しいと仮定すると，個人に対する 1 日当りの感染確率は，平均して 9.9×10^{-7}～1.3×10^{-6} の間になる．この確率は，*Shigella* 全体に関する用量-反応関係を用いて 1 日当りの平均曝露菌数に直すと，最小で 2×10^{-4} 個，最大で 3×10^{-4} 個となり，それぞれのばらつきは，1.8×10^{-4} 個と 1×10^{-3} 個となる．いくつかの発症流行の事例報告によると，事件は，ピクニック，水泳大会，コンサートなどの地域における年間行事の期間中，あるいは行楽地やクルージング地域において発生していることから[7,8,41,44,47,61,70,76,77]，住民の菌への曝露期間は，ある特定期間に集中しているといえ，例えば，年間7日間のみ曝露され，その他の期間は，感染確率が0であるということも考えられる．したがって，全感染の30～40％を占める食物および飲料水由来のケースについて，仮にこの7日間について1日当りの感染リスクを計算すると，5.1×10^{-5}～6.9×10^{-5}となる．*Shigella* 全体モデルを用いて曝露菌量と計算すると，平均値で0.01～0.014個となり，それぞれのばらつきは，0.001～0.05個となる．以上の *Shigella* 全体モデルを用いた計算は，*Shigella* 1個の飲込みにより感染症を引き起こしうるという本項の最初に述べた事実[19]と矛盾しない結果となっている．

発症流行の原因と考えられている2つの主な *Shigella* 種は，*Shigella sonnei* と *Shigella flexneri* であると考えられている[21]ので，*S.flexneri* のみ，あるいは *S.flexneri* と *S.dysenteriae* の組合せがそれら2菌種合計の感染力と同等あるいはそれ以上の感染力を持つという仮定はおそらく成立しないとみてよい．しかし，本論で示したように，*S.dysenteriae* と *S.flexneri* の信頼領域は，互いに重複しており，また全体モデルもデータに対して良好にフィッティングしていたことを考慮すると，複数の *Shigella* 種に関するデータをまとめることにより *Shigella* による感染の予測を正確にすることができるといえよう．

本項では示さなかったが，ここで示した用量-反応関係は，その後発生した2件の *Shigella* による発症流行を良好に説明できたことを付記しておく[16]．

9.1.4 病原大腸菌(Pathogenic *E.coli*)

1960年代の中頃より，*E.coli* の中には，人間の糞便の細菌叢中に通常見られるものの他に，ヒトに対する病原性を持つ菌種があるのではないかといわれてきた[72]．米国内では，病原大腸菌による感染症は年間20万件あり，そのうち400人が死亡していると推定されている[5]．また，感染の半数は，菌で汚染された食物や飲料水の摂取が原因であると推定されている．近年では，1993年，米国北西部においてO157：H7株が原因で発生した集団食中毒において，数千人の患者が発生し，少なくとも4人が死亡するという衝撃的な事件が起こった[39]．

E.coli O157：H7株は，他のどの非腸管出血性(nonenterohemmorhagic)の菌株

よりも病原性が強いと考えられているということに注意する必要がある，したがって，本項の論議では，O157：H7 株によるリスクを十分に表すことにはならないかも知れないが，ヒトが病原大腸菌を飲み込んだ際の感染に関して，これまでに得られているデータを解析した．さらに，用量-反応関係を提案し，食品，飲料水その他の曝露媒体に関するリスクの評価と対策に役立てることを目的とした．

(1) データセット

病原大腸菌に関するヒトの用量-反応関係に関しては，これまで 4 つの研究が報告されている．それらの研究では 7 つの菌株を対象に，健康な成人に対する菌の経口投与を行っている．それらの菌株の種類と投与量を**表 9-12** に示す(これらのデータは，**表 7-9** でも示したものである)．菌株と投与量の組合せは 19 の条件があるが

表 9-12　*E.coli* に関する実験のデータセット

菌株	用量(菌数)	被影響者数	非影響者数	全被験者数	分類† [22]	参考文献
1624(O124)	1.00×10^{4}	0	5	5	EI	18
	1.00×10^{6}	1	8	9	EI	18
	1.00×10^{8}	3	2	5	EI	18
4608(O143)	1.00×10^{4}	0	5	5	EI	18
	1.00×10^{6}	0	5	5	EI	18
	1.00×10^{8}	5	3	8	EI	18
B2C(O6：H16)	1.00×10^{8}	2	3	5	ET	18
	1.00×10^{10}	3	2	5	ET	18
B7A(O148：H28)	1.00×10^{8}	1	4	5	ET	18
	1.00×10^{10}	4	1	5	ET	18
H10407(O78：H11)	2.70×10^{8}	9	7	16	ET	27
O111	7.00×10^{6}	7	4	11	EP	26
	5.30×10^{8}	8	4	12	EP	26
	6.50×10^{9}	11	0	11	EP	26
	9.00×10^{9}	12	0	12	EP	26
O15	1.40×10^{8}	6	2	8	EP	37
	1.70×10^{9}	5	2	7	EP	37
	5.00×10^{9}	6	2	8	EP	37
	1.60×10^{10}	7	1	8	EP	37

† EI：腸管侵入性，ET：腸管毒素原性，EP：腸管病原性

すべてのケースで，発病の症状(下痢，発熱，胃腸の痛み)により感染の有無を判断した．また，菌数は平板培養法により生菌を測定したものである．同表に示されているように，ここで用いた菌は，腸管侵入性(enteroinvasive)，腸管毒素原性(enterotoxigenic)，腸管病原性(enteropathogenic)の3グループに分類した[22].

(2) 結果と考察

各データセットに関し，指数モデルおよびベータ-ポアソンモデルを用いた用量-反応モデルのパラメータの最良値を最尤推定法を用いて決定した[32,55].両モデルを比較した結果,ベータ-ポアソンモデルにおいて統計的に著しい優位性が認められたので，こちらを用いて考察を行った．

表 9-13 の1行目は,**表 9-12** に示される全データを用いて得られた用量-反応関係のパラメータ値を示す．適合度[尤度比，$2\ln(L)$]は，統計的に有意であることが示されている．

ここで示したすべての菌株については,共通の用量-反応関係が成立するか否かについても検定することが望ましい．そのため，各菌株に関するデータセットを順次取り除きながら，最尤推定法を繰り返した．**表 9-13** の2行目以降は，モデルの適合度に関し，各個別の菌株に関するデータセットを取り除いた効果を示したものである．対数尤度統計の違い(全データを考慮した場合との違い，すなわち**表 9-13** の1行目)を，菌株ごとに，データ数と等しい値の自由度を持つ χ^2 分布と比較した．**表**

表 9-13　解析において個別の菌株の結果を除いた効果†

	α	N_{50}	$2\ln(L)$	データ数	p_a(%)	p_0(%)
全データ	0.1952	3.01×10^7	21.7542	19	19.4	
除去した菌株						
1624	0.1886	2.7×10^7	21.6445	16	8.6	99.06
O55	0.1993	3.11×10^7	20.8350	15	7.6	92.18
4608	0.1806	2.41×10^7	20.0487	16	12.9	63.57
H10407	0.2043	2.57×10^7	20.7825	18	18.7	32.42
B2C	0.2127	2.56×10^7	19.0341	17	21.2	25.66
B7A	0.2028	2.45×10^7	18.1238	17	25.6	16.28
O111	0.1778	8.6×10^7	6.5558	15	92.4	0.43

† $2\ln(L)$：適合度に関する対数尤度統計，p_a：データに対するモデルの適合度(5％未満の場合はモデルは棄却される)，p_0(%)：はずれ値の確率(5％未満の場合，当該菌株は棄却される).

9-13 中の確率 p_0 は，仮に除去された菌株と残りの菌株との間に事実上差がない時に，適合度の向上が起こるであろう確率とみなされるものである．言い換えれば，p_0 は，仮に除去されたデータと残りのデータとの間に根本的な違いが事実上ない時に，同じ数のデータを除去することによる適合度の向上が同程度となる確率のことである．

ここでは示さないが，同様にして，腸管侵入性菌，腸管毒素原性菌，腸管病原性菌の間の相違についても検定を行った．その結果，それら 3 グループの菌の間には有意な差が認められなかった(結果は示さないが，尤度比検定により，$p>0.05$ であった)．以上より，O111 に関するデータは，他の菌株のデータと統計的に異なるものであると結論付けられた．したがって，この後の解析においては，全データを対象としたものと，O111 に関するデータを取り除いたものの 2 通りを実施した．O111 の場合を含めて，これらのデータを得るための実験手法には大きな違いが認められないことから，データ間の相違は，病原性そのものに関する菌株ごとの違いが存在することを意味すると考えられる．病原性の機構により 3 種類に分けた菌グループの間には，統計的に大きな相違は認められなかったことから，O111 に関する不一致は，菌株に特有の(または実験特有の)要因による性質のものであると考えられる．

図 9-9 は，用量-反応関係に関し，全データを用いて求めたモデル($\alpha=0.1952$, $N_{50}=3.01\times10^7$)による予測値と観測値を比較したものである．同図には，尤度比検定により求めた尤度に関する 95 %信頼領域を示している．O111 に関する 4 つのデータのうち，3 つのデータが信頼領域の外にあることがわかるが，これは，**表 9-13** で示した解析を視覚的に表しているといえる．また，O111 のデータを含めることにより，用量-反応曲線が上方へ引き上げられる結果(より大きなリスクを予測する)となり，他の観測データ(B2C および H10407)が信頼領域の外にはみ出る結果となってしまっている．

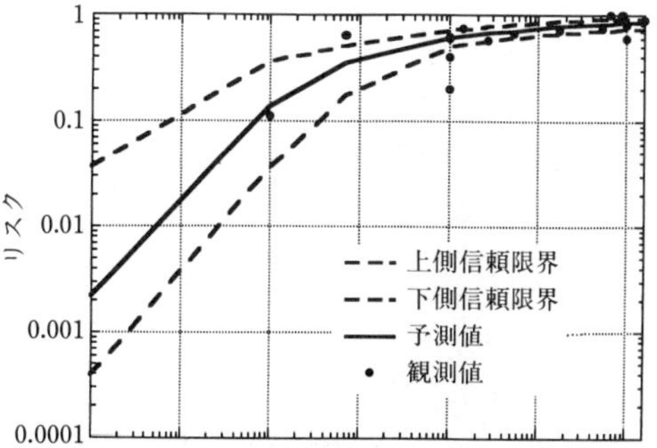

図 9-9 用量-反応関係に関する観測値とモデルの比較 (全データを含めた場合)

図 9-10 は，O111 に関するデー

タを除去した解析について，同様の比較を行ったものである（$\alpha=0.1778$，$N_{50}=8.6\times10^7$）．O111のデータに起因する明らかに異質な情報を解析より除去することで，用量-反応モデルと実測値の適合がより良好になっていることがわかる．

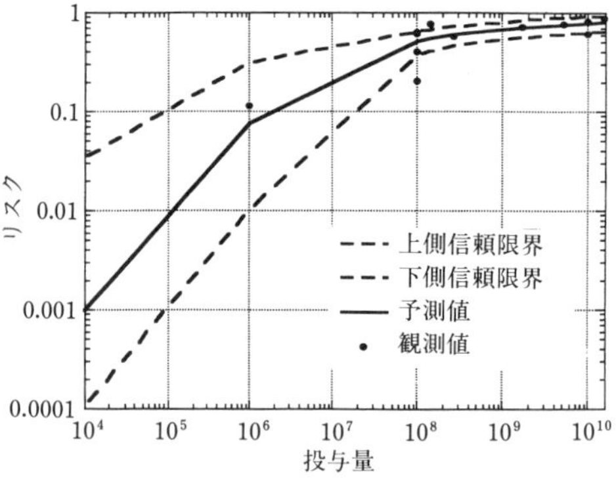

図 9-10　用量-反応関係に関する観測値とモデルの比較（O111に関するデータを取り除いた場合）

図 9-11 は，パラメータ値の95%信頼領域と最尤推定法による推定値に関し，全データを用いた場合とO111のデータを除去した場合の比較を行ったものである．予想されたとおり，明白なはずれ値を除去することで，信頼領域は狭くなっている．しかし，興味深いことに両領域のかなりの部分は重複しており，ここで用いられているフィッティング方法は，明白なはずれ値が含まれていたとしても比較的良好に対応できることを示している．α 値の上側信頼限界は，1よりもはるかに小さく，指数モデルからの乖離が大きいことと，宿主と病原菌との相互関係に多様性があることを表している．50%感染率の曝露菌数の予測に関する不確定性は，上側，下側ともに1オーダー以下であるが，α 値に関する不確実性は，左右両側ともに2倍ほどである．

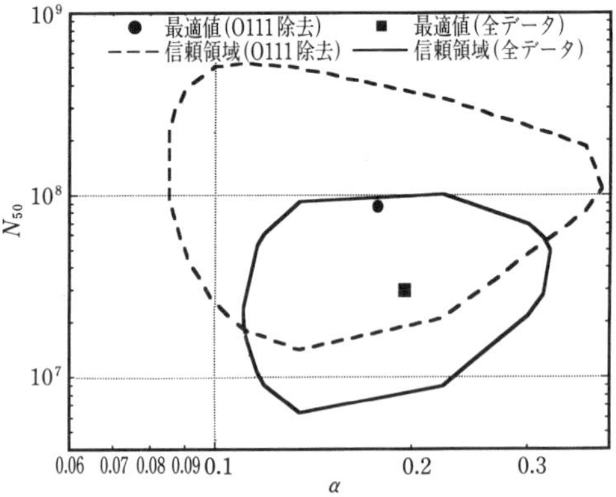

図 9-11　*E.coli* に関する用量-反応モデルのパラメータ値の推定．線で囲まれた領域は95%信頼領域を示す．点は最尤推定値を表す

前述のように，食物あるいは飲料水を由来した *E.coli* による感染は，米国内で年間10万件ほどであると推定されている[5]．米国の人口を2億5 000万人であるとすると，これは年間感染リスク $p_y=4\times10^{-4}$ に相当する．これが，毎日のリスク確率が均一であり，また曝露量は日ごとに互いに独立である結果であるとすれば，均一かつ独立のリスクを仮定することにより1日当りのリスクを計算することができる.

米国の全国民が皆等しく，かつ1年間にわたって均一なリスクに曝されていると仮定すると，1日当りの感染確率は，平均して 1.1×10^{-6} になる．先に求めた用量-反応関係(O111のデータを除いた場合)を下方に外挿すると，1日当りの曝露菌数は，11個(信頼領域は0.3～105個の間)となる．しかし，病原大腸菌に対する感染リスクは，年間を通じて常に一定でないことはほとんど明白である考えられるので，先の仮定の代わりに，1年間で7日間のみリスクに曝されている(その他の日は，リスクは0である)と仮定すると，この7日間の1日当りの感染リスクは，5.7×10^{-5} となり(この値は，式8-2において $i=7$を代入することにより計算される)，この7日間の平均曝露菌数は，527個(信頼領域：14～5 500個)となる．曝露日数を少なく見積もるほど，この間の日当り感染リスクは大きくなり，曝露菌数の推定値も同様に大きくなる.1人1人が毎日,食物あるいは飲料水を通して曝露される腸管系病原大腸菌の数(1日当りの全飲込み菌数)の推定に関しては，有効な手段がないと考えられているが,以上のような用量-反応関係を用いて推定された菌数のレベルは十分現実性のあるものである.

本項で示したデータの解析から，いくつかの興味深いことが示唆される．まず，ここでは,腸管病原性大腸菌に関する50％感染率の有効飲込み菌数は, 2.5×10^{6} 個と推定されている. *Vibrio cholerae* および *Shigella* に関する50％感染率の有効飲込み菌数は,それぞれ250個(重炭酸ナトリウムと同時に飲み込んだ場合),および200～4万個(菌株による)と推定したが,大腸菌群は,これらの伝統的な病原菌と比較すると(50％感染率の有効飲込み菌数より判断すると)，はるかに感染力が小さいことがわかる.

第二に,1つの菌株(O111)を除いて,本項で取り扱った他のすべての菌株(腸管侵入性菌,腸管毒素原性菌ともに)の用量-反応関係は,1つの式で表現できることである．O111に関するデータは，対数正規分布による用量-反応モデルにより説明できたのであるが(ここでは示されていないが),指数モデルおよびベータ-ポアソンモデルのいずれの用量-反応関係によっても説明することができなかった(適合度検定において$p<0.05$)．このことは，初期に得られたこのデータが過度の変動を含んでいたであろうことを示している.

ここで示したようなある程度良好な一致推定量を与えるような用量-反応モデル

が，ここで取り扱っていない *E.coli* の他の菌株についても適用できるかどうかはヒトの用量-反応関係に関する情報が不足しているため不明である．特に，O157：H7などの腸管出血性(enterohemorrhagic)の菌株については，他の菌種と異なるメカニズムにより感染するため[22]，用量-反応関係も少々異なったものになると考えられている．非出血性大腸菌株に関する用量-反応関係は，既に得られているが，既に報告されている少数の疫学調査より判断すると，出血性大腸菌の病原性は，非出血性大腸菌株に属する菌株よりも大きいと考えられる[38,83]．したがって，本項で示した用量-反応関係を，出血性大腸菌に適用すれば，安全側の上限曝露量を与えるのみということになる．この点については，さらなる検討が必要であることは言うまでもない．

他のほとんどの菌に関するデータと異なり，ここで解析したデータでは，疾病は，感染としてというよりも，発症のエンドポイントとして取り扱ったことになることに注意する必要がある．罹患率に個人差があることにより，用量-反応関係には強度の「ノイズ」が入り込んでしまう可能性がある．成人は，腸管病原性大腸菌により感染しても発病の症状を表さないことがあるということは以前よりいわれてきたことでもある[65]．病原大腸菌に対する罹患率の用量-反応関係を定量化するには，さらなる知見の集積を待たなければならないが，そのためには，動物実験が有効であろう．

(3) まとめ

病原大腸菌の飲込みによるリスクは，ベータ-ポアソンモデルによる用量-反応関係により説明できた．このモデルは，1つの菌株に関するデータを除去した後の全データに精度良く適合した．ベータ-ポアソンモデルのパラメータ値には大きなばらつきがあり，現在の米国における病原大腸菌による疾病数から1日平均の曝露菌数を推定すると，1日当り10個(信頼領域：0.8～100個)となった．

9.1.5 *E.coli* O157：H7

O157：H7として知られている特定の *E.coli* 株は，とりわけ1994年に米国においてハンバーガーが原因となって発生した多段階食物起源の発症流行以来，ますます関心を集めている[3]．1982年に食物起源の病原菌として初めて確認されて以来，米国では年間約3件の食物起源の発症流行が確認されている[25]．飲料水起源の発症流行としては，1989年にミズーリ州Caboolにおいて発生し，240人の患者と32人以上の死者を出した事件が主要なものである[79]．また，遊泳が原因となって発生した発症流行も数例が報告されている[38]．

この菌は，*Shigella*属と共通性があり，自身が「シガ(志賀)様毒素」を持つことからヒトに感染した時の症状が重くなる[25,28]．この菌が食物内において多く存在すること，および50％感染率の有効飲込み菌数が極端に小さいことは，この抗原型において顕著である耐酸性によると考えられている．この菌は，pHが3.6程度の料理からも単離されており，このpHレベルにおいても生存し得ることもわかっている[23,25]．*E.coli* O157：H7のヒトに対する用量-反応についての研究は，現在までのところ実施されていないが，病原性の機構が似ていることから，*Shigella*種の用量-反応関係(**表9-9**)を代わりに使うことができるのではないかと考えられている[12]．

9.1.6 *Cryptosporidium*(クリプトスポリジウム)

ヒトに対する病原性*Cryptosporidium parvum*の用量-反応に関するデータは，**表7-7**に示したとおりである．**例7-3**において，指数モデルを用いた用量-反応関係をデータに適用した結果を示しており，適合度の比較を**図7-9**に図示した．

(1) 飲料水

*Cryptosporidium parvum*は，飲料水中の病原体として最近注目を集め始めたものである．現在まで報告されている中で最大の発症流行のデータの解析により，実験に基づく用量-反応関係の妥当性が確認されている．

a. モデルの妥当性の証明：ミルウォーキー発症流行*4　現在までのところ知られている水道水起源の発症流行として最大のものは，1993年の3～4月にかけてウィスコンシン州ミルウォーキーにおいて発生したものである．これは，ミルウォーキーのある浄水場において処理工程が不完全であったために，水道水中に*Cryptosporidium*が混入し，広範な地域の住民が曝露されたものである．このことにより，

*4　ミルウォーキー発症流行との比較は，すでにHaasとRose[31]によって報告された．

40万人以上の患者が発生したされている[45]．ここでは，発症流行の調査結果より得られたデータと用量-反応関係を用い，ミルウォーキーの発症流行と，実験室内でコントロールされた系の研究から求められた *Cryptosporidium* の感染性の結果とが矛盾しないかどうかについて検討する．

ミルウォーキーの発症流行の調査の結果，以下の情報が得られた．

・症状の兆候が現れた時期の分布より，汚染の継続時間(t)の最尤値は，21日であり，その幅は，15～30日であると判断された．この不確実性を表現するために，三角形分布の関数を用いた．

・疫学的調査によると，罹病率(r)は，(市街地全体を基準とすると)0.21であった．用いた標本数に基づいて判断すると，罹病率は，標準偏差0.01の正規分布で表されることが示された．

解析を完成させるためには，曝露された住民による水道水の摂取量に関する情報が必要となる．これに関しては，この地域のデータが得られなかったので，1日当り水道水摂取量(q，単位 mL)が平均値1 948 mL，標準偏差827 mLの対数正規分布で表されるとしたRoseberryとBurmaster[69]の分布を用いた．計算を完結させるためにさらにもう1つの仮定，すなわち，各日ごとの病原体への曝露のみが各個人のその日のリスクを決定することとした．

以上の仮定から，与えられた罹病率，曝露期間および用量-反応関係に基づき，曝露期間中のオーシストの平均濃度(同期間中一定であると仮定した)を計算してみよう．$r=0.21$であるので，(21日間の曝露期間を仮定すると)1日当りの平均リスクは，以下の式で求められる．

$$\begin{aligned} p &= 1-(1-r)^{1/t} \\ &= 1-(1-0.21)^{1/21} \end{aligned} \qquad (9\text{-}2)$$

以上を計算すると，$p=0.0112$となる．この1日当りリスクの値を指数型の用量-反応モデルの式に代入し，指数型用量-反応モデルのパラメータには最適フィッティング値$k=238$を用いると，1日当り曝露量は，以下のようになる．

$$\begin{aligned} d &= k\ \ln(1-p) \\ &= -238\ \ln(1-0.0112) = 2.7 \end{aligned}$$

1日当り平均水道水摂取量が1.948 mLであるから，発症流行期間中の平均オーシスト濃度は，2.7/1.948=1.4 オーシスト/L，となる．

この発症流行期間中に多くの試料が採取され，原虫試験が実施された．浄水場出口および配水管網内より採取された8試料中，4試料で陽性となり，4試料の濃度の幾何平均値は0.025個/Lであった．しかしながら，これらの試料は，発症流行期間の後半において採取されたものであることに注意を要する[66]．発症流行期間中に採取され，冷凍保存された試料についても同様に分析が行われている．メンブレンフィルター法による濃縮を行い，2回の繰返し検査を実施した結果，幾何平均値は0.079個/Lとなった[66]．しかし，冷凍と解凍によってオーシスト濃度に90％ほどのロスが起こり得るので[67]，このことを考慮すると，オーシスト濃度の幾何平均値を修正すると0.79個/Lとなる．この値を採用すれば，ミルウォーキーで起こったような発症流行が起こるための配水管網入り口における *Cryptosporidium* の濃度レベルについて，ここで提示した用量-反応関係が有効であると仮定して逆算した値は，実測された濃度レベルと矛盾しないといえる．

b．モデルの妥当性の証明：英国 Bradford の発症流行　1992年，イングランド北部の Bradford において，*Cryptosporidium* の発症流行が報告された．詳細な疫学的調査が実施され，その結果は Atherton らにより報告されている[2]．この事件の概要は，以下のとおりである．

・5万人の給水人口のうち，125人のクリプトスポリジウム症(試験所における検査により判断)が確認された(罹病率は，0.0025となる)．
・曝露期間は，7日間であると推定された．
・発病の兆候が見られた直後に，浄水および給水中のオーシスト濃度が測定され，平均濃度は，0.0187個/Lであった．

前述と同様の手法により本件の解析を行った．まず，式9-2を用いて計算した結果，1日当り罹病率は，3.58×10^{-4} と推定された．次に，*Cryptosporidium parvum* の用量-反応関係を用い，この罹病率を引き起こすのに必要な1日当り飲込み量を計算した．その結果，オーシスト飲込み量は，0.083オーシスト/dayとなった．1日当りの水道水摂取量を1Lとすれば，この結果は，実測されたオーシスト濃度レベルと矛盾しないであろう．英国における水道水の直接の摂取量は，米国よりも少ないと考えられる*5ので，観測された罹病率と実測されたオーシスト濃度レベルは，矛

*5　米国よりも，紅茶その他の沸騰させる用途の使用量が多いことによる．

盾しないといえる*6.

(2) 食 物

Cryptosporidium parvum のオーシストは，食物中にも存在するが，このことが公衆衛生の観点から重要なことであることにも注意しておこう．このオーシストは，ハーブあるいは通常生で食べる野菜から検出されている[54]．さらに，オーシストに汚染されたアップルサイダーが起源となった発症流行も報告されている（おそらく，糞便で汚染された土壌と接触した果物から由来したものであろうが）[52]．

9.1.7 *Vibrio cholerae*（コレラ菌）

Vibrio cholerae は，コレラを引き起こす菌であり，病原体として全世界的に重要なものである．*V.cholerae* の毒性についてはこれまで多くの研究が報告されているが，現在までのところ，この菌への曝露に起因するヒトへのリスクに関して，その定量的な用量-反応関係の研究は見受けられない．ここでは，前章で説明した手法を用い，前述のデータ[33]に基づいてこの菌の飲込みに起因する感染性と罹患率について解析した結果を示そう．

(1) 基礎データ

Hornick ら[33]は，健康なボランティアに対し，*Vibrio cholerae* の Inaba 株および Ogawa 株について，重炭酸ナトリウムを併せて投与する場合と単独で投与する場合の両方について，様々な投与レベルの試験を行った．重炭酸ナトリウムは，腸管系内部における pH を調整し，酸による菌の不活化を防止するためのものである．試験の結果，重炭酸塩の投与により感染性および病原性が増加したこと，およ

*6 これら2件の「立証」例において，正確に考慮しなかった事項が2つある．すなわち，オーシスト測定における効率，および感染の発現（DuPont によるオーシスト投与の研究における初期反応[17]としての発現）と発病との違いである．水道水中の *C.parvum* のオーシスト測定に関する効率はかなり低く，50％を下回ることが多いということはよく知られていることである[13]．さらに，前述のように，DuPont の研究では，ボランティアにおける発病率は，50％ほどであった（つまり感染した者の半数のみが発病するということである）．これらの2要素は，相殺されると考えられたので，ここでは特に考慮することはしなかった．実は，その他にも潜在的な誤差の要因がある．水道水中のオーシストのほとんどは，不活性であるといわれていることである[40]．もっとも，水中のオーシストの活性度を測定する方法がない現状では，このことは決定的とはいえないと思われる．

びOgawa株に関するデータ数が極端に少なく，定量的な評価が難しいことから，本論では重炭酸ナトリウムを同時投与したInaba 569B株に関するデータの解析について説明することとする．

この試験では，被験者は，以下の3つの反応により分類された．

① 糞便中における *V.cholerae* の存在，または抗体反応における陽性．

② 下痢の症状が見られ糞便中に菌が存在する．ただし，緊急な水分補給が必要なほどではないもの．

③ 便が水状になるほど下痢の症状が激しく，静脈点滴による水分補給が要求されるもの．

ここでは，これらの3つのいずれかの反応が見られた場合に陽性であるとみなした．反対に，これらのいずれの反応も示さなかった場合は，陰性とみなした．糞便の陽性あるいは抗体反応のみの反応が見られ，下痢の症状を見せなかった場合は，非症候的とし，その他の場合は症候的とした．

表 9-14 は，Hornickら[33]の実験結果を上記の基準によりまとめたものである．このデータから，感染性に関する用量-反応関係，および罹患率に関する関係を得ることができる．

表 9-14　Hornickら[33]の実験データ：重炭酸ナトリウムを同時投与した場合の *Vibrio cholerae* Inaba 569B 株に対する反応

投与量	被験者数	陰性数	陽性数	
			症候的	非症候的
10	2	2	0	0
1 000	4	1	0	3
10 000	13	2	9	2
100 000	8	1	6	1
1 000 000	23	2	20	1
100 000 000	2	0	2	0

(2) 感染性に関する用量-反応関係

表 9-14 のデータより用量-反応関係を求めるため，T_iを用量，d_iを施された全被験者数，$p_{i,\mathrm{inf}}$を陽性の被験者数(症候的および非症候的を含む)とすれば，観測感染率は，これらの比$(P_{i,\mathrm{inf}}/T_i)$により求められる．

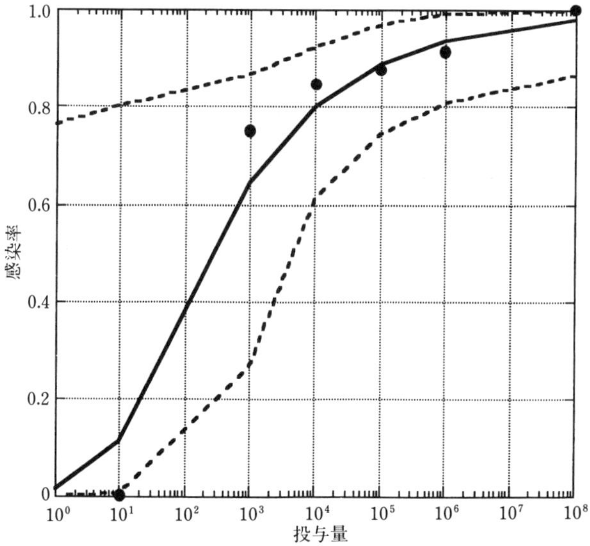

図 9-12　感染率に関する実測値とモデルによる予測値の比較．予測値に関しては信頼領域の上限および下限値を併せて示す

事前の検討から，指数モデルよりもベータ-ポアソンモデルの方がデータへの適合度が良いことがわかっていた．したがって，最尤推定法によりベータ-ポアソンモデルのパラメータ値の最適値を決定した結果，$\alpha=0.25$, $N_{50}=243$ となった．尤度比の適合度検定を行ったところ，適合度は満足されることがわかった．また，用量-反応関係(**図 9-12**)および用量-反応モデル中のパラメータ値(**図 9-13**)に関して，95％信頼領域を計算した．

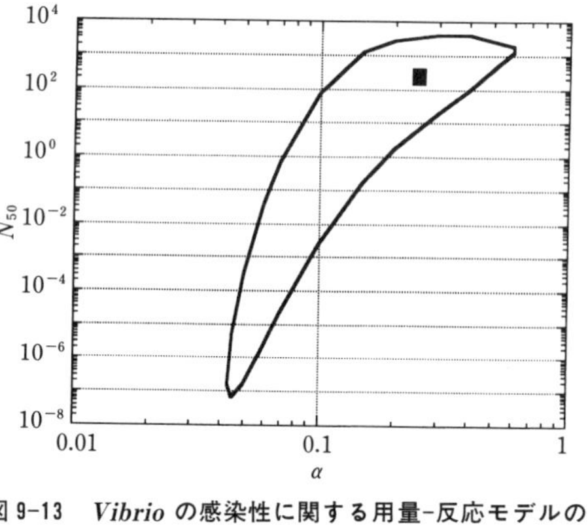

図 9-13　*Vibrio* の感染性に関する用量-反応モデルのパラメータ値の推定に関する 95％信頼領域．最尤推定値を■で示す

この用量-反応関係については，注意する点がいくつかある．第一に，データに強い多様性が見られることである(すなわち，α 値がきわめて小さく，また，指数モデルに比較して，ベータ-ポアソンモデルを用いることによる適合度の改善が著しいことである）．このことは，（**図 9-12** において）95 %信頼領域が右側で狭くなっていることにも表れている．第二に，50 %感染率に対応する投与量が比較的小さく，また，N_{50}の信頼領域が広くなっているために，1 個以下の領域にも伸びていることである．したがって，きわめて少量の菌に対する曝露によっても感染を引き起こし得るという可能性は否定できないだろう．Hornick による実験方法では，菌体投与量の検定は，脳-心臓混合寒天培地（brain heart infusion agar）上に形成したコロニー数計測に対する吸光度曲線により行われている．かなりの数の菌が，生菌にもかかわらず培養不可能な形態を形成し得ること，および標準的な培地上で完全に計数できないことがあるということはよく知られている[11,36,71,73,74,75]．とりわけ，最近の報告によれば，*V.cholerae* 569B は，試料の単純な準備過程や洗浄によっても 26〜35 %の菌が損傷し，さらに塩素との接触により損傷菌の割合は 91〜92 %にまで上昇し得るという[75]．したがって，この研究で結論付けられた 50 %感染率の投与菌数には，培養液中に存在する培養不可能な生菌の存在が影響しているとも考えられる．

(3)　罹 患 率

Hornick のデータからは，罹患率も計算することができる．ここでは，病原体に対して陽性反応を示した者に対して（症状の重さにかかわらず）発症する条件付確率を罹患率と定義する．罹患率は，投与量に対する明確な依存性を持っているので（単純傾向に関するノンパラメトリック検定の結果，$p<0.001$），この依存性が定量的に表現可能であるかどうかが興味深い点である．

罹患率に関する用量-反応関係を記述するモデルの候補として，指数モデルとベータ-ポアソンモデルを考えた．感染率に関する用量-反応の解析と同様に，罹患率に関する条件付確率を投与量および最尤推定法により得た最適パラメータ値の関数として表した．その結果，指数モデルによるフィッティングは，不十分であったが，ベータ-ポアソンモデルによるフィッティングは，満足のいくものであった．最適パラメータ値は，$\alpha=0.49$，$N_{50}=3365$ となった．**図 9-14** に罹患率の観測値と，フィッティングされたモデルによる推定値とその 95 %信頼領域を示す．また，**図 9-15** はパラメータ値の信頼領域を示したものである．

多少驚くべきことに，罹患率に関する信頼領域は，感染率の信頼領域よりも狭く

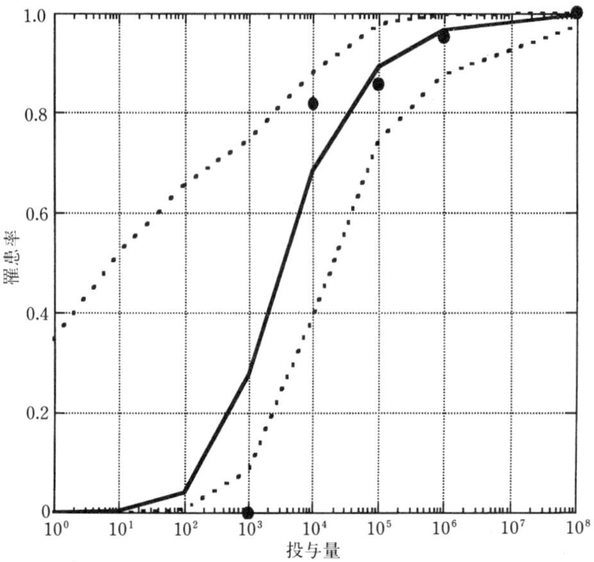

図 9-14　*V.cholerae* の罹患率に関する観測値とモデルによる予測値(信頼領域を含む)の比較

なっている(**図 9-13** と**図 9-15** を比較されたい)．また，用量-反応モデルのパラメータ値は，罹患率のものが感染率のものよりも大きくなっている．

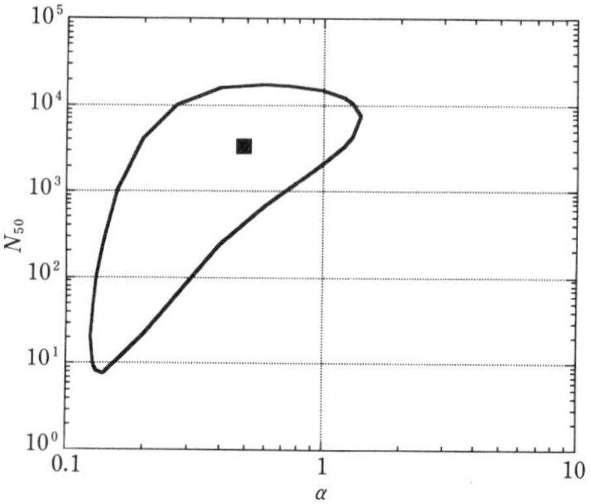

図 9-15　罹患率に関するモデルのパラメータ値の信頼領域．最尤推定法による予測値を■で示す

(4)　考　　察

本報告はおそらく，*V.cholerae* に関するヒトのデータに対して定量的な用量-反応モデルを適用させた初めての試みであると思う．ベータ-ポアソンモデルによる実験データのフィッティングの結果，感染および明白な発症に関して「閾値」が存在しない可能性があることが示唆されている．特に，比較的低レベルの曝露量によって感染が起こるということはきわめて興味深いことであり，この菌が世界中のあらゆる地域で蔓延する原因となっているとも考えられる．本報告はまた，微生物による罹患率を曝露量と定量的に関連付けた最初の試みでもある．

ここで提案した用量-反応モデルを用いれば，*V.cholerae* への曝露によるリスク評価を行うことができる．また，罹患率に関する最適パラメータ値を用いれば，発症と非発症の計算をすることもできる．以上より，2つの用量-反応関係を用いれば，感染確率($\pi_{\mathrm{infection}}$)および感染後に罹患する条件付確率($\pi_{\mathrm{M/I}}$)を計算することができる．したがって，発症割合および非発症割合は以下の式で与えられる．

$$\pi_{\mathrm{symtomatic}} = \pi_{\mathrm{infection}}\pi_{\mathrm{M/I}}$$
$$\pi_{\mathrm{asymtomatic}} = \pi_{\mathrm{infection}}(1-\pi_{\mathrm{M/I}}) \qquad (9\text{-}3)$$

以上より，感染のリスクを低レベル(曝露当り 0.0001 未満)に保つためには，曝露の媒体中の菌体濃度をきわめて低く抑えなければならないと結論付けられた．さらに，リスクを最小に抑えるための試料採取と監視に関する計画および実施方法についてもいくつかのことが指摘された．すなわち，曝露当りの罹患確率を 10^{-9} 未満程度に抑えることは，住民が頻繁に曝される水道水や食物などの媒体については当然に達成しなければならないことであるが，そのためにもこれら媒体中の菌体濃度は同程度に低レベルでなければならないことが明白となった．また，その結果，当然にわかることであるが，*V.cholerae* の検出限界がかなり高い濃度レベルであるために菌の検出に失敗するようなことがあるのであれば，たとえ高い感染リスクに対する予防のためであっても，その対策は，必ずしも十分ではないといえよう．

9.1.8 その他の微生物

ヒトに対する用量-反応関係に関する情報が得られており，用量-反応モデルのパラメータ値が既に計算されているような微生物は他にも数多くある．**表 9-15** にそれらの微生物とそれに対応するパラメータ値を示す(既に説明した微生物のデータも併せて示した)．既に議論しているように，モデルとしては指数モデルとベータ-ポアソンモデルを考えた．微生物の中で，ヒトに対する感染性のデータが十分にあり，かつ用量-反応関係がこれらの2つのモデルに適合しないか，あるいは他のモデル(低曝露量領域で非線形となるようなもの)への適合が統計学的に有意であるということをはっきりと示すようなものは，現在までのところ報告されていない．

表 9-15 ヒトに対する用量-反応モデルに関するパラメータの最適値

微生物	指数型	ベーター-ポアソン型		参考文献
	k	N_{50}	α	
ポリオウイルスⅠ(軽症)	109.87			53
ロタウイルス		6.17	0.2531	32,82
A型肝炎ウイルス†1	1.8229			81
アデノウイルス4型	2.397			15
エコーウイルス12型	78.3			1
コクサッキーウイルス†2	69.1			14,78
Salmonella†3		23,600	0.3126	
Salmonella typhosa		3.60×10^{6}	0.1086	34
Shigella†4		1,120	0.2100	34
E.coli†5		8.60×10^{7}	0.1778	
Campylobacter jejuni		896	0.145	51
Vibrio cholerae		243	0.25	
Endamoeba coli		341	0.1008	63
Cryptosporidium parvum	238			17,30
Giardia lamblia	50,23			68

†1 投与量は，(感染者の排出する)糞便のグラム数で表したもの．
†2 B4株およびA21株を合わせたデータに関するもの．
†3 複数の(非チフス性の)病原性株(*S.pullorum* は除いた)．
†4 *flexneri* と *dysenteriae* を合わせたデータに関するもの．
†5 非腸管出血性の菌株(O111を除く)．

多くのウイルスに関するデータは，指数モデルへの適合が良好であった．これは，試験において用いた曝露量が少ないことや，被験者数が少ないことによると考えられる(したがって，指数モデルと他のモデルの適合度の違いを議論するには十分でない)．しかしながら，原虫(特に *Giardia* と *Cryptosporidium* について)は，十分大きな曝露量と多くの被験者に基づくデータがあるにもかかわらず，指数モデルへの適合が良好である．それとは逆に，腸管系の細菌(*Salmonella*，*Shigella*，*Vibrio*，*Campylobacter*，*E.coli*)は，ベーター-ポアソンモデルでなければ良好な適合を得ることができなかった．腸管系細菌に関する α 値の最適値は，きわめて小さく(0.108～0.31の範囲)，宿主-病原体の感染に関する確率分布が非常にばらついていることを示唆している．

参考文献

1. Akin, E. W. 1981. Presented at the U.S. EPA Symposium on Microbial Health Considerations of Soil Disposal of Domestic Wastewaters.
2. Atherton, F., C. P. S. Newman, and D. P. Casemore. 1995. An outbreak of waterborne cryptosporidiosis associated with a public water supply in the UK. Epidemiol. Infect. 115(1):123–131.
3. Bell, B. P., M. Goldoft, P. M. Griffin, M. A. Davis, D. C. Gordon, P. 1. Tarr, C. A. Bartleson, J. H. Lewis, T. J. Barrett, J. G. Wells, R. Baron, and J. Kobayashi. 1994. A multistate outbreak of *Escherichia coli* O157:H7: associated bloody diarrhea and hemolytic uremic syndrome from hamburgers. J. Am. Med. Assoc. 272(17):1349–1353.
4. Benenson, A. S. 1990. Control of communicable disease in man, 15th ed. American Public Health Association, Washington, DC.
5. Bennett, J. V., S. D. Holmberg, M. F. Rogers, and S. L. Solomon. 1987. Infectious and parasitic diseases. Am. J. Prev. Med. 3(5 Suppl.):102–114.
6. Berg, G. 1978. Indicators of viruses in water and food. Ann Arbor Science Publishers, Ann Arbor, MI.
7. Black, R. E., G. F. Craun, and P. A. Blake. 1978. Epidemiology of common-source outbreaks of shigellosis in the United States, 1961–1975. Am. J. Epidemiol. 108(1):47–52.
8. Blostein, J. 1991. Shigellosis from swimming in a park pond in Michigan. Public Health Rep. 106(3):317–321.
9. Boring, J. R., W. T. Martin, and L. M. Elliot. 1971. Isolation of *Salmonella typhimurium* from municipal water, Riverside, California, 1965. Am. J. Epidemiol. 93(1):49–54.
10. Bryan, F. L., and M. P. Doyle. 1995. Health risks and consequences of *Salmonella* and *Campylobacter jejuni* in raw poultry. J. Food Prot. 58(3):326–344.
11. Camper, A. K., and G. A. McFeters. 1979. Chlorine injury and the enumeration of waterborne coliform bacteria. Appl. Environ. Microbiol. 37(3):633–641.
12. Cassin, M. H., A. M. Lammerding, E. C. D. Todd, W. Ross, and R. S. McColl. Quantitative risk assessment for *Escherichia coli* O157:H7 in ground beef hamburgers. Unpublished.
13. Clancy, J. L., W. Gollnitz, and Z. Tabib. 1994. Commercial labs: how accurate are they? J. Am. Water Works Assoc. 86(5):89–97.
14. Couch, R. B., T. Cate, P. Gerone, W. Fleet, D. Lang, W. Griffith, and V. Knight. 1965. Production of illness with a small-particle aerosol of Coxsackie A21. J. Clin. Invest. 44(4):535–542.
15. Couch, R. B., T. R. Cate, P. J. Gerone, W. F. Fleet, D. J. Lang, W. R. Griffith, and V. Knight. 1966. Production of illness with a small-particle aerosol of adenovirus type 4. Bacteriol. Rev. 30:517–528.
16. Crockett, C., C. N. Haas, A. Fazil, J. B. Rose, and C. P. Gerba. 1996. Prevalence of Shigellosis in the U.S.: consistency with dose–response information. Int. J. Food Microbiol. 30(1–2):87–100.

17. Dupont, H., C. Chappell, C. Sterling, P. Okhuysen, J. Rose, and W. Jakubowski. 1995. Infectivity of *Cryptosporidium parvum* in healthy volunteers. N. Engl. J. Med. 332(13):855.
18. Dupont, H. L., S. B. Formai, R. B. Hornick, M. J. Snyder, J. P. Libonati, D. G. Sheahan, E. H. Labrec, and J. P. Kalas. 1971. Pathogenesis of *Escherichia coli* diarrhea. N. Engl. J. Med. 285(1):1–9.
19. Dupont, H. L., and R. B. Hornick. 1973. Clinical approach to infectious diarrheas. Medicine 52(4):265–270.
20. Dupont, H. L., R. B. Hornick, A. T. Dawkins, M. J. Snyder, and S. B. Formal. 1969. The response of man to virulent *Shigella flexneri* 2a. J. Infect. Dis. 119: 296–299.
21. Dupont, H. L., R. B. Hornick, M. J. Snyder, J. P. Libonati, S. B. Formal, and E. J. Gangarosa. 1972. Immunity in shigellosis II: protection induced by oral live vaccine or primary infection. J. Infect. Dis. 125(1):12–16.
22. Dupont, H. L., and J. J. Mathewson. 1991. *Escherichia coli* diarrhea, pp. 239–254. *In* A. S. Evans and P. S. Brachman, eds., Bacterial infections of humans: epidemiology and control, 2nd ed. Plenum Medical Book Co., New York.
23. Erickson, J. P., J. W. Stamer, and L. A. Van Alstine. 1995. An assessment of *Escherichia coli* O157:H7 contamination risks in commercial mayonnaise from pasteurized eggs and environmental sources, and behavior in low-pH dressings. J. Food Prot. 58(10):1059–2064.
24. Ewald, P. W. 1991. Waterborne transmission and the evolution of virulence among gastrointestinal bacteria. Epidemiol. Infect. 106:83–119.
25. Feng, P. 1995. *Escherichia coli* serotype O157:H7: novel vehicles of infection and emergence of phenotypic variants. Emerg. Infect. Dis. 1(2):47–52.
26. Ferguson, W. W., and R. C. June. 1952. Experiments on feeding adult volunteers with *Escherichia coli* 111 B_4: a coliform organism associated with infant diarrhea. Am. J. Hyg. 55:155–169.
27. Graham, D. Y., M. K. Estes, and L. O. Gentry. 1983. Double-blind comparison of bismuth subsalicylate and placebo in the prevention and treatment of enterotoxigenic *Escherichia coli* induced diarrhea in volunteers. Gastroenterology 85: 1017–1022.
28. Griffin, P. M., and R. V. Tauxe. 1991. The epidemiology of infections caused by *Escherichia coli* O157:H7, other enterohemorrhagic *E. coli* and the associated hemolytic uremic syndrome. Epidemiol. Rev. 13:60–98.
29. Haas, C. N. 1983. Estimation of risk due to low doses of microorganisms: a comparison of alternative methodologies. Am. J. Epidemiol. 118(4):573–582.
30. Haas, C. N., C. Crockett, J. B. Rose, C. Gerba, and A. Fazil. 1996. Infectivity of *Cryptosporidium parvum* oocysts. J. Am. Water Works Assoc. 88(9):131–136.
31. Haas, C. N., and J. B. Rose. 1994. Presented at the Annual Conference of the American Water Works Association, New York.
32. Haas, C. N., J. B. Rose, C. Gerba, and S. Regli. 1993. Risk assessment of virus in drinking water. Risk Anal. 13(5):545–552.
33. Hornick, R. B., S. I. Music, R. Wenzel, R. Cash, J. P. Libonati, and T. E. Woodward. 1971. The Broad Street pump revisited: response of volunteers to ingested

cholera vibrios. Bull. N.Y. Acad. Med. 47(10):1181–1191.

34. Hornick, R. B., T. E. Woodward, F. R. McCrumb, A. T. Dawkin, M. J. Snyder, J. T. Bulkeley, F. D. L. Macorra, and F. A. Corozza. 1966. Study of induced typhoid fever in man. I. Evaluation of vaccine effectiveness. Trans. Assoc. Am. Physicians 79:361–367.
35. Hrdy, D. B. 1987. Epidemiology of rotaviral infection in adults. Rev. Infect. Dis. 9(3):461–469.
36. Huq, A., R. R. Colwell, R. Rahman, A. Ali, and M. A. R. Chowdhury. 1990. Detection of *Vibrio cholerae* O1 in the aquatic environment by fluorescent-monoclonal antibody and culture methods. Appl. Environ. Microbiol. 56(8):2370–2373.
37. June, R. C., W. W. Ferguson, and M. T. Worfel. 1953. Experiments in feeding adult volunteers with *Escherichia coli* 55 B_5: a coliform organism associated with infant diarrhea. Am. J. Hyg. 57:222–236.
38. Keene, W., J. McAnulty, F. Hoesly, L. Williams, K. Hedberg, G. Oxman, T. Barrett, M. Pfaller, and D. Fleming. 1994. A swimming associated outbreak of hemorrhagic colitis caused by *Escherichia coli* O157:H7 and *Shigella sonnei.* N. Engl. J. Med. 331(9):579–584.
39. Knight, P. 1993. Hemorrhagic *E. coli:* the danger increases. ASM News 59(5): 247–250.
40. Lechevallier, M. W., W. D. Norton, and R. G. Lee. 1991. *Giardia* and *Cryptosporidium* spp. in filtered drinking water supplies. Appl. Environ. Microbiol. 57: 2617–2621.
41. Lee, L. A., S. M. Ostroff, H. B. McGee, D. R. Johnson, F. P. Downes, D. N. Cameron, N. H. Bean, and P. M. Griffin. 1991. An outbreak of shigellosis at an outdoor music festival. Am. J. Epidemiol. 133:608–615.
42. Lee, Y. J. 1983. Trend in proportions, test for, pp. 328–334. *In* S. Kotz and N. Johnson, eds., Encyclopedia of statistical sciences, Vol. 9. Wiley, New York.
43. Levnie, M. M., H. L. Dupont, S. B. Formal, R. B. Hornick, A. Takeuchi, E. J. Gangarosa, M. J. Snyder, and J. P. Libonati. 1973. Pathogenesis of *Shigella dysenteriae* 1 (shiga) dysentery. J. Infect. Dis. 127(3):261–269.
44. Lew, J. F., D. L. Swerdlow, M. E. Dance, P. M. Griffin, C. A. Bopp, M. J. Gillenwater, T. M. Mercatente, and R. I. Glass. 1991. An outbreak of shigellosis aboard a cruise ship caused by a multiple-antibiotic-resistant strain of *Shigella flexneri* Am. J. Epidemiol. 134:413–420.
45. Mac Kenzie, W. R., N. J. Hoxie, M. E. Proctor, M. S. Gradus, K. A. Blair, D. E. Peterson, J. J. Kazmierczak, K. R. Fox, D. G. Addias, J. B. Rose, and J. P. Davis. 1994. Massive waterborne outbreak of *Cryptosporidium* infection associated with a filtered public water supply, Milwaukee, Wisconsin, March and April 1993. N. Engl. J. Med. 331(3):161–167.
46. Macler, B. A., and S. Regli. 1993. Use of Microbial risk assessment in setting United States drinking water standards. Int. J. Food Microbiol. 18(4):245–256.
47. Makintubee, S., J. Mallonee, and G. R. Istre. 1987. Shigellosis outbreak associated with swimming. Am. J. Public Health 77(2):166–168.
48. McCullough, N. B., and C. W. Eisele. 1951. Experimental human salmonellosis.

I. Pathogenicity of strains of *Salmonella meleagridis* and *Salmonella anatum* obtained from spray dried whole egg. J. Infect. Dis. 88:278–289.

49. McCullough, N. B., and C. W. Eisele. 1951. Experimental human salmonellosis. III. Pathogenicity of strains of *Salmonella newport, Salmonella derby* and *Salmonella bareilly* obtained from spray dried whole egg. J. Infect. Dis. 89:209–213.
50. McCullough, N. B., and C. W. Eisele. 1951. Experimental human salmonellosis. IV. Pathogenicity of strains of *Salmonella pullorum* obtained from spray dried whole egg. J. Infect. Dis. 89:259–265.
51. Medema, G. J., P. F. M. Teunis, A. H. Havelaar, and C. N. Haas. 1996. Assessment of the dose–response relationship of *Campylobacter jejuni.* Int. J. Food Microbiol. 30(1–2):101–112.
52. Millard, P., K. Gensheimer, D. G. Addiss, D. M. Sosin, G. A. Beckett, A. Houck-Jankoski, and A. Hudson. 1994. An outbreak of cryptosporidiosis from fresh-pressed apple cider. J. Am. Med. Assoc. 272(20):1592–1596.
53. Minor, T. E., C. I. Allen, A. A. Tsiatis, et al. 1981. Human infective dose determination for oral poliovirus type I vaccine in infants. J. Clin. Microbiol. 13:388.
54. Monge, R., and M. Chinchilla. 1996. Presence of *Cryptosporidium* Oocysts in fresh vegetables. J. Food Prot. 59(2):202–203.
55. Morgan, B. J. T. 1992. Analysis of quantal response data. Chapman & Hall, London.
56. Mui, B. G. 1986. M.S. thesis. Illinois Institute of Technology.
57. Ohio River Valley Water Sanitation Commission. 1993. Pollution Control standards for discharges to the Ohio River, 1993 revision, notice of requirements. Appendix 6. Ohio River Valley Water Sanitation Commission.
58. Payment, P., L. Richardson, J. Siemiatycki, and R. Dewar. 1991. A randomized trial to evaluate the risk of gastrointestinal disease due to consumption of drinking water meeting current microbiological standards. Am. J. Public Health 81:703.
59. Payment, P., M. Trudel, and R. Plante. 1985. Elimination of viruses and indicator bacteria at each step of treatment during preparation of drinking water at seven water treatment plants. Appl. Environ. Microbiol. 49:1418.
60. Plummer, R. A. S., S. J. Blissett, and C. E. R. Dodd. 1995. Salmonella contamination of retail chicken products sold in the UK. J. Food Prot. 58(8):843–846.
61. Reeve, G. D. L., J. Martin, R. E. Pappas, Thompson, and K. D. Greene. 1989. An outbreak of shigellosis associated with the consumption of raw oysters. N. Engl. J. Med. 321(4):224–227.
62. Regli, S., J. B. Rose, C. N. Haas, and C. P. Gerba. 1991. Modeling risk for pathogens in drinking water. J. Am. Water Works Assoc. 83(11):76–84.
63. Rendtorff, R. C. 1954. The experimental transmission of human intestinal protozoan parasites. I. *Endamoeba coli* cysts given in capsules. Am. J. Hyg. 59:196–208.
64. Riverside County Health Department, California State Department, Center for Disease Control, and National Center for Urban and Industrial Health. 1971. A waterborne epidemic of salmonellosis in Riverside, California (1965): epidemiologic aspects. Am. J. Epidemiol. 93(1):33–48.

65. Robins-Browne, R. M. 1987. Traditional enteropathogenic *Escherichia coli* of infantile diarrhea. Rev. Infect. Dis. 9:28–53.

66. Rose, J. B. 1993. Results of the samples collected from Milwaukee associated with a waterborne outbreak of *Cryptosporidium.*

67. Rose, J. B., and C. N. Haas. 1994. Presented at the Annual Conference of the American Water Works Association, New York.

68. Rose, J. B., C. N. Haas, and S. Regli. 1991. Risk Assessment and the control of waterborne giardiasis. Am. J. Public Health 81:709–713.

69. Roseberry, A. M., and D. E. Burmaster. 1992. Log-normal distributions for water intake by children and adults. Risk Anal. 12(1):99–104.

70. Rosenberg, M. L., K. K. Hazlet, J. Schaefer, J. G. Wells, and R. C. Pruneda. 1976. Shigellosis from swimming. J. Am. Med. Assoc. 236(16):1849–1852.

71. Roszak, D. B., and R. R. Colwell. 1987. Survival strategies of bacteria in the natural environment. Microbiol. Rev. 51(3):365–379.

72. Sack, R. B. 1975. Human diarrheal disease caused by enterotoxigenic *Escherichia coli.* Annu. Rev. Microbiol. 29:333–353.

73. Singh, A., et al. 1990. Rapid detection of chlorine-induced bacterial injury by the direct viable count method using image analysis. Appl. Environ. Microbiol. 56: 389–394.

74. Singh, A., and G. A. McFeters. 1990. Injury of enteropathogenic bacteria in drinking water, pp. 368–379. *In* G. A. McFeters, ed., Drinking water microbiology. Springer-Verlag, New York.

75. Singh, A., P. Yu, and G. A. McFeters. 1990. Rapid detection of chlorine-induced bacterial injury by the direct viable count method using image analysis. Appl. Environ. Microbiol. 56(2):389–394.

76. Sorvillo, F. J., S. H. Waterman, J. K. Vogt, and B. England. 1988. Shigellosis associated with recreational water contact in Los Angeles County. Am. J. Trop. Med. Hyg. 38:613–617.

77. Spitka, J. S., F. Dabis, N. Hargrett-Bean, J. Salcedo, S. Veillard, and P. A. Blake. 1987. Shigellosis at a Caribbean resort: hamburger and North American origin as risk factors. Am. J. Epidemiol. 126(6):1173–1180.

78. Suptel, E. A. 1963. Pathogenesis of experimental Coxsackie virus infection. Arch. Virol. 7:61–66.

79. Swerdlow, D. L., B. A. Woodruss, and R. C. Brady. 1989. A waterborne outbreak in Missouri of *Escherichia coli* O157:H7 associated with bloody diarrhea and death. Ann. Intern. Med. 117:812–819.

80. Tauxe, R. 1991. *Salmonella:* a postmodern pathogen. J. Food Prot. 54:563.

81. Ward, R., S. Krugman, J. Giles, M. Jacobs, and O. Bodansky. 1958. Infectious hepatitis: studies of its natural history and prevention. N. Engl. J. Med. 258(9): 402–416.

82. Ward, R. L., D. L. Bernstein, E. C. Young, J. R. Sherwood, D. R. Knowlton, and G. M. Schiff. 1986. Human rotavirus studies in volunteers: determination of infectious dose and serological response to infection. J. Infect. Dis. 154(5):871.

83. Willshaw, G. A., J. Thirlwell, and M. Hickey. 1994. Vero cytotoxin-producing *Escherichia coli* O157 in beefburgers linked to an outbreak of diarrhoea, haemorrhagic colitis and haemolytic uraemic syndrome in Britain. Lett. Appl. Microbiol. 19(5):304–307.

索　引

【さ】

【し】

欧文索引

【A】
Acanthamoeba(アカントアメーバ)　17,18
acceptable daily intake(一日許容摂取量)　89
acquired immunodeficiency syndrome(後天性免疫不全症候群)　121
Actinomycetes israelli　22
acute disease(急性疾患)　33
Adenovirus(アデノウイルス)　40
Aeromonas　32
Ancylostoma duodenale　19
arbitrarily primed(PCR 任意プライム PCR)　159
Ascaris　32
Ascaris lumbricoides　19
Aspergillus fumigatus　63
attack rate(罹病率)　129
average lifetime daily dose(平均生涯一日曝露量)　89

【B】
Bacillus　21
Bacillus anthracis　22
bacteriophage(バクテリオファージ)　28
Balantidium coli　18
below-detection-limit(検出限界以下)　213
Bordetella pertussis　22
bovine spongiform encephalopath(ウシ海綿状脳症)　29
Brucella abortus　22
Brucella melitensis　22
Brucella suis　22

【C】
Calicivirus(カリシウイルス)　38
Campylobacter(カンピロバクター)　12,48,49,67,114,116,121,129,143
Campylobacter jejuni　22,32,385,430
cancer potency factor(発癌性の強さ)　89
Candida albicans　16
capsid(カプシド)　25
CCD(相補累積分布)　338
cdf(累積分布関数)　196
Chlamydia psittaci　22
chronic disease(慢性疾患)　33
Ciliata(繊毛虫類)　17
Clean Air Act(大気汚染防止法)　88
Clostridium(クロストリジウム)　4,21
Clostridium botulinum　22,68
Clostridium difficile　22
Clostridium perfringens　22,30,68
Corynebacterium diphtheriae　22
Coxiella burnetti　22
Coxsackievirus(コクサッキーウイルス)　34
Creutzfeldt-Jakob disease(クロイツフェルト-ヤコブ病)　29
criteria(クライテリア)　9
critical control point　105
Cryptosporidium(クリプトスポリジウム)　3,17,32,54,65,66,93,102,112,121,132,133,142,152,153,156,159,302,306,378,379,430
Cryptosporidium parvum　18,55,283
Crystal Ball　333
Cyclospora(サイクロスポラ)　18,59,93,142,154,156
Cyclospora cayetansis　56
cyst(シスト)　17
cytopathogenic effect(細胞変性効果)　151

【D】
deviance(逸脱度)　279
disease(疾病)　110
dose(用量)　165

【E】
Echovirus(エコーウイルス) 34
Encephalitozoon 57
Encephalitozoon cuniculi 18,57
Encephalitozoon hellem 57
Encephalitozoon intestinalis 18,57
Endamoeba coli 430
endemic(風土病的) 11
Entamoeba histolytica 17,18,32,55
Enterobacter aerogenes 22
Enterobacteriaceae(腸内細菌科) 47
Enterocytozoon 57
Enterocytozoon bieneusi 18,57
enterohemorrhagic *E.coli*(腸管出血性大腸菌) 3,48
enteroinvasive *E.coli*(腸管侵入性大腸菌) 49
enteropathogenic *E.coli*(腸管病原性大腸菌) 49
enterotoxigenic *E.coli*(腸管毒素原性大腸菌) 48
Enterovirus(エンテロウイルス) 33
Epidemiology(疫学) 128
Escherichia coli(大腸菌) 21,22,25,32,48,116,240,292,407,430
Escherichia coli O 111 417
Escherichia coli O 157:H 7 50,66,93,114,115,131,142,159,238,259,385,414,420
exposure assessment(曝露評価) 99

【F】
fluorescent *in situ* hybridization(FISH 法) 155
foci detection method 152
Francisella tularensis 22
frank pathogen(顕性病原体) 31

【G】
Giardia(ジアルジア) 17,66,114,116,121,142,153,159,302,306
Giardia lamblia 18,32,54,430
Guillain-Barré syndrome(ギラン-バレー症候群) 44,116

【H】
Haemophilus influenzae 22
Hantavirus(ハンタウイルス) 124
hazard analysis critical control point(危害分析重要管理点) 105,406
Helicobacter 114
Helicobacter pylori 113
hemolytic uremic syndrome(溶血性尿毒症症候群) 124
Hepatitis A virus(A 型肝炎ウイルス) 31,32,33,37,66,116,127,151
Hepatitis E virus(E 型肝炎ウイルス) 39
Histoplasma capsulatum 63
hyphae(菌糸) 15

【I】
illness(病気) 110
immunomagnetic separation(免疫磁性体による分離) 154
incubation time(潜伏期間) 31
infection(感染) 30
International Classification of Disease(国際疾病分類) 126
Isospora 18

【K】
Klebsiella aerogenes 239
Klebsiella pneumoniae 22
kuru(クールー) 29

【L】
Legionella(レジオネラ) 52,58,103
Legionella pneumophila 22,25,52,63
Leptospira interrogans 22
likelihood ratio(尤度比) 176
Listeria monocytogenes 22,32,51,385
lowest observable adverse effect level(最少毒性量) 89

【M】
Mastigophora(鞭毛虫類) 17
MATLAB 334

maximum contaminant levels(最大許容濃度) 89
maximum likelihood(最尤度) 167
maximum likelihood estimators(最尤推定値) 168
median infectious dose(感染量中央値) 261
membrane filter(メンブレンフィルター) 147
merogony(メロゴニー) 57
merozoite(メロゾイト) 19,55
Microcystis 24
Microsporidia(微胞子虫類) 17,56,154
Microsporidium 57
minimal infectious dose(最小感染量) 261
most probable number(最確数) 147
mycelium(菌糸体) 16
Mycobacterium avium 22,25,63,103
Mycobacterium tuberculosis 22
Mycoplasma(マイコプラズマ) 24
Mycoplasma pneumoniae 22,24
mycosis(真菌症) 16

【N】
Naegleria(ネグレリア) 17
Naegleria fowleri 18
National Ambulatory Medical Care Survey(全米外来医療サーベイ) 126
National Hospital Discharge Survey(全米病院退院サーベイ) 126
National Mortality Followback Survey(全米死亡率フォローバックサーベイ) 126
National Notifiable Diseases Surveillance System(全国届出疾病サーベイランス) 123
National Research Concil(米国調査研究評議会) 88
Necator americanus 19
negative binomial distribution(負の二項分布) 197
no observable adverse effect level(無毒性量) 89
Norwalk virus(ノーウォークウイルス) 11

【O】
oocyst(オーシスト) 17,55
opportunistic pathogen(日和見病原体) 24
Orthomyxoviridae(オルソミクソウイルス科) 44

【P】
Papovavirus(パポーバウイルス) 64
Parainfluenza virus(パラインフルエンザウイルス) 42
Paramyxoviridae(パラミクソウイルス科) 42
pathogenic *E.coli*(病原大腸菌) 414
pdf(確率密度関数) 196
pellicle(外皮) 17
Pfiesteria(フィエステリア) 93
Pfiesteria piscicida 93
phage(ファージ) 28
Picornavirus(ピコルナウイルス) 33
plaque-forming unit(プラーク形成単位) 151
Pleistophora 57
poisson-lognormal distribution(ポアソン対数正規分布) 199
poisson distribution(ポアソン分布) 166
Poliovirus(ポリオウイルス) 33
polymerase chain reaction(ポリメラーゼ連鎖反応) 5,156
presence/absence(存否) 147
prion(プリオン) 29
Proteus mirabilis 22
Pseudomonas(シュードモナス) 25
Pseudomonas aeruginosa 22

【Q】
quantitative microbiological risk assessment(定量的微生物リスク評価) 7

【R】
reasonable maximum exposure(最大曝露期間) 89
reference dose(基準曝露量) 89
repetitive sequence PCR(繰返し配列 PCR) 159

略語一覧

ADI	acceptable daily intake
AIDS	acquired immunodeficiency syndrome
AR	arbitrarily primed
BDL	below-detection-limit
BGM	Buffalo Green Monkey
BSE	bovine spongiform encephalopath
CAA	Clean Air Act
CCD	complementary cumulative distribution
CCP	critical control point
cdf	cumulative distribution function
CJD	Creutzfeldt-Jakob disease
CPE	cytopathogenic effect
CPF	cancer potency factor
EHEC	enterohemorrhagic *Escherichia coli*
EIEC	enteroinvasive *Escherichia coli*
EPEC	enteropathogenic *Escherichia coli*
ETEC	enterotoxigenic *Escherichia coli*
FDM	foci detection method
FISH	fluorescent *in situ* hybridization
GBS	Guillain-Barré syndrome
GIG	generalized inverse Gaussian
HACCP	hazard analysis critical control point
HAV	Hepatitis A virus
HEV	Hepatitis E virus
ICD	International Classification of Disease
IG	inverse Gaussian
IMS	immunomagnetic separation
LOAEL	lowest observable adverse effect level
LR	likelihood ratio
MCLs	maximum contaminant levels
MF	membrane filter
ML	maximum likelihood
MLE	maximum likelihood estimators
MPN	most probable number
NB	negative binomial
NNDSS	National Notifiable Diseases Surveillance System

NOAEL	no observable adverse effect level
NRC	National Research Concil
PA	presence/absence
PCR	polymerase chain reaction
pdf	probability density function
PFU	plaque-forming unit
PGIG	poisson generalized inverse Gaussian
PIG	poisson inverse Gaussian
PLN	poisson-lognormal distribution
QMRA	quantitative microbiological risk assessment
Rep	repetitive sequence
RfD	reference dose
RFLP	restriction fragment length polymorphism
RSV	Respiratory syncytial virus
SDWA	Safe Drinking Water Act
TNTC	too numerous to count

水の微生物リスクとその評価　定価はカバーに表示してあります

2001年12月25日　1版1刷発行　ISBN 4-7655-3180-5 C3045

監訳者　金　子　光　美
発行者　長　　　祥　隆
発行所　技報堂出版株式会社

〒102-0075　東京都千代田区三番町 8-7
(第25興和ビル)
電話　営業　(03) (5215) 3165
　　　編集　(03) (5215) 3161
　　　FAX　(03) (5215) 3233
振替口座　00140-4-10
URL：http://www.gihodoshuppan.co.jp

日本書籍出版協会会員
自然科学書協会会員
工学書協会会員
土木・建築書協会会員

Printed in Japan

落丁・乱丁はお取替え致します

装幀　海保　透　印刷・製本　技報堂